Franz Kainberger, Klaus Bobacz, Richard Crevenna,
Michael Pretterklieber, Reinhard Windhager (Hg.)

Bewegung und Leistung.
Stress und Schmerz

W0388730

Franz Kainberger, Klaus Bobacz, Richard Crevenna,
Michael Pretterklieber, Reinhard Windhager (Hg.)

Bewegung und Leistung. Stress und Schmerz

Manual muskuloskelettaler Erkrankungen

13., überarbeitete Auflage

facultas

Ao.Univ.-Prof. Dr. Franz Kainberger
Universitätsklinik für Radiologie und Nuklearmedizin
Medizinische Universität Wien

Assoc. Prof. Priv.-Doz. Dr. Klaus Bobacz
Universitätsklinik für Innere Medizin III
Medizinische Universität Wien

Ao.Univ.-Prof. Dr.med.univ. Richard Crevenna, MBA MSc MSc
Universitätsklinik für Physikalische Medizin, Rehabilitation und Arbeitsmedizin
Medizinische Universität Wien

Ao.Univ.-Prof. Dr. Michael Pretterklieber
Zentrum für Anatomie und Zellbiologie, Abteilung für Anatomie
Medizinische Universität Wien

O.Univ.-Prof. Dr. Reinhard Windhager
Universitätsklinik für Orthopädie und Unfallchirurgie
Medizinische Universität Wien

Bibliografische Information der Deutschen Nationalbibliothek

Die Deutsche Nationalbibliothek verzeichnet diese Publikation in der Deutschen Nationalbibliografie; detaillierte bibliografische Daten sind im Internet über http://dnb.d-nb.de abrufbar.

13., überarbeitete Auflage 2019
Alle Rechte, insbesondere das Recht der Vervielfältigung und der Verbreitung sowie der Übersetzung, sind vorbehalten.
Umschlag: © liuzishan – istockphoto.com
Satz und Druck: Facultas Verlags- und Buchhandels AG
Printed in Austria
ISBN 978-3-7089-1891-4

Vorwort zur 13. Auflage

Mit der 13. Auflage wurden wieder einige Weiterentwicklungen umgesetzt, um so ein neues Konzept der Krankheitslehre des Muskelskelettsystems und der Erkrankungen des Bindegewebes zu realisieren. Es basiert auf dem heute besseren Verständnis der Biomechanik und der immunologischen Abläufe, sodass effizientere Therapien und Präventionsmaßnamen in der Rheumatologie, Physikalischen Medizin, Osteologie, Orthopädie und Unfallchirurgie möglich sind. Die dazu existierenden aktuellen Konzepte sind unter Berücksichtigung der internationalen medizindidaktischen Trends so zusammengefasst, dass sich das Hauptthema der Belastung und Belastbarkeit des Muskelskelettsystems wie ein roter Faden durch alle Kapitel zieht. Fast alle Kapitel sind neu bearbeitet worden mit folgenden Zielen:

- **Lernzielorientiertes Erarbeiten des Lernstoffs** durch fallbasiertes und fragengesteuertes Feedback (die 3F's): engere Verknüpfung mit den inhaltlich abgestimmten Fallvignetten und den Multiple-Choice-Fragen, mit denen klinische Szenarien simuliert und geübt werden können, höhere Zahl an Abbildungen, stärkere Orientierung der anatomischen und immunologischen Inhalte an den klinischen Erfordernissen sowie mehr Inhalte zur klinischen Untersuchung und Differenzialdiagnose. Insgesamt wurde der Lernstoff kompakter strukturiert und stärker auf muskuloskeletale Erkrankungen fokussiert. Die Lernziele wurden am Konzept der **Entrustable Professional Activities (EPAs)** orientiert, das heißt, dass die Wissensbasis für diejenigen Kompetenzen geschaffen werden soll, die den Studierenden in ihrer klinischen Arbeit zugetraut werden.
- **Forschungsgeleitete Lehre:** Der aktuelle Stand der Forschung ist kompakt und in einer für das Medizinstudium geeigneten Form dargestellt.
- Die **Gesundheitsförderung** wurde mehr in den Vordergrund gestellt durch die stärkere Betonung der physikalischen Medizin und Rehabilitation und dies in Zusammenschau mit Anatomie und Leistungsphysiologie. In diesem Zusammenhang wurden die Themen zu Public Health und Allgemeinmedizin inklusive Diversity-Aspekten aktualisiert und erstmals ein gemeinsamer **fächerübergreifender Standard für die Anamnese und klinische Untersuchung** so definiert, dass er von den Fächern Orthopädie, Physikalische Medizin, Rheumatologie, Unfallchirurgie und, last but not least, Allgemeinmedizin mitgetragen wird.
- **Professionelles ärztliches Handeln:** Die kulturellen Aspekte unserer Medizin (u. a. für den Umgang mit Patientinnen und Patienten mit Migrationshintergrund), zusammengefasst unter dem Titel der **„Medical Humanities"**, sind mehr als bisher auf die klinisch-ärztliche Tätigkeit bezogen dargestellt, und zwar unter den Aspekten der Sportmedizin, der Gerichtsmedizin und der traditionellen in der Kurmedizin und Balneologie angebotenen Naturheilverfahren. Weitere Harmonisierung der Inhalte der einzelnen Kapitel.

Einige der sehr instruktiven und multimedial gestalteten Beiträge wurden von Studierenden mitverfasst. Diesen KPJ-Studierenden, Tutorinnen und Tutoren sowie Mitarbeiterinnen und Mitarbeitern der beteiligten Kliniken bzw. Institute und der ÖH-Med Wien möchten wir besonders danken.

Franz Kainberger, Klaus Bobacz, Richard Crevenna, Michael Pretterklieber, Reinhard Windhager

Wien, im Oktober 2019

Hinweise zum Gebrauch

für Studierende des Curriculums der Humanmedizin an der Medizinischen Universität Wien

- Schlüsselworte in blauer Farbe und Fettdruck: prüfungsrelevantes Wissen
  normaler Text: erklärendes Wissen
  Kleindruck: erweitertes Wissen
- Fragen zum Self-Assessment stehen in der facultasApp zur Verfügung unter: https://www.facultas.at/menu/verlag/facultasApp
- Inhaltliche Überschneidungen mit Elementen aus früheren Curriculum-Elementen werden hier vorausgesetzt und sind auch im Prüfungswissen integriert
- Die Abbildungen anatomischer Präparate sind entnommen aus: Pretterklieber M. L., Dlaska C., Freynhofer M. Stratigraphische und funktionelle Anatomie des Bewegungsapparates. Ein interaktiver Atlas der Anatomie, Physiologie und bildgebender Verfahren. 2007: Wien, Facultas.

Vorwort zur 12. Auflage

„Bewegung und Leistung“ wurde als Titel im Jahr 1998 für dieses Modul des Curriculums der Humanmedizin an der Medizinischen Universität Wien von der damaligen Studienkommission gewählt, um die integrale Stellung des Muskel-Skelett-Systems und seiner Erkrankungen im Kontext mit wichtigen verwandten Fachgebieten darzustellen. Die verschiedenen Formen und Schweregrade von Degenerationen, Entzündungen, Makro- und Mikrotraumen, Tumoren und anderen Krankheitsbildern resultieren letztendlich in einer für die jeweils betroffene Struktur übermäßigen Belastung, nämlich Stress. Dieses Wort ist hier im doppelten Sinn zu verstehen, denn die psychische Überlastung eines Menschen ist oft verknüpft mit physischen Beschwerden des Bewegungsapparates. Daher werden die Erkrankungen des Muskel-Skelett-Systems im Kontext mit Biomechanik und funktioneller Anatomie, Leistungsphysiologie, medizinischer Psychologie, Sportmedizin und Sportwissenschaften, Schmerzdiagnostik und -therapie sowie Kur- und Rehabilitationsmedizin abgehandelt.

Neu in dieser Auflage 2018 ist, dass die Inhalte kompetenzorientiert und in einer Form präsentiert werden, die über die reine Wissensvermittlung hinausgehen:

- **Strukturierung** der Inhalte strikt nach einer patienten- und forschungszentrierten Systematisierung des Wissens und nicht so sehr fächerorientiert.
- **Integration** vorklinischer und klinischer Inhalte jeweils in einem Kapitel, analog der Prüfungsweise im Progress-Test-Medizin.
- **Fokussierte Präsentation** durch graphische Hervorhebung besonders relevanter Inhalte und in Kleindruck zur Darstellung nur indirekt für die Prüfungen relevanten, sondern erklärenden Wissens.
- **Lernziele,** die mit internationalen Vorgaben abgeglichen sind, in erster Linie dem deutschen nationalen kompetenzbasierten Lernzielkatalog Medizin (NKLM, Stand 2015) und den Erfordernissen für Step 1 der United States Medical Licencing Examination (USMLE) [1, 2]. In den Lernzielen werden die den Inhalten zugrunde liegenden Konzepte formuliert.
- **Professionelles ärztliches Handeln:** Erstmals in dieser Auflage des Buches wird auf Medical Humanities Bezug genommen, d. h. Medizinethik und Medizingeschichte, Kunst und andere geisteswissenschaftliche Themen. Damit soll, neben der kompetenzorientierten Ausbildung auch dem Bildungscharakter des Curriculums entsprochen werden.
- **Interaktiven Aufgaben,** in erster Linie exemplarische Prüfungsfragen, sind so verknüpft, dass durch die Kombination mit verbaler und graphischer Darstellung eine optimale Lerneffizienz und die Förderung von Kreativität erreicht werden kann.
- **Forschungsgeleitete Lehre:** Gute oder beste Medizin ist immer innovativ und damit forschungsgeleitet, der sogenannte „Stand“ der Medizin ist daher zwingend dynamisch [3].
- **Adressaten:** Angesprochen werden sollen neben Studierenden der Humanmedizin auch solche in anderen Studiengängen mit Bezug zu muskuloskeletalen Erkrankungen, vor allem in PhD-Studien, in Sportwissenschaften und damit verwandten Studiengängen sowie in der Anthropologie.

Unser besonderer Dank gilt den Autorinnen und Autoren, die seit der 1. Auflage unter teils enormem Zeitaufwand dazu beigetragen haben, die jeweils aktuellen Forschungsergebnisse zu muskuloskeletalen Erkrankungen und damit assoziierter Fachgebiete „lerngerecht“ aufzubereiten. Dies geschah unter der Leitung früherer Herausgeber: Prof. Martin Aringer (Carl-Gustav-Carus-Universitätsklinikum, Dresden), Prof. Marcus Köller (Sozialmedizinisches Zentrum Süd – Kaiser-Franz-Josef-Spital Wien) und Prof. Georg Stummvoll (Klinikum Malcherhof, Baden b. Wien).

Franz Kainberger, Klaus Bobacz, Michael Pretterklieber, Reinhard Windhager

Wien, im Oktober 2018

Literatur und Links

1. Woolf AD, Walsh NE, Akesson K. Global core recommendations for a musculoskeletal undergraduate curriculum. Ann Rheum Dis. 2004 May; 63 (5): 517–24.
2. Day CS, Ho P. Progress of Medical School Musculoskeletal Education in the 21st Century. JAAOS – Journal of the American Academy of Orthopaedic Surgeons. 2016; 24: 762–668.
3. Nationaler Kompetenzbasierter Lernzielkatalog Medizin 2015, http://www.nklm.de/files/nklm_final_2015-07-03.pdf
4. United States Medical Licencing Examination USMLE, https://www.usmle.org/

Die Abbildungen anatomischer Präparate sind entnommen aus:
Pretterklieber M, Aringer M, Crevenna R, Herceg M, Kainberger F. Muskuloskeletale Anatomie – interaktives CD-Lernprogramm für Studierende. Facultas-Verlag Wien 2004.

Inhaltsverzeichnis

Das Muskel-Skelett-System: Pathologie, Präventions- und Therapieprinzipien

Differenzialdiagnose, Therapiekonzepte und Erstmaßnahmen

Schmerz

Anhang

Fitness: normale Anatomie, Physiologie und Psychologie

Hier geht es zu den passenden Fragen in der App:
(Download der App siehe S. 345)

Epidemiologie, Gender- und Diversity-Aspekte muskuloskelettaler Erkrankungen in der Allgemeinmedizin

Kathryn Hoffmann, Werner Lagler

Lernziele (Entrustable Professional Activities, EPA):

- Bei allgemeinmedizinischen Konsultationen zu Beschwerden des Muskelskelettsystems die Symptome und Befunde im Kontext mit Public-Health-Aspekten (vor allem Epidemiologie, Diversity- und Gender-Aspekten, Gesundheitsökonomie und Orientierung an patientenbezogenen sowie sozialmedizinischen Outcomes), mit der normalen Anatomie, Physiologie und medizinischen Psychologie sowie mit der Ätiologie und Pathogenese interpretieren können und differenzialdiagnostische Überlegungen (Diagnostic Reasoning) anstellen können. Inkludiert sind darin die Differenzierung des gesamten Spektrums von psychosomatischen und funktionellen Beschwerden, Beschwerden mit morphologischer Ursache und Notfallsituationen sowie das Erkennen nichttraumatischer bedrohlicher Erkrankungen.
- Bei Rücken-, Kreuz- und Nackenschmerz, Glieder- und Gelenkschmerz, unklaren Schwellungen und Bewegungsstörungen die zugrunde liegenden nichttraumatischen bedrohlichen Ursachen und die damit zusammenhängenden Notfallsituationen anhand von Red-Flags-Konzepten erkennen sowie notfall- und erste allgemeinmedizinische Maßnahmen einleiten können, weiters Komplikationen und Folgeerkrankungen wie maligne Tumoren, schwere Infekte und Sepsis, rheumatische Erkrankungen und Gewebenekrosen kennen, die sich aus diesen Szenarien ergeben können.
- Bei allgemeinmedizinischen Konsultationen die Patientinnen und Patienten im Hinblick auf effiziente Präventions- und Therapiekonzepte personalisiert führen und empathisch betreuen können.

Definition: Das Verhältnis zwischen **Belastung und Belastbarkeit** des Muskelskelettsystems in den einzelnen Lebensphasen hat sich durch den Lebensstil vor allem durch die Verschiebung von der Arbeitsbelastung zu Freizeitbeschäftigungen geändert. Mit der Generation der **Babyboomer,** die allmählich das Pensionsalter erreichen, steigen auch die Ansprüche an die medizinische Versorgung, da eine Lebensqualität und auch die Ausübung von Sport im gleichen Ausmaß wie in früheren Lebensabschnitten erwartet wird. Gleichzeitig sind Training und Bewegungstherapie fixe Elemente der Prävention, die nur dann effizient ist, wenn unter Berücksichtigung bestehender Erkrankungen und der individuellen Fitness das Optimum realisiert wird.

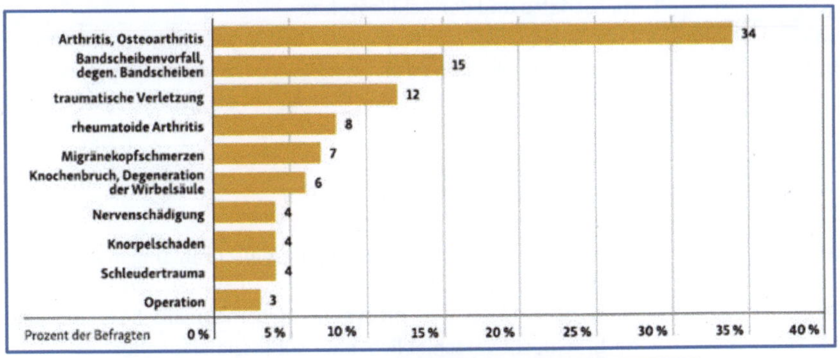

Abb. 1. Häufigste genannte Scherzursachen.
In: (14, S. 66, Aus: 13, Übersetzung und Grafikerstellung durch MA24 – Gesundheits- und Sozialplanung).

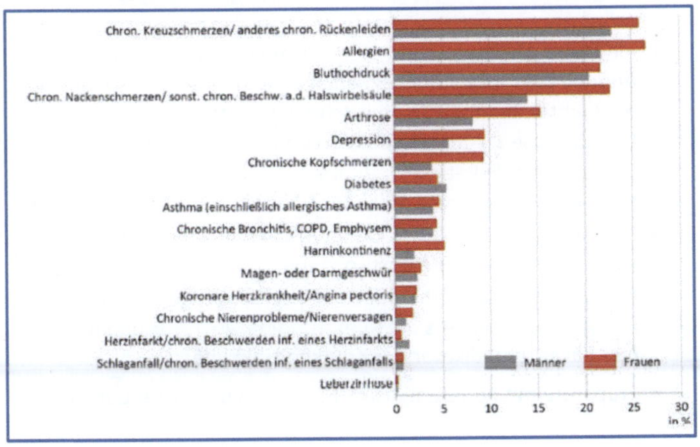

Abb. 2. Ausgewählte chronische Krankheiten nach Geschlecht, 12-Monats-Prävalenz. Aus: (17, S. 22).

Dieses höhere Anspruchsdenken der Babyboomer-Generation mit im Vergleich zu den Generationen davor längerer Lebenserwartung und einer Verschiebung der Inzidenz degenerativer und traumatischer Erkrankungen ins höhere Lebensalter wurde als „Boomeritis“ bezeichnet.

Epidemiologie: Rund ¼ aller krankheitsbedingten Absenzen im Beruf werden Erkrankungen des Bewegungsapparates zugeschrieben. Sie sind damit einer der Hauptgründe für Arbeitsabsenzen (2–5). Die Erkrankungen verlaufen häufig chronisch und sind mit Schmerzen verbunden, was dazu führt, dass Betroffene ihr gesamtes Leben auf ein funktionierendes Gesundheitssystem angewiesen sind (2).

Tab. 1. Klinische Bilder: häufige, meist chronische versus akute sowie bedrohliche Formen (Quelle: Arbeitsgruppe Prof. Kainberger)

Anlässe zur Konsultation	häufig	Red Flags
Nackenschmerz	• Myogelosen • degenerative Diskopathien	• Meningismus • nach Trauma: Kopfdrehung mehr als 45 Grad beidseits nicht möglich, andere Elemente der Canadian-spine-Rules: HWS-Trauma • Begleitende neurologische Ausfälle: Kompression des Rückenmarks oder der Spinalnerven
Rücken- und Kreuzschmerz	• Myogelosen • degenerative Diskopathien, Spondylarthrosen	• Fragilitätsfraktur (häufigste Red Flag-Ursache) • Inflammatorischer Rückenschmerz: SpA • assoziierte neurologische Ausfälle: Kompression des Rückenmarks oder der Spinalnerven (bedeutender Bandscheibenvorfall/lumbale Spinalkanalstenose/Cauda-equina Syndrom) • Sepsis: Spondylitis • Tumor: meist Metastasen oder Myelom • Skoliose, Hyperlordose: Risiko einer degenerativen Lumbalskoliose
Gelenkschmerz, periartikulärer Schmerz	• Arthrose • Gicht • degenerative Enthesiopathien	• Oligo- oder Polyarthritis: entzündlicher Gelenkschmerz • leicht ziehender oder plötzlich starker Schmerz: subchondrale Insuffizienzfraktur oder Osteonekrose • bei Kindern einseitiger Hüftschmerz: „Observation hip“ zum Ausschluss von Epiphyseolyse, M. Perthes, Hüftdysplasie und andere Deformitäten • Tendinosen: erhöhtes Rupturrisiko vor allem der Rotatorenmanschette und der Achillessehne
Nachtschmerz	• aktivierte Arthrose	• Knochenerkrankung in Form einer Osteomyelitis, einer Skelettmetastase oder eines anderen Knochentumors, einer Osteonekrose • Spondylitis ankylosans • Gicht
Gliederschmerzen	• Fibromyalgie • übermäßige Arbeit, Sport	• Infektionskrankheiten
Gelenkschwellung	• Arthrose	• Monarthritis mit Rötung, Bewegungseinschränkung in allen Richtungen: septische Arthritis • Oligo- oder Polyarthritis, oft symmetrisch: rheumatische Erkrankung
Extraartikuläre Weichteilschwellung	• teigig-weich, oft subkutan: Lipom	• derb, schlecht verschieblich, eher subfaszial: maligner Weichteiltumor
allgemeiner Habitus		• niedriges Körpergewicht („überschlanke“ Patientin) oder Anorexia nervosa, höheres Lebensalter (Frauen > 65, Männer > 70 Jahre), mangelnde physische Aktivität: DXA bezüglich Osteoporose zur Risikoreduktion von Fragilitätsfrakturen • Burka-tragende Patientin: Vitamin-D-Mangel • Body-Builder: erhöhtes Risiko für Nervenkompressionssyndrome
plötzliche Sehstörung bei Arteriitis temporalis	• Visusverschlechterung im Alter	• Polymyalgia rheumatica, kann typisch mit Schulterschmerzen verbunden sein: akute Kortisongabe
Müdigkeit, Abgeschlagenheit		• typische Symptome rheumatischer Erkrankungen, vor allem bei Fibromyalgie, weiters bei Rheumatoider Arthritis und beim SLE, hier ein guter Indikator der Krankheitsaktivität
Polypharmazie		• Präparate mit höherem Risiko zu Stürzen und Osteoporose

„Ungefähr 25 % der Schweizer Bevölkerung weisen einmal oder mehrmals pro Jahr einen so genannten «Ausfall» auf, können also weder Arbeit, Schule oder Hausarbeit verrichten, da sie an Rückenschmerzen leiden. 18 % fehlen wegen Rückenschmerzen 1 bis 6 Tage, 6 % wochenlang und 2,5 % monatelang. Mit zunehmendem Alter steigt die Anzahl der Personen, die Fehlzeiten bei der Arbeit aufgrund von Rückenschmerzen aufweisen (6). Hinsichtlich des Verlusts der Arbeitsstelle gehen verschiedene Studien davon aus, dass 22 % der Betroffenen einer muskuloskelettalen Erkrankung respektive gar 31 % der Betroffenen innerhalb der ersten fünf Jahre der Krankheit die Arbeitsstelle von sich aus aufgeben (7). (2, S. 18)" Dieses Ergebnis wird auch von weiteren Studien unterstützt (8).

Im Jahr 2003 wurde im Rahmen einer großen Studie, an welcher 15 europäische Länder und Israel teilgenommen hatten, herausgefunden, dass 19 % der TeilnehmerInnen in den letzten sechs Monaten mäßige bis starke Schmerzen gehabt hatten. Die Antwort wurde nur als positiv gewertet, wenn die Befragten eine Schmerzstärke von mindestens 5 auf einer Skala von 1 bis 10 angaben. Die Prävalenz war von Land zu Land unterschiedlich und bewegte sich zwischen 12 % bis 30 %, in Österreich lag sie bei 21 % (13, 14). Die Ergebnisse dieser Studie wurde auch durch vorausgehende Studien unterstützt (15, 16).

Bei den am häufigsten genannten Schmerzlokalisationen „dominieren mit fast der Hälfte aller Nennungen (47 %) Rückenschmerzen (Rücken allgemein 24 %, unterer Rücken 18 % und oberer Rücken 5 %), gefolgt von Schmerzen im Bereich der Gelenke mit 43 % (Gelenke allgemein 10 %, Knie 16 %, Schulter 9 %, Hüfte 8 %). [...] Als häufigste Ursache wurde Arthrose/Arthritis (34 %) angegeben. Arthrose/Arthritis, rheumatoide Arthritis und Knorpelschäden gemeinsam machten 46 % der Ursachen aus. Bandscheiben- und Wirbelsäulenschäden wurden in 21 % als Schmerzursache angegeben (14, S. 66) (Abb. 1)."

Detaillierte Ergebnisse für Österreich abzubilden ist schwierig, da „es in Österreich – abgesehen von einigen Ausnahmen wie das Österreichische Krebsregister – keine Routinestatistiken gibt, die regelmäßige Auskunft über die Verbreitung chronischer Krankheiten und deren Entwicklung geben könnten, [...] (17, S. 21)." Einzige Quelle ist in Österreich die Gesundheitsbefragung, die ca. alle sieben Jahre durchgeführt wird. Bei der Gesundheitsbefragung darf aber nicht außer Acht gelassen werden, dass die errechneten Prävalenzen auf Selbstangaben der Befragten beruhen (17). Laut der Gesundheitsbefragung 2014 wurden von den ÖsterreicherInnen chronische Kreuzschmerzen, Allergien, Bluthochdruck und chronische Nackenschmerzen am Häufigsten genannt (Abb. 2). Frauen litten beinahe doppelt so häufig an Arthrose und Depressionen wie Männer (17).

Tab. 2. Warnhinweise für in unserem Sozialsystem tabuisierte Erkrankungen

Anlässe zur Konsultation	Red Flags
Misshandlungen inklusive Battered-Child-Syndrom	• Misshandlungen, die als Trauma aus anderer Ursache dargestellt werden und bei denen die ärztliche Konsultation die einzige und einmalige Chance sein kann, das Opfer aus der Gewaltsituation zu lösen
Sturzneigung	• Vorstadium ist die Sturzangst, die auf Befragen häufig verneint wird
Reaktive Arthritis	• Folge sexuell übertragener Erreger
Alkoholismus	erhöhtes Risiko für • Stürze • Hüftkopfnekrose • Osteoporose und Fragilitätsfrakturen • Gicht
Drogenabhängigkeit	• erhöhtes Infektionsrisiko: Spondylitis und septische Arthritis

Gesundheitsökonomie: Eine österreichische Studie aus dem Jahr 2015 konnte zeigen, dass Personen mit Kreuzschmerzen und gleichzeitigem psychosozialen Dis-stress signifikant häufiger die sekundäre Ebene der Gesundheitsversorgung aufsuchten als dies auf Grund der Summe aus den beiden Krankheiten erwartet werden sollte (9). Klar ist, dass für diese Menschen eine exzellente und gesteuerte interdisziplinäre Zusammenarbeit von ÄrztInnen und TherapeutInnen von großer Relevanz ist, dies ist jedoch in Österreich auf Grund des ungeordneten Zugangs zum Gesundheitssystem und dessen geringer Möglichkeiten zur systemischen Koordination der Abläufe sehr schwierig (10).

Anamnese und klinische Untersuchung: Die klinische Untersuchung der Patientinnen und Patienten dient (1) dem Erfassen von Akutsituationen, (2) als **Screening-Instrument** zur Prävention bedrohlicher Erkrankungen und (3) der Spezifikation der aktuellen Beschwerden zur Therapieplanung.

Tab. 3. Generelle Risikofaktoren zur Entwicklung muskuloskelettaler Erkrankungen

Risikofaktor	erhöhte Risiken
Dekonditionierung und **Immobilisation**	• Muskelschwund und Osteoporose – beide zusammen auch **Osteosarkopenie** genannt • Sturzneigung • **Frailty** • vielfältige Beeinträchtigungen der Funktion aller Organsysteme
Adipositas	• **Arthrose** durch höhere biomechanische Belastung und chronische Fettgewebsentzündung
Diabetes mellitus	• **Neuropathien** • **Osteoporose** durch den erhöhten Zuckergehalt des Knochengewebes • Septische Infektionen, vor allem **Spondylitis** • **diabetischer Fuß** als Summe aus Neuropathie, Angiopathie und herabgesetzter Immunabwehr
Rauchen	Durch Veränderungen des Bindegewebes erhöhtes Risiko für • **Osteoporose** • **degenerative Diskopathien, Arthrose** • **Osteoporose** und **Fragilitätsfrakturen**

Für die ersten beiden Ziele hat sich das Konzept der „Red Flags" etabliert, das ursprünglich für die Differenzierung der unspezifischen von spezifischen, d. h. auf bedrohliche Erkrankungen hinweisende Rücken- und Kreuzschmerzen entwickelt wurde und allmählich zur Beschreibung aller als **Warnsignale** zu interpretierenden Symptome dient. **Red Flags** bei Rückenschmerzen liegen bei ca. 10 % der PatientInnen in der Hausarztpraxis vor, bestätigen sich aber nur bei wenigen. Mit dem Vorliegen eines oder mehrerer Warnhinweise steigt die Wahrscheinlichkeit, dass ein gefährlicher Prozess Ursache für die Kreuzschmerzen ist (34). Warnhinweise für in unserem Sozialsystem **tabuisierte Erkrankungen** können so diskret sein, dass ihre Wahrnehmung ein hohes Maß an **Awareness,** die systematisch trainiert werden muss, und Sensibilität erfordert.

Tab. 4a. Choosing-wisely-Empfehlungen zur Diagnostik und Therapie muskuloskelettaler Erkrankungen, soweit sie für das österreichische Gesundheitssystem anwendbar sind *)

Applikation	Empfehlung
Knie	• Avoid recommending knee arthroscopy as initial/management for patients with degenerative meniscal tears and no mechanical symptoms. • Avoid ordering a knee MRI for a patient with anterior knee pain without mechanical symptoms or effusion unless the patient has not improved following completion of an appropriate functional rehabilitation program. • Don't use lateral wedge insoles to treat patients with symptomatic medial compartment osteoarthritis of the knee. • Don't use glucosamine and chondroitin to treat patients with symptomatic osteoarthritis of the knee. • Don't use needle lavage to treat patients with symptomatic osteoarthritis of the knee for long-term relief. • Avoid performing routine post-operative deep vein thrombosis ultrasonography screening in patients who undergo elective hip or knee arthroplasty.
Hände	• Don't use post-operative splinting of the wrist after carpal tunnel release for long-term relief. • Don't prescribe biologics for rheumatoid arthritis before a trial of methotrexate (or other conventional non-biologic DMARDs). • Don't perform MRI of the peripheral joints to routinely monitor inflammatory arthritis.

Füße	• Do not order custom orthotics or shoe inserts for a child with minimally symptomatic or asymptomatic flat feet. • Don't use alcohol injections for Morton's neuromas. • Don't perform surgery for plantar fasciitis before trying six months of non-operative care. • Don't use shoe inserts for symmetric flat feet or high arches in patients without symptoms. • Don't perform surgery for a bunion or hammertoes without symptoms. • Don't routinely order X-ray for diagnosis of plantar fascitis/heel pain in employees who stand or walk at work.
Wirbelsäule	• Don't administer diazepam for muscle spasm following spine surgery in the elderly. • Don't obtain imaging (plain radiographs, magnetic resonance imaging, computed tomography [CT], or other advanced imaging) of the spine in patients with non-specific acute low back pain and without red flags. • Don't prescribe opioids for acute or chronic low back pain before a thorough evaluation, consideration of a trial of alternative medications and treatments, and discussion of the risks of opioid therapy. • Don't initially obtain X-rays for injured workers with acute non-specific low back pain. • Avoid imaging studies (MRI, CT or X-rays) for acute low back pain without specific indications. • Don't recommend bed rest for low back pain; patients should remain as active as possible and be encouraged to find positions of comfort and engage in activities that don't worsen symptoms during an acute episode. • Don't use electromyography (EMG) and nerve conduction studies (NCS) to determine the cause of axial lumbar, thoracic or cervical spine pain. • Don't recommend imaging of the spine within the first 6 weeks of an acute episode of low back pain in the absence of red flags. • Don't do imaging for low back pain within the first six weeks, unless red flags are present. • Don't obtain imaging studies in patients with non-specific low back pain. • Do not prescribe lumbar supports or braces for the long-term treatment or prevention of low-back pain. • Avoid protracted use of passive or palliative physical therapeutic modalities for low-back pain disorders unless they support the goal(s) of an active treatment plan.

*) Einzelne US-amerikanische Empfehlungen, wie die zur Hüftsonografie bei Neugeborenen, sind wegen der hier höheren Prävalenz in Österreich nicht anzuwenden.

Tab. 4b. Choosing-wisely-Empfehlungen: generelle Indikationen zum Imaging und Labor oder basierend auf diesen Diagnosen bei muskuloskelettalen Erkrankungen

Applikation	Empfehlung
Imaging und Labor	• Don´t order advanced imaging studies (MRI or CT) for most musculoskeletal conditions in a child until all appropriate clinical, laboratory and plain radiographic examinations have been completed. • Don't routinely repeat DXA scans more often than once every two years. • Don't use dual-energy x-ray absorptiometry (DXA) screening for osteoporosis in women younger than 65 or men younger than 70 with no risk factors. • Don't prescribe oral contraceptive pills as initial treatment for patients with amenorrhea or menstrual dysfunction due to female athlete triad (defined as low energy availability with or without disordered eating, menstrual dysfunction and low bone mineral density). • Don't test for Lyme disease as a cause of musculoskeletal symptoms without an exposure history and appropriate exam findings. • Don't test ANA sub-serologies without a positive ANA and clinical suspicion of immune-mediated disease.

Patientenmanagement: In Bezug auf die vor allem im Alter hohe Prävalenz muskuloskelettaler Erkrankungen sind die Anamnese und klinische Untersuchung als Screening-Instrumente zur Risikoabschätzung nichttraumatischer bedrohlicher Erkrankungen, ökonomische Überlegungen sowie die Adhärenz bei Prävention und Rehabilitation spezielle Themen.

Um Anamnese und klinische Untersuchung zum Screening und frühzeitigen Erfassen von Knochen- oder Weichteiltumoren, Osteonekrosen und rheumatischen Erkrankungen einsetzen zu können, ist das Trainieren der sozialen Kompetenzen des **Perspektivenwechsels** und der **Awareness** von Bedeutung. Dies einerseits in Bezug auf die Rollen von Patientinnen und Patienten, Ärztinnen und Ärzten sowie Vertretern anderer Gesundheitsberufe in den sozialen Schichten, der Herkunft inklusive Migrationshintergrund und weiblicher oder männlicher Rollen. Andererseits spielt bei der Differenzialdiagnose, vor allem wenn empirisch, d. h. auf Basis persönlicher Erfahrungen durchgeführt, die Prävalenz von Erkrankungen eine große Rolle.

Die Medizingeschichte als interdisziplinäre Wissenschaft wird zunehmend dazu herangezogen, den Perspektivenwechsel wissenschaftlich begründet zu unterstützen.

Tab. 5. Prävalenzraten für die unterschiedlichen Gruppen von Arthritis zusammengefasst (2)

Krankheit	Bemerkung	Prävalenzrate	Referenz(en)
rheumatoide Arthritis	Prävalenzrate weltweit	0,5–1 %	(22, 25, 26)
ankylosierende Spondylitis	in unterschiedlichen Publikationen sind die Prävalenzraten wenig konsistent. Wahrscheinlich ist:	0,5–1 %	(22, 23)
Psoriasis-Arthritis	nur ein kleinerer Teil der von Psoriasis Betroffenen leidet an einer Monarthritis, Oligoarthritis oder der weniger häufigen Polyarthritis	0,25–0,35 %	(12)
juvenile idiopathische (chronische) Arthritis	bei Kindern und Jugendlichen unter 18 Jahren	0,1 %	(22)
Gicht	westliche Länder	3,5 %	(24)
Pseudogicht	die destruierende Form, z. B. die Milwaukee-Schulter, die zu Gelenkversteifung und -instabilität führt, kommt seltener vor	0,1 %	(23)
Sjögren-Syndrom	in 90 % der Fälle weist die Krankheit eine niedrige Aktivität auf, in 10 % tritt eine schwere Verlaufsform der Krankheit auf	0,2–1 % (0,4–1,3 % bei Personen < 60 Jahre und von bis zu 4,8 % bei Menschen > 64 Jahre	(22, 27, 28)
systemischer Lupus erythematodus		20–50 erkrankte Personen pro 100.000 EinwohnerInnen	(23)
Sklerodermie		5–20 erkrankte Personen pro 100.000 EinwohnerInnen	(23)

Medizinische Risikokompetenz, d. h. die Fähigkeit zur Interpretation von Gesundheitsstatistiken, ist eine Basis des klinischen Denkens und der Risikokommunikation. Dies ist entscheidend um, die Zeitspanne vom ersten Auftreten der Beschwerden bis zur definitiven Diagnose therapierelevanter Erkrankungen so kurz wie möglich zu halten. So ist bekannt, dass dies bei der Spondylitis ankylosans von etwa 7 Jahren in den neunziger Jahren nach jahrelangen Bemühungen der medizinischen Fachgesellschaften bei nun etwa 6 Jahren liegt. Für ein zeit- und gesundheitsökonomisches Management sind die **Choosing-wisely-Empfehlungen** hilfreich (https://www.choosing-wisely.org/).

Die **Adhärenz,** das heißt wie gut vereinbarte Therapieziele erreicht werden, hängt stark von den Bewältigungsstrategien zur Modifikation des Lebensstils ab. Ein spezielles Problem ist im Leistungssport gegeben, da dies in einem kompetitiven Umfeld schwierig zu realisieren ist.

Arthrose

Epidemiologie: Arthrose (Osteoarthritis) wird in verschiedenen Publikationen als die häufigste Gelenkerkrankung weltweit bezeichnet (2, 18). Prävalenzraten werden aufgrund der ansteigenden Wahrscheinlichkeit meist nach Alter abgestuft: In circa 9 % kann bei den 20-Jährigen, 17 % bei den 34-Jährigen und knapp 90 % bei den

65-Jährigen eine Arthrose radiologisch festgestellt werden (18, 19). Allerdings berichten nur 25 % der Personen mit radiologisch festgestellten Arthrosen auch von klinischen Beschwerden (19).

Aufgrund des demographischen Wandels und des wachsenden Anteils an alten und sehr alten Menschen, kann davon ausgegangen werden, dass in den nächsten Jahrzehnten mit einem Anstieg der Arthrose gerechnet werden muss (18).

In Österreich waren laut Gesundheitsbefragung 2014 insgesamt 8 % der Männer und 15 % der Frauen betroffen (17). „Bei beiden Geschlechtern war die 12-Monats-Prävalenz der Arthrose im jungen Erwachsenenalter von 15 bis 29 Jahren sehr niedrig (0,5 %) und stieg bei den 45- bis 59-Jährigen auf 10 % bei den Männern und 15 % bei den Frauen an. Bei den 60- bis 74-jährigen Frauen war bereits jede dritte betroffen, bei den gleichaltrigen Männern beinahe jeder fünfte. Am höchsten war die Prävalenz bei den Personen ab 75 Jahren (Frauen: 44 %, Männer: 22 %) (17, S. 23)." Eine österreichische Studie aus dem Jahr 2007 kam zu ähnlichem Ergebnis: „Prevalence of osteoarthritis was 11,9 % in men and 18,6 % in women. A total of 73,4 % of men and 74,9 % of women with osteoarthritis reported to have had severe pain in the last 12 months; 60,3 % of male and 67,0 % of female patients reported that the disease was treated within the last 12 months. (20, S. 1)."

Arthritis

„Während Frauen stärker von rheumatoider Arthritis, dem Sjögren-Syndrom, dem Systemischen Lupus erythematosus und von Sklerodermie betroffen sind (21–23), sind es bei der Gicht vermehrt Männer (24). Psoriasis-Arthritis und die Pseudogicht treten bei Männern und Frauen gleichermaßen auf. Und für Morbus Bechterew wurde lange Zeit angenommen, dass Männer stärker betroffen seien. Heute geht man jedoch davon aus, dass die Erkrankungshäufigkeit von Frauen unterschätzt wurde (21). (2, S. 19)."

Enthesiopathien und Myopathien des rheumatischen Formenkreises (Weichteilrheumatismus)

„Zu den lokalen, weichteilrheumatischen Erkrankungen gehören bspw. der Tennisellbogen, Sehnenscheidenentzündungen oder Entzündungen der Patellarsehne, des «Fersensporns» und der Achillessehne. Diese lokalisierten Weichteilerkrankungen werden häufig durch Fehl-/ Überbelastungen hervorgerufen. Die generalisierte Form des Weichteilrheumas, das **Fibromyalgie-Syndrom,** zeichnet sich hingegen durch chronische Schmerzen am ganzen Körper aus und kann von weiteren Symptomen wie Müdigkeit, rascher Erschöpfung, nicht erholsamem Schlaf, Reizdarm, depressiver Verstimmung, Ängstlichkeit oder auch Gedächtnisproblemen begleitet werden (12, 29, 30). Die Prävalenzraten des Fibromyalgie-Syndroms sind in der Literatur sehr unterschiedlich. Sie variieren zwischen 0,5 und 5 %. Es kann davon ausgegangen werden, dass die Erkrankungshäufigkeit für Männer bei 0,5 % und für Frauen bei 3,5 % liegt (30). (2, S. 13)"

Osteoporose

Osteoporose ist die häufigste Knochenerkrankung (2) und die erniedrigte Knochendichte ein wichtiger Prädiktor für das Frakturrisiko einer Person (31, 32).

In einer Publikation zum Österreichischen Osteoporose-Bericht aus dem Jahr 2009 wird die Epidemiologie folgend zusammengefasst: „On the basis of current international prevalence, it can be estimated that approximately 740.000 of people in Austria over 50 years are affected by osteoporosis, of whom around 617.000 are women. A special analysis of the hospital discharge statistics showed that, in the year 2005, 1.382 men and 8.080 women were discharged from Austrian hospitals with the main diagnosis, osteoporosis. Added to these 9.711 male cases and 54.840 females cases were documented with osteoporosis as a secondary diagnosis (32, S. 221)."

In Deutschland wurden im Rahmen der deutschen Gesundheitsbefragung 2013 Daten zu ausgewählten muskuloskelettalen Erkrankungen, wie z. B. der Osteoporose, erhoben. In Abbildung 3 ist die Auswertung der Lebenszeitprävalenz von Osteoporose nach Alter, Geschlecht und sozialem Status bei Personen im Alter von 50 Jahren und älter dargestellt. Es ist sehr gut zu sehen, dass alle drei dargestellten Determinanten eine starke Assoziation mit der Lebenszeitprävalenz aufweisen, wobei Frauen zwischen 70 und 79 Jahren mit schlechtem sozialem Status die höchste Prävalenz aufweisen.

Ähnlich wie bei der Arthrose ist damit zu rechnen, dass die Prävalenz von Osteoporose und die Prävalenz osteoporosebedingter Frakturen in Zukunft ansteigen werden, da die Alterung der Bevölkerung weiter zunehmen wird (33).

		Age group (years)				Osteoporosis, unweighted case numbers	
		50–59 (%)	60–69 (%)	70–79 (%)	Overall (%)	Yes	No
Women							
Social status	Low	7.4	11.5	29.9	18.5	65	321
	95% CI	3.3–15.6	6.8–18.8	22.0–39.3	14.2–23.7		
	Middle	3.5	13.2	22.7	12.0	178	1199
	95% CI	2.1–5.7	9.9–17.5	18.0–28.2	10.0–14.4		
	High	3.3	12.0	19.7	8.4	41	389
	95% CI	1.3–8.1	7.0–19.8	11.3–32.0	6.1–11.6		
	Overall	4.1	12.7	25.2	13.1	284	1909
	95% CI	2.7–6.0	10.2–15.6	21.2–29.8	11.3–15.1		
Men							
Social status	Low	4.3	2.8	3.3	3.6	11	312
	95% CI	1.3–13.3	0.8–8.9	0.8–11.9	1.7–7.3		
	Middle	3.5	2.7	3.5	3.3	46	1066
	95% CI	1.9–6.2	1.5–5.0	1.9–6.7	2.3–4.6		
	High	1.9	1.9	5.3	2.6	13	559
	95% CI	0.5–7.0	0.7–4.9	1.6–16.2	1.3–5.0		
	Overall	3.3	2.6	3.8	3.2	70	1937
	95% CI	2.0–5.3	1.6–4.1	2.3–6.3	2.4–4.2		
Overall							
Social status	Low	5.7	7.7	20.6	11.9	76	633
	95% CI	2.9–10.9	4.8–12.0	15.2–27.2	9.4–15.1		
	Middle	3.5	8.4	13.9	7.9	224	2265
	95% CI	2.3–5.1	6.4–10.9	11.0–17.3	6.7–9.3		
	High	2.6	5.7	10.4	5.0	54	948
	95% CI	1.2–5.4	3.6–8.8	6.3–16.7	3.7–6.9		
	Overall	3.8	7.6	16.1	8.5	354	3846
	95% CI	2.7–5.4	6.1–9.6	13.4–19.2	7.3–9.9		

Abb. 3. Lebenszeitprävalenz der Osteoporose in Deutschland nach Geschlecht, Altersgruppe und sozialem Status – nur Personen 50 Jahre und älter eingeschlossen. Aus: (1, S. 2).

Tab. 6. Warnhinweise auf das mögliche Vorliegen spezifischer Kreuzschmerzen inkl. epidemiologischer Daten. Aus: (34)

Pathologie	klinischer Hinweis	Epidemiologie
Nervenkompression		
bedeutender Bandscheibenvorfall	• Schmerzausstrahlung in die Beine • Fußheberschwäche • Reflexabschwächung im Seitenvergleich (Sensitivität 50 %, Spezifität 60 %) • positiver Lasègue-Test (Sensitivität 80 %, Spezifität 40 %)	≈ 1–2 %
lumbale Spinalkanalstenose	• Alter > 70 Jahre • Schmerzausstrahlung in beide Beine • Claudicatio spinalis, Differentialdiagnose Claudicatio intermittens bei pAVK • Symptombesserung beim Vorbeugen • Aufhebung der Lendenlordose	≈ 1–5 % > 70 Jahre ca. 10 %
Cauda-equina-Syndrom	• Reithosenanästhesie • Mastdarmschwäche • Blasenschwäche	< 0,1 ‰
Metastase/Tumor	• Tumorerkrankung in der Anamnese (Sensitivität 55 %, Spezifität 98 %) • Nachtschmerz, Ruheschmerz • Unerklärter Gewichtsverlust (Sensitivität 15 %, Spezifität 94 %) • Alter > 50 Jahre (Sensitivität 84 %, Spezifität 69 %)	< 1 ‰

Infektion	• Anhaltendes Fieber Anamnese (Sensitivität 0 %, Spezifität 99 %) • Intravenöser Drogenmissbrauch • Immunsuppression • Operation an der Wirbelsäule • Nachtschmerz, Ruheschmerz	< 1 ‰
rheumatisch-entzündliche Wirbelsäulenerkrankung	• Morgensteifigkeit • Schmerzen > 3 Monate • Extravertebrale Begleiterkrankungen (z. B. Uveitis, Psoriasis, Colitis ulcerosa) • Alter < 40 Jahre (in Kombination mit anderen Hinweisen)	< 1 %
Fraktur	• Trauma • bekannte Osteoporose • längerdauernde systemische Steroideinnahme (> 3 Monate) • Alter > 70 Jahre	
extravertele Kreuzschmerzen	• z. B. Urolithiasis, Aortenaneurysma (anamnestisch meist gut abgrenzbar)	

Unspezifischer Rücken- und Kreuzschmerz

Definition: Obwohl eigentlich ein Symptom, wird dieser Begriff als klinische Arbeitsdiagnose verwendet, nachdem spezifische Ursachen dieses Schmerzes ausgeschlossen wurden. Von unspezifischen Rückenschmerzen wird dann gesprochen, wenn sie nicht durch strukturelle Veränderungen z. B. der Wirbelsäule oder durch eine Krankheit hervorgerufen werden und mit klinischen Mitteln keine Ursachen gefunden werden können, die die Beschwerden erklären könnten. Unspezifische Rückenschmerzen sind viel häufiger als spezifische Rückenschmerzen (6, 37). Rückenschmerzen können andererseits auch aufgrund ihrer Dauer oder ihres Verlaufs unterschieden werden (2, 34):

- akute Rückenschmerzen: Dauer bis zu 6 Wochen
- subakute Rückenschmerzen: Dauer von 7–12 Wochen
- chronische Rückenschmerzen: Dauer von mehr als 12 Wochen
- rezidivierende Rückenschmerzen: Erneute Kreuzschmerzen nach symptomfreiem Intervall von 6 Monaten

Tab. 6. „Yellow flags“: Psychosoziale Risikofaktoren für chronische Verläufe von Kreuzschmerzen (Beispiele). Aus: (34)

psychosoziale Faktoren	• Angst • Depression/Hoffnungslosigkeit • Angstvermeidungsüberzeugungen • Katastrophisierung
berufliche Faktoren	• Schwerstarbeit • Monotone Körperhaltung • berufliche Unzufriedenheit • Rentenwunsch • Arbeitsplatzverlust
iatrogene Faktoren	• Überbewertung somatischer Befunde/Überdiagnostik • Förderung passiver Therapiekonzepte • mangelnde Respektierung der multikausalen und biopsychosozialen Genese

Epidemiologie: Kreuzschmerzen, Schmerzen im unteren Rücken, sind eines der häufigsten Symptome in westlichen Ländern. Bei Erwachsenen beträgt die Punktprävalenz 12–30 % und die Lebenszeitprävalenz 60–85 %. Die Rezidivrate beläuft sich auf 20–73 % innerhalb eines Jahres und erreicht bis zu 85 % bezogen auf die gesamte Lebensspanne (3).

Laut der Österreichischen Gesundheitsbefragung 2014 gaben „1,8 Mio. Personen an, in den letzten zwölf Monaten unter chronischen Kreuzschmerzen oder einem anderen chronischen Rückenleiden gelitten zu haben (Männer: 23 %, Frauen: 26 %).

Mit zunehmendem Alter stieg die Häufigkeit dieses gesundheitlichen Problems beträchtlich an:

Während bei den Jugendlichen und jungen Erwachsenen jeder zehnte unter Kreuzschmerzen litt, war jeder dritte 60- bis 74-Jährige betroffen. Im höheren Erwachsenenalter waren es sogar 43 %.

Die geschlechtsspezifischen Unterschiede sind in den jüngeren und mittleren Altersgruppen nur schwach ausgeprägt, bei den 75- und Mehrjährigen klagte jede zweite Frau, aber lediglich jeder dritte Mann unter Rückenschmerzen.

Beinahe ein Fünftel der Bevölkerung litt unter chronischen Nackenschmerzen oder sonstigen chronischen Beschwerden an der Halswirbelsäule (19 %).

Frauen sind häufiger von diesem Problem betroffen als Männer (23 % bzw. 14 %). Die Häufigkeit dieser Beschwerden nimmt bis zum mittleren Erwachsenenalter zu, wobei die Unterschiede nach Geschlecht erhalten bleiben. Bei den 45- und Mehrjährigen lag die 12-Monats-Prävalenz bei 20 % (Männer) bzw. 30 % (Frauen).

Rund 10 % der Männer und 15 % der Frauen gaben an, von Schmerzen sowohl im Rücken- als auch im Nackenbereich betroffen zu sein (17, S. 22f.)."

Auch in der Schweiz sind Rückenschmerzen eines der am meisten genannten gesundheitlichen Probleme: Die Gesundheitsstatistik 2014 des Bundesamts für Statistik Schweiz zeigt, dass im Jahr 2012 bei einer Befragung zum subjektiven Gesundheitszustand über 34 % der Männer und 44 % der Frauen angaben, in den letzten vier Wochen an Rückenschmerzen gelitten zu haben (2, 35).

Frauen leiden über alle Zeiträume hinweg öfter an Rückenschmerzen als Männer. Die Gründe hierfür sind erst teilweise erforscht. Hierzu zählen unter anderem höhere muskuloskelettale Belastungen wie Schwangerschaft und die noch immer existierende Doppelbelastung im Arbeitsleben und Haushalt. Außerdem spielen physiologische Eigenschaften wie ein geringeres Muskel-Knochenmasse Verhältnis sowie psychologische Faktoren eine Rolle (36).

„Obwohl weniger als ein Drittel deswegen ärztliche Hilfe sucht, zählen Kreuzschmerzen zu den häufigsten Konsultationsgründen in der Hausarztpraxis (Praxisprävalenz ca. 8 %/Woche). 20–25 % aller Erwachsenen konsultieren einmal im Jahr wegen Rückenschmerzen. Kurzfristig ist die Prognose günstig und innerhalb von vier Wochen können die meisten Patienten (> 80 %) zur Arbeit zurückkehren, wobei es bis zur Schmerzfreiheit durchaus länger dauern kann. Langfristig kommt es jedoch häufig zu Rezidiven und in etwa 5–10 % der Fälle zu chronischen Verläufen. Die Folge sind lange Arbeitsunfähigkeitszeiten (10–15 % aller Arbeitsunfähigkeitstage) und ein hoher Anteil an Frühberentungen (ca. 20 %) (34)."

Differenzialdiagnose: beinhaltet die spezifischen Formen des Rücken- und Kreuzschmerzes.

Faktoren, die die Prognose für eine Chronifizierung von Rückenschmerzen verschlechtern können, werden „Yellow Flags" genannt.

Literatur und Links (forschungsgeleitete Lehre)

(1) Fuchs J, Rabenberg M, Scheidt-Nave C. Prävalenz ausgewählter muskuloskelettaler Erkrankungen. Ergebnisse der Studie zur Gesundheit Erwachsener in Deutschland (DEGS1). Bundesgesundheitsblatt 2013; 56: 678–681.
(2) Rheumaliga Schweiz. Nationale Strategie „Muskuloskelettale Erkrankungen" 2017–2022. Zürich: Rheumaliga Schweiz; 2017.
(3) Update der evidenz-und konsensbasierten Österreichischen Leitlinie für das Management akuter, subakuter, chronischer und rezidivierender und spezifischer Kreuzschmerzen 2018. Kurzbezeichnung Leitlinie Kreuzschmerz 2018. Langfassung 1. Auflage, Version 1. Wien: Bundesministerium für Arbeit, Soziales, Gesundheit und Konsumentenschutz; 2018.
(4) Läubli T, Müller C. Arbeitsbedingungen und Erkrankungen des Bewegungsapparates. Geschätzte Fallzahlen und volkswirtschaftliche Kosten für die Schweiz. Die Volkswirtschaft. Das Magazin für Wirtschaftspolitik 2009; 11: 22–25.
(5) Graf M, Pekruhl U, Korn K, Krieger R, Mücke A, Zölch M. 4. Europäische Erhebung über die Arbeitsbedingungen 2005. Ausgewählte Ergebnisse aus Schweizer Perspektive. Staatssekretariat für Wirtschaft (SECO) und Hochschule für Wirtschaft der Fachhochschule Nordwestschweiz (FHNW); 2007.
(6) Jooss, K. & Gerfin, A. Rückenreport Schweiz 2011. Die Erhebung zur Rückengesundheit von Herrn und Frau Schweizer. Abgerufen am 28.08.2019 unter https://bgm-ostschweiz.ch/wp-content/uploads/Rueckenreport_Schweiz_2011.pdf.
(7) Young A. et al. Which patients stop working because of rheumatoid arthritis? Results of five years' follow up in 732 patients form the early RA study (ERAS). Annals of the Rheumatic Diseases 2002; 61 (4): 335–340.
(8) Wynne-Jones G, Cowen J, Jordan J, et al. Absence from work and return to work in people with back pain: a systematic review and meta-analysis. Occup Environ Med 2014; 71 (6): 44856.
(9) Hoffmann K, Peersman W, George A, Dorner TE. Associations and Synergistic Effects for Psychological Distress and Chronic Back Pain on the Utilization of Different Levels of Ambulatory Health Care. A Cross-Sectional Study from Austria. PLoS One. 2015; 10(7):e0134136.
(10) Hoffmann K, George A, Jirovsky E, Dorner TE. Re-examining access points to the different level of health care. A cross-sectional series in Austria. Eur J Public Health. 2019; 1–6. Epub ahead of print April 1. DOI: https://doi.org/10.1093/eurpub/ckz050.

(11) Reichenbach S, Scherer M. Gelenkbeschwerden. In: Kochen M (Hrsg). Duale Reihe Allgemeinmedizin und Familienmedizin. 5., vollständig überarbeitete und erweiterte Auflage. Stuttgart: Thieme; 2017.
(12) Miehle W. «Rheuma» - ein Patientenlehrbuch. Informationen für den mündigen Patienten. Rat, Hilfe und Information bei chronischen Arthritiden, Arthrosen der großen und kleinen Gelenke, bei Weichteilrheuma sowie entzündlichen und verschleissbedingten Wirbelsäulenerkrankungen. 2., überarbeitete, aktualisierte und erweiterte Auflage. Samerberg: Rheumamed-Verlag; 2007.
(13) Breivik H, Collett B, Ventafridda V et al. Survey of chronic pain in Europe: Prevalence, impact on daily life, and treatment. European Journal of Pain 2006; (10): 287–333.
(14) Schweitzer E. Epidemiologie. In: Stadt Wien (Hrsg.). Schmerzbericht Wien 2018. Wien: MA 24 – Gesundheits- und Sozialplanung; 2018.
(15) Blyth FM, March LM, Brnabic AJ et al. Chronic Pain in Australia: a prevalence study. Pain 2001; 89: 127–34.
(16) Eriksen J, Jensen MK, Sjøgren P et al. Epidemiology of chronic non-malignant pain in Denmark. Pain 2003; (106): 221–228.
(17) Klimont J, Baldaszti E. Österreichische Gesundheitsbefragung 2014. Hauptergebnisse des Austrian Health Interview Survey (ATHIS) und methodische Dokumentation. Wien: Statistik Austria; 2015.
(18) Robert Koch-Institut (Hrsg). Arthrose. Gesundheitsberichterstattung des Bundes. Heft 54. Berlin: RKI; 2013.
(19) Engelhardt M. Epidemiologie der Arthrose in Westeuropa. Deutsche Zeitschrift für Sportmedizin 2003; 54 (6): 171–175.
(20) Dorner TE, Stein KV. Prevalence and status quo of osteoarthritis in Austria. Analysis of epidemiological and social determinants of health in a representative cross-sectional survey. Wien Med Wochenschr 2013; 163 (9–10): 206–11.
(21) Robert Koch-Institut (Hrsg). Entzündlich-rheumatische Erkrankungen. Gesundheitsberichterstattung des Bundes. Heft 49. Berlin: RKI; 2010.
(22) Deutsche Gesellschaft für Rheumatologie (DGRh) (Hrsg). Memorandum. Rheumatologische Versorgung von akut und chronischen Rheumakranken in Deutschland. 2008. Abgerufen am 26.08.2019 unter https://dgrh.de/dam/jcr:79cbee1d-c811-4cc3-9e07-3a3ad58268fe/Exzerpt_Memorandum.pdf
(23) Puchner R (Hrsg). Rheumatologie aus der Praxis. Entzündliche Gelenkerkrankungen mit Fallbeispielen. 3., überarbeitete und erweiterte Auflage. Heidelberg: Springer-Verlag; 2017.
(24) Sautner J. Kristallarthropathien. Diagnose und Therapieoptionen. Die Ablagerung von kristallinen Stoffwechselprodukten in den Gelenkhöhlen führt zu verschiedenen pathologischen Entitäten. Rheuma plus 2012; 2: 6–9.
(25) Lundkvist J, Kastang F, Kobelt G. The burden of rheumatoid arthritis and access to treatment: Health burden and costs. The European Journal of Health Economics 2008; 8 (2): 49–60.
(26) Schneider M. et al (Hrsg). Interdisziplinäre Leitlinie. Management der frühen rheumatoiden Arthritis. 3. überarbeitete und erweiterte Auflage. Berlin: Springer-Verlag; 2011.
(27) Hermann J, Horwath-Winter J. Diagnose und Therapie des Sjögren-Syndroms. Journal für Mineralstoffwechsel & Muskuloskelettale Erkrankungen 2011; 18 (2): 72–76.
(28) Manthorpe R, Manthorpe M. Das primäre Sjögren-Syndrom. Epidemiologie und Prognose. Aktuelle Rheumatologie 2005; 30 (1): 27–31.
(29) Aeschlimann AG, Ziswiler H-R. Weichteilrheumatische Syndrome. In: Villiger PM, Seitz M (Hrsg.). Rheumatologie in Kürze. Klinisches Basiswissen für die Praxis. Stuttgart: Thieme; 2006: 198–215.
(30) Aeschlimann et al. Fibromyalgie-Syndrom. Neue Erkenntnisse zu Diagnostik und Therapie. Teil 1: Krankheitsbild, Hintergründe und Verlauf. Schweizerisches Medizin-Forum 2013; 13 (26): 517–521.
(31) Lippuner K. Epidemiologie und Stellenwert der Osteoporose in der Schweiz. Therapeutische Umschau 2012; 69 (3): 137–144.
(32) Dorner TE, Stein KV. Austrian osteoporosis report: epidemiology, lifestyle factors, public health strategies. Wien Med Wochenschr 2009; 159 (9–10): 221–229.
(33) Meier C, Kraenzlin ME. Osteoporose: Therapie-Update 2013, Teil 1. Therapieindikationen und praktisches Vorgehen. Schweizerisches Medizin-Forum 2013; 13 (41): 811–813.
(34) Chenot J, Niebling W, Kochen M et al. Rückenschmerzen. In: Kochen M (Hrsg). Duale Reihe Allgemeinmedizin und Familienmedizin. 5., vollständig überarbeitete und erweiterte Auflage. Stuttgart: Thieme; 2017.
(35) Bundesamt für Statistik Schweiz (BFS) (Hrsg). Gesundheitsstatistik 2014. Neuenburg: Bundesamt für Statistik Schweiz; 2014.
(36) Meucci RD, Fassa AG, Xavier Faria NM. Prevalence of chronic low back pain: Systematic review. Vol. 49, Revista de Saude Publica. Universidade de Sao Paulo; 2015.
(37) Robert Koch-Institut (Hrsg). Rückenschmerzen. Gesundheitsberichterstattung des Bundes. Heft 53. Berlin: RKI; 2012.

Biomechanik

Emir Benca

Lernziele:

- Physikalische Grundlagen, relevant zur Beschreibung des Bewegungsapparates verstehen und anwenden können: skalare Größe, Vektor, Kraft, Drehmoment, Dehnung, Spannung, Steifigkeit und Festigkeit.
- Anwendung der Mechanik um im/auf den Körper wirkende Kräfte abschätzen zu können.
- Vermittlung des Verständnisses über pathologische Veränderungen der Biomechanik.

Grundlagen der Mechanik

Definitionen: Skalare Größen: Eine physikalische Größe ist die quantitativ bestimmbare Eigenschaft eines Vorganges oder Zustandes eines physikalischen Objekts. Beispiele solcher Größen sind z. B. Länge [m], Masse [kg], Zeit [s], Stromstärke [A], thermodynamische Temperatur [K], Stoffmenge [mol] oder Lichtstärke [cd]. Jeder spezielle Wert einer physikalischen Größe wird als Produkt aus einem Zahlenwert (Betrag) und einer Maßeinheit angegeben. Üblicherweise werden im deutschsprachigen Raum die Maßeinheiten physikalischer Größen in eckigen Klammern abgekürzt angegeben (im englischsprachigen Raum hingegen in runden Klammern, z. B. *time (s)*). In der Mechanik unterscheidet man zwischen richtungsunabhängigen (skalaren) und richtungsabhängigen (vektoriellen) Größen.

Misst man beispielsweise die Temperatur des Blutes im Blutgefäß, wird man feststellen, dass die Temperatur immer konstant ist und unabhängig davon, in welche Richtung man den Temperatur-Sensor hält. Temperatur ist also eine skalare Größe. Weitere Beispiele für skalare Größen sind Masse, Druck, Dichte oder Energie.

Bei skalaren Größen kann man die Beträge der einzelnen Größen addieren oder subtrahieren. Die Masse des menschlichen Körpers (m_{mensch}) setzt sich aus der Summe der Einzelmassen von Muskeln (m_{muskel}), Fett (m_{fett}), Knochen ($m_{knochen}$) und Haut (m_{haut}) zusammen:

$$m_{mensch} = m_{muskel} + m_{fett} + m_{knochen} + m_{haut}$$
$$= 38 + 25 + 16 + 6 = 75\ kg$$

Vektorielle Größen: Im Gegensatz zu skalaren Größen, haben vektorielle Größen nicht nur einen Betrag, sondern auch eine Richtung. Die Messung eines Geschwindigkeitssensors in einem Blutgefäß wird stark von der Richtung des Sensors zur Blutströmung beeinflusst. Beispiele für vektorielle Größen wären Kraft ($\vec{F}$ (N)), Geschwindigkeit ($\vec{v}$ (m/s)) oder Beschleunigung ($\vec{a}$ (m/s²)). Gerichtete oder vektorielle Größen werden mit einem Pfeil über dem Formelzeichen gekennzeichnet und mithilfe von Vektoren dargestellt (Abb. 1).

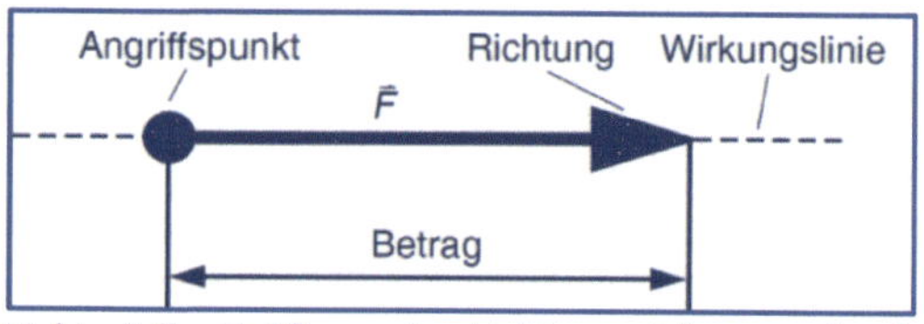

Vektorielle Größen oder Vektoren können ebenfalls addiert und subtrahiert werden, allerdings muss ihre Richtung beachtet werden.

Abb. 1. Kraft als vektorielle Größe

Kraft: Die Grundgesetze der Bewegung werden auch als die drei newtonschen Axiome benannt:

1. Ein Körper auf den keine Kraft wirkt, befindet sich entweder in Ruhe oder er bewegt sich geradlinig mit konstanter Geschwindigkeit.
2. Die Kraft ist definiert als Produkt der Masse (m) und des Beschleunigungsvektors ($\vec{a}$):
3. $\vec{F} = m \times \vec{a}$.
4. Kraft gleich Gegenkraft. Wenn der Körper A auf den Körper B eine Kraft ausübt, dann übt der Körper B eine gleich große, aber entgegengerichtete Kraft auf den Körper A.

$$\vec{F}_{A \to B} = -\vec{F}_{B \to A}$$

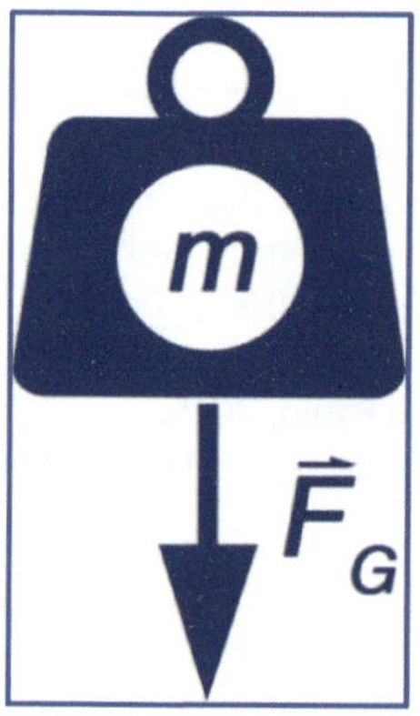

Abb. 2. Gewichtskraft

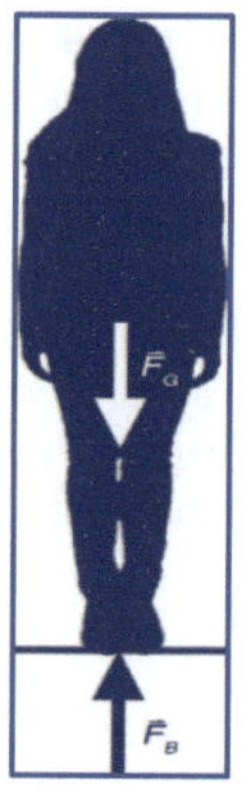

Abb. 3. Gewichtskraft einer stehenden Person hat den gleichen Betrag, aber die entgegengesetzte Richtung der Bodenreaktionskraft.

Unter Kraft versteht man die Einwirkung, welche einen Körper verformen und/oder beschleunigen kann. Auf einen ruhenden Körper (auf der Erdoberfläche) wirkt eine Beschleunigung, die Erdbeschleunigung $\vec{g} = 9{,}81\ m/s^2$. Für die überschlagmäßigen Berechnungen reicht es oft, wenn dieser Wert auf 10 m/s^2 aufgerundet wird. Die Kraft, die bei einem ruhenden Körper wirkt, wird Gewichtskraft $\vec{F}_G$ genannt. Sie entspricht dem Produkt der Körpermasse und der Erdbeschleunigung. Eine ruhende Person bewirkt die Gewichtskraft $\vec{F}_G$ während auf die Person die Bodenreaktionskraft $\vec{F}_B$ wirkt. Diese Kräfte sind gleich groß, jedoch haben sie entgegengesetzte Richtungen (3. newtonsches Axiom) (Abb. 2).

Beispiel 1

Frage: Eine Person (75 kg) steht ruhend auf dem Boden. Welche Kraft wirkt auf die Person?

Antwort: Gewichtskraft:

$$\vec{F}_G = m \times \vec{a}$$

$$\vec{F}_G = 75 \times (-10)$$

$$\vec{F}_G = -750\ N$$

Bodenreaktionskraft:

$$\vec{F}_B = -\vec{F}_G$$

$$\vec{F}_B = 750\ N$$

In diesem Beispiel haben wir angenommen, dass (1) alle vertikalen Kräfte vernachlässigbar klein sind und (2) die Richtung der Bodenreaktionskraft positiv ist und daher die Beschleunigung $\vec{a}$, welche in die entgegengesetzte Richtung wirkt, negativ sein muss.

Drehmoment: Unter Drehmoment versteht man die Drehwirkung einer Kraft auf einen Körper. Ein Drehmoment kann die Rotation eines Körpers beschleunigen/bremsen und den Körper verbiegen (Biegemoment) oder verwinden (Torsionsmoment). Als Formelzeichen ist $\vec{M}$ üblich, in englischsprachiger Literatur auch $\vec{T}$ (für *torque*). Wirkt eine Kraft rechtwinkelig auf einen Hebelarm, so ergibt sich aus dem (Kreuz-)Produkt des Ortsvektors $\vec{r}$ (Länge des Hebelarmes) und des Kraftvektors $\vec{F}$ das Drehmoment:

$\vec{M} = \vec{r} \times \vec{F}$ (Nm).

In einem System, welches sich in Ruhe befindet, muss die Summe aller Drehmomente gleich null sein.

$\sum \vec{M} = 0$

Beispiel 2

Frage: Eine Person hält eine Kugel mit einem Gewicht von 10 kg. Welche Kraft muss hierfür im Bizeps aufgebracht werden (Annahme der Unterarm wiegt 2,5 kg)?

Dehnung: Wir nehmen an, man belastet einen Materialblock (z. B. ein Sehnenstück), so dass dieser gedehnt wird (Abb. 5). Seine ursprüngliche Länge ist L, welche durch die wirkenden Kräfte um den Betrag ΔL vergrößert (gedehnt) wird. In der Regel wird der Materialblock auch dünner werden und die Breite B wird um den Betrag ΔB verringert (gestaucht). Die proportionale Änderung der Länge $\frac{\Delta L}{L}$ und Breite $\frac{\Delta B}{B}$ wird als Dehnung definiert. Sie wird oft mit dem griechischen Buchstaben ε gekennzeichnet, ist diemnsionslos und wird oft in Prozent (%) angegeben.

Die Achillessehne erfährt beispielsweise eine maximale Dehnung von 4–10 % bevor es zu einer Ruptur kommt. Der Knochen ist wesentlich steifer und erreicht etwa 0,5 %.

Mechanische Spannung: Die (mechanische) Spannung σ ist ein Maß für die innere Beanspruchung eines Körpers infolge dessen Belastung von außen. Die mechanische Normal-Spannung σ ist definiert als Quotient einer senkrecht auf eine Fläche wirkende Kraft und dieser Fläche:

$$\sigma = \frac{F}{A}\ (\frac{N}{m^2}).$$

Mechanische Spannung kann man sich wie Druck vorstellen. Mechanische Spannung ist keine vektorielle Größe, sondern ein Tensor (ein Vektor mit mehreren Richtungen).

Die Achillessehne rupturiert beispielsweise bei etwa 100 N/mm^2. In Kompression kann der Knochen Spannungen in longitudinale Richtung von 190 N/mm^2 und bei Zug Spannungen von 130 N/mm^2 aufnehmen (bzw. 130 N/mm^2 und 50 N/mm^2 in transversale Richtung).

Beispiel 3

Frage: Eine Person hält eine Kugel mit einem Gewicht von $m_G = 10\ kg$. Welche Kraft muss hierfür im Bizeps aufgebracht werden (Annahme der Unterarm wiegt $m_{UA} = 2{,}5\ kg$ und die einzelnen Distanzen sind wie folgt definiert: $d_B = 4\ cm, d_{UA} = 17{,}5\ cm, d_G = 35\ cm$)?

Antwort: Gewichtskraft des Gewichts: $\vec{F}_G = m_G \times \vec{a}$

Gewichtskraft des Unterarmes: $\vec{F}_{UA} = m_{UA} \times \vec{a}$

Die Summe aller Drehmomente im Ellbogen muss gleich Null sein:

$$\sum \vec{M}_{EL} = 0$$

$$\sum \vec{M}_{EL} = \vec{F}_G \times d_G + \vec{F}_{UA} \times d_{UA} - \vec{F}_B \times d_B = 0$$

Muskelkraft (Bizeps): $\vec{F}_B = \frac{\vec{F}_G \times d_G + \vec{F}_{UA} \times d_{UA}}{d_B}$

$$\vec{F}_B = \frac{10 \times 10 \times 0{,}35 + 2{,}5 \times 10 \times 0{,}175}{0{,}04}$$

$$\vec{F}_B = 984{,}37\ N$$

In diesem Beispiel haben wir angenommen, dass (1) alle anderen wirkenden Kräfte vernachlässigbar klein sind und (2) dass das Gewicht gehalten und nicht bewegt wird. Der Operator $\sum \vec{M}_{EL}$ ist das Summenzeichen und bedeutet in diesem Fall „die Summe aller Momente im Ellbogengelenk".

Mechanik des muskuloskeletalen Systems

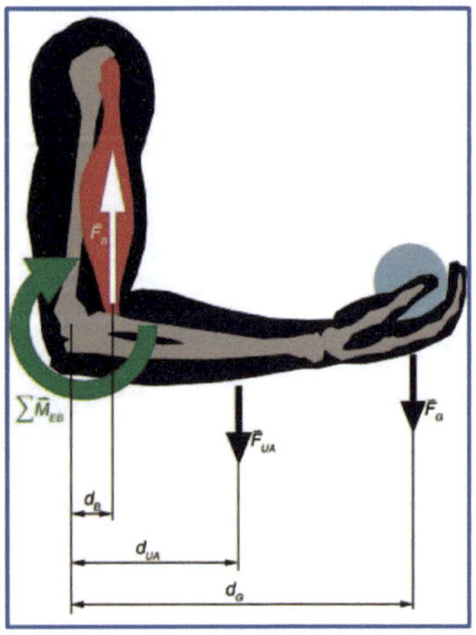

Abb. 4. Kraft im Bizeps zum Heben des Unterarms und einer Last

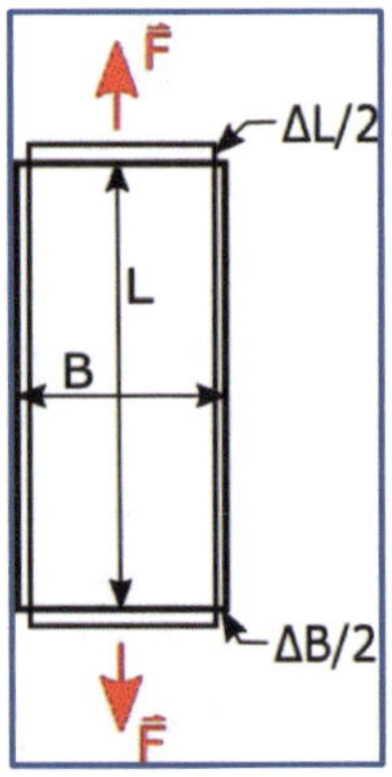

Abb. 5. Dehnung eines Materialblocks

Zur Beschreibung der Biomechanik muskuloskelettaler Systeme werden die Haupt- oder Axialkräfte für Druck (Kompression), Zug (Extension) und Scherung (Abb. 6) herangezogen. Die Gewichtskraft des Körpers drückt beim Laufen den Fuß gegen den Untergrund während der Standphase, wobei Zugkräfte in der Plantarfaszie und den longitudinalen Bändern des Fußes entstehen. Scherung ist eine (zum Körper) rechtwinklige Belastung, die in entgegengesetzte Richtungen wirkt. Legt man die Handflächen aufeinander und gleitet sie in entgegengesetzte Richtungen, entsteht Scherung auf den Handflächen. Wirken mehrere Kräfte auf einen Körper, treten kombinierte Belastungszustände wie Biegung oder Verdrehung auf (Abb. 7). Bei einer Biegebelastung wird eine Seite des Körpers gestaucht (Druck) und die andere gedehnt (Zug). Steht man auf einem Bein, wird der Femur medial auf Druck und lateral auf Zug beansprucht (Abb. 7b). Knochenfraktur wird am häufigsten durch Zug initiiert.

Funktion des Knochens: Die wichtigste Funktion des Knochens ist die hohe Steifigkeit. Steifigkeit beschreibt den Widerstand eines Körpers gegen elastische (reversible) Verformung durch eine Kraft oder ein Moment. Die quasi-statische Steifigkeit eines proximalen Femurs beträgt, beispielsweise, etwa 5 kN/mm. Das bedeutet, man muss den Femur mit einer Last von ca. 500 kg belasten, um eine Stauchung von 1 mm zu bewirken. Die Steifigkeit des Knochens ist abhängig von dem Knochenmineralgehalt und seiner Porosität, aber auch von der Belastungsgeschwindigkeit. Je schneller eine Belastung aufgebracht wird, desto steifer und fester ist das Material. Diese Eigenschaft ist auf die Viskoelastizität zurückzuführen. Viskoelastische Stoffe vereinigen also Merkmale von Festkörpern und Flüssigkeiten in sich.

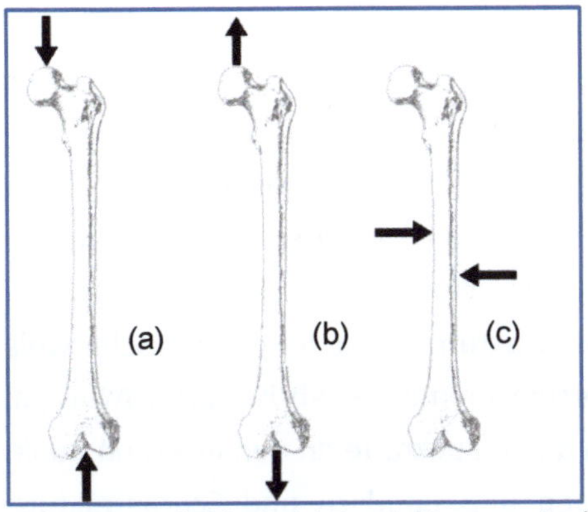

Abb. 6. Hauptkräfte in (a) Druck (Kompression), (b) Zug (Extension) und (c) Scherung

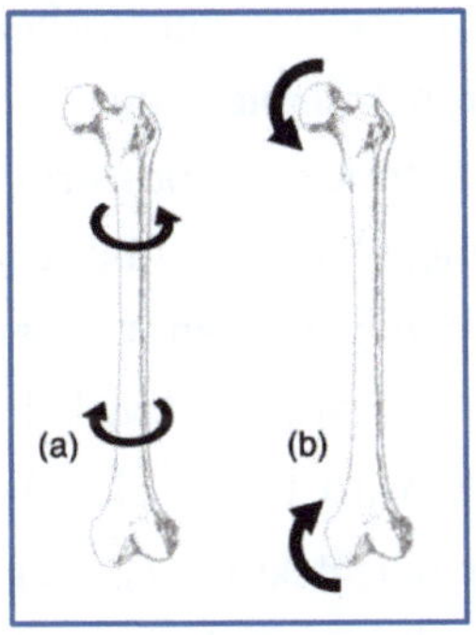

Abb. 7. Kombinierte Lasten (Kräfte) bei (a) Verdrehung (Torsion) und (b) Biegung

Eine weitere wichtige Eigenschaft des Knochens ist seine Festigkeit. Die Festigkeit bezeichnet dabei die höchste Kraft, mit welcher man den Knochen beanspruchen kann, ohne, dass dieser bricht. Im Gegensatz zur Steifigkeit ist dieser Wert experimentell leicht zu ermitteln. Die Festigkeit des Knochens sinkt mit der Anzahl der Belastungszyklen, wenn keine Regeneration des Knochens möglich ist. So beobachtet man klinisch sogenannte Stressfrakturen bei SoldatInnen bei längeren Märschen, Athleten nach Wiederaufnahme des Trainings, älteren Personen nach ungewöhnlich langen Spaziergängen oder auch bei Tieren, welche über lange Strecken migrieren. Dieses Phänomen ist vermutlich auf das Fehlen der Regenerationszeit von Mikrofrakturen bei langanhaltenden Belastungen und gleichzeitig durch Ermüdung der Muskulatur, was zu erhöhten Spannungen im Knochengewebe führt, zurückzuführen.

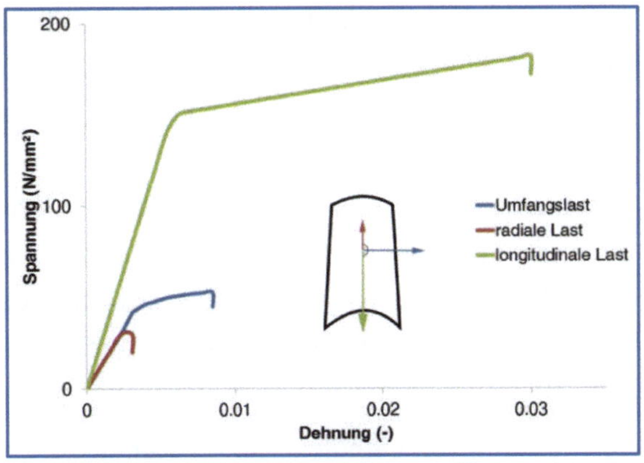

Abb. 8. Idealisierte Spannungs-Dehnungs-Kurven des Knochengewebes in Zug

Anisotropie des Knochengewebes: Der Knochen ist ein stark anisotropes Material. Das bedeutet, dass seine Eigenschaften stark richtungsabhängig sind (Abb. 8). Knochengewebe ist normalerweise fester unter Druck-, als unter Zugbelastungen. Wie man auch der Abb. 8 entnehmen kann, ist die Festigkeit des Knochens in radiale Richtung sehr niedrig und entspricht etwa 1 % der Festigkeit in longitudinale Richtung. Der Knochen ist in radiale Richtung sehr spröde und kann sich unter Belastung nicht elastisch verformen. Physiologisch wird der Knochen auch sehr wenig radial belastet, oft nur durch Muskelansätze an den Knochen. Longitudinale Lasten (Lasten in Richtung der Knochenachse) kommen hingegen sehr häufig vor (z. B. in den Röhrenknochen der unteren Extremitäten durch die Gewichtskräfte oder in den Röhrenknochen der oberen Extremitäten beim Heben und Senken von Lasten). Der Knochen besitzt auch die Fähigkeit, sich ständig den Belastungen (lokal) anzupassen.

Mit zunehmendem Alter nimmt der Knochenmineralgehalt (*bone mineral content*, BMC) des Knochens zu. Dadurch wird der Knochen auch steifer und leichter. Der steifere Knochen ist widerstandsfähiger bei Biegebelastungen, allerdings wird er dadurch auch spröder und verliert dadurch an Stoßfestigkeit. Diese Adaptierung des Knochens im zunehmenden Alter ermöglicht es Kindern, die Vielzahl der Stürze ohne Knochenfrakturen zu überstehen und falls es zu einer Fraktur kommt, verliert der Bruch schnell an Energie und resultiert in einer Grünholzfraktur mit günstigem Heilungsverlauf. Im Laufe des Lebens werden die Knochen stärker mineralisiert und dadurch steifer. Eine höhere Steifigkeit führt zu einem kleineren Gewicht und somit zur erhöhten Effizienz bei Bewegungen; allerdings sind die Knochen mit einer hohen Steifigkeit auch spröder.

Biomechanik des pathologischen Knochens:

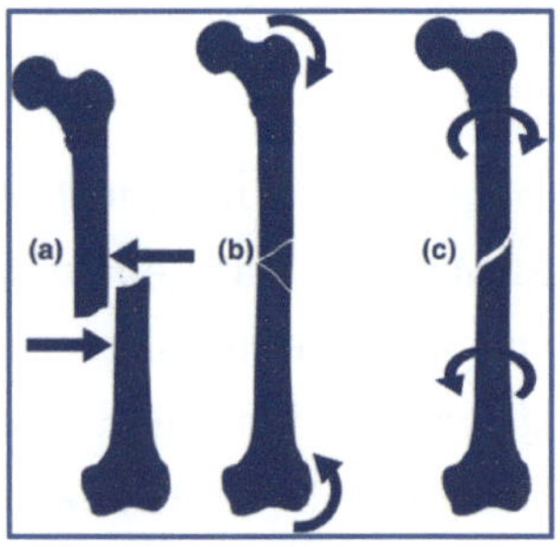

Abb. 9. Frakturmuster für verschiedene Belastungen: (a) Scherung, (b) Schrägfraktur infolge Biegung und (c) Spiralfraktur. Pfeile geben die Richtung der ausgeübten Kräfte oder Momente an.

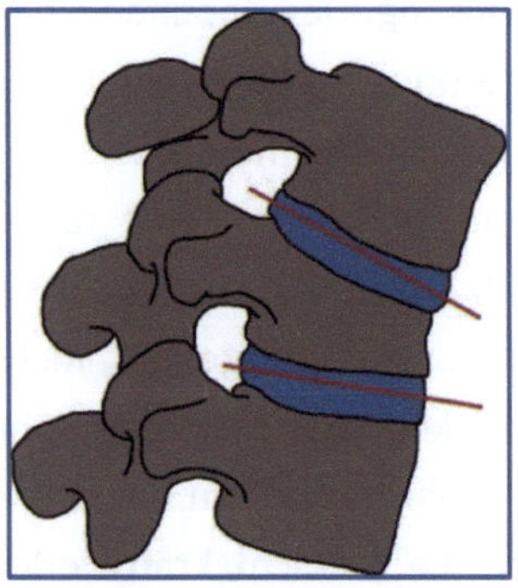
Abb. 10. Durch die Kompressionsfraktur verfällt der Wirbel-körper in einen Keil (rote Linien).

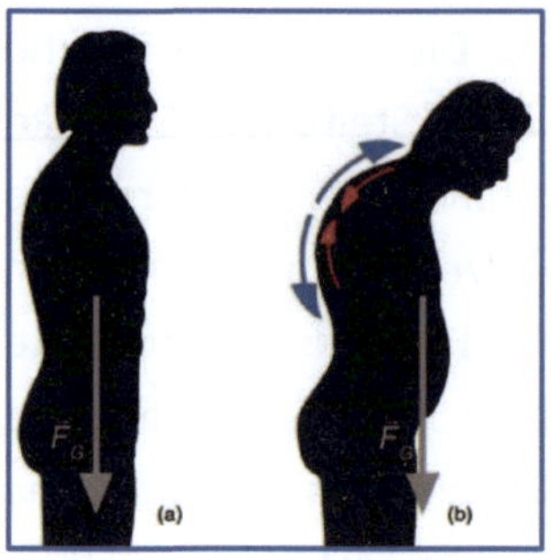

Abb. 11. Haltungsverlust durch Wirbelkörperfrakturen.

Frakturmuster: Unterschiedliche (kombinierte) Belastungen führen zu unterschiedlichen Frakturmustern, welche radiologisch gut differenzierbar sind: (Abb. 9a) Scherung, (Abb. 9b) Splitterfraktur infolge Biegung und (Abb. 9c) Spiralbruchmuster infolge Torsion. Wird ein Röhrenknochen Biegemomenten ausgesetzt, so entstehen auf der einen Knochenseite Zugspannungen, auf der anderen Seite Kompressionsspannungen. Dies bewirkt eine beginnende Querfrakturierung des Knochens auf der Zugseite, nachdem der Knochen schwächer unter Zug, als Druck ist. Dabei kann die Frakturlinie auf der Druckseite schrägverlaufend enden. Oft bilden zwei schräge Frakturlinien einen Keil. Spiralfrakturen entstehen typischerweise durch Torsionsmomente, Abriss- bzw. Avulsionsfrakturen durch Zugkräfte an den Insertionsstellen von Sehnen und Bändern und Schrägfrakturen aufgrund axialer Druckbelastung.

Wirbelkörperkompressionsfrakturen: Bei Wirbelkörperkompressionsfrakturen kollabiert der Körper in sich selbst (mehr anterior als posterior) und es entsteht ein „keilförmiger" Wirbel (Abb. 10). Wenn mehrere Wirbel keilförmig werden, können Menschen eine bucklige Wirbelsäule entwickeln, die als Kyphose bezeichnet wird (Abb. 11). Die Wirkungslinie der Körpergewichtskraft $\vec{F}_G$ liegt physiologisch in einer ausgeglichenen Wirbelsäule (Abb. 11a) in einer Linie mit dem Hüftgelenk. Aufgrund von Wirbelkörperkompressionsfrakturen tritt eine erhöhte Kyphose auf und der Schwerpunkt verschiebt sich nach anterior, wodurch die Wirbelsäule aus dem Gleichgewicht gerät (Abb. 11b). Dies führt zu einer höheren Druckbelastung der Wirbel (rote Pfeile) und einer höheren Belastung der Rückenmuskulatur (blaue Pfeile). Menschen mit Knochen, die durch Osteoporose oder multiple Myeloma geschwächt sind, sind besonders anfällig für Kompressionsfrakturen. Schon alltägliche Aktivitäten wie z. B. Heben eines schweren Objekts, Niesen oder Husten können zu Brüchen führen.

Biomechanik der Osteoporose im Wirbelkörper: In vielen experimentellen Studien wurde die Kompressionsfestigkeit von Wirbelkörpern aus menschlichen Leichen untersucht und die Festigkeit in Bezug auf die Knochendichte und die geometrischen Eigenschaften der Wirbel ermittelt. Zwischen dem 25. und dem 75. Lebensjahr verringert sich bei Männern und Frauen die durchschnittliche Kompressionsfestigkeit von ca. 8.000 auf 2.000 N (gemessen in Wirbeln der Brustwirbelsäule). Die gemessene Druckversagerkraft lag bei älteren Spendern sogar bei nur ca. 500 N. Dabei gibt es eine direkte lineare Korrelation zwischen der Knochendichte und der Kompressionsfestigkeit der Wirbelkörper. Seit einiger Zeit werden DXA-Messungen (Dual-Röntgen-Absorptiometrie) verwendet, um die Festigkeit der Wirbelkörper vorherzusagen. Die mit DXA gemessene Knochenmineraldichte ist der Knochenmineralgehalt einer Region von Interesse (ein ganzer Wirbelkörper oder eine Teilregion) dividiert durch die projizierte Fläche in die Ansicht des DXA-Scans. Nach diesen Ergebnissen ist die BMD (bone mineral density oder Knochendichte) eine bequeme und relativ spezifische Methode zur Vorhersage der Kraft bei Wirbelversagen unter Druckbelastung. Bei wiederholter Belastung versagt ein Wirbel aufgrund von Ermüdung bei niedrigeren Belastungsniveaus als denjenigen, die erforderlich sind, um ein Versagen während einer einzelnen Kraftanwendung zu verursachen. Wie man Abb. 12 gut entnehmen kann, spielt die Knochenqualität (BMD und BMC) auch in anderen skelettalen Regionen eine wichtige Rolle.

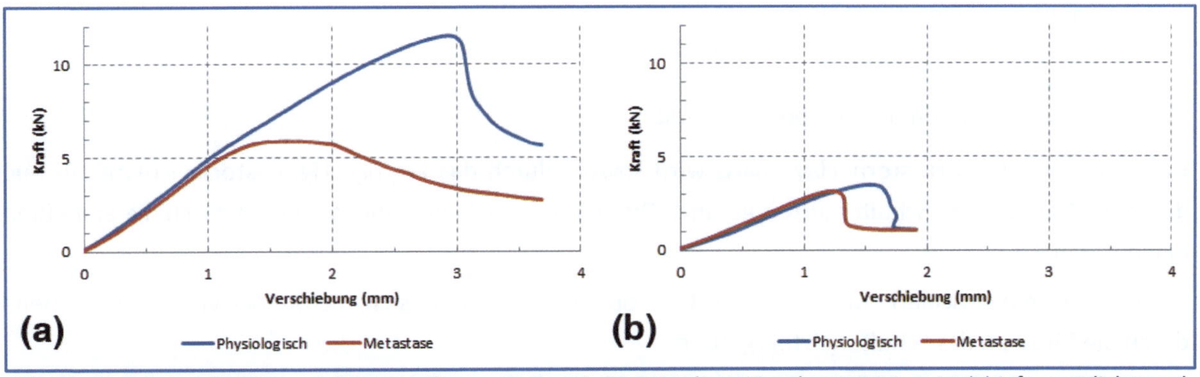

Abb. 12. Experimentelle Daten an humanen Femora mit und ohne simulierte Knochenmetastase im (a) inferomedialen und (b) superolateralen Schenkelhals. BMD: (a) 215 g/cm³, (b) 142 g/cm³; BMC: (a) 38 g, (b) 16 g.

Pathologische Frakturen: Knochenmetastasen zerstören die strukturelle Integrität des Knochens. Insbesondere osteolytische Metastasen schwächen den Knochen (besonders betroffen sind hier die Wirbelkörper, der Femur und Humerus) soweit ab, dass dieser, oft bei alltäglichen Aktivitäten, frakturiert. Entscheidend für die Wahl der Behandlungsstrategie (z. B. prophylaktische operative Versorgung) ist die Lage, Größe, Natur der Läsion und der Schmerzensgrad. Bei beiden Metastasen kommt es zu einem Abfall der Festigkeit, jedoch ist dieser wesentlich ausgeprägter, wenn die Metastase im inferomedialen Schenkelhals liegt. Diese Region liegt in der Wirkungslinie der Körpergewichtskraft und dort ist die Kortikalis besonders stark ausgebildet. Durch die Zerstörung dieser Region, müssen die hohen Spannungen an andere Regionen im proximalen Femur übertragen werden, welche nicht dafür ausgelegt sind. So kommt es bald zu einem vorzeitigen Versagen durch Überbeanspruchung bzw. einer pathologischen Fraktur.

Spezielle Arthrologie der Extremitätengelenke

Bettina Pretterklieber, Michael Pretterklieber

Gelenke des Schultergürtels

Articulatio sternoclavicularis

Gelenkpartner und Binnenstrukturen: Incisura clavicularis (Sternum) – Facies articularis sternalis (Clavicula); konstant vorhandener und das Gelenk völlig in zwei Kompartimente trennender Discus articularis

Gelenktyp: (formal Sattelgelenk) – funktionell eingeschränktes Kugelgelenk

Kapselbandapparat

- Ligamenta sternoclavicularia anterius et posterius (kapselverstärkend)
- Ligamentum costoclaviculare
- Ligamentum interclaviculare

Articulatio acromioclavicularis

Gelenkspartner und Binnenstrukturen: Facies articularis clavicularis (Acromion) – Facies articularis acromialis (Clavicula); durch Discus articularis oft unvollständig in zwei Kompartimente getrennt

Gelenktyp: (formal planes Gelenk) – funktionell Kugelgelenk

Kapselbandapparat

- Ligamentum acromioclaviculare (kapselverstärkend)
- Ligamentum coracoclaviculare
  - Ligamentum trapezoideum (anterolateral)
  - Bursa
  - Ligamentum conoideum (posteromedial)

Gelenkführung: Die Art. sternoclavicularis wird sowohl durch das kräftige Lig. costoclaviculare, als auch durch die Muskeln des Schultergürtels geführt. Die Depressionsbewegung (s.u.) wird durch die erste Rippe eingeschränkt.

Die Art. acromioclavicularis wird durch das Lig. coracoclaviculare, das Lig. acromioclaviculare und ebenso durch die Muskeln des Schultergürtels geführt.

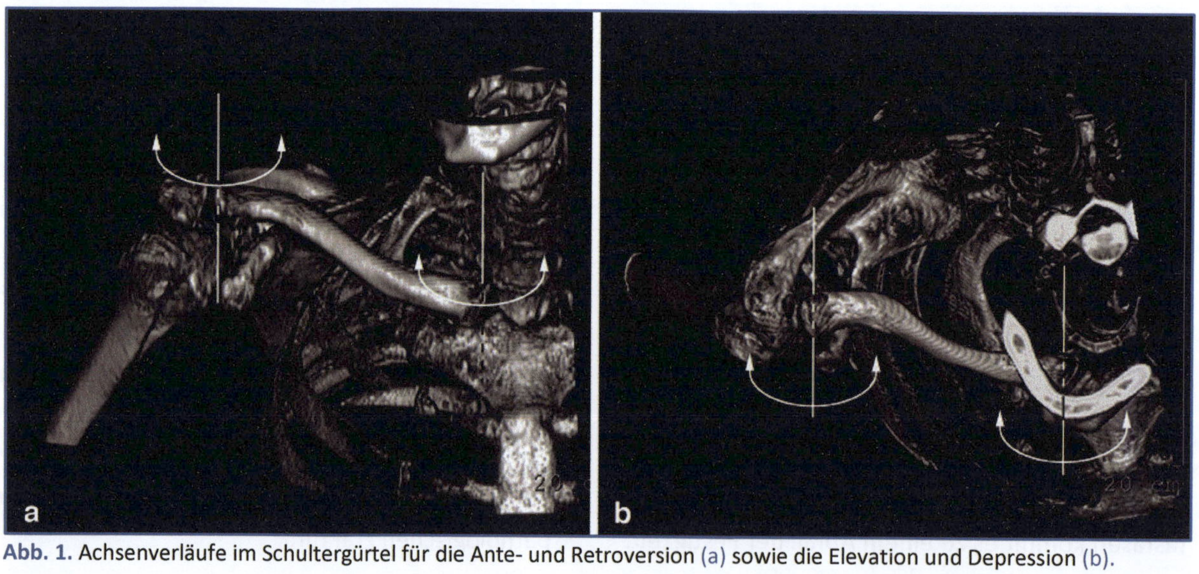

Abb. 1. Achsenverläufe im Schultergürtel für die Ante- und Retroversion (a) sowie die Elevation und Depression (b).

Achsenverläufe und Bewegungsmöglichkeiten

- Bewegungen im Schultergürtel sind immer als kombinierte Bewegungsabläufe in der aus den Art. sterno- et acromioclavicularis gebildeten Gelenkkette aufzufassen.
- Ante- und Retroversion erfolgen um eine vertikale Achse.
- Elevation und Depression erfolgen um eine sagittale Achse jeweils durch das Gelenkzentrum.
- Axiale Rotation ist geringgradig möglich.
- Für das Heben des im Schultergelenk abduzierten bzw. antevertierten Armes findet in den Schultergürtelgelenken ebenfalls eine Elevation statt, um die Gelenkpfanne des Schultergelenks nach oben zu drehen. Dafür wird die Scapula nach ventral geschwenkt und nach lateral rotiert.

Bewegende Muskeln: Muskeln für die Anteversion müssen möglichst senkrecht und ventral auf die vertikalen Bewegungsachsen verlaufen: M. serratus anterior, M. pectoralis minor. Für die Retroversion dorsal davon: M. trapezius (Pars transversa), Mm. rhomboideus minor et major

Muskeln für die Elevation verlaufen möglichst senkrecht und kranial auf die Bewegungsachsen: M. trapezius (Pars descendens), M. levator scapulae. Der wichtigste Elevator ist trotz seiner Lage der M. serratus anterior (Pars inferior). Durch seinen Ansatz am Angulus inferior scapulae kann er die Scapula kräftig nach kranial-ventral drehen. Für die Depression ist üblicherweise die Schwerkraft ausreichend, falls notwendig wirkt der M. pectoralis minor als aktiver Depressor. Wenn der erhobene Arm gemeinsam mit dem elevierten Schultergürtel kraftvoll nach unten gedrückt wird (Schwimmen, Langlaufen), wirken der M. pectoralis major und der M. latissimus dorsi aufgrund ihres Ursprungs am Rumpf auch in den Schultergürtelgelenken.

Schultergelenk – Articulatio humeri

Gelenkspartner und Binnenstrukturen

- Cavitas glenoidalis – Caput humeri
- Labrum glenoidale

Gelenktyp: Kugelgelenk

Kapselbandapparat

- Ligamentum coracohumerale
- Ligamenta glenohumeralia
- Recessus axillaris

Bursen

- Bursa subtendinea m. subscapularis
- Bursa subtendinea m. infraspinati

Gelenkführung: Das Schultergelenk ist muskelgesichert, vor allem die Rotatorenmanschette (Mm. supraspinatus, infraspinatus, teres minor et subscapularis), deren Ansatzsehnen mit der Gelenkkapsel verwachsen sind, ist an der Stabilität des Gelenks maßgeblich beteiligt. Die Bursa subacromialis schützt die Ansatzsehnen der Rotatorenmanschette vor Reibung gegen den Fornix humeri; meist kommuniziert sie mit der Bursa subdeltoidea. Der Fornix humeri, ein osteofibröser Bogen gebildet durch Acromion, Processus coracoideus und Lig. coracoacromiale, verhindert eine Aufwärtsbewegung des Humeruskopfes.

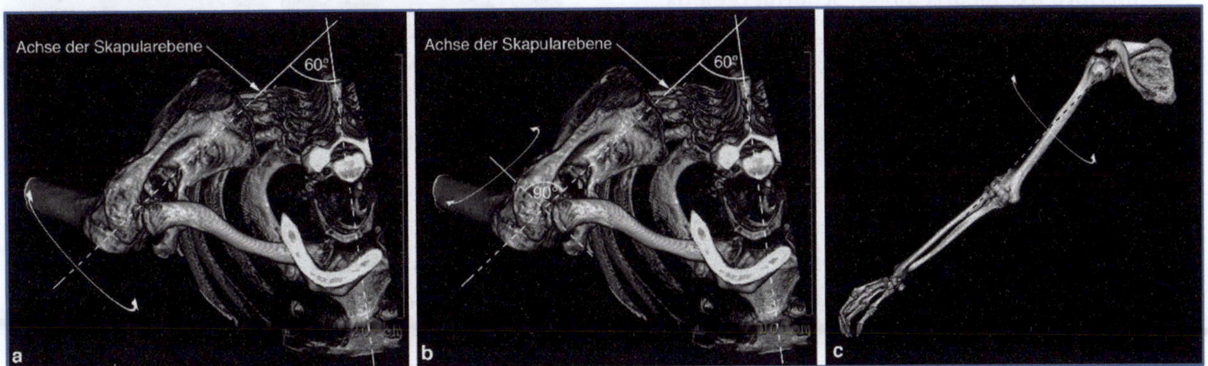

Abb. 2. Achsenverläufe im Schultergelenk für Ante- und Retroversion (a), Ab- und Adduktion (b) und für die Rotation (c).

Achsenverläufe und Bewegungsmöglichkeiten: Das Schultergelenk besitzt 3 Freiheitsgrade, d. h. es sind Bewegungen um 3 unterschiedliche Achsen möglich. Die weite und schlaffe Gelenkkapsel und die verhältnismäßig kleine Kontaktfläche der Gelenkkörper ermöglichen dem Schultergelenk einen großen Bewegungsspielraum. Die Skapularebene (Stellung der Scapula 60° zur Sagittalebene aufgrund der Form des Brustkorbs) bildet die Referenzebene für die Bewegungsachsen und -ebenen:

- Die Achse für die Ante- und Retroversion verläuft in der Skapularebene durch das Caput humeri.
- Die Achse für die Ab- und Adduktion verläuft durch das Caput humeri, steht senkrecht zur Skapularebene.
- Die Rotationsachse verbindet das Caput humeri mit dem Capitulum humeri.

Bewegende Muskeln: Muskeln, die die Achse in der Skapularebene kreuzen und ventral davon verlaufen führen eine Anteversion durch: M. pectoralis major, Pars clavicularis m. deltoidei, ferner helfen auch der M. coracobrachialis und der M. biceps brachii. Verlaufen sie dorsal dieser Achse, machen sie eine Retroversion: Pars spinalis m. deltoidei, der M. teres major, der M. latissimus dorsi und auch das Caput longum m. tricipitis brachii.

Muskeln, die die senkrecht auf die Skapularebene verlaufende Achse kreuzen und lateral davon ansetzen, führen eine Abduktion durch: Der stärkste Abduktor ist die Pars acromialis des M. deltoideus, unterstützend wirkt der M. supraspinatus (= Startermuskel der Abduktion). Auch für die Adduktion müssen die Muskeln möglichst im rechten Winkel zur Achse verlaufen, allerdings von medial ansetzen: Der stärkste Adduktor ist der M. pectoralis major, etwas schwächer sind der M. teres major und der M. latissimus dorsi, unterstützend wirken auch das Caput longum m. tricipitis brachii, der M. coracobrachialis, die Pars clavicularis und die Pars spinalis des M. deltoideus.

Senkrecht zur Rotationsachse verlaufen die Muskeln für die Rotation. Sind sie ventral der Achse lokalisiert, führen sie die Innenrotation aus: Der stärkste Innenrotator ist der M. subscapularis; unterstützend wirken der M. pectoralis major, der M. latissimus dorsi, der M. teres major und die Pars clavicularis m. deltoidei. Muskeln dorsal der Achse machen eine Außenrotation: Der stärkste Außenrotator ist der M. infraspinatus; unterstützend wirken der M. teres minor und die Pars spinalis m. deltoidei.

Ellbogen- und Unterarmgelenke

Articulatio cubiti

Gelenkspartner: Humerus – Ulna/Humerus – Radius

Gelenktyp: zusammengesetztes Gelenk (Articulatio composita)

a) Articulatio humero-ulnaris: Trochlea humeri – Incisura trochlearis ulnae; Scharniergelenk
b) Articulatio humeroradialis: Capitulum humeri – Fovea articularis des Caput radii; eingeschränktes Kugelgelenk
c) Articulatio radio-ulnaris proximalis: Incisura radialis (Ulna) – Circumferentia articularis des Caput radii; Zapfengelenk

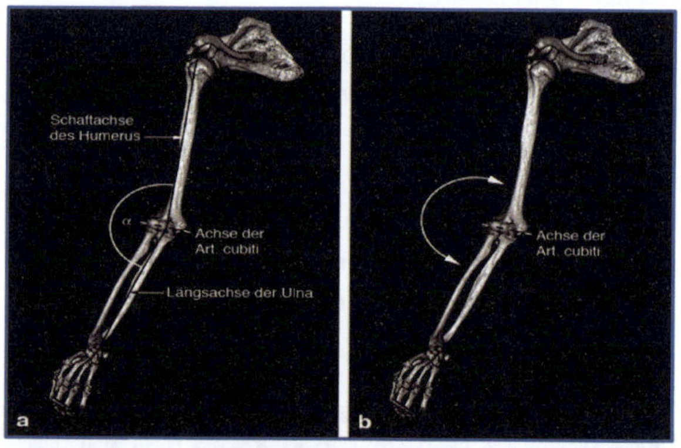

Abb. 3. Kubitalwinkel (a); Achsenverläufe im Ellbogengelenk für Flexion und Extension (b).

Kapselbandapparat

- Ligamentum collaterale ulnare
- Ligamentum collaterale radiale
- Ligamentum anulare radii
- Recessus sacciformis

synoviale Fettkörper

- Fossa coronoidea
- Fossa radialis
- Fossa olecrani
- Incisura trochlearis

Gelenkführung: Das Ellbogengelenk ist knochen- und bandgesichert. Die Knochensicherung ist durch die Trochlea humeri und die Incisura trochlearis ulnae sowie in Extension durch die Fossa olecrani und das Olecranon gegeben. Die Bandsicherung erfolgt durch die Ligg. collateralia und das Lig. anulare radii.

Achsenverläufe und Bewegungsmöglichkeiten im Ellbogengelenk: Der physiologische Cubitus valgus (Kubitalwinkel; engl. carrying angle) von ca. 160° bewirkt, dass der Unterarm in Extension- und Supinationsstellung nicht am Oberschenkel streift (z. B. beim Tragen einer Tasche).

Die Art. humeroulnaris hat als einachsiges Scharniergelenk nur einen Freiheitsgrad der Flexion und Extension. Die Art. humeroradialis, formell ein eingeschränktes Kugelgelenk, ist durch das Lig. anulare radii funktionell mit der Art. humeroulnaris verbunden. Die erweiterte Bewegungsmöglichkeit der Art. humeroradialis wird für die Umwendbewegungen des Unterarms (s. u.) genützt. Die Bewegungsachse für Flexion und Extension verläuft transversal durch die Epikondylen des Humerus.

Bewegende Muskeln: Muskeln, die ventral der Bewegungsachse verlaufen führen eine Flexion aus: M. biceps brachii, M. brachialis und M. brachioradialis. Auch beteiligt, aber von untergeordneter Bedeutung, sind der M. pronator teres, der M. flexor carpi radialis und die Mm. extensor carpi radialis longus et brevis. Die Extension übernehmen die dorsal der Achse gelegenen Muskeln, der M. triceps brachii und der M. anconeus sowie die Schwerkraft.

Articulationes radio-ulnares

a) Articulatio radio-ulnaris proximalis (s. o.)
b) Membrana interossea antebrachii
   Syndesmose
   Chorda obliqua
c) Articulatio radioulnaris distalis
   Circumferentia articularis des Caput ulnae
   – Incisura ulnaris (Radius)
   Radgelenk
   Discus articularis trennt dieses Gelenk sowie das Caput ulnae vom proximalen Handgelenk

Achsenverläufe und Bewegungsmöglichkeiten in den Radio-Ulnargelenken: Vereinfachend kann unter der Annahme einer fixierten Ulna die Bewegungsachse für Pronation und Supination vom Capitulum humeri zum Caput ulnae gezogen werden. In Wirklichkeit kommt es in der Pronation zu einer Zwangsbewegung der Elle in Form einer minimalen Abduktion in der Art. humeroulnaris.

Bewegende Muskeln: Muskeln, die Umwendbewegungen ausführen, müssen am Radius ansetzen, da dieser in Relation zur Ulna bewegt wird. Verlaufen sie lateral der Bewegungsachse, kommt es zur Supination: Der relativ schwache M. supinator ist in seiner Leistung unabhängig von der Beugestellung des Ellbogengelenks. Der M. biceps brachii ist der stärkste Supinator bei rechtwinkelig gebeugtem Arm. Er kann dies allerdings nur, weil seine Ansatzsehne in Pronationsstellung um den Radius gewickelt wird und daher lateral der Bewegungsachse zu liegen kommt. Verlaufen die Muskeln von medial über die Achse können sie eine Pronation bewirken: Die wichtigsten Pronatoren sind die Mm. pronator teres und pronator quadratus.

Hand- und Fingergelenke

Articulatio radiocarpalis – proximales Handgelenk

Gelenkspartner: Radius + Discus articularis – Os scaphoideum, Os lunatum, Os triquetrum

Gelenktyp: Eigelenk

Articulatio mediocarpalis – distales Handgelenk

Gelenkspartner: Os scaphoideum, Os lunatum, Os triquetrum (proximal)

Os trapezium, Os trapezoideum, Os capitatum, Os hamatum (distal)

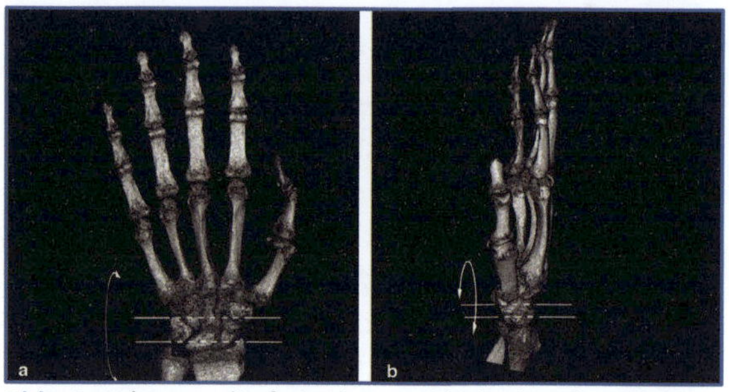

Abb. 4. Achsenverläufe in den Handgelenken für Flächenbewegungen (a) und für Kantenbewegungen (b).

Gelenktyp: „glockenförmiger Gelenkspalt“ – funktionelle Einheit mit proximalem Handgelenk; zusammengesetztes Gelenk

Bandapparat

- Ligamentum radiocarpale palmare
- Ligamentum ulnocarpale palmare
- Ligamentum radiocarpale dorsale
- Ligamentum ulnocarpale dorsale
- Ligamentum collaterale carpi radiale
- Ligamentum collaterale carpi ulnare
- Ligamentum carpi radiatum

Gelenkführung: Der oben erwähnte ausgeprägte Bandapparat verstärkt einerseits die Gelenkkapseln und ist auch maßgeblich an der Führung für die Bewegungen in den Handgelenken beteiligt. Die kräftigsten Bänder sind palmarseitig lokalisiert.

Achsenverläufe und Bewegungsmöglichkeiten: Da alle sie bewegenden Muskeln über beide Handgelenke ziehen, bilden proximales und distales Handgelenk funktionell eine Gelenkkette, d. h. Bewegungen finden in beiden Gelenken gekoppelt, aber in unterschiedlichem Ausmaß statt. Gemeinsam besitzen sie 2 Freiheitsgrade:

Die Flächenbewegungen (Palmar- und Dorsalflexion) finden um eine transversale Achse statt, die im proximalen Handgelenk durch das Os lunatum, im distalen Handgelenk durch das Os capitatum verläuft. Für die „P“almarflexion ist der Bewegungsspielraum im „p“roximalen Gelenk größer, für die „D“orsalflexion im „d“istalen.

Die Kantenbewegungen finden um eine dorsopalmare Achse statt, die ebenfalls durch das Zentrum des Os lunatum im proximalen und durch das Zentrum des Os capitatum im distalen Handgelenk zieht. Aufgrund der Tatsache, dass der Radius distal länger als die Ulna ist, kommt es bei der Radialduktion früher zur Bewegungseinschränkung im proximalen Handgelenk. Es findet daher die Radialduktion eher im distalen Handgelenk statt, während das proximale Gelenk für den größeren Bewegungsspielraum bei der Ulnarduktion sorgt.

Bewegende Muskeln: Für die Flächenbewegungen müssen die Muskeln möglichst senkrecht über die beiden Achsen ziehen. Die Palmarflexion wird von den Muskeln ausgeführt, die palmar zu den Achsen verlaufen: Die Mm. flexor carpi radialis et ulnaris und der M. palmaris longus werden dabei von den Mm. flexor digitorum profundus et superficialis und vom M. flexor pollicis longus unterstützt. Für die Dorsalflexion müssen die Muskeln dorsal der Achsen liegen: Mm. extensor carpi radialis longus et brevis, M. extensor carpi ulnaris, M. extensor digitorum, M. extensor digiti minimi, M. extensor indicis und M. extensor pollicis longus.

Die Ulnarduktion wird von den Muskeln, die ulnar der Achsen für die Kantenbewegungen verlaufen ausgeführt: Mm. flexor et extensor carpi ulnaris. Als Radialduktoren wirken die Muskeln, die radial dieser Achse ziehen: Mm. extensor carpi radialis longus et brevis, M. flexor carpi radialis, M. abductor pollicis longus, Mm. extensor pollicis longus et brevis.

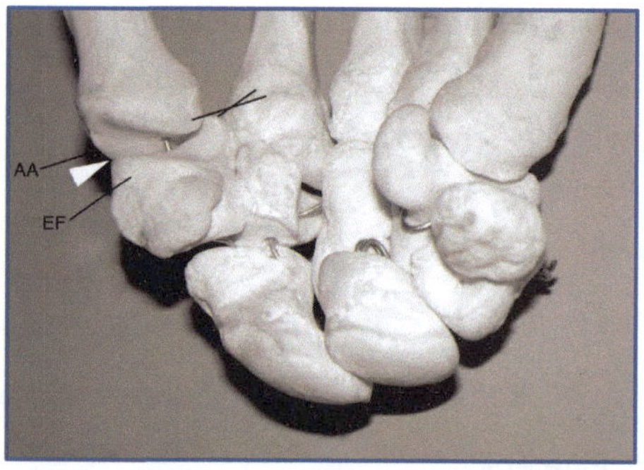

Abb. 5. Achsenverläufe für Ab-, Adduktion (AA) und für Extension, Flexion (EF) in der Articulatio carpometacarpalis pollicis.

Articulationes intercarpales

zwischen den einzelnen Handwurzelknochen kommunizieren mit Gelenkhöhle des distalen Handgelenks (außer: Articulatio ossis pisiformis)

Amphiarthrosen (straffe Gelenke)

Articulatio ossis pisiformis = planes, synoviales Gelenk

Bandapparat

- Ligamenta intercarpalia dorsalia, palmaria, interossea
- Ligamentum carpi radiatum
- Ligamentum pisohamatum
- Ligamentum pisometacarpale

Articulatio carpometacarpalis pollicis

Bestandteile: Os trapezium - Basis ossis metacarpalis I

Gelenktyp: Sattelgelenk

Bandapparat: Ligamenta collateralia radialis et ulnaris

Achsenverläufe und Bewegungsmöglichkeiten: Als Sattelgelenk verfügt die Art. carpometacarpalis pollicis über zwei Freiheitsgrade: Flexion und Extension finden parallel zur Palmarebene statt, also um eine senkrecht zur Palmarebene stehende, durch das Gelenkzentrum verlaufende Achse. Ab- und Adduktion finden in einer Ebene senkrecht zur Palmarebene statt, also um eine parallel zur Palmarebene verlaufenden Achse. Als Opposition bezeichnet man eine komplexe, zusammengesetzte Bewegung, bestehend aus Flexion und Abduktion, medialer (Zwangs-)rotation und Adduktion. Die Opposition stellt den Daumen den anderen Fingern gegenüber.

Bewegende Muskeln: Muskeln, die möglichst senkrecht auf und ventral der Beuge-Streck-Achse verlaufen, führen eine Flexion durch: Mm. flexor pollicis brevis et longus, mit Beteiligung des M. opponens pollicis. Verlaufen sie hingegen dorsal zur Achse, bewirken sie eine Extension: Mm. extensor pollicis brevis et longus mit Unterstützung des M. abductor pollicis longus.

Für die Abduktion sorgen Muskeln, die radial der Ab- und Adduktions-Achse ansetzen: Mm. abductor pollicis brevis et longus. Als Adduktor wirken jene, die ulnar der Achse inserieren: M. adductor pollicis und M. interosseus palmaris I.

An der Opposition beteiligen sich die Mm. flexor pollicis longus et brevis, die Mm. abductor pollicis longus et brevis, der M. opponens pollicis, der M. adductor pollicis gemeinsam mit dem M. interosseus palmaris I.

Articulationes carpometacarpales II–V

Amphiarthrosen (straffe Gelenke); die Gelenke des 2. und 3. Strahles sind nahezu unbeweglich; in den Gelenken des 4. und vor allem des 5. Strahls sind kleine Oppositionsbewegungen möglich.

Bandapparat: Ligamenta carpometacarpalia dorsalia et palmaria

Articulationes intermetacarpales

Amphiarthrosen (straffe Gelenke)

Bandapparat: Ligamenta metacarpalia dorsalia, palmaria, interossea

Articulatio metacarpophalangealis pollicis

Gelenkspartner: Caput ossis metacarpalis I – Basis phalangis proximalis

Gelenktyp: Scharniergelenk

Bandapparat

- Ligamenta collateralia
- Ligamentum palmare

Achsenverläufe und Bewegungsmöglichkeiten: Das Metacarpophalangealgelenk des Daumens besitzt als Scharniergelenk nur einen Freiheitsgrad: Flexion und Extension sind um eine transversale, durch das Gelenkzentrum ziehende Achse möglich.

Bewegende Muskeln: Im Metacarpophalangealgelenk des Daumens führen die Muskeln, die palmar zur Beuge-Streck-Achse verlaufen eine Flexion durch: Mm. flexor pollicis longus et brevis. Für die Streckung müssen sie dorsal der Achse ansetzen: Mm. extensor pollicis longus et brevis.

Articulationes metacarpophalangeales II–V/ Fingergrundgelenke

Gelenkspartner: Caput ossis metacarpalis II–V – Basis phalangis proximalis

Gelenktyp: eingeschränkte Kugelgelenke

Bandapparat

- Ligamenta collateralia
- Ligamenta palmaria
- Ligamentum metacarpale transversum profundum

Achsenverläufe und Bewegungsmöglichkeiten: Die Fingergrundgelenke sind eingeschränkte Kugelgelenke, Bewegungen um zwei Hauptachsen sind möglich: Flexion und Extension um eine transversale, radioulnare Achse, Abduktion (Fingerspreizen, 2., 4. und 5. Finger bewegen sich weg vom Mittelfinger) und Adduktion (2., 4. und 5. Finger werden zum Mittelfinger geführt) um eine dorsopalmare Achse. Rotation ist nur passiv möglich.

Bewegende Muskeln: An der Beugung beteiligen sich jene Muskeln, die ventral über die Beuge-Streck-Achse verlaufen: Mm. interossei palmares et dorsales, Mm. lumbricales, Mm. flexor digitorum superficialis et profundus und M. flexor digiti minimi brevis. Die Extension übernehmen Muskeln die dorsal zur Achse ziehen: M. extensor digitorum, M. extensor digiti minimi und M. extensor indicis.

Als Abduktoren wirken aufgrund ihrer Lage zu den Bewegungsachsen die Mm. interossei dorsales und der M. abductor digiti minimi. Die Adduktion übernehmen die Mm. interossei palmares.

Articulationes interphalangeales

Scharniergelenke

Bandapparat

- Ligamenta collateralia
- Ligamenta palmaria

Achsenverläufe und Bewegungsmöglichkeiten: Die Interphalangealgelenke sind reine Scharniergelenke mit einem Freiheitsgrad, Beugung und Streckung ist um eine transversale Achse möglich.

Bewegende Muskeln: Im Interphalangealgelenk des Daumens beugt der M. flexor pollicis longus, da er palmar zur Achse verläuft. Für die Streckung sind die dorsal zur Achse ziehenden Mm. extensor pollicis longus et brevis verantwortlich.

Interphalangealgelenke II–V: Der M. flexor digitorum profundus beugt in beiden Interphalangealgelenken, während der M. flexor digitorum superficialis nur im proximalen Interphalangealgelenk beugt. Die Streckung übernehmen alle Muskeln, die die Dorsalaponeurose bilden bzw. in sie einstrahlen: Mm. lumbricales, Mm. interossei dorsales et palmares und die Mm. Extensor digitorum, indicis et digiti minimi.

Kreuz-Darmbein-Gelenk – Articulatio sacroiliaca

Gelenkspartner: Facies auricularis ossis sacri – Facies auricularis ossis ilii

Gelenktyp: Amphiarthrose (größte unseres Körpers)

Kapselbandapparat

- Ligamentum sacroiliacum anterius
- Ligamentum sacroiliacum posterius
- Ligamentum sacroiliacum interosseus
- Ligamentum iliolumbale
- Ligamentum sacrospinale
- Ligamentum sacrotuberale

Achsenverläufe und Bewegungsmöglichkeiten: Die Art. sacroiliaca ermöglicht eine geringfügige Kippbewegung der beiden Ossa coxae gegen das Os sacrum und damit gegen die Wirbelsäule. Die Achse dieser Bewegung verläuft transversal durch den 2. Sakralwirbel. Damit puffern beide Gelenke gemeinsam mit der Symphysis pubica Stöße beim Gehen, Laufen und Springen ab.

Bewegende Muskeln: Neben der Rumpfschwere im aufrechten Stand wirken die Mm. iliocostalis, longissimus et multifidus, die Mm. psoas major et minor, der M. gluteus maximus und der M. piriformis auf das Gelenk ein.

Hüftgelenk – Articulatio coxae

Gelenkspartner und Binnenstrukturen

- Acetabulum – Caput femoris
- Labrum acetabulare
- Incisura acetabuli
- Ligamentum transversum acetabuli
- Facies lunata
- Fossa acetabuli (synovialer Fettkörper)
- Ligamentum capitis femoris

Gelenkstyp: Nußgelenk (Enarthrose)

Kapselbandapparat

- Ligamentum iliofemorale
- Ligamentum ischiofemorale
- Ligamentum pubofemorale
- Zona orbicularis
- Bursa iliopectinea

Gelenkführung: Knochensicherung: Das Acetabulum umgreift gemeinsam mit dem von seinem knöchernen Rand entspringenden faserknorpeligen Labrum acetabuli ca. ⅔ des Femurkopfes.

Bandsicherung: Der ausgeprägte Bandapparat (Ligg. iliofemorale, pubofemorale, ischiofemorale; zählen zu den kräftigsten Bändern des menschlichen Körpers) ist entscheidend an der Führung des Hüftgelenks beteiligt.

Muskelsicherung: Auch der kräftige, das Gelenk umgebende Muskelmantel ist essentiell für die Stabilität im Hüftgelenk.

Achsenverläufe und Bewegungsmöglichkeiten: Im Hüftgelenk sind Bewegungen um 3 Hauptachsen möglich: Flexion und Extension werden um eine transversale Achse durch das Caput femoris ausgeführt. Um eine sagittale Achse durch den Femurkopf kann ab- und adduziert werden. Die Rotationsachse verbindet das Caput femoris mit dem Condylus lateralis femoris.

Bewegende Muskeln: Alle Muskeln, die ventral zur Beuge-Streck-Achse ziehen, bewirken eine Anteversion (Flexion): Der kräftigste Hüftbeuger ist der M. iliopsoas. Die M. rectus femoris und der M. sartorius wirken unterstützend. Auch der Großteil der Adduktoren, vor allem der M. adductor longus und der M. pectineus, helfen gerade bei der frühen Beugung aus voller Streckstellung. Verlaufen Muskeln dorsal der Achse führen sie eine Retroversion (Extension) aus: M. gluteus maximus und die ischiocrurale Muskulatur. Ebenso ist die ischiokondyläre Portion des M. adductor magnus beteiligt.

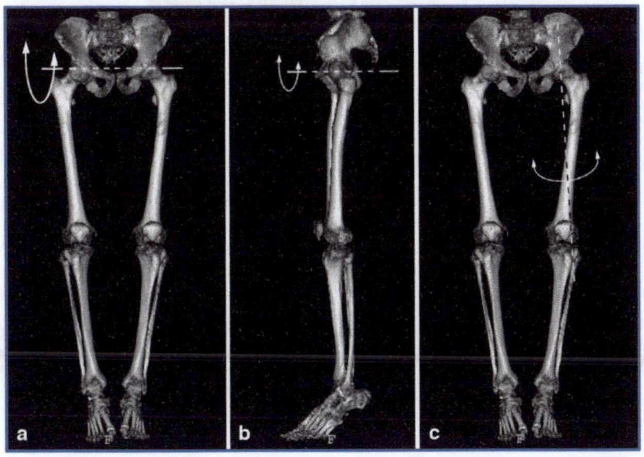

Abb. 6. Achsenverläufe im Hüftgelenk für Flexion, Extension (a), für Ab- und Adduktion (b) und für die Rotation (c).

Muskeln, die senkrecht und lateral zur Ab- und Adduktions-Achse verlaufen, führen eine Abduktion aus: Die Mm. gluteus medius et minimus werden unterstützt vom M. tensor fasciae latae und vom M. sartorius. Setzen sie medial der Achse am Femur an, kommt es zur Adduktion: Mm. adductor longus, brevis et magnus, M. gracilis und M. pectineus.

Ziehen Muskeln senkrecht zur Rotationsachse und verlaufen ventral davon, kommt es zur Innenrotation: M. tensor fasciae latae und die ventralen Anteile der Mm. gluteus medius et minimus. Verlaufen sie dorsal der Achse, bewirken sie eine Außenrotation: Mm. obturatorius internus et externus, Mm. gemellus superior et inferior, M. quadratus femoris, unterstützt von den M. piriformis, M. gluteus maximus und M. sartorius. Da der M. iliopsoas am dorsomedial gelegenen Trochanter minor ansetzt, beteiligt er sich ebenfalls an der Außenrotation. In geringem Ausmaß sind auch die Adduktoren aufgrund ihres dorsalen Ansatzes an der Linea aspera beteiligt.

Die Mm. gluteus medius et minimus stabilisieren gemeinsam mit dem M. tensor fasciae latae beim Gehen das Becken am Standbein und verhindern so das Absinken zur Seite des Spielbeins. Sie wirken damit einem sonst entstehenden „Trendelenburg-Hinken" entgegen.

Kniegelenk – Ariculatio genus

Gelenkspartner:

Femur – Tibia
– Patella

Gelenktyp: zusammengesetztes Gelenk (Articulatio composita)

a) Articulatio femorotibialis
Condylus lateralis et medialis femoris – Condylus lateralis et medialis tibiae
Meniscus lateralis, Meniscus medialis
Dreh-Scharniergelenk
b) Articulatio femoropatellaris
Facies patellaris (Femur) – Facies articularis der Patella
Sattelgelenk

Kapselbandapparat

- Ligamentum collaterale tibiale
- Ligamentum collaterale fibulare
- Ligamentum patellae
- Retinacula patellae mediale et laterale
- Ligamentum cruciatum anterius
- Ligamentum cruciatum posterius
- Ligamentum meniscofemorale anterius
- Ligamentum meniscofemorale posterius
- Ligamentum transversum genus
- Ligamentum popliteum obliquum
- Ligamentum popliteum arcuatum
- „coronary ligament"

Bursen

- Bursa suprapatellaris
- Recessus subpopliteus
- Bursa subtendinea m. gastrocnemii medialis
- Bursa subtendinea m. gastrocnemii lateralis
- Bursa subcutanea prepatellaris
- Bursa subtendinea prepatellaris

synoviale Fettkörper

- Plica synovialis suprapatellaris
- Corpus adiposum infrapatellare:
  - Plica synovialis infrapatellaris
  - Plicae alares

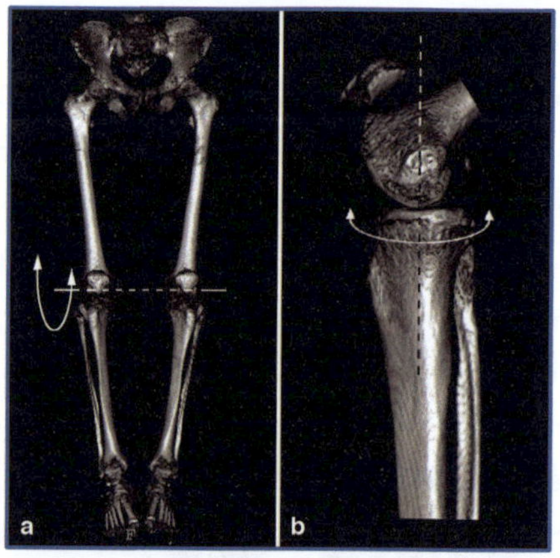

Abb. 7. Achsenverläufe im Kniegelenk für Flexion, Extension (a) und für die Rotation (b).

Gelenkführung: Das Kniegelenk ist hauptsächlich bandgesichert, wobei hier vor allem die Seitenbänder (Ligg. collateralia) und die Kreuzbänder (Ligg. cruciata) zu erwähnen sind. Wenn der das Gelenk umgebende Muskelmantel entsprechend gekräftigt wurde, kann er ebenfalls wesentlich zur Stabilität im Kniegelenk beitragen.

Achsenverläufe und Bewegungsmöglichkeiten: Als Dreh-Scharniergelenk besitzt das Knie 2 Freiheitsgrade: Beugung und Streckung finden um eine transversale, durch die Femurkondylen ziehende Achse statt. Eine Rotation ist aufgrund der in Extension angespannten Kollateralbänder nur im gebeugten Knie möglich. Die Rotationsachse verläuft vertikal durch die Condyli medialis femoris et tibiae.

Schlussrotation: 5° Außenrotation der Tibia am Spielbein bzw. Innenrotation des Femur am Standbein; Zwangsbewegung beim kompletten Strecken auf Grund der Gelenksgeometrie.

Bewegende Muskeln: Der M. quadriceps femoris, der senkrecht zur Beuge-Streck-Achse und ventral von ihr verläuft, bewirkt eine Extension. An der Flexion beteiligen sich Muskeln, die dorsal zur Achse ziehen: Neben dem M. biceps femoris, M. semitendinosus und M. semimembranosus beugen auch der M. sartorius, M. gracilis, M. gastrocnemius, M. plantaris und M. popliteus

Die Außenrotation erfolgt durch Muskeln, die lateral der Rotationsachse liegen: M. biceps femoris, Caput laterale des M. gastrocnemius und M. plantaris. Die Innenrotation übernehmen die Muskeln medial dieser Achse: M. popliteus, M. semimembranosus, M. semitendinosus, M. gracilis, M. sartorius und Caput mediale des M. gastrocnemius.

Der M. popliteus entspringt an der dorsalen Tibiafläche proximal der Linea m. solei und von seiner Muskelfaszie. Seine Sehne durchbricht die Capsula fibrosa innerhalb welcher sie von Membrana synovialis bedeckt ist. Sie liegt dann dem lateralen Meniskus an und setzt am Epicondylus lateralis femoris an. Fasern seines medialen Teils strahlen in das Lig. popliteum arcuatum und in den Rand des Meniscus lateralis ein. Durch seine Lage zu den Bewegungsachsen leitet er die Beugung durch Öffnen der Schlussrotation ein = „unlock-Mechanismus" (Außenrotation des Femur am Standbein).

Unterschenkel- und Fußgelenke

Articulationes tibiofibulares

a) Articulatio tibiofibularis

Gelenkspartner: Facies articularis fibularis (Tibia) – Facies articularis capitis fibulae (Caput fibulae)

Gelenktyp: planes Gelenk (funktionelle Einheit mit oberem Sprunggelenk)

Kapselbandapparat

- Ligamentum capitis fibulae anterius
- Ligamentum capitis fibulae posterius

b) Syndesmosis tibiofibularis

- Membrana interossea cruris
- Syndesmosis tibiofibularis zwischen Incisura fibularis (Tibia) und der Fibula

Bänder

- Ligamentum tibiofibulare anterius
- Ligamentum tibiofibulare posterius
- Ligamentum tibiofubulare interosseum

Bewegungsmöglichkeiten: Innerhalb dieser Gelenkkette ist keine aktive Bewegung möglich. Allerdings kommt es am Ende der Dorsalflexion im oberen Sprunggelenk zu einer Zwangsbewegung im Sinne einer Außenrotation der Fibula. Dadurch weitet sich die Malleolengabel und schafft Platz für die ventral breitere Trochlea tali.

Articulatio talocruralis („oberes Sprunggelenk")

Gelenkspartner: Sulcus malleolaris und Facies articularis malleoli medialis (Tibia) und Facies articularis malleoli lateralis (Fibula) – Facies superior der Trochlea tali

Gelenktyp: Scharniergelenk

„Unteres Sprunggelenk"

zusammengesetztes Gelenk mit 2 Kammern

Gelenkspartner: Talus, Calcaneus, Os naviculare

a) Articulatio subtalaris (talocalcanea): Facies articularis calcanea posterior (Talus) – Facies articularis talaris posterior (Calcaneus)
b) Articulatio talocalcaneonavicularis:

- Facies articularis calcanea anterior (Caput tali) – Facies articularis talaris anterior (Sustentaculum tali am Calcaneus)
- Facies articularis calcanea media (Caput tali) – Facies articularis talaris media (Sustentaculum tali am Calcaneus)
- Facies articularis navicularis (Caput tali) – Os naviculare
- Ligamentum calcaneonaviculare plantare (Pfannenband) zwischen Sustentaculum tali am Calcaneus und Os naviculare – innen überknorpelt als ergänzender Teil der Gelenkpfanne

Articulatio calcaneocuboidea

funktionell eigentlich nicht vom „unteren Sprunggelenk" zu trennen

Gelenkspartner: Facies articularis cuboidea (Calcaneus) – Proc. calcaneus (Os cuboideum)

Gelenkstyp: Sattelgelenk

Articulatio tarsi transversa (Chopart-Gelenk)

besteht aus der Articulatio talocalcaneonavicularis und der Articulatio calcaneocuboidea

Kapselbandapparat der Fußgelenke

- Ligamentum collaterale mediale/ Ligamentum deltoideum
  - Pars tibionavicularis
  - Pars tibiocalcanea
  - Pars tibiotalaris posterior
  - Pars tibiotalaris anterior (profund zu Pars tibionavicularis)
- Ligamentum talofibulare anterius
- Ligamentum talofibulare posterius
- Ligamentum calcaneofibulare
- Ligamentum talocalcaneum interosseum
- „cervical ligament"
- Ligamentum bifurcatum
  - Ligamentum calcaneocuboideum
  - Ligamentum calcaneonaviculare
- Ligamentum talonaviculare
- (Ligamentum talocalcaneum mediale)
- (Ligamentum talocalcaneum laterale)
- Ligamentum plantare longum mit dem Ligamentum calcaneocuboideum plantare

Gelenkführung: Die Stabilität in den Sprung- und Fußgelenken wird durch den kräftigen Bandapparat bewerkstelligt.

Achsenverläufe und Bewegungsmöglichkeiten: Das obere Sprunggelenk besitzt als Scharniergelenk nur einen Freiheitsgrad, die Bewegungsachse zieht transversal durch die Malleolengabel und den Talus. Um diese Achse sind Plantar- und Dorsalflexion möglich.

Im unteren Sprunggelenk, das aus mehreren Teilgelenken besteht, findet eine Pronation und Supination statt. Die Bewegungsachse dafür verläuft von lateral proximal leicht aufsteigend nach medial distal vom Calcaneus durch Hals und Kopf des Talus zum Os naviculare. Die isolierte Pro- und Supination findet ausschließlich am Standbein statt. Dabei bewegen sich Unterschenkel und Talus gegen den fixierten Rest des Fußes. Am

Spielbein wird dies durch Bewegungen in anderen Fußgelenken erweitert, sodass es zu den komplexeren und ausgreifenderen Bewegungen der Eversion und Inversion kommt. Als Inversion (Heben des medialen Fußrandes) bezeichnet man eine gleichzeitige Supination und Adduktion, während man unter Eversion (Heben des lateralen Fußrandes) eine gemeinsame Pronation und Abduktion versteht.

Bewegende Muskeln: Muskeln, die ventral der Bewegungsachse des oberen Sprunggelenks verlaufen, wirken als Dorsalflektoren: M. tibialis anterior, M. extensor hallucis longus, M. extensor digitorum longus, M. peroneus tertius. Plantarflektierende Muskeln verlaufen dorsal dieser Achse: M. triceps surae, M. plantaris, M. flexor digitorum longus, M. flexor hallucis longus, M. tibialis posterior, M. peroneus longus, M. peroneus brevis. Muskeln, die mit direktem Zug am medialen Fußrand ansetzen, supinieren bzw. invertieren im unteren Sprunggelenk: M. tibialis anterior, M. tibialis posterior. Muskeln, die am lateralen Fußrand ansetzen oder diesen umgreifen, pronieren bzw. evertieren: Mm. peronei longus et brevis sowie der M. peroneus tertius. Der letztgenannte Muskel wird oft unterbewertet, da er eine Sonderstellung einnimmt. Er ist der einzige Muskel, der – ohne andere Gelenke zu bewegen – im oberen Sprunggelenk dorsalflektiert und im unteren Sprunggelenk proniert. Er ist damit essentiell für die Aufrechterhaltung des plantigraden Ganges. Er stellt sicher, dass der Fuß am Ende der Schwungphase plantigrad auf den Boden aufgesetzt werden kann.

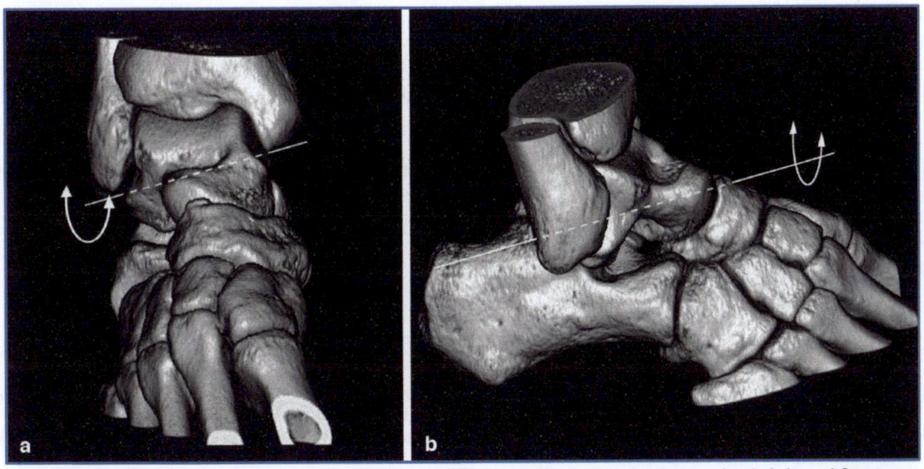

Abb. 8. Achsenverläufe für Plantar- und Dorsalflexion im oberen Sprunggelenk (a) und für Pronation und Supination im Komplex des unteren Sprunggelenks (b).

Literatur und Links (forschungsgeleitete Lehre)

Anderhuber, F., Pera, F., Streicher, J., (2012). Waldeyer Anatomie des Menschen. 19. Auflage. Berlin: De Gruyer.

Dauber, W. (2008). Feneis' Bild Lexikon der Anatomie. 10. Auflage. Stuttgart: Thieme.

Palastanga, N., Soames, R. (2015). Anatomie und menschliche Bewegung – Strukturen und Funktionen. 1. Auflage. München: Urban & Fischer

Platzer, W. (2013). Taschenatlas der Anatomie. Band 1: Bewegungsapparat. 11. Auflage. Stuttgart: Thieme.

Williams, P. L., Warwick, R. (1980). Gray's Anatomy, 36. Auflage. Edinburgh: Churchill Livingstone.

Klinisch-angewandte Anatomie

Franz Kainberger, Bettina Pretterklieber, Richard Crevenna, Michael Pretterklieber

Lernziele:

- Die Untersuchungstechniken des Muskel-Skelett-Systems mit Bezug zur regulären Anatomie der Muskel- und Gelenkkompartments auf der Basis funktionell-anatomischer Komplexe von Sehnen und Bändern, der Gelenke und Knochen sowie auf der Basis gut trainierten räumlichen Vorstellungsvermögens inklusive der in der Unfallchirurgie nötigen Beurteilung von Durchblutung, Motorik und Sensibilität, korrekt durchführen können.
- Beschwerden hinsichtlich des Ausgangspunkts und der Ausdehnung, Schwellungen und Bewegungseinschränkungen mit besonderem Bezug auf die Frakturdiagnostik und -therapie sowie in der Sportmedizin mit Bezug auf die „schwächsten Glieder" einer Bewegungskette anatomisch korrekt zuordnen können.
- Medizinische Dokumente, vor allem exemplarische radiologische Bilder, anatomisch korrekt und verständlich interpretieren können und die für die Diagnostik klassischer Frakturen sowie Bandverletzungen nötigen radiologisch-anatomischen Leitstrukturen erkennen können, vor allem an: Clavicula, Scapula, Humerus, Radius, Os scaphoideum, Mittelhand- und Fingerknochen, Becken, proximaler Anteil des Femur, Kniegelenk, Tibia, Fibula und Sprunggelenke.
- Physikalisch-medizinische und orthopädisch-unfallchirurgische Präventions- und Therapieprinzipien zur Wiederherstellung einer optimalen Funktionalität – vor allem für die Ausübung von Sport – und zur Förderung des Patient-Empowerment, weiters Patientinnen und Patienten ihre Beschwerden in Bezug zur anatomischen Lokalisation und Ausbreitung – mit besonderem Schwerpunkt auf funktionelle Einheiten (Bewegungsketten), Kompartimente und anatomische Komplexe – erklären sowie in interdisziplinären und interprofessionellen Teams kommunizieren können.
- Typische Anwendungen der Trainingstherapie zur Verhinderung von Haltungsfehlern und Überlastung selbst durchführen können. Dafür lernen Physiotherapeuten 3 Jahre lang – es wäre hochgegriffen, wenn unsere Studierenden das durch eine Vorlesung können sollen.

Definition und Pathogenese: Die anatomische Lokalisation und Ausbreitung muskuloskeletaler Erkrankungen folgt grundsätzlich drei Gesetzmäßigkeiten:

- Funktionsorientiert: Bestimmte Formen der Überlastung verursachen an vorgegebenen Schwachstellen von Nerven, Muskeln, Sehnen, Knochen oder der Gelenkkapsel typische Muster pathologischer Veränderungen.
- Kompartment-orientiert: Hämatome, Entzündungen oder Neoplasien breiten sich aus, indem sie anatomisch vordefinierten Wegen folgen.
- Immunologisch orientiert: die Lokalisation von autoimmunologisch getriggerten Entzündungen und von Kristallarthropathien folgt ebenso bestimmten Regeln.

Letztlich spielt bei allen muskuloskeletalen Erkrankungen das **Verhältnis zwischen Belastung und Belastbarkeit** eine entscheidende Rolle. Die biomechanische Belastung kann zu normalen physiologischen und anatomischen Veränderungen führen, der **Adaptation** und **Regeneration,** die etwa beim Muskelaufbau durch den **Trainingsreiz** ausgelöst wird. Nicht mehr als normal zu bezeichnen ist es, wenn es infolge von Mikrotraumen zu **Degeneration** und **Reparation** mit dem Endresultat einer Vernarbung kommt. Dazu gehören die verschiedenen Formen der **degenerativen Enthesiopathien** und die Entwicklung einer adventitiellen Bursitis an Stellen eines erhöhten Drucks, d. h. es entsteht ein Schleimbeutel aus einer lokalen Entzündung.

Funktionsorientierte Krankheitsmanifestation: Bewegungsketten sind holistische Denkmodelle funktionell-anatomischer Strukturen des Muskel-Skelett-Systems zur Diagnose und Therapie von durch Überlastung entstandenen Schäden. Die einzelnen Strukturen werden als Teil typischer Bewegungsmuster verstanden, am Arm das Greifen, das Werfen und das Abstützen auf den ausgestreckten Arm, am Bein das Stehen, Gehen, Laufen und Springen. Bei Ermüdung, Degeneration, Verletzung oder einer Kombination davon kommt es je nach Art und Dauer an den schwächsten Gliedern zu in der Regel charakteristischen Veränderungen, auf denen die klinische und radiologische **Mustererkennung** beruht. So dient das klinische Denken in Bewegungsketten auch als diagnostische **Checkliste,** um die Komplexität eines Schmerzes oder einer Funktionsstörung erfassen zu können. Im Laufe des Lebens, bedingt im Kindes- und Jugendalter durch die damit verbundene Vulnerabilität, durch die im Erwachsenenalter vermehrte Beanspruchung infolge von Sport oder Arbeit sowie im höheren Lebensalter durch die zunehmenden degenerativen Veränderungen, können unterschiedliche Glieder einer Bewegungskette die jeweils schwächste Struktur sein.

Das Konzept der Bewegungsketten, Kinetic Chains, wurde in der Physikalischen Medizin zur zielgerichteten Therapie entwickelt, ist jedoch implizit in den Fächern Orthopädie und Unfallchirurgie seit ihren Anfängen in Verwendung. Die Orts- und Zeitabhängigkeit von muskuloskeletalen Gewebeschäden wurde aus radiologischer Perspektive von D. Resnick im Konzept der „Critical Zones" und „Vulnerable Phases" zusammengefasst.

Die Glieder einer Bewegungskette sind funktionelle Komplexe, d. h. aus mehreren anatomischen Strukturen bestehende funktionelle Einheiten wie die Articulatio acromioclavicularis mit seinem zweiteiligen Lig. coracoclaviculare oder die Enthesien (= Sehnenansatz unter Vermittlung von Faserknorpeln) größerer Sehnen mit ihrem zonalen Aufbau und ihren Bursen.

An Muskeln und Knochen kann die Bewegung gestört sein

- an den Leitungsbahnen, d. h. an den versorgenden Nerven in Form einer **Neuropathie,** seltener an den versorgenden Gefäßen,
- am für die Beschwerden relevanten Muskeln oder einer Muskelgruppe im jeweiligen Kompartment oder an den Sehnen in Form einer **Ruptur, Muskelatrophie, Sehnendegeneration** oder **Myositis** bzw. **Tendinitis,** oder
- an den Knochen, an dem der oder die Muskeln ansetzen, in Form einer **Fraktur** oder anderer Knochenerkrankungen.

Die Muskeln einer Bewegungskette wirken meist **synergetisch.** Dies ist allerdings ein vereinfachendes Denkmodell, da in der Realität die individuelle Muskelfunktion von vielen Faktoren (z. B. Gelenkstellung) abhängig ist.

Sehnen verlaufen an biomechanisch stärker belasteten Stellen in Sehnenscheiden oder auf Fettpolstern als Gleitkörper wie dem Corpus adiposum infrapatellare (Hoffa'scher Fettkörper) des Kniegelenks oder der Bursa calcanea für die Achillessehne. Oft liegen die Sehnenscheiden in knöchernen Rinnen und sind von Bändern oder Retinakula überdacht, die gemeinsam einen **osteofibrösen Kanal** formen, mit denen sie vielfältige und im Detail oft komplizierte Sehnen-Band-Komplexe bilden können.

An den Gelenken ist die gestörte übermäßige Bewegung die **Instabilität,** d. h. die knöchernen Gelenkkörper sind unter Belastung nicht mehr korrekt zueinander positioniert. Eine **Luxation** ist der komplette Kontaktverlust der Gelenkflächen durch die Insuffizienz des Kapsel-Band-Apparates, die vielfältige Ursachen haben kann:

- Neben traumatischen Bandläsionen mit makroskopisch erfassbaren **Rupturen** gibt es
- eine Fülle von **Mikroinstabilitäten** („Ausleiern des Gelenks") als Folge einer unzureichenden Muskel- oder Bandsicherung, Degenerationen in Form der Arthrose und ihrer Vorstufen sowie Entzündungen, die die Widerstandsfähigkeit der Bänder beeinträchtigen können.

Die Mikroinstabilität wird oft als Hypermobilität bezeichnet, wobei diese Begriffe für die einzelnen Gelenke sehr unter- schiedlich definiert sein können, denn der Übergang zur Subluxation ist fließend. Auch die Laxizität der Bänder, die indivi- duell sehr verschieden sein kann, muss in die Beurteilung einfließen. Meist sind, da an fast jedem Knochen eine Sehne ansetzt, muskuläre und ligamentäre Bewegungsketten verknüpft; es gibt nur ganz wenige Knochen an denen keine Sehne entspringt oder ansetzt, wie z. B. der Talus oder das Os lunatum. Diese werden in der Biomechanik in diesem Zusammenhang als „intercalated", d. h. zwischengeschaltet, bezeichnet.

Kompartment-orientierte Ausbreitung von Erkrankungen: Als anatomische Kompartments bezeichnet man meist von Faszien umhüllte Muskelgruppen, die auch Muskellogen genannt werden. Klinisch relevante Beispiele sind die Adduktorenloge des Oberschenkels oder die Extensorenloge des Unterschenkels. Innerhalb eines Kompartments herrscht ein bestimmter hydrostatischer Druck. Die umhüllende unelastische Faszie kann unterschiedlich dick sein. In einigen Fällen weist sie Öffnungen zum Durchtritt von Nerven und Gefäßen auf, dort kann es zum Flüssigkeitsaustausch oder zur Ausbreitung von Krankheitsprozessen kommen. Ein Anstieg des Gewebedrucks führt zum **Kompartment-Syndrom,** das typisch in der Loge des M. tibialis anterior posttraumatisch auftritt.

Eine weitere Form anatomischer Kompartments kann in manchen Gelenken vorhanden sein. So kann man das Kniegelenk in ein femoromeniskales sowie ein meniskotibiales Kompartment unterteilen, die jedoch funktionell eine Einheit bilden.

Zahlreiche Gelenke stehen mit iuxtaartikulären Bursen oder Sehnenscheiden in Verbindung. Diese kann regulär oder als anatomische Varietät vorhanden sein, aber auch als Folge eines krankhaft höheren intraartikulären Drucks entstehen. Klassisches Beispiel ist die sogenannte **Baker-Zyste** des Kniegelenks, die eine pathologisch vergrößerte flüssigkeitsgefüllte Bursa um den medialen Kopf des M. gastrocnemius darstellt. Analoge Verbindungen gibt es im Hüftgelenk mit der Bursa ileopectinea (der Sehne des M. iliopsoas) oder am oberen Sprunggelenk mit der Sehnenscheide des M. flexor hallucis longus. Weichteilneoplasien, Hämatome und phlegmonöse oder abszedierende Entzündungen werden anhand ihrer Ausdehnung innerhalb eines Kompartments oder durch Überschreiten der Kompartmentgrenzen quantifiziert.

In der Physiologie sind die Körperkompartments Denkmodelle zur Quantifizierung von Gewebeanteilen, konkret Körperfett und dies wieder unterteilt in viszerales sowie subkutanes Fett, Magermasse (korreliert mit der Muskulatur), Knochen (korrelierend mit dem Kalziumgehalt) und bei einzelnen Messverfahren auch der Wassergehalt des Gesamtkörpers. Auf dieser Basis wird die **Body Composition** mittels DXA oder BIA ermittelt.

In der Histologie wird der **Extrazellularraum** vom **Intrazellularraum** differenziert und dieser wieder in Zellkompartments unterteilt.

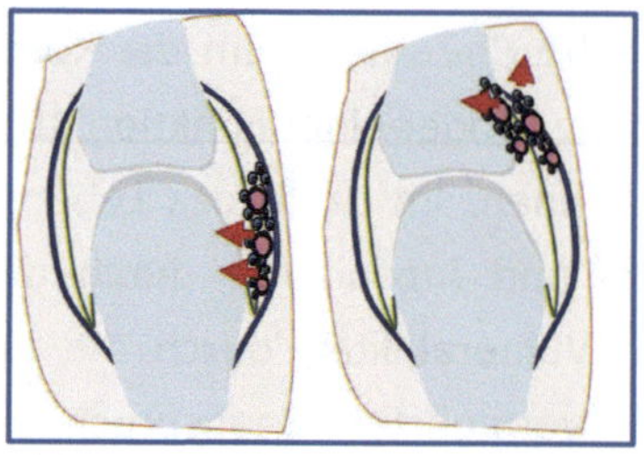

Abb. 1. Die Ausbreitung der autoimmunologisch getriggerten Gelenkentzündung ist bei Rheumatoider Arthritis (links) und bei Psoriasisarthropathie (rechts) ähnlich, aber nicht gleich. Grund sind die unterschiedlichen Interleukine, sodass bei der RA eher der Knochen destruiert und bei der PsoA eher die Subkutis in Form einer Daktylitis geschwollen ist.

Immunologisch orientierte Krankheitsmanifestation: Für die Manifestation autoimmunologischer Erkrankungen sind typische Muster bekannt, klinisch in Form der **Monarthritis, Oligoarthritis** oder der **Polyarthritis.** Diese makroskopischen Muster basieren auf immunologisch getriggerten mikroskopischen, nach Gewebe-Kompartments orientierten Ausbreitungswegen, wobei die Fibroblasten, gesteuert durch systemische Autoantikörper, eine zentrale Rolle spielen, indem sie davon abhängig unterschiedliche Interleukine freisetzen. Die wiederum führen regional in den einzelnen Gelenken und Sehnenscheiden, im vor allem gelenknahen Knochen und in der Muskulatur zu unterschiedlich starken Entzündungsreaktionen. In erster Linie ist dies eine **Synovitis** mit einem Erguss und einer Entzündung der mit ihr verbundenen fibrösen Gelenkkapsel, durch die die für rheumatische Erkrankungen typischen Kapselbandinsuffizienzen und Fehlstellungen entstehen können. Weiters entwickelt sich eine **Ostitis,** meist mit entzündlicher Aktivierung der Osteoklasten, sodass eine arthritisassoziierte Osteoporose die Folge ist, bei einigen Formen eine rheumatische Periostitis sowie eine Chondritis.

Die Manifestation von Kristallarthropathien folgt ebenso typischen Mustern: Den gängigen Theorien folgend werden die metabolisch gebildeten und im Blut zirkulierenden Mineralverbindungen bzw. Mineralsalze wie Urat, Kalziumdihydrat und Hydroxylapatit vor allem in degenerativ und entzündlich veränderten Kollagenfasern der Gelenkkapseln und Sehnen abgelagert, wo der pH-Wert durch die Entzündung erniedrigt ist, sodass sie zu kristallinen kalziumhältigen Verbindungen, bei der Gicht dem Monosodiumurat, umgewandelt werden und eine schmerzhafte **Kristallsynovitis** auslösen können.

Medizingeschichte: Der Flame Andreas Vesalius (1514–1564), der als der erste Anatom der Neuzeit gesehen werden kann, hat in seinem Buch „De humani corporis fabrica libri septem“ (kurz „Fabrica“ genannt) die Muskulatur bildlich dargestellt mit allegorisch positionierten Figuren in einer künstlichen Landschaft. Die auf verschiedenen Seiten des Buches dargestellten Abbildungen ergeben, wenn man sie aneinanderreiht, eine virtuelle Landschaft.

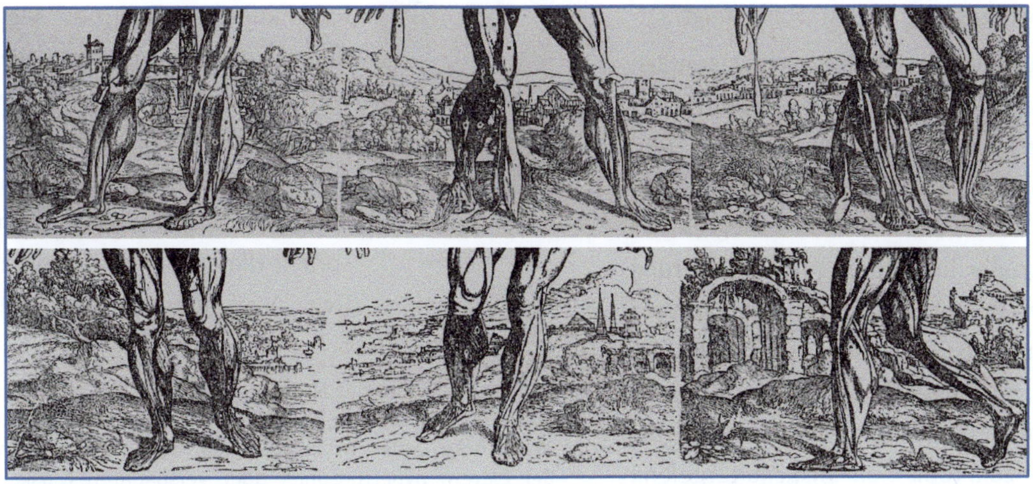

Abb. 2. Aus Vesal's „Fabrica“, Band 2 (Josephina-Bibliothek des Josephinums, Wien).

Schultergürtel

Die Fixierung der Arme am Rumpf erfolgt in erster Linie durch Muskelschlingen, die den Schultergürtel mit dem Thorax verbinden. Die einzige gelenkige Verbindung der oberen Extremität mit dem Rumpf stellt die Art. sternoclavicularis – in funktioneller Einheit mit der Art. acromioclavicularis – dar. Funktionell arbeiten die beiden Schultergürtelgelenke mit dem Schultergelenk (Art. humeri) zusammen. Dadurch entsteht die für den Zweibeiner einzigartige Beweglichkeit der oberen Extremität. Als Nachteil erweist sich die mangelnde Stabilität, die häufig degenerative oder traumatische Veränderungen begünstigt. Die Muskulatur ist grob in zwei Schichten angeordnet: Oberflächlich liegen die von der Thoraxwand und der Wirbelsäule entspringende Rumpf-Schultergürtelmuskulatur und der M. deltoideus. In der Tiefe findet sich die für die Stabilität wichtige Rotatorenmanschette sowie die Ursprungssehnen der langen Köpfe des M. biceps brachii und M. triceps brachii. Durch diese im Detail sehr komplex an den knöchernen Strukturen fixierten Sehnen und Bänder werden gleichzeitig eine hohe Stabilität und eine große Beweglichkeit erreicht. Denn mit keinem anderen Gelenk kann eine Zirkumduktion, die Kreisbewegung, sowie eine Retro- und Anteversion in derartigem Ausmaß geleistet werden. Die **Zervikobrachialgie,** eine unspezifische Bezeichnung für die Schmerzausstrahlung von der Halswirbelsäule in den Arm, kann sich bis in diese anatomischen Strukturen ausbreiten.

Dorsaler Teil des Schultergürtels und des Schultergelenks

Muskulatur: Der M. trapezius hebt die Schulter und stabilisiert sie von dorsal. Bei Überlastung kommt es in seinem kranialen Anteil typisch zu **Myogelosen,** Verkürzungen und schmerzhaften Verspannungen im Nacken, während sein kaudaler Anteil zur Schwächung und Atrophie neigt.

Der M. serratus anterior beteiligt sich wesentlich an der **Elevation** des Schultergürtels bzw. rotiert die Scapula nach ventrolateral. Dadurch wird gemeinsam mit den Muskeln des Schultergelenks ein Heben des Armes über 90 Grad ermöglicht. Er ist auch von großer Bedeutung für die Fixierung der Scapula am Rumpf, was auch bei der korrekten Durchführung von Liegestützen wichtig ist. Ein nicht ausreichend trainierter M. serratus anterior kann daher zur **Mikroinstabilität** im Schultergürtel und damit zu Problemen im Schultergelenk führen. Der N. thoracicus longus, der diesen Muskel versorgt, kann durch Verletzungen der seitlichen Thoraxwand, **vor allem Stich- oder Schusswunden bei erhobenem Arm,** geschädigt werden. Lähmungen des M. serratus anterior sind auch Ursache einer **Scapula alata** (engl. winged scapula).

Mit dem M. latissimus dorsi erfolgt die Adduktion, Innenrotation und Retroversion im Schultergelenk (Schürzengriff). Außerdem hilft er beim Senken des erhobenen Armes (Langlaufen, Schwimmen). Er ist daher wichtig bei Wurf- und Schlagsportarten sowie bei Klimmzügen.

Der M. deltoideus ist der kräftigste Abduktor im Schultergelenk, außerdem führt er eine Ante- und Retroversion des Armes durch und spielt eine wichtige Rolle bei der Muskelsicherung der Schulter. Er wird vom N. axillaris innerviert, der direkt entlang des Collum chirurgicum humeri verläuft, sodass bei komplexen Humerusfrakturen eine neurogene **Deltoideusatrophie** entstehen kann. Vor allem bei der Startbewegung der Abduktion wird der M. deltoideus vom kranialen Teil der sogenannten Rotatorenmanschette, dem M. supraspinatus unterstützt. Dieser verhindert gemeinsam mit den anderen Muskeln der Rotatorenmanschette ein Aufsteigen des Caput humeri durch den Zug des M. deltoideus. Kann der Arm nicht komplett abduziert werden, ist dies ein klinischer Hinweis, das **Painful-Arc-Syndrom,** für eine Rotatorenmanschettenläsion. Wenn der Arm nicht komplett eleviert werden kann, spricht dies für eine degenerative Veränderung der Art. acromioclavicularis.

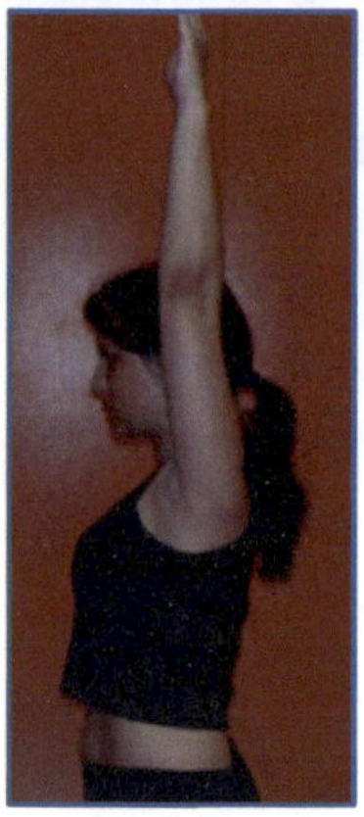

Abb. 3. Elevation in der Sagittalebene.

Der Spalt, in dem der N. axillaris und die A. circumflexa humeri posterior nach dorsal verlaufen, wird als laterale Achsellücke (englisch: quadrangular space) bezeichnet. Bei extrem hyperthrophen oder verspannten Muskeln kann dieser eingeengt sein.

Die Rotatorenmanschette besteht aus den Sehnen des für pathologische Veränderungen am meisten exponierten M. supraspinatus, weiters dorsal des M. infraspinatus und des M. teres minor sowie ventral des M. subscapularis (der eher der ventralen Bewegungskette des Schultergelenks zuzuordnen ist). Die Sehne des M. supraspinatus verläuft unter dem sog. Subakromialraum, der zwischen Acromion, Lig. coracoacromiale und Processus coracoideus einerseits und der Sehne des M. supraspinatus andererseits liegt. In ihm befindet sich die Bursa subacromialis. Der M. supraspinatus setzt breit an der oberen Facette des Tuberculum majus an. Der M. infraspinatus setzt an dessen mittlerer und der M. teres minor an dessen unterer Facette an. Der M. subscapularis zieht zum Tuberculum minus humeri. Gemeinsam mit der Bursa subdeltoidea bildet die Bursa subacromialis den größten Schleimbeutel (besser Gleitbeutel) des Menschen. Im Subakromialraum bzw. im Verlauf der anderen Sehnen der Rotatorenmanschette kann vermehrter Druck und Reibung zu einem **subakromialen Impingement** mit **subakromialer Bursitis,** einer Degeneration oder mit zunehmendem Lebensalter einer **Ruptur der Rotatorenmanschette, meist beginnend und am häufigsten lokalisiert an der Supraspinatussehne,** führen. Typischerweise bei jungen Menschen mit noch guter Sehnenqualität hält die Sehne einer vermehrten Zugwirkung fast immer stand und es kommt zu einer Avulsionsverletzung des Tuberculum majus humeri, in schwereren Fällen in Form einer **Ausrissfraktur,** oft infolge eines Sturzes auf den ausgestreckten Arm. Die Sehnen der Rotatorenmanschette sind an ihrer profunden Fläche mit der Capsula fibrosa der Gelenkkapsel verwachsen. Diese ist innen mit der Capsula synovialis ausgekleidet und steht in breitem, engem Kontakt mit der Oberfläche des Humeruskopfes. Daher sind Sehnendegenerationen fast immer mit einer **Omarthrose** verbunden.

Da der M. supraspinatus ein reiner Abduktor und an der Innen- oder Außenrotation nicht beteiligt ist, ist diesbezüglich die Bezeichnung Rotatorenmanschette nur teilweise angebracht. Die Mm. teres minor und major heißen zwar ähnlich und liegen an ihrem Ursprung auch nebeneinander; für das funktionelle Verständnis ist wichtig zu wissen, dass sie hinsichtlich Verlauf, Ansatz, Innervation und Funktion sonst eher wenig gemeinsam haben.

Eine Neuropathie, oft in Form einer postinfektiösen Neuritis, kann zu einer neurogenen Entzündung von den entsprechend versorgten Teilen der Rotatorenmanschette und später einer fettigen Atrophie führen, dem Parsonage-Turner-Syndrom (das im engeren Sinn kein Syndrom, sondern eine eigene Krankheitsentität darstellt).

An der Scapula ist das Akromion der leicht tastbare höchste Punkt, knapp ventral tastet man den zwischen den Mm. pectoralis maior und M. deltoideus nach ventromedial ragenden Processus coracoideus. **Skapulafrakturen** entstehen meist durch einen Knick im sehr dünnen Knochen des Corpus scapulae oder knapp medial der Fovea glenoidalis im Collum scapulae.

Aus dem Altgriechischen leitet sich auch die Bezeichnung Akromion ab, des tastbaren höchsten Punktes der Schulter, von ακροσ (hoch – wie in „Akropolis", der Oberstadt) und ωμοσ (Schulter).

Ventraler Teil des Schultergürtels und des Schultergelenks

Die schwächsten Glieder sind die Clavicula, die frakturieren kann, die Art. acromioclavicularis, der kapsulo-labrale Komplex der Art. humeri und die Sehne des Caput longum m. bicipitis brachii in ihrem osteofibrösen Kanal.

Muskulatur: Die Adduktion, Innenrotation und Retroversion im Schultergelenk und die Depression in den Schultergürtelgelenken erfolgt durch den M. latissimus dorsi, der der flächenmäßig größte Muskel des Menschen ist (weil er ventral am Humerus an der Crista tuberculi minoris ansetzt, kann er dem ventralen Teil des Schultergürtels zugerechnet werden). Ein weiterer wichtiger Adduktor ist der M. pectoralis maior; seine ausgeprägte Neigung zur Verkürzung hat typische **Haltungsfehler** mit Rundrücken und Innenrotation im Schultergelenk zur Folge. Diese Muskeln **unterstützen bei festgestellten Armen die Atmung und das Husten,** weshalb man sich bei Überanstrengung gern mit den Armen abstützt. Die Funktionen des M. latissimus dorsi im Schultergelenk werden von dem mit ihm gemeinsam ansetzenden M. teres maior unterstützt. Aufgrund seines Ursprunges kann er allerdings nicht auf die Schultergürtelgelenke wirken.

Die lange Bizepssehne entspringt intraartikulär am Tuberculum supraglenoidale, das im kranialen Bereich der Fovea glenoidalis liegt und in engem Kontakt mit dem hier angehefteten Teil des Labrum glenoidale steht. An ihrem Ursprung kann es zu Rupturen oder Überlastungen dieser Sehne kommen, immer verbunden mit einer Läsion des Labrums, der **SLAP-Läsion** (superiores Labrum von anterior nach posterior) mit ihren verschiedenen Unterformen, die durch die zahlreichen Varietäten dieses anatomischen Komplexes bedingt sind. Weiter zieht die von Synovialmembran überzogene Bizepssehne nach ventral und verlässt die Gelenkhöhle der Art. humeri durch den Sulcus intertubercularis, einem langen osteofibrösen Kanal, in dem sie durch das Lig.

transversum humeri gesichert ist. Dort schlägt die Membrana synovialis der Sehne auf die Capsula fibrosa und den Humerus um. Zwischen den Sehnen des M. supraspinatus und des M. subscapularis ist die Gelenkkapsel unverstärkt, das sogenannte Rotatorenintervall, das anfällig für Entzündungen ist. Trotz der Bandsicherung der langen Sehne des M. biceps brachii kann es durch Friktion an den knöchernen Begrenzungen des Sulcus intertubercularis, dem Tuberculum majus und dem Tuberculum minus, zur Degeneration der Sehne mit Ausbildung von scharfkantigen Osteophyten und zur proximalen **Ruptur der Bizepssehne** kommen. Wenn das fibröse Dach dieses Sulcus im Rahmen einer Ruptur des M. subscapularis mit einreißt, führt dies zur Luxation der Bizepssehne, die dann medial des Tuberculum minus nach distal zieht.

Der osteofibröse Kanal der langen Bizepssehne ist komplex konstruiert, da er der entwicklungsgeschichtlichen Anforderung gerecht werden musste. Bei Primaten muss er sowohl bei maximal eleviertem Arm (Hängen am Ast des Baumes) als auch bei Greifbewegungen in alle Richtungen für die Sehne eine optimale Gleitfähigkeit gewährleisten.

Die Axilla ist ein pyramidenförmiger Raum deren Basis in Richtung mediale Seite des Oberarmes weist. Die Spitze liegt tief zwischen 1. Rippe, Clavicula und Scapula. Sie enthält die Vasa axillaria und ihre Äste, den infraklavikulären Anteil des Plexus brachialis und die von ihm abgehenden Nerven, die axillären Lymphknoten und Fettgewebe. Wichtige Ursachen einer **axillären Lymphadenopathie** sind Metastasen eines Mammakarzinoms oder eines Melanoms und Infektionen innerhalb der Axilla oder fortgeleitet über den Arm als Folge des **Angreifens infizierten Materials.**

Läsionen des peripheren Abschnitts des Plexus-brachialis sind eine Form des Thoracic-outlet-Syndroms; sie sind in dieser Region lokalisiert.

Schultergelenk (Art. humeri): Die kleine Gelenkfläche der Fovea glenoidalis ist zwar durch das Labrum glenoidale etwas vergrößert, steht aber in keinem Verhältnis zur Größe des Caput humeri. Da zusätzlich der Bandapparat des Schultergelenks sehr schwach ausgeprägt ist, ist die Muskelsicherung von großer Bedeutung für die Stabilität und die Bewegungen und sollte lebenslang trainiert werden. Seine ventrale Gelenkkapsel ist durch die oft nur teilweise ausgebildeten Ligg. glenohumeralia verstärkt, die kranial kontinuierlich mit der Rotatorenmanschette und dem Lig. coracohumerale das Gelenk sichern. Sie bilden mit dem anterioren Anteil des Labrums den kapsulo-labralen Komplex als funktionelle Einheit. Vor allem ventral und kranial kann dieser Bandapparat idiopathisch oder nach einem Trauma mit Einblutung ins Gelenk entzündet sein und über die Monate narbig schrumpfen, sodass es zur **adhäsiven Kapsulitis (Frozen Shoulder)** kommt. Eine weitere Ursache für seine Entzündung ist die Polymyalgia rheumatica. Bei der vorderen Schulterluxation kann der kapsulo-labrale Komplex in vielfältiger Weise verletzt werden, am bekanntesten ist die knorpelige oder knöcherne **Bankart-Läsion,** oft verbunden mit einer **Hill-Sachs-Delle,** d. h. eine Impressionsfraktur des dorsolateralen Humeruskopfes.

Art. acromioclavicularis: Das kapselverstärkende Lig. acromioclaviculare und das etwas medial davon liegende Lig. coracoclaviculare mit seinen beiden Anteilen (Lig. conoideum und Lig. trapezoideum) fixieren die Clavicula an der Scapula. Bei einem Sturz können sie rupturieren und eine **AC-Gelenksluxation** bewirken, indem das laterale Ende der Clavicula nach kranial subluxiert oder luxiert ist.

Phylogenetisch ist die Art. acromioclaviculare für den aufrecht gehenden Menschen „schlecht konstruiert“ und kann daher bereits im jungen Erwachsenenalter degenerieren.

Clavicula: Folge einer direkten Gewalteinwirkung (Stoß, Verletzung mit dem Sicherheitsgurt in Autos) oder eines Sturzes auf den ausgestreckten Arm kann eine **Klavikulafraktur** sein. Sie ist auch ein typisches **Geburtstrauma.**

Proximaler Teil des Humerus: Die **subkapitale Humerusfraktur** ist Folge eines Sturzes auf den ausgestreckten Arm oder eines direkten Schlags und, da typisch mit einer Osteoporose assoziiert, als eine der **Fragilitätsfrakturen** definiert.

Sportmedizin: Überlastungen durch Wurfsportarten oder Verletzungen des Proc. coracoideus können neben dem subakromialen Impingement zu verschiedenartigen anderen Formen eines Impingements der Schulter führen. Die lange Bizepssehne ist besonderen Belastungen bei Tennisspielern, Wurfsportlern und bei Schwimmern ausgesetzt. Die „Schwimmer-Schulter“, ausgelöst durch bis zu 18.000 Kreisbewegungen pro Woche bei HochleistungssportlerInnen, wird als ein komplexes Überlastungssyndrom mit ventral betontem Impingement, Mikroinstabilität und Nervenkompression angesehen.

Risse der langen Bizepssehne, typisch bei älteren Männern nach langjährigem Tennisspielen, führen zu keinem signifikanten Funktionsverlust dieses Muskels, da sein kurzer Kopf einen großen Teil der Funktion kompensiert bzw. die beiden Köpfe durch Faszien verbunden sind und nach so einer Verletzung höchstwahrscheinlich verkleben.

Geriatrie: Die in den frühen achtziger Jahren etablierte Meinung, eine Ruptur der Rotatorenmanschette bei über Achtzigjährigen sei normal, ist heute nicht mehr aufrechtzuerhalten; sie ist vielmehr als Endpunkt eines chronisch-degenerativen Prozesses anzusehen, für den entsprechende prophylaktische und therapeutische Maßnahmen anzuwenden sind.

Rechtsmedizin: Rupturen der Rotatorenmanschette sollen, da meist auf einer degenerativen Vorschädigung beruhend, bei ärztlichen Gutachten kausal nicht nur einem akuten Trauma zugeordnet werden.

Oberarm und Ellbogen

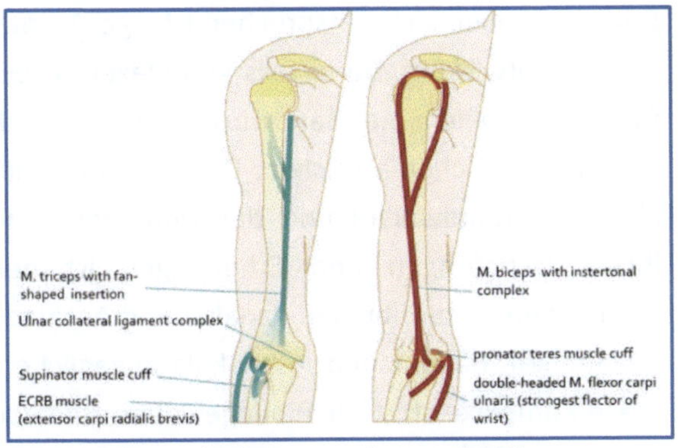

Abb. 4. Schema der Bewegungsketten des Oberarms.

Die Kraftübertragung von der Schulter zum Unterarm verläuft über zwei Bewegungsketten, bei denen nicht nur einfache Valgus- oder Varus-, Extensions- und Flexions- sowie Supinations- und Pronationskräfte wirken, sondern vor allem während der Wurfbewegung komplexe Kombinationen mit Rotation.

Daher sind auch die Bezeichnungen der klinischen Syndrome oft vereinfachend. So kann durch das Tennisspiel nicht nur eine radiale Epicondylitis, als Tennisellbogen bezeichnet, sondern auch eine ulnare, eigentlich als Golferellbogen bezeichnet, entstehen.

Da bei Verletzungen und vor allem bei sportbedingten Überlastungen des Ellbogens der Kapselbandapparat stark betroffen ist, ist der radiographische Befund nicht selten negativ. So kann das Caput radii mit weitgehender Spontanreposition luxieren, ohne zu frakturieren.

Dorsoradiale Bewegungskette

Die schwächsten Glieder sind der Druck und Friktion ausgesetzte Ansatz des M. triceps und der ulnare sowie radiale Kollateralbandkomplex.

Muskulatur: Über den M. triceps, am Ellbogen über den M. supinator und dann weiter über die brachioradialen und radialseitigen dorsalen Muskelgruppen wird in der Art. cubiti die Extension durchgeführt, wobei beim Werfen eine phasenhafte Rotationsbewegung, unter anderem mit Valgusstress stattfindet. Über der Ansatzsehne des M. triceps liegt die Bursa olecrani, in der durch Druck oder Friktion, immer wieder auch im Rahmen einer Gicht, eine **Bursitis olecrani** entstehen kann. Der M. supinator ist ein aus zwei Bäuchen bestehender Muskel, der sich manschettenförmig um den Radius schlingt und mit seinen beiden Komponenten einen osteofibrösen Kanal für den Ramus profundus des N. radialis bildet. Ein Hämatom nach Fraktur oder, wenn überlastungsbedingt, Normvarianten dieses Muskels können ein Supinatortunnel-Syndrom (Supinatorlogensyndrom) mit Ausfallserscheinungen des Ramus profundus n. radialis verursachen. Proximal davon verläuft der N. radialis im Sulcus nervi radialis dorsal am Humerus. Diese knöcherne Rinne wird durch das Caput laterale sowie das Caput mediale des M. triceps brachii zum Canalis nervi radialis vervollständigt. Bei Frakturen oder Druck von außen gegen den Knochen (Parkbankläsion) kann es auch hier zu einer Nervenläsion kommen, klinisch sind die typischen Zeichen die **Fallhand** (englisch wrist drop) und dass der **Daumen nicht mehr abduziert** werden kann.

Gelenke und Knochen: Die Wurfbewegung bedingt ein Zusammenwirken einer Extension im Ellbogengelenk und einer Pronation in den beiden Radioulnargelenken. Dabei kann es zu einer Kompression der Art. humeroradialis und einer Zugwirkung am ulnaren Kollateralbandkomplex kommen. Die daraus resultierende **Epicondylitis ulnaris,** der **Golferellbogen,** ist auch eine Enthesiopathie der hier fixierten Ursprungssehne der Flexoren des Unterarms, von denen der M. flexor carpi ulnaris der wichtigste Beuger und Ulnarduktor im proximalen und distalen Handgelenk ist. Die **Epicondylitis radialis,** der **Tennisellbogen,** ist Folge einer Überlastung der brachioradialen Muskelgruppe des Unterarmes, vor allem des M. extensor carpi radialis brevis.

Bei Jugendlichen kann durch diesen Druck, verbunden mit der schlechteren Durchblutung der Epiphyse, besonders bei vor allem in Nordamerika gebräuchlichen Sportarten eine Osteochondritis dissecans iuvenilis (Little Leaguer's Elbow) entstehen und sich in fortgeschrittenen Fällen ein Fragment als Corpus librum ablösen. Bei Erwachsenen können an dieser Stelle Knorpelschäden mit analogen Auswirkungen entstehen.

Das Caput radii kann bei Hyperextensionsbewegungen wie beim Sturz auf den ausgestreckten Arm nach ventral subluxieren. Dabei kann es zu einer **Radiusköpfchenfraktur** kommen, wobei das Lig. anulare radii, welches das Caput radii am proximalen Teil der Ulna fixiert, unterschiedlich stark rupturiert.

Ventro-ulnare Bewegungskette

Die schwächsten Glieder dieser Kette sind die Ansatzsehnen des M. biceps brachii und die Kollateralbandkomplexe.

Der M. biceps brachii ist einer der wichtigen Flektoren im Ellbogengelenk und Supinatoren in den Radioulnargelenken. Er setzt mit einer breit verankerten Ansatzsehne, umgeben von der Bursa bicipitoradialis, an der Tuberositas radii und unter Vermittlung des Lacertus fibrosus am Margo posterior ulnae an. Der Sehne benachbart verläuft der N. medianus. Bei übermäßiger Belastung wie beim Heben schwerer Gegenstände kann die **Ansatzsehne des M. biceps brachii rupturieren.** Durch übermäßige Flexionsbewegungen kann es auch zu ulnaren sowie radialen **Epikondylitiden** kommen. Die Funktion des M. pronator teres entspricht seinem Namen, er bildet gemeinsam mit dem M. supinator eine muskuläre Manschette, die die Art. radioulnaris proximalis zusätzlich zu den Bändern stabilisiert.

Die beiden Ursprungsköpfe des M. flexor carpi ulnaris, das Septum intermusculare brachii mediale und das Lig. collaterale ulnare bilden mit dem Sulcus nervi ulnaris des Humerus einen osteofibrösen Kanal für den N. ulnaris. Hier kann durch Kompression oder Muskelhypertrophie das **Sulcus-nervi-ulnaris-Syndrom** entstehen. Der Nerv ist darin individuell unterschiedlich fest fixiert. Bei eher lockerer Fixierung kann er während der Flexion im Ellenbogengelenk nach ventral luxieren, indem er über den Epicondylus humeri springt. Dabei kann eine spontane Reposition bei Extension im Ellenbogengelenk stattfinden.

Unterarm und Hand

Damit die Hand für die Greifbewegung feingliedrig geformt ist, ist die Muskulatur vor allem im proximalen Bereich des Unterarms lokalisiert. Dadurch haben sich entsprechend lange Ansatzsehnen entwickelt, die in teils komplexen osteofibrösen Kanälen die Handwurzel-, Mittelhand- und Fingerknochen erreichen. Die Form der Knochen der Handwurzel und der Mittelhand mit ihren Vertiefungen und Erhöhungen ist den zahlreichen osteofibrösen Kanälen und Ansätzen für Sehnen, Bänder und Retinakula angeglichen. Diese Komplexe straffen Bindegewebes sind von Trauma und Überlastung stärker betroffen als die Knochen. Die **karpalen Instabilitäten** sind bei vielen Erkrankungen der Handwurzel das klinische Hauptproblem.

An den beiden Handgelenken gibt es zahlreiche Ligamenta. Bestimmte davon sind zueinander v-förmig angeordnet und werden im klinischen Sprachgebrauch als die sehr kräftigen palmaren und das dorsale V-Band zusammengefasst.

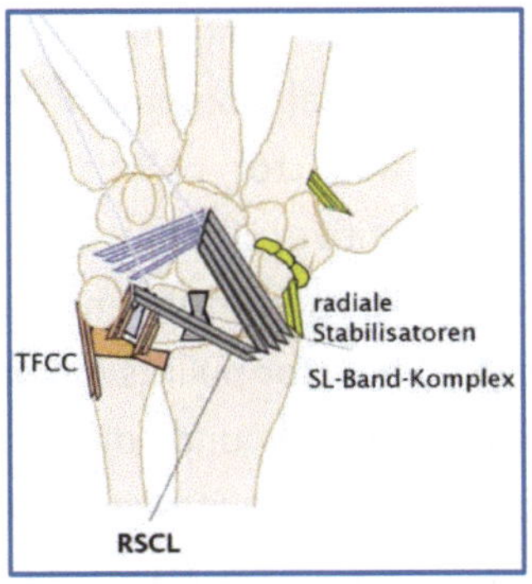

Abb. 5. Darstellung des proximalen und distalen palmaren V-Bandes. SL – skapho-lunärer Bandkomplex, RSCL – Ligamentum radio-scapho-capitatum, TFCC – Diskus triangularis mit Aufhängeapparat (engl. Triangular fibrocartilage complex).

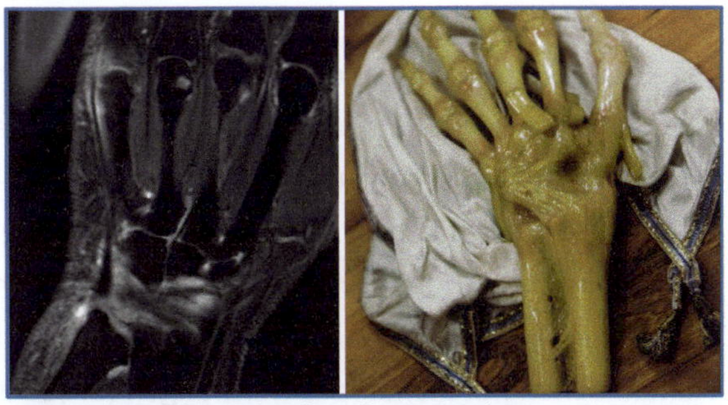

Abb. 6. Darstellung des dorsalen V-Bandes: MR-tomografisch am durch einen Gelenkerguss veränderten radiokarpalen Gelenk und an einem Wachsmodell des Josephinums.

Die Handwurzel besteht aus in zwei Reihen angeordneten Knochen. Die Bewegungen werden fast ausschließlich über die proximale Reihe mit den angrenzenden Unterarmknochen und der distalen Reihe ausgeführt, während die Karpometakarpalgelenke mit Ausnahme des Daumens durch straffe Bänder kaum beweglich, d. h. fast komplette Amphiarthrosen, sind: Klinische Probleme treten daher vorwiegend in den **proximalen Teilen der Handwurzel** auf.

Die Handwurzel besteht aus mehreren Gelenken oder Kompartimenten, zwischen denen es nur vereinzelt normale Verbindungen gibt: distales Radioulnargelenk, Radiokarpalgelenk, Ulnokarpalgelenk, Midkarpal- mit Triscaphe-Gelenk, Pisotriquetralgelenk, Karpometakarpalgelenke.

Die Handwurzel besteht aus in zwei Reihen angeordneten Knochen. Die proximale Reihe bildet mit dem distalen Ende des Radius und dem Discus articularis (inoffiziell auch als Discus triangularis bezeichnet) das proximale und mit der distalen Reihe das distale Handgelenk. Alle Bewegungen finden stets in beiden Handgelenken statt, da alle sie bewegenden Muskeln auch beide Gelenke überspannen. Im Gegensatz dazu stellen die Artt. carpometacarpales mit Ausnahme des ersten Strahles durch straffe Bänder gesicherte Amphiarthrosen dar: Klinische Probleme treten daher vorwiegend in der Handwurzel auf.

Ein häufiger Verletzungsmechanismus ist der Sturz auf die ausgestreckte Hand (FOOSH, fall on outstreched hand) mit, abhängig von der Richtung und Stärke der Krafteinwirkung, unterschiedlichen Auswirkungen über den Unterarm, die sich bis in den Schulterbereich fortsetzen können.

Für die Erklärung der Funktionalität der Handwurzel gibt es zahlreiche Konzepte, bekannt sind das Lichtman'sche Ringkonzept und die Gilula'schen Bögen, die mittels evidenzbasierter Konsensfindung im Hinblick auf die klinische Relevanz schrittweise vereinheitlicht werden. So werden Instabilitäten entsprechend der Mayo-Clinic-Klassifikation eingeteilt und als Standard des funktionellen Endziels der verschiedenen Therapien wurde die Greifbewegung des Dartspielers definiert.

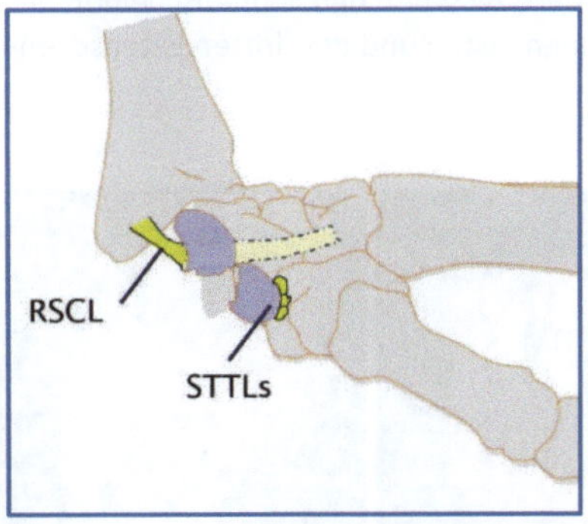

Abb. 7. Bei übermßiger radialseitiger Dorsalflexion der Handwurzel frakturiert das Skaphoid als erstes von all diesen Strukturen, weil es proximal und volar durch das kräftige Lig. radioscaphocapitatum und distal durch die ebenso kräftigen Kapselbänder des scapho-trapezio-trapezoidalen Kompartments fixiert und somit das schwächste Glied dieser Bewegungskette ist.

Ossifikation der Knochen der Hand: Sie verläuft regelhaft, wenn nicht angeborene Veränderungen oder im Kindes- und Jugendalter aufgetretene Erkrankungen vorliegen, und ist um das 17. Lebensjahr abgeschlossen. Sie differiert gering bei Mädchen und Buben und es liegen empirisch erhobene Mittelwerte zur Form und Größe der Handknochen mit Standardabweichungen für jedes Lebensalter vor. Daraus lässt sich das **Skelettalter** anhand einer Röntgenaufnahme, meist der linken Hand, bestimmen und mit dem Größenwachstum korrelieren, um die Körpergröße nach Abschluss des Wachstums abschätzen zu können.

Die anatomischen Strukturen des Unterarms und der Hand lassen sich in drei Bewegungsketten mit jeweils dorsalen und ventralen Anteilen zusammenfassen:

Radialseitige Bewegungskette

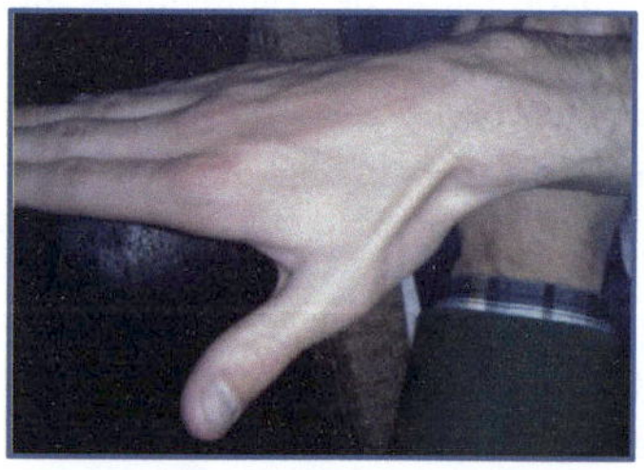

Abb. 8. Sog. Tabatière zwischen den Sehnenscheiden des weit radial gelegenen ersten und des dritten Extensorenfachs.

Die schwächsten Glieder dieser Bewegungskette sind vor allem der distale Anteil des Radius und das Os scaphoideum mit seinen Bändern, weiter distal der ulnare Teil der Dorsalaponeurose des Daumens, in die der M. adductor pollicis einstrahlt. Für chronisch-repetitive Überlastungen prädisponiert sind die Extensorensehnen des ersten Sehnenfaches (M. abductor pollicis longus und M. extensor pollicis brevis) und die Art. carpometacarpalis pollicis (Daumensattelgelenk).

Muskulatur: Die radialen Unterarmmuskeln (der klinisch zuerst Betroffene ist der M. extensor carpi radialis brevis) entspringen unter anderem vom Epicondylus lateralis humeri: Hier üben sie über ihre kurzen Ursprungssehnen eine starke, bei Überlastung schmerzhafte Zugwirkung aus, typisch beim Tennisellbogen oder beim Heben schwerer Gegenstände (wie im Gastgewerbe). Die Ansatzsehnen des M. abductor pollicis longus und des M. extensor pollicis brevis schützen die knapp ulnar und profund davon verlaufende A. radialis, z. B. bei einer transversal geführten Schnittverletzung (Selbstmordversuch), die bei laienhafter Durchführung aus diesem Grund oft nicht erfolgreich ist. Um den **Radialispuls** zu tasten, wird die Arterie gefühlvoll knapp neben diesen Sehnen gegen den Processus styloideus radii gedrückt.

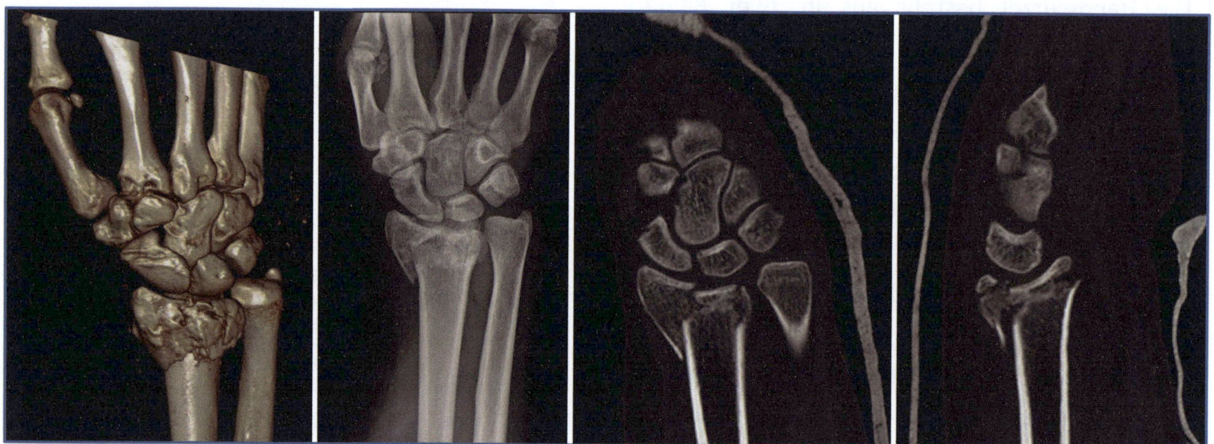

Abb. 9. 65-jähriger Patient nach Sturz: distale Radiusfraktur mit Gelenkbeteiligung, dargestellt mittels 3D-Computertomografie, radiographischer Übersichtsaufnahme sowie CT-Schichtbildern in koronarer und sagittaler Ebene.

- Durch die im Ansatzbereich radial liegenden Muskeln der tiefen Gruppe der Extensoren wird der Daumen extendiert und abduziert: Repetitive Bewegungen des Daumens führen zur **Tendovaginitis De Quervain.** Die Sehnen der Mm. abductor pollicis longus et extensor pollicis brevis überkreuzen die Sehnen des zweiten Sehnenfaches (Mm. extensor carpi radialis longus et brevis): Zwischen den Sehnen des ersten und dritten Sehnenfaches entsteht bei Kontraktion der Muskeln eine Vertiefung der Hautoberfläche, die sog. Tabatière anatomique (Fovea radialis), durch die das im Fall eines Traumas schmerzhafte Os scaphoideum direkt getastet werden kann. Außerdem kann man hier auch den Puls der A. radialis tasten, da diese hier zum Dorsum manus verläuft.

  An der Basis der Fovea radialis ist auch das Daumensattelgelenk für eine Punktion zugänglich.

  An dieser Kreuzungsstelle kann es bei ungewöhnlichen Greifbewegungen zu einer anderen Tendovaginitis kommen, dem Intersection-Syndrom z. B. beim Rudern mit falscher Griffgröße bzw. unprofessionell durchgeführtem Training.

- Volar verläuft der M. flexor carpi radialis in einem eigenen osteofibrösen Kanal, der durch das Lig. carpi radiatum vom Canalis carpi getrennt ist. Er ist mit seiner von kräftigen Bändern umgebenen Sehne ein wichtiger Stabilisator der radialseitigen Handwurzelknochen. Bei schweren Stürzen auf die ausgestreckte Hand frakturiert die Taille des Os scaphoideum, d. h. sein schmäleres mittleres Drittel. In schweren Fällen rupturieren die Bänder dieses osteofibrösen Kanals, sodass bei einer nicht verheilten Fraktur des Os scaphoideum eine posttraumatisch kollabierende Pseudarthrose (SNAC, Scaphoid nonunion advanced collapse) entsteht.

Die Muskeln des Thenar, des Daumenballens, sind für die Greifbewegung des Daumens unerlässlich: Da sie vom N. medianus versorgt werden, der tiefe Kopf des M. flexor pollicis brevis und der M. adductor pollicis jedoch vom N. ulnaris, kann bei Verletzung dieser Nerven die Greiffunktion jeweils unterschiedlich eingeschränkt sein. Auch bei einem länger bestehenden Karpaltunnelsyndrom kann es zur Atrophie der oberflächlichen Muskeln des Thenar kommen. Da diese Muskeln in ihrer Ansatzzone im Bereich der Art. metacarpophalangealis pollicis auch in die Dorsalaponeurose des Daumens einstrahlen, kann es bei Überspreizung des Daumens, der **Schidaumen-Verletzung** (engl. Gamekeeper's Thumb), an und um dieses Gelenk zu einer klaffenden Kapsel-Band-Ruptur kommen.

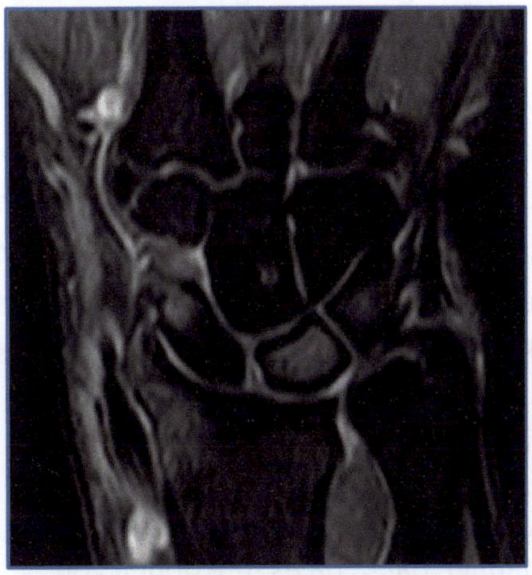

Abb. 10. Komplexe Überlastungsschäden der Handwurzel mit Tendovaginitis De Quervain, hier auch mit Periostitis und Ostitis im Processus styloideus radii, Knochenmarködem im Os lunatum und im distalen Teil des Skaphoids.

Gelenke und Knochen

- Das Art. carpometarcapalis pollicis, das Daumensattelgelenk, ist durch die Greifbewegung großem Stress ausgesetzt und weist daher eine Tendenz zur Subluxation der Basis des Os metacarpale 1 nach radial auf. Dadurch kommt es häufig zur hier Rhizarthrose genannten Degeneration.
- Das klinisch sog. Triscaphe- oder STT-Gelenk (skapho-trapezio-trapezoidales Kompartment) ist eine synoviale Aussackung und damit Teil des distalen Handgelenks und kann bei der Pyrophosphat-arthropathie schmerzhaft degeneriert sein.
- Am distalen Teil des Radius im Bereich des Processus styloideus radii setzt der M. brachioradialis an. Ein dorsal gelegener breiter Höcker, das Tuberculum dorsale (Lister'sches Tuberkel), ist eine wichtige Befestigungsstelle für das Retinaculum musculorum extensorum und liegt zwischen dem zweiten und dritten Sehnenfach. Vor allem bei Osteoporose und Sturz auf den ausgestreckten Arm ist der Radius als schwächstes Glied dieser Bewegungskette frakturgefährdet.

- Das Os scaphoideum liegt in einem Winkel von 45 Grad zu allen drei großen Raumebenen (und ist sozusagen der „schrägste" Knochen unseres Körpers): Bei seiner sehr häufig vorkommenden Fraktur kann der Bruchspalt deswegen dem radiographischen Nachweis entgehen. Daher ist bei einer derartigen radiographisch okkulten Fraktur eine CT (statt der eher früher gebräuchlichen Kahnbeinserie) oder eventuell eine MRT indiziert. Seine Gefäßversorgung erfolgt hauptsächlich von distal, so dass es vor allem nach schweren Frakturen mit Ausbildung einer Pseudarthrose zur Osteonekrose des proximalen Fragments kommen kann.

Zentrale und interkarpale Bewegungskette

Die schwächsten Glieder dieser Bewegungskette sind im Falle akuter Traumen das interossäre Band zwischen Os scaphoideum und Os lunatum sowie an den Fingern die palmaren Platten (Ligg. plamaria) der Interphalangealgelenke. Für chronische Überlastungen sind es ebenfalls die skapholunären Bänder, das den Karpaltunnel überspannende Retinaculum musculorum flexorum und an den Fingern die Ringbänder.

Muskulatur: Am Unterarm dient die kräftige Membrana interossea der Kraftübertragung von der proximal voluminöseren Ulna auf den distal breiteren Radius und setzt damit das Lig. anulare radii funktionell nach distal fort: So können Verletzungen im distalen Bereich des Unterarms oder der Handwurzel mit einer des Ellbogens kombiniert sein.

Gelenke und Knochen

- Der skapholunäre Raum enthält das kräftige gleichnamige Band: da es funktionell von zentraler Bedeutung ist, ist eine Erweiterung des **skapholunären Raums** eines der wichtigsten radiologischen Zeichen bei der Analyse dieser Region.
- Die Weite des skapholunären Raums ist radiologisch mit 3 mm definiert bei einer normalen Variationsbreite um einige Millimeter, meist bilateral.
- Der Canalis carpi wird vom Flexorenretinakulum bedeckt: eine Verengung durch Schrumpfung dieses Retinakulums oder eine Volumenzunahme der darin verlaufenden Strukturen kann zum häufigen **Karpaltunnelsyndrom (CTS)** führen. Durch Flexion, dem **Phalen-Test,** oder Kompression von außen, dem **Hofmann-Tinel-Zeichen,** können Parästhesien und damit die Kompression des bei einem CTS verdickten N. medianus dargestellt werden.
- Das Os lunatum kann bei Inkongruenzen der benachbarten Knochen, vor allem bei einer Ulnaplus- oder Ulnaminusvariante in seiner Bewegung eingeschränkt sein und ein **ulnares Impaktionssyndrom** verursachen. Das Os lunatum hat ein höheres Risiko zur Entwicklung von Osteonekrosen, der **Lunatummalazie,** die meist, aber nicht immer traumatisch bedingt ist.
- Am proximalen Os metacarpale 3 kann ein nach dorsal prominenter Vorsprung als Normvariante eine Reizung, das Carpal Bossing, hervorrufen.
- An der distalen Mittelhand und den Fingern sind die Flexorensehnen durch axial verlaufende Ringbänder fixiert: bei Überlastung, klassisch durch Klettern, kann es zu degenerativen **Ringbandläsionen** kommen.
- Die Metakarpophalangeal- und Interphalangealgelenke sind seitlich durch die Kollateralbänder und palmar durch die volare Platte der Gelenkkapsel fixiert: Diese Strukturen können bei Verletzungen **rupturieren.** Die an den Seiten der Finger verlaufenden Nerven können mit Hilfe der **Oberst'schen Leitungsanästhesie** schmerzunempfindlich gemacht werden.

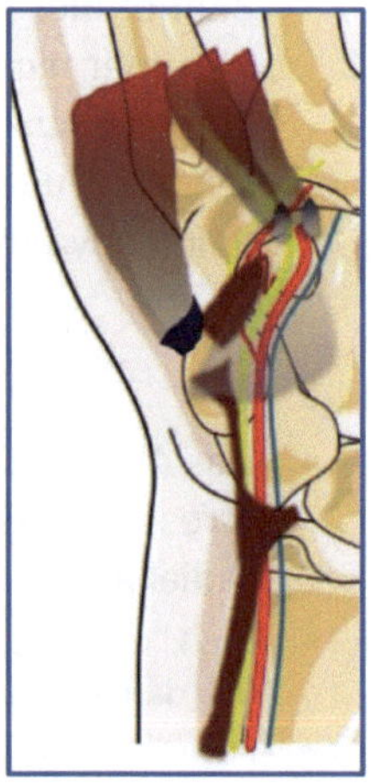

Abb. 11. N. und Vasa ulnaria unter dem Ansatzkomplex des M. flexor carpi ulnaris und distal sich aufzweigend, wobei die radial gelegenen Äste am Hamulus des Os hamatum durch den Gyon'schen Kanal ziehen

Ulnarseitige Bewegungskette

Die schwächsten Glieder dieser Bewegungskette sind der Diskus triangularis und die Ossa metacarpalia.

Muskulatur: Die Sehne des M. extensor carpi ulnaris läuft durch einen flachen Sulcus des Processus styloideus ulnae und stabilisiert die ulnarseitige Gelenkkapsel: eine **Tendovaginitis** kann überlastungsbedingt, traumatisch (Karate) und – sehr typisch – bei der Rheumatoiden Arthritis entstehen.

Gelenke und Knochen

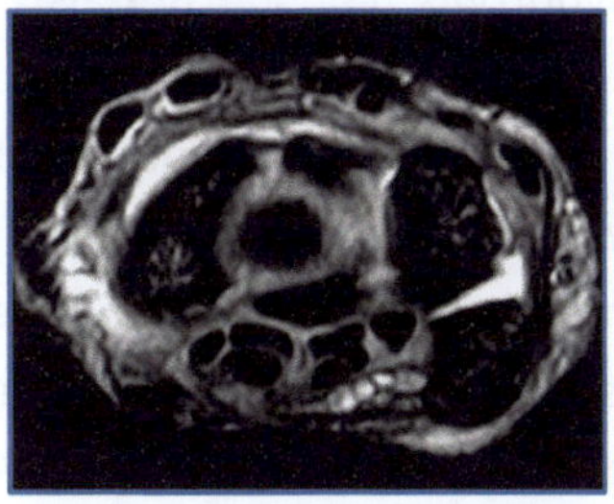

Abb. 12. Patient mit Überlastung des Pisotriquetralgelenks, in dem ein deutlich hyperintenser Gelenkerguss sichtbar ist (axiale T2-gewichtete MRT mit Fettunterdrückung).

- Der Discus triangularis liegt zwischen den beiden ulnaren Kompartimenten: er kann vor allem infolge übermäßiger Rotationsbewegungen degenerativ verändert sein oder es kommt zur **Discus-triangularis-Ruptur.**
  Der Diskus triangularis ist durch einen komplexen Bandkomplex an der Kapsel der Handwurzel und an den distalen Unterarmknochen fixiert, dem Diskus-triangularis-Komplex.
- Das Pisotriquetralgelenk ist das kleinste Gelenk des Menschen: es kann bei übermäßiger Flexion mit einem Erguss gereizt sein und, wenn chronisch, auch degenerieren.
  In Bezug zum M. flexor carpi ulnaris, dem stärksten Beuger der Handwurzel, agiert das Os pisiforme analog der Patella zum M. quadriceps mit einem von diesem Knochen nach distal zum Hamulus ossis hamati ziehenden Ligament. Am Hamulus sind das Flexorenretinakulum und einige Muskeln des Hypothenar fixiert, der somit eine zentrale Struktur darstellt; bildlich gesprochen ist der Hamulus wie der Stab eines Regenschirms, der von den in alle Richtungen ausstrahlenden Bändern und Sehnen dieser Strukturen gebildet wird.
- Direkt medial verläuft der Gyon'sche Kanal, der Äste des N. und der A. ulnaris enthält: Überlastungen oder Traumen bei Bikern oder manuell schwer Arbeitenden können zu einem **Loge-de-Gyon-Syndrom** oder zu einem Hypothenar-Hammer-Syndrom führen.

Medizingeschichte: Einige anatomische Strukturen, Syndrome und Entitäten sind nach den Erstbeschreibern benannt, wie die Loge-de-Gyon oder die de Quervain'sche Tendovaginitis, und diese Begriffe sind im klinischen Sprachgebrauch bekannter als die offiziellen Nomina. Als M. Kienböck wird die Lunatummalazie bezeichnet, benannt nach dem Wiener Radiologen, der 1910 das Krankheitsbild nach auch aus heutiger Sicht modernen Gesichtspunkten umfassend beschrieb.

Beckenring und Hüfte

Becken und Hüfte dienen vor allem der Kraftübertragung auf die untere Extremität. Schwachstellen sind unter anderem durch den aufrechten Gang des Menschen gegeben, so dass die Gelenke anders belastet werden als bei Vierfüßlern, wozu sie ursprünglich ausgelegt waren. Wichtige Abweichungen der Beinachse sind die Varus- und Valgusstellung im Kniegelenk und die asymmetrische Verkürzung einer Extremität.

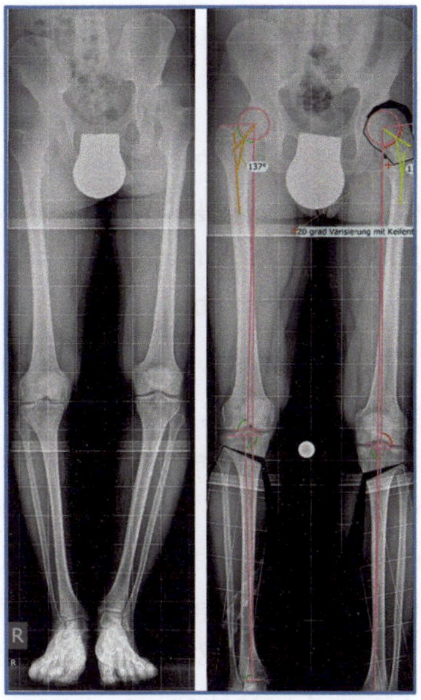

Abb. 13. 27-jähriger Patient mit Beinlängendifferenz nach Autounfall in der Kindheit. Links: Ganzbeinaufnahme zur Therapieplanung: Hüftdysplasie links mit Subluxation des Hüftkopfes nach kranial, Beckenschiefstand nach rechts kaudal und deutlich verlängertes linkes Femur mit Varusstellung im linken Kniegelenk. Rechts: Software-gesteuerte orthopädische Operationsplanung: nach einer zwischenzeitlichen Korrekturoperation ist nun eine weitere chirurgische Achsenkorrektur geplant.

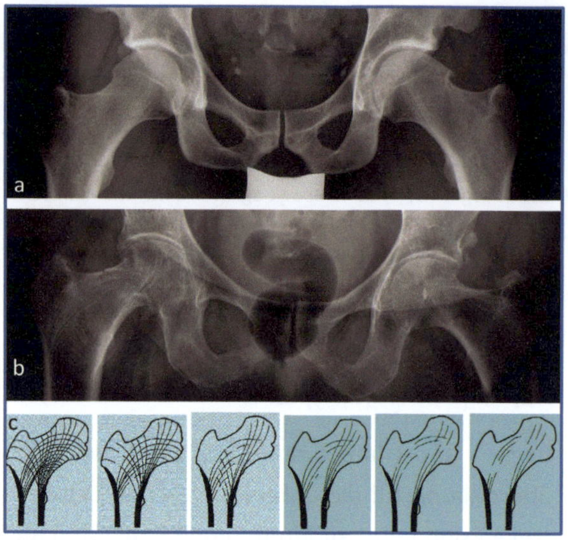

Abb. 14. (a) 35-j. Patient mit Hüftschmerzen beidseits infolge vor allem linksseitiger Koxarthrose (mit mittelgroßem lateralen Osteophyten), normale Knochenstruktur. (b) 81-j. Patientin mit Schenkelhalsfraktur rechts infolge Osteoporose mit deutlich reduzierter Spongiosastruktur, so dass die noch verbliebenen Trabekel prominenter sichtbar sind. (c) schematische Darstellung der stadienhaften Reuktion der Trajektorien des proximalen Femurs bei Osteoporose (semiquantitativ erfasst mit dem Singh-Index).

Ventrale Flektoren- und Adduktoren-Kette des Hüftgelenks

Die schwächsten Glieder ventromedial sind die Inguinalregion und ihre Umgebung, der anteriore Teil des Hüftgelenks und der proximale Oberschenkel mit dem Trochanter minor.

Muskulatur: Der M. iliopsoas verläuft medial unter dem Lig. inguinale und setzt am Trochanter minor an. An dieser Ansatzzone liegt die mit dem Hüftgelenk kommunizierende Iliopsoasbursa. Lateral von ihm verlaufen die Vasa femoralia und der N. femoralis und durchziehen das Trigonum subinguinale, in dem die Gefäße tastbar und punktierbar sind. Sie sind umgeben von Lymphknoten, die von Lymphgefäßen aus dem Becken und dem Oberschenkel erreicht werden. In die V. femoralis münden die V. saphena magna und sternförmig mehrere weitere Venen, die so den „Venenstern“ formen. Bei proximalen Oberschenkelfrakturen kommt es häufig zur **Ausrissfraktur des Trochanter minor.** Im Kompartment des M. iliopsoas kann bei einer schwer verlaufenden Sepsis ein Psoasabszess nach kaudal bis zur Ansatzsehne wandern, der dann **Senkungsabszess** genannt wird.

Medial der Iliopsoassehne verlaufen die vom Schambein entspringenden Adduktoren, die an der Innenseite des Femurs ansetzen. Am Schambein setzt von kranial kommend der M. rectus abdominis an, so dass diese Muskeln eine kräftige Bewegungskette bilden. Bei Sportlern, typischerweise bei Fußballern, kann es zu verschiedenen Stressreaktionen kommen wie einer **Stressfraktur des Schambeines,** einer Enthesiopathie oder einer Lockerung des inguinalen und subinguinalen Bindegewebes in Form des komplex entstehenden Syndroms der **Sportlerleiste.** Der N. genitofemoralis kann mit seinem R. genitalis, der durch den Leistenkanal verläuft, oder seinem R. femoralis zur medialen Seite des Oberschenkels in diesem Rahmen lädiert sein. Die Sportlerleiste ist meist eine überlastungsbedingte und/oder konstitutionelle Schwäche des Bindegewebes, die von echten **Leistenhernien** abzugrenzen sind.

Der M quadriceps entspringt mit seinen vier Köpfen an der Beckenschaufel. Er wird vom N. femoralis versorgt, im Rahmen einer operativen Versorgung des Hüftgelenks kann selten eine **Femoralisparese** entstehen. An der Ursprungszone der ventralen Oberschenkelmuskulatur verläuft der zarte N. cutaneus femoris lateralis, der in Höhe der Spina iliaca anterior superior lädiert sein kann, was einer der Gründe für eine **Meralgia paraesthetica** ist.

Hüftgelenk: Das Azetabulum wird durch das Labrum acetabulare verstärkt. Vor allem ventromedial können durch repetitive Deformierungen **Labrumrupturen** auftreten. Prädisponierend sind eine Reihe von angeborenen Varietäten – am bekanntesten die Hüftdysplasie – und erworbenen Deformierungen des proximalen Femurs und der Hüftpfanne.

Der Mechanismus für Labrumläsionen wird als Impingement bezeichnet, seine Ursachen werden heute in zwei Gruppen zusammengefasst, die fast immer beide bei der Entwicklung einer Arthrose eine Rolle spielen: Eine Inkongruenz von Femur und Azetabulum mit so entstehenden Reibungsflächen an bestimmten Stellen, dem Cam-Impingement (vom engl. Nockenwelle). Die andere Form ist ein zu eng über den Femurkopf übergreifendes Azetabulum, das Pincer-Impingement (von engl. Kneifzange).

Zur Klassifikation von Frakturen des Azetabulums wird es in seiner Mitte in zwei Pfeiler geteilt, der dorsale Pfeiler schließt das Sitzbein mit ein, der ventrale den ventralen Teil des Os ilium, den oberen Schambeinast und den Schambeinkörper.

Proximales Femur: **Schenkelhalsfrakturen** werden nach ihrer anatomischen Lokalisation unterteilt in mediale und laterale Frakturen, zu letzteren gehören die pertrochantäre und die subtrochantäre Fraktur. Inkomplette mediale Frakturen können ineinander verkeilt sein, man nennt sie impaktiert oder eingestaucht, sodass – und dies wird immer wieder bei der klinischen Beurteilung unterschätzt – die Betroffenen gehen können, wenngleich unter großen Schmerzen.

Die Spongiosa des Schenkelhalses besteht aus mehreren Trajektorien, deren Dicke bei Osteoporose abnimmt und zusammen mit einer Verschmälerung der Kortikalis zu **Fragilitätsfrakturen** disponiert.

Die Form des proximalen Femurs ist sehr variabel: Bei der **Coxa vara** ist der Kollum-Korpus-Winkel vergrößert, bei der **Coxa valga** verkleinert. Der Kollum-Korpus-Winkel nimmt mit zunehmendem Lebensalter ab und gehört zusammen mit der Länge des Schenkelhalses und der Reduktion von Kortikalis und Trajektorien zu den lokalen biomechanischen Faktoren, die eine Fragilitätsfraktur des Schenkelhalses begünstigen.

Da das Collum femoris Teil der Diaphyse des Femurs ist (die Wachstumsfuge liegt zwischen Caput und Collum), ist der klinisch etablierte und weltweit gebräuchliche Begriff Centrum-Collum-Diaphysenwinkel (CCD-Winkel) anatomisch inkorrekt.

Es gibt noch eine Reihe weiterer Formvarianten des proximalen Femurs. Klinisch relevant sein können die Ante- und Retroversion sowie die individuell unterschiedliche Länge des Schenkelhalses, die ein von anderen Parametern unabhängiger Prädiktor einer osteoporotischen Schenkelhalsfraktur ist.

Dorsolaterale Extensoren und Außenrotatoren im Hüftgelenk

Die schwächsten Glieder sind die Kreuz- und Seitenbandkomplexe, mit den Meniszi und dem hyalinen Gelenkknorpel.

Muskulatur: Am Trochanter maior und distal davon setzen neben der Glutealmuskulatur auch die tiefer gelegenen Außenrotatoren des Hüftgelenks an, unter ihnen der M. piriformis. In der Ansatzzone kann es zu degenerativen Enthesiopathien kommen mit einer häufig kalzifizierenden und schmerzhaften **Bursitis trochanterica.** Die Bewegungskette setzt sich fort im Tractus iliotibialis, ein wichtiger Stabilisator des gesamten Oberschenkels auf seiner lateralen Seite.

Am Sitzbein an der Ursprungszone der dorsalen Oberschenkelmuskulatur, im klinischen Jargon auch Hamstrings genannt, kann es zu einer ischiokruralen Bursitis und Enthesiopathien kommen. Knapp medial verläuft der N. ischiadicus nach distal.

Zwischen den Ursprungssehnen der dorsalen Oberschenkelmuskulatur verläuft der N. cutaneus femoris posterior in diesem osteofibrösen Kanal. Durch Kompression, wenn die benachbarten Ursprungssehnen nach längerem intensivem Joggen entzündlich-degenerativ verdickt sind, kann ein typischer Schmerz entstehen entlang seinem sensiblen Versorgungsgebiet bis in die Kniekehle, sodass die Betroffenen nicht mehr schmerzfrei sitzen können.

Oberschenkel und Knie

Die schwächsten Glieder sind die Kreuz- und Seitenbandkomplexe, mit den Meniszi und dem hyalinen Gelenkknorpel.

Kniegelenkstreckapparat

Die Quadrizepssehne setzt an der Patellabasis an. Wenn bei einem Sturz der kontrahierte Muskel gedehnt wird, kann es zur **Ruptur der Quadrizepssehne** kommen, bei der, wenn man die Rolle der Patella als Sesambein dieser Sehne bedenkt, auch die Retinakula und die proximale Gelenkkapsel klaffend einreißen können. Das Lig. patellae kann vor allem im Jugendalter repetitiven Überlastungen ausgesetzt sein. Am bekanntesten ist der **M. Osgood-Schlatter,** eine Insertionstendinopathie an der Tuberositas tibiae.

Eine proximale Enthesiopathie am Ursprung des Lig. patellae tritt typisch beim Turnen oder ähnlichen Sprungbewegungen als Jumper's Knee oder Patellaspitzensyndrom auf. In späteren Lebensabschnitten kann es durch asymmetrischen Zug des Ligaments an der Patella zu einem Impingement des Hoffa'schen Fettkörpers kommen.

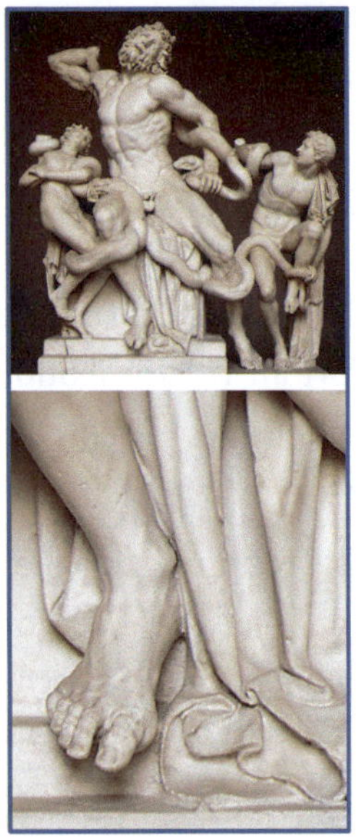

Abb. 16. Künstlerische Darstellung des Hallux valgus an den Füßen des Laokoon und seiner Söhne, Marmorplastik in den Vatikanischen Museen (worldwide Copyright released into public domain, www.wikipedia.de).

Im Femoropatellargelenk kann ein erhöhter oder ein asymmetrischer Anpressdruck, bedingt durch ein Malalignment der Beinachse, durch asymmetrischen Muskelzug des Quadrizeps oder eine Inkongruenz zwischen Patella und Trochlea femoris zur **femoropatellaren Arthrose** führen.

Eine **Patellafraktur** ist typischerweise Folge einer direkten Krafteinwirkung von ventral.

Kreuzbänder und femorotibiale Kompartments

Das vordere Kreuzband verläuft „wie in Richtung einer Hosentasche" von proximal lateral nach distal medial im interkondylären Raum. Eine **vordere Kreuzbandruptur** ist die Folge einer Innenrotation, kombiniert mit Flexion und Valgisierung. Sie kann einfach sein oder, was die Prognose verschlechtert, mit Begleitverletzungen einhergehen, am häufigsten mit einer Ruptur des Innenbandes und des Innenmeniskus. Diese Trias wurde als **„Unhappy Triad"** bezeichnet, es gibt auch noch eine Reihe anderer Begleitverletzungen, die MR-tomografisch präzise erfasst werden können.

Das hintere Kreuzband ist funktionell fest mit der Gelenkkapsel verbunden. Daher sind **hintere Kreuzbandrupturen** meist kombiniert mit solchen der medialen oder lateralen hinteren Gelenkkapsel, dem posteromedialen oder posterolateralen Corner. Die Seitenbänder bilden mit benachbarten Kapselbändern, den hier ansetzenden Sehnen der dorsalen Oberschenkelmuskulatur und vor allem medial mit den Meniszi jeweils funktionelle Komplexe.

Medial kann sich vor allem bei einer degenerativen Gelenkerkrankung Flüssigkeit in der direkt dorsal der Gelenkkapsel gelegenen Bursa ansammeln, die dann als **Baker-Zyste** bezeichnet wird.

Lateral verläuft der N. peronaeus communis von dorsal nach lateral, indem er sich um das Fibulaköpfchen schlingt, so dass bei Verletzungen und anderen Ursachen eine **Peroneusparese** entstehen kann.

Lateral inseriert der Tractus iliotibialis am lateralen Tibiakondyl an einer kleinen Vorwölbung, dem Gerdy-Tuberkel. Das Runner's Knee ist ein etwas weiter proximal lokalisierter Schmerz bei Läufern und Radfahrern wenn der Tractus am lateralen Femurkondyl und dem lockeren Bindegewebe dazwischen Druck und Friktion ausübt, sodass eine Entzündung und in schweren Fällen eine adventitielle Bursitis entstehen.

Knöcherne Verletzungen treten begleitend zu den Bandverletzungen auf und sind in Form eines traumatischen Knochenmarködems MR-tomografisch zu erkennen. Oder es kommt vor allem lateral zur **Tibiakopffraktur.**

Unterschenkel und Fuß

Das Fußgewölbe besteht aus einem Längs- und einem Quergewölbe und wird durch die plantare Muskulatur mit ihrer Faszie sowie sich mehrfach überkreuzende Flexorensehnen stabilisiert. Die Tarsometatarsalgelenke, auch als Lisfranc-Gelenke bezeichnet, werden manchmal als „drittes Fußgewölbe" aufgefasst, da der Fuß durch das zweite und fünfte Os metatarsale, die weiter als die anderen Metatarsalia nach proximal reichen, zusätzlich stabilisiert wird.

Tibiale Flexorenkette

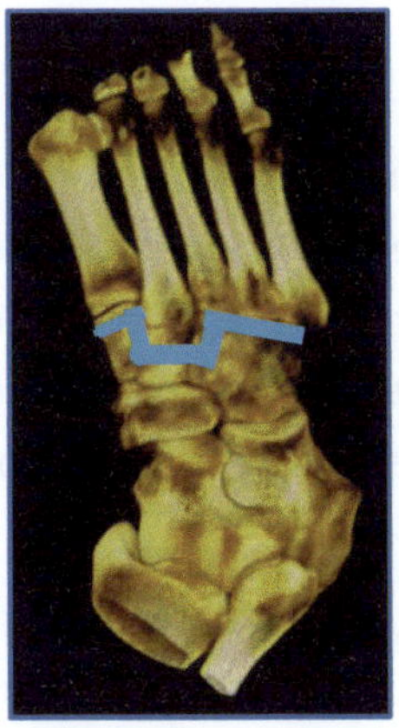

Abb. 15. Das Os metatarsale 2 ragt etwas zw. die distalen tarsalen Knochen zur besseren Stabilisierung des Fußgewölbes, sodass die Lisfranc-Gelenklinie hier eine Stufe bildet.

Die schwächsten Glieder dieser Ketten sind die Achillessehne in ihrem mittleren Drittel, der mediale Kapsel-Band-Apparat der Sprunggelenke, die Tarsometatarsalgelenke 1 und 2 sowie die Ossa metatarsalia 2 und 3.

Muskulatur: Die oberflächliche Gruppe der Wadenmuskulatur entspringt mit den Mm. gastrocnemii vom distalen Femur und mit dem M. soleus von der Tibia, sodass die Achillessehne, die gemeinsame Ansatzsehne dieser Muskeln, während der Geh-, Sprung- und Laufbewegung unterschiedlichen Zugwirkungen ausgesetzt ist. Verschiedene extrinsische und intrinsische Faktoren können zur **Tendinose der Achillessehne** und in schweren Fällen zur Ruptur oder am Ansatz zu **Enthesiopathien** führen. Die **Hyperpronation** des Rückfußes spielt eine wichtige Rolle in der Pathogenese der Tendinose der Achillessehne und aus ihr kann sich in weiterer Folge ein erworbener Plattfuß entwickeln.

Der M. plantaris ist ein atavistischer Muskel, dessen lange Sehne bei der operativen Versorgung einer Ruptur der Achillessehne zur Rekonstruktion verwendet werden kann. Selten kann die Plantarissehne rupturieren als Folge eines Sturzes mit starker Rotation des Unterschenkels wie beim Schilanglaufen und ein voluminöses Hämatom im intramuskulären Septum des M. triceps surae verursachen.

Die medialen Flektoren ziehen mit ihren Sehnen unter dem Innenknöchel und bedeckt vom Flexorenretinakulum durch den so gebildeten osteofibrösen Kanal, den Tarsaltunnel. Am exponiertesten ist die Sehne des M. tibialis posterior, im klinischen Sprachgebrauch Postikussehne genannt, da dieser Muskel ziemlich senkrecht von der Tibia nach distal zum Innenknöchel und, diesen und das Sustentaculum tali als Hypomochlion nutzend, am Os naviculare ansetzt. Er ist somit ein wichtiger Stabilisator des Fußgewölbes, der bei einer Insuffizienz bei der Entwicklung eines **erworbenen Plattfußes** als erstes mit einer **Postikustendovaginitis** und in schweren Fällen einer Sehnenruptur betroffen ist.

Die Sehne des M. flexor hallucis longus setzt an der Großzehe an und bildet mit den ihr benachbarten Strukturen einen wichtigen Teil der tibialen Bewegungskette des Fußes, deren einzelne Abschnitte vor allem bei Fußballern lädiert sein kann.

Im Tarsaltunnel verlaufen auch die Vasa tibialia und der N. tibialis, der hier komprimiert werden kann.

Die Anordnung der Sehnen und Leitungsbahnen im Tarsaltunnel von ventral nach dorsal kann man sich mnemotechnisch merken durch „Tom, Dick and very nervous Harry" (Tibialis-posterior-Sehne, Flexor-digitorum-longus-Sehne, A. tibialis, V. tibialis, N. tibialis, Flexor-hallucis-longus-Sehne).

Aus dem N. tibialis geht der N. plantaris lateralis ab, dessen erster Ast der Baxter-Nerv ist und in der lateralen Planta pedis verläuft. Seine Kompression führt zur Baxter-Neuropathie, deren Beschwerden denen einer Plantarfasziitis ähnlich sind.

Die Ursprungssehne der plantaren Muskulatur ist die breite, kräftige Plantaraponeurose, ausgehend von der medialen Basis des Kalkaneus. Bei Überlastung, oft im Rahmen eines sich entwickelnden erworbenen Plattfußes, entsteht die oft schmerzhafte **Plantarfasziitis.** Eine konstitutionelle oder lebensstilbedingte Schwäche der Plantarmuskulatur trägt zur Entwicklung eines Plattfußes bei.

Gelenke: Die Sprunggelenke und das Talonavikulargelenk sind medial durch das aus fünf Komponenten bestehende Lig. deltoideum und die ansetzende Postikussehne kräftig stabilisiert. Bei Pronationstraumen kann es zu einer meist partiellen **Lig.-deltoideum-Ruptur** kommen. Beim Einsinken des Fußgewölbes ist das Os naviculare mit einer Subluxation an diesem Prozess beteiligt und es entwickelt sich eine **Arthrose des Talonavikulargelenks.**

Zwischen dem Os cuneiforme mediale und der Basis des Os metatarsale 2 verläuft das Lisfranc-Ligament. Bei starken Hyperflexionstraumen kann es zur **Lisfranc-Ligament-Ruptur** kommen mit einer chronisch-schmerzhaften Instabilität in diesem Teil des Tarsometatarsalgelenks.

Eine Arthrose des Großzehengrundgelenks entsteht häufig als Folge eines **Hallux valgus.** Bei weiterem Fortschreiten dieser Fehlstellung entwickelt sich am 2. Strahl durch Zurückdrängen der Zehenspitze infolge schlechten Schuhwerks eine **Hammerzehe.** Der Hallux rigidus ist eine dorsal betonte Arthrose dieses Gelenks, typisch als Folge von extensivem Fußballspielen.

Knochen: **Kalkaneusfrakturen** treten in vielfältiger Weise auf und sind zur chirurgischen Therapieplanung exakt zu klassifizieren. Typisch ist die Entenschnabelfraktur, eine Avulsionsverletzung durch den Zug der Achillessehne.

Im zweiten, seltener im dritten und vierten Os metatarsale können bei Überlastung durch langes Gehen Stressfrakturen entstehen, auch **Marschfrakturen** genannt.

Peroneale Flexorenkette

Die schwächsten Glieder dieser Bewegungskette sind die anteriore tibiofibulare Syndesmose und der fibulare Kapselbandkomplex der Sprunggelenke und die Tuberositas des Os metatarsale 5 sowie der Interdigitalnerv zwischen der dritten und vierten Zehe.

Muskulatur: Fibularseitig verlaufen die Mm. peronei in einem eigenen Kompartment und ihre Sehnen ziehen in einem zwar kleiner als medial, aber durch mehrere hintereinander liegenden Tunnels längeren osteofibrösen Kanalsystem dorsal und distal der Fibula zur Tuberositas des Os metatarsale 5 sowie quer unter dem Fußgewölbe zum Os metatarsale 1. Auch hier kann es zu **Tendovaginitiden** und anderen Formen der Überlastung kommen.

Ein Endast der aus dem N. tibialis stammenden Nn. plantares ist der Interdigitalnerv zwischen dem Köpfchen des dritten und vierten Os metatarsale. Er kann durch zu enge Schuhe komprimiert werden, so dass sich eine schmerzhafte **Morton-Neuralgie** entwickelt. In fortgeschrittenen Fällen entsteht ein millimeter- bis zentimetergroßes Morton-Neurom.

Sprunggelenke: Die vordere tibiofibulare Syndesmose kann bei Frakturen des Sprunggelenks rupturieren und zu beträchtlicher Instabilität führen.

Der laterale Bandkomplex stabilisiert gegen Supination und kann bei diesem Verletzungsmechanismus leicht rupturieren, wobei zuerst fast immer eine **Ruptur des Lig. talofibulare anterius** auftritt. In weiterer Folge ist meist das Lig. fibulocalcaneare (auch calcaneofibulare genannt) betroffen. Wenn dabei die Talusrolle gegen die tibiale Gelenkfläche schlägt, entsteht eine osteochondrale Läsion des Talus. Der laterale Bandkomplex wird durch die Peronäussehnen verstärkt. Am Ansatz der Peronaeus-brevis-Sehne an der prominenten Tuberositas des Os metatarsale 5 kann es zu chronischer Überlastung kommen, zu Avulsionsverletzungen oder zu Stressfrakturen.

Der Sinus tarsi ist der Raum zwischen der Unterfläche des Talus und der Oberfläche des Kalkaneus. Er enthält wichtige Bänder und kann sich begleitend zu benachbarten Strukturen entzünden, so dass sich ein Sinus-tarsi-Syndrom entwickelt.

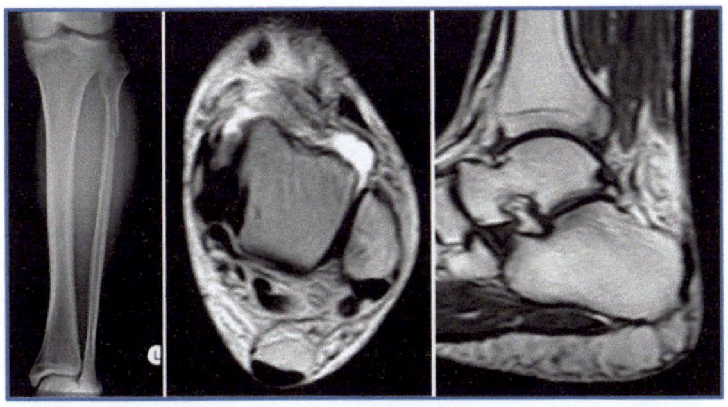

Abb. 17. 62-jähriger Patient nach Sturz: Maisonneuve-Fraktur mit (a) proximaler Fraktur des Fibulaschaftes, (b) Ruptur der vorderen tibiofibularen Syndesmose mit T2-gewichtet hyperintensem Gelenkerguss an der Stelle der gerissenen Syndesmose sowie (c) nicht abgetrenntem Volkmann-Dreieck.

Knochen: **Sprunggelenksfrakturen** betreffen die laterale Fibula distal am Außenknöchel, in Höhe der Syndesmose oder proximal davon und ist häufig mit einer Fraktur des Innenknöchels kombiniert sowie mit einer dorsalen Tibiafraktur, hier mit Ablösung eines triangulären Knochenstücks, dem Volkmann'schen Dreieck. Eine Kombination einer Syndesmosenruptur und einer hoch proximalen Fibulafraktur nennt man Maisonneuve-Fraktur.

Extensorenkette

Das schwächste Glied dieser Bewegungskette ist die Loge des M. tibialis anterior.

Im Kompartment des M. tibialis anterior kann typischerweise ein **Kompartment-Syndrom** auftreten, das meist nach einer **Fraktur des Tibiakopfes** auftritt und, wenn akut, ein Notfall mit unerträglichen Schmerzen und der Gefahr einer Muskelnekrose ist.

Die festen Faszien sind am Unterschenkel nötig, um gegen den hier höheren hydrostatischen Druck in den Venen den Bluttransport durch die Muskelkontraktion zu gewährleisten.

Chronische Kompartment-Syndrome können bei Sportlern nach Überanstrengung wie einem Marathonlauf auftreten und werden, wenn am ventralen Unterschenkel auftretend, als Shin-Splints bezeichnet.

Literatur

Pretterklieber M. L., Dlaska C., Freynhofer M. Stratigraphische und funktionelle Anatomie des Bewegungsapparates. Ein interaktiver Atlas der Anatomie, Physiologie und bildgebender Verfahren. 2007: Wien, Facultas.

Resnick D., Kang H. S., Pretterklieber M. L.: Internal Derangements of Joints, 2nd Edition. W. B. Saunders, Philadelphia, 2006.

Streicher J, Pretterklieber M. Bewegungsapparat. In: Anderhuber F, Pera F, Streicher J, Waldeyer A (Hrsg). Waldeyer – Anatomie des Menschen: Lehrbuch und Atlas in einem Band. De Gruyter, Berlin 2012, 95–421.

Kraft und Ausdauer: medizinische Trainingsberatung

Paul Haber, Karin Vonbank

Trainingsberatung ist der eigentliche Zweck der praktischen, internistisch orientierten ärztlichen Tätigkeit bei Gesunden und chronisch Kranken, von der Rehabilitation bis zum Leistungssport. Bei letzterem besteht die Zielgruppe aus den im Aufbau befindlichen SportlerInnen jeglichen Alters (nicht die HochleistungssportlerInnen, wo der methodische, personelle und apparative Aufwand die Möglichkeiten der Praxis übersteigt.) Der Beratungsanlass ist ein Defizit an Leistungsfähigkeit der motorischen Grundeigenschaften Kraft und/oder Ausdauer, die ihrerseits eine entscheidende Grundlage für Koordination, Schnelligkeit und Beweglichkeit sind, und/oder chronische Krankheiten, die durch Training therapiert werden können.

Der prinzipielle Ablauf der Trainingsberatung entspricht einer allgemeinen medizinischen Strategie:

1. Trainingsanamnese
2. Ist-Zustandserhebung mit Leistungsdiagnostik von Ausdauer (Ergometrie) und Kraft (Dynamometrie) und Vergleich mit Referenzwerten (LF%Ref): das ist die Bestimmung des Trainingszustandes
(= Abweichung der individuellen Leistungsfähigkeit vom statistischen Referenzwert in Prozent)
3. Abgleich des Ist-Zustandes mit Ziel- bzw. Erwartungswerten und Feststellung von allfälligen Defiziten.
4. Beratung: individuelles Trainingsprogramm für Ausdauer und Kraft, um den Ist-Zustand den Ziel- bzw. Erwartungswerten anzugleichen.

Trainingsberatung und Leistungssport

Im Bereich des Leistungssports (mit Ausnahme des Hochleistungssports) können mit Angaben aus der Trainingsanamnese und den Ergebnissen der Leistungsdiagnostik gröbere Abweichungen von einem systematischen, mehrjährigen Trainingsaufbau und unwirksames Training festgestellt werden. Das Beratungsziel ist, den individuellen Aufbau mit dem richtigen möglichst zur Deckung zu bringen und das Training möglichst effizient in einen angemessenen Trainingszustand umzusetzen.

1. Die Jahres-Netto-Trainingszeit der bisherigen Trainingsjahre

„Netto" bedeutet im Zusammenhang mit Trainingszeit, dass nur die Trainingszeit mit qualitativ richtigem Training (= richtige Sportart, Intensität, Dauer und Häufigkeit) berücksichtigt wird: folgt sie nicht etwa dem Schema der Tabelle 1, so liegt entweder eine Stagnation vor, wenn keine Steigerung erfolgte oder wahrscheinlich eine Überforderung, wenn erheblich mehr als dem Entwicklungsstand entsprechend trainiert wurde.

Tab. 1. Ein Generalplan für die sportartunabhängige Entwicklung der allgemeinen aeroben Ausdauer (VO_2max, Grundlagenausdauer) in 10 Trainingsklassen. JNTZ = Jahres-Nettotrainingszeit, LF%Ref = mittlere Schätzwerte für Männer (m) und Frauen (w). Vor allem in den Klassen 7–10 sind individuell jeweils um bis zu 20 % höhere Werte möglich.

Train. Kl.	1	2	3	4	5	6	7	8	9	10
JNTZ (h)	75	150	250	350	450	550	650	750	850	950
LF%Ref m	127	142	159	172	182	188	190	190	190	190
LF%Ref w	134	155	180	199	213	222	226	226	226	226
Phase	Anfänger			Aufbau				Hochleistung		

2. Der Durchschnitt der wöchentliche Netto-Trainingszeit der letzten 10 Wochen

Wenn das Ausdauertraining angemessen war, dann besteht zwischen der WNTZ der 10 Wochen vor dem ergometrischen Leistungstest und dem Trainingseffekt (in Form der LF%Ref) eine Dosis-Wirkungs-Beziehung. Es können daher aus der Anamnese trainings-(= WNTZ-)abhängige Erwartungswerte für die LF%Ref angegeben werden:

Männer: LF%Ref = 110 + 12*WNTZ – 0,45*WNTZ2 **Frauen:** LF%Ref = 110 + 17*WNTZ – 0,65* WNTZ2

Nach Durchführung der Ergometrie wird der aktuelle Trainingszustand mit dem aus der WNTZ geschätzten abgeglichen. Liegt der aktuelle mehr als 15 Prozentpunkte unter dem Erwartungswert, dann ist anzunehmen, dass nicht nur genetische Faktoren für die Diskrepanz maßgeblich sind, sondern auch Fehler im Training. Eine Möglichkeit ist, dass weniger trainiert wurde als angegeben, z. B. weil ein Radfahrer die Zeit des Bergab- oder im Windschatten Fahrens als Trainingszeit angegeben hat. Die Beratung: Trainieren mit einer Pulsuhr und die tatsächliche Trainingszeit registrieren. Eine andere Möglichkeit ist, dass die gesamte Trainingsbelastung größer ist als die Regenerationsfähigkeit mit der Folge eines Übertrainings- oder Überforderungssyndroms. Letztere Annahme wird durch hyperkinetisches Herzfrequenzverhalten bei der Ergometrie, erhöhten Ruhepuls und erhöhte Werte für CK, BUN oder Harnsäure unterstützt bzw. auch durch die Trainingsanamnese, wenn der Trainingsumfang eine oder mehrere Trainingsklassen über dem tatsächlichen Entwicklungsstand liegt.

3. Das sportliche bzw. Trainingsziel

Das Ziel muss genau quantitativ und mit Angabe des Zeitpunktes beschrieben werden. Das sportliche Ziel legt das Niveau von Ausdauer und Kraft fest, das als Grundlage für dieses Ziel erforderlich ist. Z. B. sollte ein Mann (unter 40 Jahren), der einen Marathon unter 4 Stunden laufen oder jeder, der die Haute Route (Überschreitung des Mont Blanc-Massivs) gehen möchte, eine LF%Ref von > 150 % haben. Die Beratung kann darin bestehen, das Ziel realistisch einzuschätzen oder zu raten, eine Tour nach Art der Haute Route zu verschieben, bis nach einer Trainingsperiode ein angemessener Trainingszustand aufgebaut ist.

Beratung von Sporttreibenden mit erhöhtem Risiko

Die Gruppe der Sporttreibenden mit erhöhtem Risiko aufgrund von Alter und/oder von chronischen Erkrankungen wird aufgrund der demografischen Entwicklung in Zukunft stark zunehmen. Das Ziel ist nicht unbedingt eine Wettkampfteilnahme, sondern auch Freizeit- und Hobbysport bzw. körperlich sehr anstrengende touristische Unternehmungen, wie z. B. Trekken oder Besichtigungsreisen in den Tropen. Regelmäßiges Training kann nicht immer vorausgesetzt werden. Die folgenden **5 allgemeinen Regeln** sind zu beachten:

1. Eine chronische **Krankheit muss kurativ ausreichend und stabil behandelt sein.** Sport ist kein Ersatz für eine korrekte medizinische Behandlung (kann aber ein hochwirksamer Teil der Behandlung sein). Bei unzureichender Behandlung (z. B. Blutzuckerwerte > 250 mg%, RR Werte > 200 mmHg), sollte zunächst vor Trainingsbeginn kurzfristig die Behandlung optimiert werden (übrigens auch bei nicht Sporttreibenden), weil die Gefahr einer unkontrollierbaren Verschlechterung während der körperlichen Belastung besteht.

2. **Schulung.** Patienten, die Sport betreiben wollen, insbesondere solche, die mehrtägige sportliche oder touristische Unternehmungen planen, sollten geschulte Patienten sein, die die Regeln der Behandlung ihrer Krankheit beherrschen (z. B. durch Diabetiker-, Asthmatiker- oder Hypertonikerschulung).

3. **Notfall.** Für den Notfall (z. B. unerwartete Verschlechterung der chronischen Krankheit) gilt: Ein

Patient muss seine Sportausübung jederzeit gefahrlos abbrechen können, ohne sich oder andere zusätzlich zu gefährden. Beispiele, wo dies nicht zutrifft: Fallschirmgleiten, Tauchen mit Gerät, Felsklettern (Ausnahme: gesichertes Klettern im Klettergarten).

4. Planung. Bei Patienten sollte bei längeren Unternehmungen bedacht werden, dass jederzeit ein Ausstieg möglich und in angemessener Frist medizinische Hilfe mit europäischem Standard verfügbar ist. Wenn dies nicht der Fall ist, sollte von einer solchen Unternehmung abgeraten werden.

5. Körperliche Voraussetzungen. Durch die Leistungsdiagnostik soll überprüft werden, ob die körperlichen Voraussetzungen der geplanten Aktivität entsprechen:

Freizeitsport: Optimale Grundlage ist eine LF%Ref von 115–130 %. Erforderliche (ganzjährige) WNTZ: 1,5–3 Stunden. Das ist auch optimal für medizinische Prävention durch Training.

Anspruchsvolle Unternehmungen (Hochgebirgstouren, Trekken, Hobbymarathon): Optimale (bzw. im Fall von Hochgebirgstouren auch notwendige) Grundlage: LF%Ref 130–150 %. Erforderliche WNTZ: 2,5–4 Stunden).

Konkrete Vorgangsweise

- medizinische Anamnese
- Trainingsanamnese insbesondere mit Trainingszielen
- Festlegen des Zielwertes für die LF%Ref
- Ergometrie mit Ermittlung des Ist-Zustandes
- Bei einem Defizit Angabe eines Trainingsplanes und eventuell Überprüfung, ob bis zum Zeitpunkt des Trainingszieles der Zielwert für den Trainingszustand erreicht werden kann. Falls ein erhebliches Defizit zu erwarten ist, sollte von körperlich sehr anspruchsvollen und exponierten Unternehmungen abgeraten bzw. zur Verschiebung geraten werden.

Tab. 2. zeigt einen Generalplan zur Entwicklung der Ausdauer für den Hobby-, Präventions- und Rehabilitationsbereich in 10 Stufen. Jede beliebige Ausdauersportart ist geeignet. Die WNTZ jeder Stufe bewirkt in etwa die LF%Ref der gleichen Stufe. Bei normaler Leistungsfähigkeit wird in Stufe 3 begonnen, bei geringerer auch in Stufe 2 oder 1. Will man in höheren Stufen einsteigen, muss sichergestellt sein, dass die LF%Ref der vorausgehenden Stufe vorhanden ist. Alle 6 Wochen soll die WNTZ zur nächsthöheren Stufe gesteigert werden, bis der festgelegte Zielwert erreicht ist. Stufe 9 entspricht in etwa der Trainingsklasse 2 des leistungssportlichen Generalplans der Tabelle 1.

Stufe	WNTZ Minuten	Bewirkt LF%Ref
1	30	70–90
2	45	90–100
3	60	100–110
4	75	105–115
5	90	110–120
6	105	115–125
7	120	120–130
8	150	125–135
9	180	130–140
10	240	135–145

Beratung von Patienten mit chronischen Erkrankungen – Medizinische Trainingstherapie

In den letzten Jahren hat sich die Bedeutung von körperlicher Bewegung in der Medizin wesentlich verändert. War es früher üblich, Patienten mit chronischen Erkrankungen von jeglicher Bewegung abzuraten, konnte in den letzten Jahren durch unzählige Studien bewiesen werden, dass körperliche Aktivität nicht nur eine bedeutende Rolle hinsichtlich der Prävention spielt, sondern auch eine wesentliche, oftmals der medikamentösen Therapie überlegene krankheitsverbessernde Wirkung auf bestimmte chronische Erkrankungen hat. Als präventive Maßnahme ist es möglich, durch ein aktives Leben mit jahrelanger regelmäßiger Bewegung das Risiko bestimmter Krebserkrankungen (z. B. Brustkrebs, Darmkrebserkrankungen) um bis zu 60 % zu reduzieren. Trotz alledem zeigte sich in einer Umfrage, dass etwa 38 % der Bevölkerung nur gelegentlich und ca. 24 % sogar nie aktiv sind.

Durch regelmäßige Bewegung können chronische Krankheitsverläufe auch direkt beeinflusst werden, wobei dies nur durch ein effizientes und dem Patienten zugeordnetes Ausdauer- bzw. Krafttraining erreicht werden kann.

Indikationen

Zu den wichtigsten Indikationen der medizinischen Trainingstherapie zählt die körperliche Leistungseinschränkung unabhängig von der Art der Erkrankung und des Alters des Patienten.

Bei koronaren Herzerkrankungen wird durch regelmäßiges Training die Sauerstoffversorgung des Herzens verbessert, durch Verringerung der Herzarbeit und des Sauerstoffverbrauches bei gleicher Belastung. Hat man Patienten mit schwerer Herzinsuffizienz früher vom Training ausgeschlossen, konnte in den letzten Jahren gezeigt werden, dass sowohl ein Ausdauer- als auch Krafttraining die Leistungsfähigkeit und damit die Lebensqualität dieser Patienten signifikant verbessert. Neben einer Verbesserung der Blutdruckwerte, wobei Ausdauertraining insbesondere den systolischen Blutdruck senkt, kann durch regelmäßiges Training eine Verbesserung der Fettstoffwechselstörung und eine Regulierung des Gewichts erzielt werden.

Nach neuen Erkenntnissen kann beispielsweise bei Patienten mit NIDDM durch ein gezieltes Kraft- und Ausdauertraining die Insulinresistenz herabgesetzt und die Insulinsensitivität verbessert werden, wobei sich hier ein Vorteil des Krafttrainings hinsichtlich des Ausdauertrainings zeigen ließ.

Regelmäßige Bewegung dient primär zur Prävention der Osteoporose, aber es gibt auch Hinweise, dass die Knochendichte durch ein adäquates Krafttraining auch bei Patienten mit Osteoporose zunimmt.

Natürlich gibt es auch chronische Erkrankungen, die durch regelmäßige Bewegung nicht beeinflusst werden. Aber bei vielen dieser Patienten liegt eine eingeschränkte Leistungsfähigkeit vor, die zur Beeinträchtigung der Lebensqualität führt und ein höheres Mortalitätsrisiko birgt. Durch ein gezieltes Ausdauer- bzw. Krafttraining ist es möglich, die Leistungsfähigkeit zu verbessern und damit wesentlich zur Steigerung der Lebensqualität beizutragen.

Die Voraussetzungen des therapeutischen Einsatzes von Training sind:

- klar definierte Indikation
- Verordnung nach wissenschaftlich begründbaren Regeln
- Sicherheit und therapeutische Breite

Von den fünf motorischen Grundeigenschaften – Ausdauer, Kraft, Koordination, Flexibilität und Schnelligkeit – sind im Wesentlichen nur Ausdauer und Kraft im Rahmen der medizinischen Trainingstherapie bedeutend. Prinzipiell wäre es insbesondere für ältere Menschen wichtig, das Training in einem medizinischen Trainingszentrum unter Aufsicht von medizinisch geschultem Personal und Ärzten zu beginnen. Für die sichere und wirksame Anwendung von Training sind einige Regeln der medizinischen Trainingslehre zu beachten.

Ausdauertraining

Zum Ausdauertraining geeignete Sportarten sind dadurch gekennzeichnet, dass mehr als ⅙ der gesamten Muskelmasse bewegt werden. Zu diesen Sportarten zählen unter anderem Gehen, Laufen, Schwimmen oder Radfahren. Um Trainingseffekte erzielen zu können, muss das Training mit einer bestimmten Intensität, Dauer und Häufigkeit durchgeführt werden.

Für das Ausdauertraining liegt der Intensitätsbereich zwischen 50 und 70 %. Die Kontrolle der gewählten Intensität erfolgt während des Trainings über eine Trainingsherzfrequenz (HFTr), die der gewünschten Intensität zugeordnet werden kann. Es sollten mindestens 2 Trainingseinheiten pro Woche absolviert werden, optimal wären 3–4 Trainingseinheiten pro Woche. Zur systematischen Verbesserung der Leistungsfähigkeit ist eine Steigerung des wöchentlichen Trainingsumfangs um 25–50 % alle 6–8 Wochen notwendig. Bei körperlich sehr stark eingeschränkten Personen konnte gezeigt werden, dass ein Intervalltraining einem kontinuierlichen Training vorzuziehen ist.

Wird das Training allerdings beendet (z. B. nach einem entsprechenden Rehabilitationsaufenthalt), so führt dies unweigerlich wieder zu einem Rückgang der Leistungsfähigkeit und auch der organischen Anpassungen. 4–6 Wochen nach Beendigung einer 3-monatigen Trainingsperiode mit einem Leistungszuwachs von 15–20 % ist dieser Trainingseffekt vollständig aufgehoben.

Krafttraining

In den letzten Jahren hat die Bedeutung des Krafttrainings als Bestandteil der medizinischen Trainingstherapie wesentlich zugenommen. Die Muskelmasse nimmt ab dem 30.–40. Lebensjahr durchschnittlich um 1 %/Jahr ab. Das bedeutet eine Verringerung der Muskelmasse und daher auch der Muskelkraft um etwa 50 % bei > 80-Jährigen. Die bedeutsamste Folge der Abnahme der Knochendichte für ältere Menschen ist die Gefahr, dass Knochen bei Belastungen wie z. B. Stürzen leichter brechen. Eine Abnahme der Muskelmasse und damit der Muskelkraft im Alter führt zu einer reduzierten Lebensqualität und geht mit einer erhöhten Morbidität und Mortalität einher. Für die Durchführung des Krafttrainings gelten im Wesentlichen die gleichen Regeln wie für das Ausdauertraining, d. h. die Festlegung einer bestimmten Intensität (Trainingsgewicht), einer Wiederholungszahl und Festlegung der Übungssätze pro Muskelgruppe. Das Krafttraining muss fortlaufend adaptiert werden, d. h. an die Fortschritte des Trainierenden angepasst werden.

Kontraindikationen zur Durchführung des Trainings sind jede akute Erkrankung, Exazerbation oder Entgleisung der chronischen Erkrankung. Grundvoraussetzung für das Training ist die Fortführung der Therapie sowie das Mitführen einer eventuellen Notfallmedikation.

Nach heutigem Wissen sind regelmäßige Bewegung und ein regelmäßiges Training ein wichtiger Bestandteil von Therapie und Rehabilitation von Patienten mit chronischen Erkrankungen. Oft ist es möglich, dadurch den Verlauf der Erkrankung positiv zu beeinflussen und die medikamentöse Therapie zu reduzieren. Die Patienten leiden aber häufig nicht an ihrer Erkrankung selbst, sondern an der damit verbundenen eingeschränkten Leistungsfähigkeit. Richtig und konsequent durchgeführtes Training führt unabhängig von der Art der Erkrankung, vom Schweregrad und vom Alter des Patienten zu einer Verbesserung der Leistungsfähigkeit (VO_2max) und damit zu einer signifikanten Verbesserung der Lebensqualität und Reduktion der Mortalität.

Muskelenergetik und Training: Unter- und Übertraining

Gerhard Smekal

Lernziele:

- Die Formen der Energiebereitstellung und ihre Fachbezeichnung kennen.
- Die Eigenschaften von Energieträgern kennen.
- Die Energiespeicher im menschlichen Organismus kennen.
- Die Geschwindigkeit der Energiefreisetzung aus einzelnen Energieträgern kennen.
- Überlegungen, die sich im Zusammenhang mit den Eigenschaften und Speichermengen von Energieträgern für ihre Zufuhr ergeben, kennen.
- Die Auswirkung von Ausdauertraining auf strukturelle und funktionelle Eigenschaften von Muskelzellen kennen.

Formen der Energiebereitstellung und Energieträger (Substrate)

Der Muskel ist das Endorgan jeder motorischen Aktivität. Motorische Handlungen setzen Muskelkontraktionen voraus, die in höheren Zentren (Großhirnrinde, Hirnstamm, Rückenmark, Basalganglien, Kleinhirn, ...) moduliert werden und als Bewegungsprogramme die einzelnen Muskelgruppen/Muskelzellen erreichen. Muskelkontraktionen (Muskelverkürzungen durch das Zusammenspiel der Muskelfilamente Aktin und Myosin) setzten aber eine entsprechende energetische Versorgung der Muskelzellen voraus (siehe Abb. 1 am Ende des Kapitels). Die jeweilige Form der Energieversorgung hängt dabei von der Dauer und Intensität der gewählten Belastung sowie vom Trainingszustand der Systeme ab.

Der „anaerob-alaktazide" Muskelstoffwechsel – die „anaerob-alaktazide" Energiebereitstellung

Prinzipiell kann festgestellt werden, dass der Energieträger Andenosin-Triphosphat (ATP) das einzige Substrat ist, das die Muskelkontraktion direkt herbeiführen kann. Im Übrigen ist ATP im gesamten Tier- und Pflanzenreich die universelle biologische Speicher- und Überträgersubstanz. Praktisch alle lebenden Zellen, ob tierische oder pflanzliche, decken ihren Energiebedarf unmittelbar und ausschließlich durch die Spaltung von ATP. Damit stellt ATP bei der Muskelkontraktion das direkte Verbindungsglied zwischen Kraftentwicklung und Stoffwechsel dar. Bei der Energiefreisetzung aus ATP wird das ATP zum Adenosin-Diphosphat (ADP) oder eventuell zum Adenosin-Monophosphat gespalten, die Aktivierung dieser Reaktion erfolgt über das Enzym Myosin-ATPase. Die Myosin-ATPase wird ihrerseits durch die Freisetzung von Calcium aus den terminalen Zysternen der Muskelzellen im Rahmen der elektromechanischen Koppelung (Bindeglied zwischen nervaler Ansteuerung und mechanischer Umsetzung einer Muskelkontraktion) freigesetzt. Der Skelettmuskel besitzt die Fähigkeit, den ATP-Fluss unter Belastung bis auf das 200-Fache des Ruheumsatzes zu steigern. Auf diese Weise können in kurzer Zeit sehr hohe Energieflüsse und damit Muskelkontraktionen mit sehr hoher Kraftentwicklung realisiert werden (Beispiel: Gewichtheben).

In Bezug auf den Energieträger ATP besteht allerdings das Problem, dass er nur in extrem kleinen Mengen in Muskelzellen enthalten ist, sodass je nach Belastungsintensität nur äußerst wenige Muskelkontraktionen zur Verfügung stehen. Der Begriff „One-Repetition-Maximum" (1-RM), der im Krafttraining die Intensität eines Maximalkrafttrainings beschreibt, dient dabei als gutes Bespiel einer Last, die nur einmal bewältigt werden kann, weil für eine zweite unmittelbar danach erfolgende Muskelkontraktion die nötigen ATP-Reserven fehlen. Um das 1-RM wiederholen zu können, muss ATP erst resynthetisiert werden. Prinzipiell bleibt die ATP-Konzentration in der Muskelzelle aber auch unter Belastung relativ hoch. Sie fällt praktisch nie unter 50 % des Ausgangsniveaus ab, da ATP auch der Aufrechterhaltung des Energieniveaus, also der Aufrechterhaltung vitaler Prozesse der Zellen dient. Die Muskulatur besitzt neben dem ATP eine zweite Phosphatverbindung, die Zellen als Energieträger zur Verfügung steht, das Kreatinphosphat. Als Überbegriff für ATP und Kreatinphosphat wird die Bezeichnung „energiereiche Phosphate" verwendet. Das Kreatinphosphat ist geeignet, ATP extrem schnell zu resynthetisieren. Im Gegensatz zu ATP wird der Kreatinphosphat-Speicher weitestgehend entladen. Die Energiebereitstellung aus den „energiereichen Phosphaten" (ATP + Kreatinphosphat) bezeichnet man als „anaerob alaktazid". Dieser Begriff veranschaulicht, dass bei dieser Art der Energiebereitung kein Sauerstoff benötigt wird, da es sich um keinen Verbrennungsprozess handelt, und dass kein Laktat (siehe später: „anaerobe" Energiebereitstellung) gebildet wird. Insgesamt sind die energiereichen Phosphate lediglich in der Lage, den Energiebedarf der Muskelzelle bei hoher Belastungsintensität über wenige Sekunden zu gewährleisten (selbst ein 100-m-Lauf mit vollem Tempo kann auf diese Weise nicht vollständig abgedeckt werden).

In der Praxis bedeutet dies, dass die ATP-Resynthese bei längeren Belastungen über jene Substrate, die im Organismus gespeichert sind, beziehungsweise über mit der Nahrung zugeführte Energieträger – Kohlenhydrate (KH), Proteine und Fette – erfolgen muss. Diese Substrate können entweder in den Mitochondrien der Muskelzellen oxidiert („aerobe Energiebereitstellung") oder im Fall der KH ohne Verwendung von Sauerstoff im Zytoplasma der Muskelzellen verwertet werden („anaerobe laktazide Energiebereitstellung").

Der „aerobe" Muskelstoffwechsel – die „aerobe" Energiebereitstellung

Wie zuvor erwähnt, können KH, Fette und Eiweiß in den Mitochondrien der Muskelzelle oxidiert (verbrannt) werden. Bei entsprechendem Verhältnis von gewählter Belastungsintensität und individueller aerober Kapazität (Pumpfunktion des Herzens; Fähigkeit, Sauerstoff zu transportieren; Fähigkeit der Muskelzellen, Substrate zu oxidieren, ...) kann auf diese Weise der Energiebedarf durch Oxidationsprozesse abgedeckt werden, um das ATP-/Kreatinphosphat-Niveau unter der gegebenen körperlichen Aktivität aufrechtzuerhalten.

Im Fall der KH können einerseits die endogenen KH-Speicher (Glykogen, das im Muskel und der Leber gespeichert ist) oder vor und während der Belastung zugeführte KH unter Belastung in den Mitochondrien der Muskelzelle zur Energiebereitstellung herangezogen werden. Dabei werden KH zunächst im Zytoplasma der Muskelzellen in mehreren Schritten zu Pyruvat zerlegt (C3-Ebene). Die weitere Verwertung erfolgt über den Pyruvat-Dehydrogenase-Komplex. Es handelt sich dabei um einen Multienzymkomplex, der eine enorm schnelle Umsetzung der KH ermöglicht und praktisch das Bindeglied zwischen Glykolyse und Citratzyklus darstellt. Dabei wird das Endprodukt der Glykolyse, das Pyruvat, zu Acetyl-Coenzym A decerboxiliert. Das Acetyl-Coenzym A ist eine zentrale Komponente des Stoffwechsels und wird im Citratzyklus metabolisiert (siehe Abb. 1 am Ende des Kapitels). 1953 erhielt der gebürtige Deutsche und später nach England emigrierte Forscher Hans Adolf Krebs für die Entdeckung des Citratzyklus den Nobelpreis für Medizin (daher auch Krebs-Zyklus).

Die Fette werden unter Belastung in Form von freien Fettsäuren (FFS) zur Energieproduktion verwendet. Dazu stehen einerseits jene FFS zur Verfügung, die aus Depotfett (subkutan, intraabdominell, ...) rekrutiert werden (Lipolyse). Andererseits gibt es auch in den Muskelfasern selbst Fettreserven, die gerade bei körperlicher Aktivität von entscheidender Bedeutung sind. Sie sind in Form von Fetttröpfchen vor allem in direkter Nachbarschaft zu Mitochondrien abgelagert. Forschungsergebnisse der letzten Jahrzehnte haben gezeigt, dass diesen „intramuskulären Triglyzeriden" bei Ausdauerbelastungen eine ganz entscheidende Rolle zukommt und dass diese Form der Energiebereitstellung auch sehr gut trainierbar ist. Die Oxidation jener Fettsäuren, die unter Belastung aus den beiden oben genannten Fettdepots mobilisiert werden, erfolgt durch β-Oxidation in den Mitochondrien der Muskelzellen. Auf diese Weise entsteht auch im Rahmen der Fettverwertung Acetyl-CoA, das ebenso wie die KH im Citratzyklus der Atmungskette (also aerob) der Energieproduktion des Muskels dient.

Die Proteine, die nach der Verdauung in Form von Aminosäuren in den „Aminosäure-Pool" gelangen, werden ebenfalls im Citratzyklus und in der Atmungskette der Muskelzellen oxidiert. Neben dem frei verfügbaren „Aminosäure-Pool" findet sich Eiweiß in Form „funktioneller Proteine" (in Form von Hormonen, Membranen, Blutkörperchen, Hirnzellen, aber vor allem in Form von Muskelgewebe; siehe später). Auch im Fall des muskulären Aminsosäure-Stoffwechsels mündet der Abbau in einer Produktion von Acetyl-Coenzym A, das wiederum im Citratzyklus und der Atmungskette verwertet wird (s. Abb. 1).

Der „anaerob laktazide" Muskelstoffwechsel – die „anaerob laktazide" Energiebereitstellung

Bereits 1808 beschrieb Jörns Berzelius, dass Laktat im Skelettmuskel vorkommt und dass dies besonders auf erschöpfte Tiere (gejagte Hirsche) zuträfe. Ab 1907 wiesen Walter Morley Fletcher und Hopkins in einer Serie von Experimenten an isolierten Amphibienmuskeln (Elektrostimulation) darauf hin, dass die Produktion von Milchsäure als Antwort auf Muskelkontraktionen erfolgte. Im 20. Jahrhundert bildeten sich Gruppen in London (Hill), in Heidelberg (Meyerhof) und in den USA (Dill, Margaria), die sich etwa zur selben Zeit mit dem Phänomen des „aeroben" und „anaeroben" Muskelstoffwechsels beschäftigten. Gleichzeitig kam es in diesem Zeitraum auch zu der Erkenntnis, dass die im anaeroben KH-Stoffwechsel gebildete Milchsäure in der Leber wieder zu Glukose zurückverwandelt werden könnte (Ehepaar Cori). Nobelpreise säumen den Weg dieser Forschergruppen.

Im KH-Stoffwechsel entsteht bei der Spaltung von Muskelglykogen zu Pyruvat etwas Energie. Diese Energie wird dadurch gewonnen, dass im Zytoplasma der Zelle NAD^+ (Nicotinamid-Adenin-Dinukleotid in seiner oxidierten Form) zu NADH (reduzierte Form) umgewandelt wird. Das reduzierte NADH wird nun im Bereich der Mitochondrien-Membran wiederum reoxidiert (also auf aerobem Weg). Dadurch wird einerseits das Redoxsystem im Zytoplasma der Zelle wiederhergestellt, andererseits werden aber die Wasserstoff-Ionen von der Mitochondrien-Membran auf Co-Enzyme der Mitochondrien übertragen („Protonen-Shuttle-Funktion"). Die so beim Abbau von Glykogen im Zytoplasma der Zelle entstandenen und in die Mitochondrien verschobenen H^+-Ionen werden nun vom Coenzym FAD (Flavin-Adenin-Dinukloetid) auf das Cytochrom der Atemkette übertragen.

Unter anaeroben Bedingungen ist aber die Reoxidation des FAD, des Protonen-Shuttles der Mitochondrien-Membran und damit die Reoxidation der zytoplasmatischen NADH auf dem vorher beschriebenen Weg nicht mehr möglich. Dadurch kommt es zu einer zunehmenden Verschiebung des Gleichgewichtes von [NADH/NAD+] in Richtung NADH. Nur das Pyruvat ist unter anaeroben Bedingungen noch imstande, das reduzierte zytoplasmatische NADH zu reoxidieren (Abb. 1). Dabei entsteht Milchsäure, die zu Laktat dissoziiert.

Insgesamt ging man über lange Zeit davon aus, dass die Akkumulation von Milchsäure (und damit Laktat) dadurch zustande käme, dass der Muskelzelle unter den gegebenen Belastungsbedingungen zu wenig Sauerstoff zur Verfügung stehe. In Wahrheit geht es aber vielmehr darum, dass dieser Vorgang dann eintritt, wenn die Glykolyse-Rate (angetrieben durch die hohe Kapazität des Pyruvat-Dehydrogenase-Komplexes) die Kapazität des Citratzyklus überschreitet, die aus der Glykolyse gelieferten Energieträger (aerob) zu verwerten. Tritt dieser Fall ein, kommt es zu einer Produktion von Milchsäure in der Muskelzelle.

Zusammenfassend hat die Anhäufung von Milchsäure somit zwei Gründe: einerseits fällt durch die hohe Glykolyse-Rate unter intensiven Belastungen Pyruvat in Mengen an, die von den Mitochondrien verwertet werden können, andererseits kann das bei der Glykolyse im Zytoplasma der Muskelzelle anfallende reduzierte $NADH^{+}H^{+}$ von der Mitochondrien-Membran im Sinne der Protonen-Shuttle-Funktion nicht mehr in entsprechenden Raten reoxidiert werden. Die Erkenntnis, dass die aerobe Kapazität (also auch die Kapazität des Citratzyklus) durch Training gesteigert werden kann, hat schlüssigerweise zur Folge, dass bei Trainierten bei permanent steigenden Belastungsintensitäten (z. B. Ergometrien) die Milchsäureproduktion im Muskel (Milchsäure-/Laktat-Akkumulation) zu einem späteren Zeitpunkt erfolgt als beim untrainierten Individuum (s. Kap. *Methoden zur Bestimmung der Leistungsfähigkeit*).

Erwähnenswert ist auch die Tatsache, dass die Energiegewinnung aus KH auf anaerobem Weg eine sehr unökonomische Variante der KH-Verwertung ist. So entstehen beim Abbau von 1 mol Glykogen auf anaerobem Weg lediglich 2 mol ATP, während bei einer kompletten Oxidation 36 mol ATP gebildet werden können. Dies hat zur Folge, dass die ohnehin limitierten KH-Speicher (siehe später) unter Belastungsintensitäten, die in einen überwiegend anaeroben KH-Stoffwechsel münden, schnell (vorzeitig) entleert werden und daher nicht lange durchgehalten werden können (siehe KH-Speicher).

Die energetische Flussrate

Ein wichtiger Zugang zum Verständnis der Substratverwertung bei sportlicher Aktivität ist die Frage, unter welchen Belastungsintensitäten welches Substrat zur Energieversorgung herangezogen wird. Ein zentraler Punkt bei der Wahl des verwendeten Substrates ist die Geschwindigkeit, in der Energie aus den entsprechenden Substraten freigesetzt werden kann, also die maximal mögliche Energiefreisetzung pro Zeiteinheit (energetische Flussrate).

Fette werden zwar im Organismus gut gespeichert, können aber nur relativ langsam oxidiert werden (sie zeigen deutlich geringere Energieflussraten als jene bei der KH-Verwertung). Um Fette aus Fettdepots als Energiequelle heranziehen zu können, müssen sie mobilisiert und im Blut in Form von FFS – nämlich an Plasmaproteine gebunden – zur und in die Muskelzellen transportiert werden. Die aus den intramuskulären Fetten stammenden Fettsäuren sind insofern leichter verfügbar, als sie, wie vorher erwähnt, in direkter Nachbarschaft zu den Mitochondrien lokalisiert sind und nicht erst durch komplizierte Transportmechanismen (Transportproteine) bis zur bzw. in die Muskelzelle gelangen müssen. Unter Ruhebedingungen stammt ein Großteil der erforderlichen Energie aus dem Fettstoffwechsel – und hier dominant aus FFS im Plasma (also Fettsäuren, die aus den peripheren Fettdepots kommen). Auch bei Belastungen niedriger Intensität (natürlich spielt auch hier die individuelle aerobe Kapazität eine gewichtige Rolle) kann die Energie vorwiegend aus dem Fettstoffwechsel (Fettdepots plus intramuskuläre Fette) abgedeckt werden. Auf diese Weise ist erklärbar, dass gut trainierte Athleten Ultra-Langstreckenbewerbe (Ironman-Konkurrenzen, 24 h-Läufe, „Race Across America", ...) realisieren können, nicht zuletzt weil Energiedepots in Form von Fetten im menschlichen Organismus (siehe später) reichlich vorhanden sind. Wird die Intensität weiter gesteigert, dann müssen zusätzlich KH zur Energiebereitstellung in Anspruch genommen werden, um den zunehmenden energetischen Bedarf abdecken zu können. Dabei wächst der durch die KH abgedeckte Energieanteil mit Zunahme der Belastungsintensität. Reicht zunächst der aerobe KH-Stoffwechsel, um die nicht durch die Fettoxidation abzudeckenden Energiemengen sicherzustellen, wird bei weiterer Intensitätssteigerung zunehmend der anaerobe KH-Stoffwechsel in Anspruch genommen, der durch noch höhere Energieflussraten charakterisiert ist als der aerobe. Dabei ist der Zeitpunkt des Einsetzens der anaeroben Glykolyse (z. B. bei Ergometrien mit minütlichen Leistungssteigerungen) mit einem Anstieg der Laktatkonzentration im Blut verbunden (siehe Laktatdiagnostik). Interessant ist auch, dass die Fettoxidation bei hohen Belastungsintensitäten ab einem bestimmten Zeitpunkt nicht nur nicht mehr zunimmt, sondern im Gegenteil deutlich abnimmt. Insgesamt spricht vieles dafür, dass diese Depression des Fettstoffwechsels eng mit dem anaeroben KH-Stoffwechsel verknüpft ist und kausal im Bereich des Transports der FFS durch die Mitochondrien-Membranen anzusiedeln ist.

Energiedepots im menschlichen Organismus

Wie zuvor beschrieben, ist die Menge an „energiereichen Phosphaten" verschwindend klein und muss daher ständig nachgebildet werden. Diese Resynthese erfolgt aus den Energieträgern Kohlenhydrate, Fette und Proteine.

Die Kohlenhydrate

Auch die KH-Speicher des menschlichen Organismus bestehen einerseits aus KH, die in Form von Glykogen in Muskeln und Leber gespeichert sind, sowie aus einer kleinen Menge, die ständig als Blutzucker zirkuliert. Die Leber verfügt über einen Reservepool von etwa 50 bis maximal 110 g Glykogen. Dies entspricht einer Energiemenge von etwa 200 bis maximal 450 kcal. Die Menge, die in Form von Glykogen in der Skelettmuskulatur gespeichert werden kann, hängt von einer Vielzahl von Faktoren ab (z. B. der Ernährung, dem Trainingszustand, der Muskelmasse, der Muskelfaserzusammensetzung) und liegt im Schnitt je nach Grundsituation zwischen 1.200 und 2.000 kcal. Allerdings sei darauf verwiesen, dass unter Belastung im Falle des Muskelglykogens nur auf jene Depots zugegriffen werden kann, die im gerade arbeitenden Muskel gelagert sind (Muskelglykogen, das sich in nicht arbeitenden Muskeln befindet, kann durch die Arbeitsmuskulatur nicht umgesetzt werden). Bedenkt man, dass bei körperlichen Aktivitäten (z. B. Laufen oder Radfahren) nur eine bestimmte Anzahl von Muskelgruppen tatsächlich aktiv ist, wird klar, dass die KH-Reserven dieser Muskelgruppen als ein limitierender Faktor für lang dauernde bzw. intensive Belastungen angesehen werden müssen.

Erfolgt ein zu hoher Zugriff auf die KH-Speicher (z. B. durch zu schnell gewähltes Lauftempo während eines Marathon-Wettkampfes), kann es dazu kommen, dass sowohl Muskel- als auch Leberglykogen vorzeitig entladen werden. Eine völlige Entladung der Glykogenspeicher hat wiederum zur Folge, dass bei Aufrechterhaltung der bestehenden körperlichen Aktivität als letzter Ausweg zur Aufbringung der erforderlichen energetischen Flussrate auf Glukose im Blut zugegriffen werden muss. Als Folge kommt es zu einem Abfall des Blutzuckerspiegels (Zustand der Hypoglykämie). Die entsprechenden Symptome erhielten im Sport den Namen „Hungerast" und äußern sich durch anfängliches Hungergefühl, Schwindel, Schweißausbruch, Schwarzwerden vor den Augen und Kraftlosigkeit („Gummiknie"), die praktische Folge dieses Zustandsbildes besteht darin, dass die Belastung nicht aufrechterhalten werden kann.

Um das bestehende Manko der ziemlich beschränkten KH-Speicher etwas zu reduzieren, besteht die Möglichkeit, eine höhere Glykogen-Aufladung in Muskel und Leber herbeizuführen bzw. vor und während Belastungen KH zuzuführen. Schon in den 60er-Jahren des vorigen Jahrhunderts konnte eine schwedische Gruppe demonstrieren, dass der Glykogengehalt der Muskulatur durch vorherige Entladung der Glykogenspeicher (z. B. durch hoch intensives Intervalltraining), eine dreitägige kohlenhydratlose Diät und eine darauffolgende viertägige kohlenhydratreiche Ernährung angehoben werden kann. Das sich daraus ergebende physiologische Phänomen erhielt den Namen „Kohlenhydrat-Superkompensation". In den Jahren darauf fand das ursprüngliche Modell (auch in abgewandelter

Form) praktische Anwendung und gehört heute zum Standardrepertoire der Wettkampfvorbereitung von Ausdauersportlern.

In der jüngeren Vergangenheit konnte mittels Isotopenstudien (Isotopenmarkierung von C-Atomen exogen zugeführter Kohlenhydratgetränke) nachgewiesen werden, dass während der Belastung (exogen) zugeführte KH auch wirklich oxidiert werden können. Dabei sollte im Idealfall eine KH-Zufuhr im Ausmaß von etwa 2–2,5 g KH pro Minute erreicht werden, um maximale Oxidationsraten zu erreichen (und so die endogenen Glykogenreserven tunlichst zu schonen). Eine Kombination mehrerer KH hat sich dabei als effizienter erwiesen (höhere Oxidationsraten), als ein einzelnes KH zuzuführen.

Sind die KH-Speicher nach körperlichen Aktivitäten einmal entladen, besteht das Problem der langsamen Muskelglykogen-Resynthese. Die Resynthese erfolgt selbst bei optimaler KH-Zufuhr (etwa 50–70 g KH pro Stunde) so schleppend, dass bei völliger Entladung dieser Speicher von einer Resynthesezeit von etwa 24 Stunden ausgegangen werden muss. Dabei gibt es Evidenz für die Möglichkeit einer Beschleunigung, wenn die Wiederaufladung in den ersten 2 Stunden nach dem Belastungsabbruch erfolgt, im Gegensatz zu den Stunden danach. Auch eine Zufuhr von KH mit einem hohen glykämischen Index dürfte im Vergleich zu KH mit einem niedrigen glykämischen Index zu einer effizienteren Glykogen-Resynthese im Muskel beitragen.

Die Fette

Die Fette bilden das mit Abstand größte Energiedepot im menschlichen Organismus. Fett ist auch insofern das effizienteste Depotsubstrat, da ein Gramm mehr als doppelt so viel an Energie enthält als ein Gramm der anderen beiden Substratgruppen (9,3 kcal für Fette vs. jeweils 4,1 kcal für KH und Proteine). Dies bedeutet für ein 70 kg schweres Individuum mit einem Körperfettanteil von 15 % eine Fettmasse von 10,5 kg und damit fast 100.000 kcal. Dazu kommen auch Triglyzeride, die intramuskulär gespeichert sind. Menschen sind also durch diese Fettspeicher mit reichlichen Energiedepots ausgestattet. Das Problem besteht aber in der Praxis darin, dass man auf dieses Energiedepot aufgrund der langsamen Energieflussraten aus Fetten (siehe vorher) bei intensiveren Belastungen nur beschränkt zugreifen kann.

Die Proteine

Auch die Proteine stehen nach ihrer Zerlegung in Aminosäuren für die Energieversorgung des Organismus zur Verfügung. Eine Oxidation von Aminosäuren erfolgt sowohl in Ruhe als auch im Besonderen unter Belastung, wobei die Aminosäure-Oxidation mit steigender Intensität zunimmt. Aus der Gruppe der Aminosäuren werden vor allem die sogenannten verzweigtkettigen Aminosäuren (engl. Synonym: „Branched-Chain Amino Acids“ = BCAA; Aminosäuren: Leucin, Isoleucin und Valin) zur muskulären Energiebereitstellung verwertet. Neben dem frei verfügbaren „Aminosäure-Pool“ findet sich Eiweiß in Form „funktioneller Proteine“ (in Form von Hormonen, Membranen, Blutkörperchen, Hirnzellen, aber vor allem in Form von Muskelgewebe). Da die Menge der frei verfügbaren Aminosäuren relativ klein ist, führen längere Belastungen zu einem schnellen Verbrauch der BCAA. Da aber der menschliche Organismus an dieser Stelle den muskulären Protein-Stoffwechsel nicht einstellt, wird nun auf funktionelles Eiweiß zugegriffen, um weiter Energie zu liefern. Als Folge werden Muskelzellen angegriffen und die so frei werdenden BCAA aerob verwertet. Der Untergang von Muskelzellen („Protein-Katabolismus“), der im Zusammenhang mit extremem Training und immer härter werdenden Wettkämpfen (z. B. Tour de France, Ironman-Bewerbe, Ultra-Langstreckenbewerbe) stattfindet, zählt zu den gefürchteten Nebenerscheinungen einer immer exzessiveren Ausprägung des Ausdauer-Spitzensports. Leider muss an dieser Stelle auch gesagt werden, dass in den letzten Jahren nur allzu viele Athleten zu anabolen Substanzen (anabolen Steroiden, Wachstumshormonen, Insulin) gegriffen haben, um dem „Protein-Katabolismus" durch erhöhte Muskelproteinsynthese in Phasen der Regeneration entgegenzuwirken. Ein gewisser präventiver Effekt könnte sich nach neueren Daten durch eine BCAA-Supplementierung ergeben, die offensichtlich zu einem geringeren Zugriff auf muskuläres Eiweiß unter Belastung führt und so den Abbau von Muskelzellen reduziert. Ein weiteres Risiko für katabole Stoffwechselsituationen besteht aber auch in jenen Fällen, bei denen keine ausreichende Zufuhr von Proteinen erfolgt, sodass bei körperlicher Aktivität wegen eines unzureichend ausgestatteten Aminosäure-Pools sehr früh auf Muskelprotein zugegriffen werden muss (Gewichtsreduktion, Sportarten mit Gewichtslimits).

Insgesamt steht fest, dass der Aminosäure-Pool im Ausdauersport mit entsprechenden Mengen an Aminosäuren ausgestattet werden sollte, um katabole Prozesse zu vermeiden. Wird für normalgewichtige, körperlich inaktive Menschen eine Proteinzufuhr von etwa 0,9 g pro kg Körpergewicht pro Tag empfohlen, so kann sich diese Empfehlung für Hobbysportler im Ausdauerbereich auf etwa 1,2–1,4 g pro kg Körpergewicht pro Tag und für Leistungssportler auf 2–2,5 g pro kg Körpergewicht pro Tag steigern. Im Kraftsport gehen die zugeführten Proteinmengen oft über 3 g pro kg Körpergewicht pro Tag hinaus. Krafttraining im Sinne eines Muskelaufbautrainings (Hypertrophie-Training mit 80 % 1 RM oder 10–12 RM) ohne entsprechende Ausstattung des Aminosäure-Pools führt nicht zum gewünschten Erfolg, da die erforderlichen Bausteine für die Muskel-Proteinsynthese nicht in ausreichendem Maß zur Verfügung stehen. Auch einseitige vegetarische Kost kann zu einem unzureichenden Aminosäure-Spektrum im Pool und in der Folge zu einer unbefriedigenden Synthese von Muskelprotein führen.

Des Weiteren können aus der Gruppe der Aminosäuren Glutamin, Alanin und Aspartat verbrannt werden, wobei hier besonders der Aminosäure Glutamin erhöhte Aufmerksamkeit gebührt. Es hat sich in den letzten Jahrzehnten erwiesen, dass Glutamin als Nährstoff für Immunzellen benötigt wird (Zellfunktion, Zellproliferation), aber andererseits auch, dass lang andauernde intensive Belastungen verminderte Plasma-Glutamin-Konzentrationen verursachen können. Dieser Überlegung folgend wird die Verminderung des Plasma-Glutamin-Spiegels unter und nach extremen Belastungen mit einer erhöhten Infektanfälligkeit in Zusammenhang gebracht, die im Leistungssport immer wieder zu beobachten ist.

Ausdauertraining und muskulärer Energiestoffwechsel

Aus den oben beschriebenen Rahmenbedingungen geht hervor, dass länger andauernde Belastungen nur dann möglich sind, wenn die Belastungen durch relativ hohe Anteile an aerober Energiebereitstellung (Oxidation von Nährstoffen) abgedeckt werden können (die anaerobe Glykolyse führt zu einer raschen Entladung der KH-Speicher). Gut ausdauertrainierte Menschen verfügen also über eine hohe Kapazität, Substrate zu oxidieren. Dies ist neben einer erhöhten Kapazität, Blut zu pumpen und Sauerstoff zu transportieren, besonders auf die Anpassung der Muskelzellen an chronische (jahrelange) Ausdauerbelastungen zurückzuführen.

Die Ursachen für diese erhöhte Fähigkeit zur oxidativen Energiegewinnung auf muskulärer Ebene sind vielfältig. Die strukturelle Anpassung manifestiert sich besonders in jenen Organellen der Muskelzellen, in denen oxidative (aerobe) Prozesse umgesetzt werden. In elektronenmikroskopischen Untersuchungen von muskelbioptischem Material konnte eindeutig nachgewiesen werden, dass gut ausdauertrainierte Individuen eine mehr als doppelt so hohe Mitochondriendichte aufweisen wie untrainierte Vergleichspersonen gleichen Alters und Geschlechts. Der Begriff Mitochondriendichte beschreibt dabei den Anteil der Mitochondrien (in % des Gesamtvolumens). Die höhere Mitochondriendichte ist dabei durch eine gesteigerte Mitochondrienzahl sowie durch eine Vergrößerung der einzelnen Mitochondrien bedingt. Diese mitochondrialen Veränderungen gehen mit einem erhöhten Volumen der intramuskulären Fette (Fetttröpfchen neben den Mitochondrien) einher. Des Weiteren konnte nachgewiesen werden, dass auch die funktionelle Kapazität im Bereich der energieliefernden Prozesse (Citratzyklus, Atmungskette) als Folge von Ausdauertraining stark gesteigert werden kann. Diese funktionelle Reaktion auf Training kann durch gesteigerte Aktivität jener Enzyme dokumentiert werden, die an Schlüsselpositionen von Citratzyklus, Atmungskette und β-Oxidation von FFS lokalisiert sind. Auch die Aktivität von Transportproteinen (für FFS, Glukose und Aminosäuren) kann durch Ausdauertraining erhöht werden. Eine funktionell und strukturell wesentliche Trainingsanpassung liegt im Bereich der Blutversorgung der Arbeitsmuskulatur. Durch unterschiedliche Untersuchungsmethoden (Muskelbiopsien, Angiografien, PAT-Scanner, MRI) ist eine deutlich verbesserte lokale Vaskularisierung von trainierten Muskelzellen nachweisbar. Strukturell findet dies in einer zunehmenden „Schlängelung" von Kapillaren um die Muskelfasern ihren Niederschlag. Funktionell kommt es dadurch zu einer Erhöhung der Berührungsfläche zwischen Muskelkapillare und Muskelzelle (höhere Austauschfläche zur O_2-Diffusion), aber auch dazu, dass das Blut über einen deutlich längeren Zeitraum die einzelnen Abschnitte der Muskelfasern passiert, sodass der Muskelzelle mehr Zeit zur Verfügung steht, den im Blut gelösten Sauerstoff zu entnehmen („O_2 Transit Time").

Es sei an dieser Stelle aber auch erwähnt, dass Menschen bereits genetisch mit Muskelfasern geboren werden, die mehr oder weniger aerobe Kapazität besitzen. In diesem Zusammenhang gibt es den Begriff der „langsamen" und „schnellen" Muskelfaser. Während Spitzen-Ausdauerathleten schon a priori einen höheren Anteil an langsamen Muskelfasern aufweisen (bedingt durch eine höhere Mitochondriendichte, eine höhere Aktivität aerob wirksamer Enzyme, mehr intramuskuläre Fette, bessere Vaskularisierung, ...), findet man bei Sportlergruppen, die auf Muskelkontraktionen mit hoher Kontraktionsgeschwindigkeit und hoher Kraftentwicklung angewiesen sind (Sprinter, Gewichtheber, Springer) einen höheren Anteil von „schnellen" Muskelfasern. Diese genetische Grundvoraussetzung erlaubt durch entsprechendes Training (Ausdauer- oder Krafttraining) eine Anpassung an den gesetzten Reiz, macht aber auch klar, dass die Entwicklung nur in einem gewissen Rahmen erfolgen kann.

Praktische Schlussfolgerungen

- Die Fähigkeit, Nährstoffe aerob zu verwerten, kann durch regelmäßiges Ausdauertraining erhöht werden. Das Training bildet dabei die Grundlage, höhere Belastungsintensitäten über einen längeren Zeitraum durchzuhalten und damit Trainingsinhalte realisieren zu können, die im Präventiv-, Breiten- und Leistungssport zum Erreichen der entsprechenden Trainingsziele erforderlich sind.
- Ein effizient durchgeführtes Training erfolgt auf Basis der individuellen Bedürfnisse der trainierenden Person und orientiert sich an der jeweils vorliegenden Leistungsfähigkeit und gesundheitlichen Ausgangssituation der trainierenden Person. Die Möglichkeit, das Training in Hinsicht auf Intensität, Dauer und Häufigkeit effizient und erfolgreich zu gestalten, setzt Kenntnisse der jeweiligen Leistungsfähigkeit und gesundheitlichen Ausgangssituation voraus.
- Sportmedizinisch-leistungsdiagnostische Untersuchungsmethoden sind geeignet, die Wahrscheinlichkeit einer individuellen und damit effizienten Trainingssteuerung zu erhöhen.

Weiterführende Literatur

Dickhuth HH: Einführung in die Sport- und Leistungsmedizin. Band 16 (2. Auflage), Hofmann-Verlag.
McArdle WD et al: Exercise Physiology, energy, nutrition, and human performance. Williams Lippincott & Wilkins, 2009.
Brooks GA, Fahey TD, White TP: Exercise Physiology: Human Bioenergetics and Its Application. Baldwin Mayfield, 3rd ed., 2000.
Pokan R, Hofmann P, Hörtnagl H, Ledl-Kurkowsky E, Wonisch M: Kompendium der Sportmedizin (2. Auflage) Springer Wien New York, 2012.
Maud PJ, Foster C: Physiological Assessment of Human Fitness. 2nd ed., Human Kinetics, 2006.

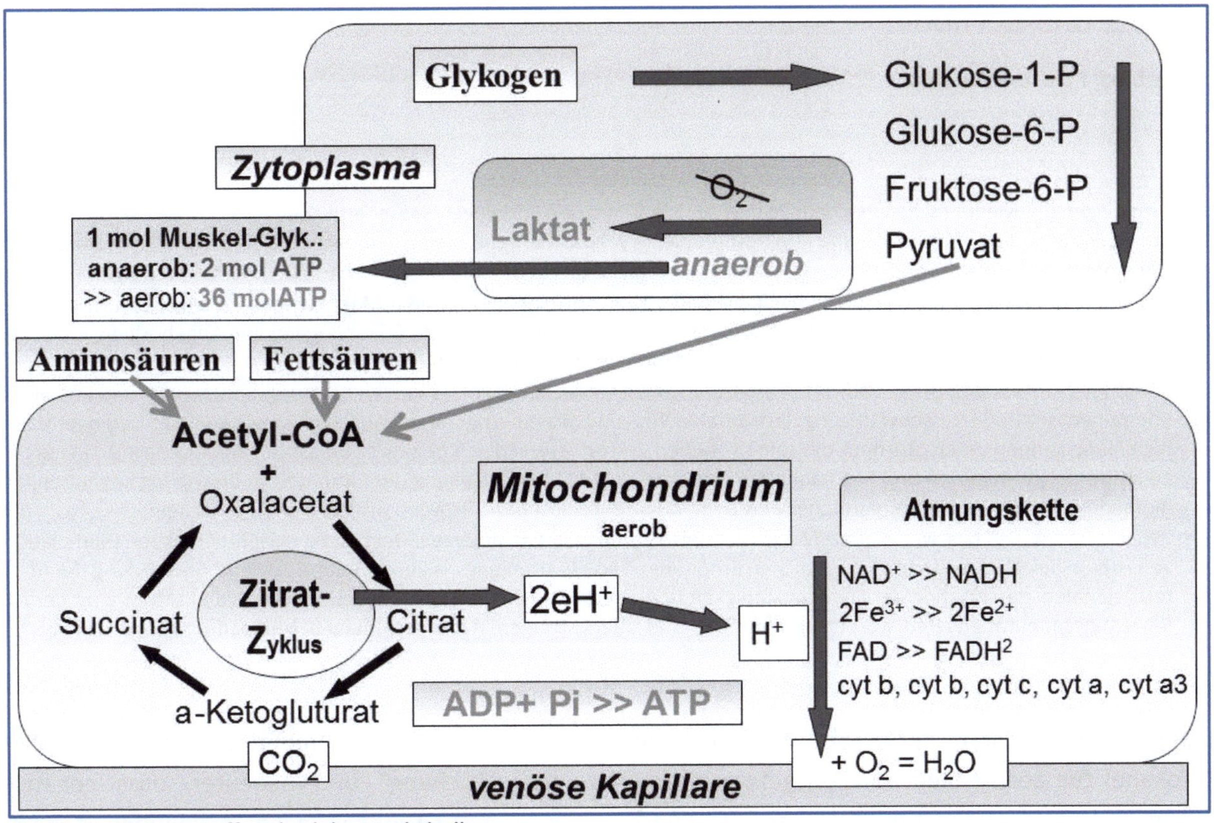

Abb. 1. Der Energiestoffwechsel der Muskelzelle

Stress und Burnout

Ingeborg Pucher-Matzner

Lernziele:

- Grundlagen der Medizinischen Psychologie und der Medizinischen Soziologie für Kinderheilkunde; Geburtshilfe, Onkologie und Palliativmedizin; Psychiatrie und Psychotherapie; Psychosomatische Medizin und Psychotherapie; Schmerzmedizin
- Psychosoziale und behaviorale Schutzfaktoren beim Individuum sowie ihre Veränderbarkeit kritisch einschätzen können.
- Kritische Lebensereignisse und ihre individuelle Bedeutung erfassen: Mikro- oder Makrostressoren sowie spezifische Problemkonstellationen in Schwellensituationen analysieren: schwerwiegende Erkrankungen von Angehörigen, Einweisung in ein Pflegeheim, potentielle Folgen von Migration, Verfolgung, Flucht, Diskriminierung
- Stress (Stresstheorien), Über- und Unterforderung, Stressentwicklung (inklusive Psychoneuroimmunologie und kognitive Komponenten) und Stressbewältigung: ihre geschlechts- und altersbezogene Abhängigkeit sowie kulturell bedingte Unterschiede kennen und zu Burnout mit seinen Stadien und anderen Folgen negativer Belastung Präventions- und Therapiekonzepte (Bewegungs- und Entspannungstechniken, eigene und Einstellung der Patienten zu Bewegungsverhalten, Biofeedback, verhaltenstherapeutische Mehrkomponentenprogramme, Protektionsverhalten) entwickeln.
- Psychosomatik: Das biopsychosoziale Modell am Beispiel von Rückenschmerzen, Herzinfarkt oder KHK erklären (Kumulation von Arbeitsbelastungen führt zur deutlichen Erhöhungen von Erkrankungsrisiken); Erläuterung und Anwendung der Internationalen Klassifikation der Funktionsfähigkeit (ICF), Interaktionen von psychischen und sozialen Faktoren mit dem Bewegungsapparat erklären. Körpersprache; Fehl- und Überlastungen; Rückenschmerzen; Verspannungen; Bruxismus

Charakteristika der chronischen Stressfolge Burnout

Der Begriff Burnout bezeichnet das englische Vokabel für ausbrennen bzw. ausgebrannt und erschöpft sein und somit das Gegenteil von Energiegeladenheit, Wachheit, Aufnahmefähigkeit, Interesse, Hingabe, Selbstwirksamkeit und Effektivität.

Burnout ist ein Zustand mit prozesshafter Entwicklung in dessen Anfangsphase meist großes Engagement zu beobachten ist. Erste Warnsymptome zeigen sich in zeitweiliger Erschöpfung, gelegentlichem Zynismus oder Widerwillen. Erste unangenehme Reaktionen auf körperlicher und emotionaler Ebene folgen, bevor bei Nichtbeachtung und Nichtbewältigung langanhaltender Stressreaktionen am Ende ein Vollbild des Burnouts zu beobachten sein kann.

Definition: Burnout ist durch **emotionale Erschöpfung, Depersonalisierung** und **Leistungseinbuße** bzw. **verringerter Leistungszufriedenheit** gekennzeichnet. Man spricht nur dann von Burnout wenn **alle drei** Symptome vorliegen.

Symptome **emotionaler Erschöpfung** sind chronische Müdigkeit, der Verlust von positiven Empfindungen sowie körperliche Begleiterscheinungen wie Schlafstörungen, erhöhte Krankheitsanfälligkeit oder herabgesetzte Libido.

Depersonalisierung meint so etwas wie „Entmenschlichung" und bedeutet, dass negative, zynische Grundhaltungen gegenüber anderen Personen, seien dies nun KollegInnen, PatientInnen/KlientInnen/SchülerInnen oder StudentInnen, vorliegen. Dies führt zwangsläufig zu einer Einschränkung von sozialen Kontakten, zu Rückzugsverhalten und oft auch zur Reduzierung der Arbeit auf das Nötigste.

Der dritte Aspekt, die subjektiv erlebte **Leistungsunzufriedenheit** bzw. **tatsächlich reduzierte Leistungsfähigkeit** bringt Erfahrungen der Erfolgs- und Machtlosigkeit, fehlende Anerkennung, mangelndes Feedback und Insuffizienzgefühle mit sich. Chronische Überforderung tritt auf.

Meist steht die emotionale Erschöpfung am Anfang, als Folge davon tritt Depersonalisierung auf. Als Ursache der emotionalen Erschöpfung werden vor allem Arbeitszusammenhänge gesehen wie Arbeitsbedingungen, Zeitdruck, Überlastung und inadäquate Räumlichkeiten, während hauptsächlich emotionaler Stress (z. B. Kommunikationsstörungen mit PatientInnen) zu Rückzug und Depersonalisierung führt.

Diagnostisch lässt sich Burnout laut WHO im ICD-10 in **Z 73.0** „state of vital exhaustion" (Probleme verbunden mit Schwierigkeiten bei der Lebensbewältigung) einordnen. Im DSM wurde das Problem in der Vergangenheit nicht gelistet, im aktuellen DSM-5 wird Burnout nicht als Krankheit, sondern als Prozess, der mit verschiedenen körperlichen und seelischen Beeinträchtigungen einhergeht, beschrieben.

Tab. 1. Kennzeichen: Burnout versus Engagement

Burnout	**Engagement**
Erschöpfung	Energiegeladenheit
Depersonalisierung (Zynismus)	Interesse, Hingabe
Reduzierte persönliche Leistungsfähigkeit	Selbstwirksamkeit, Effektivität

Epidemiologie: Burnout kann Menschen in jedem **Lebensbereich** (z. B. Arbeit, Beziehung, ...), in jeder beruflichen Lage betreffen und ist weit verbreitet. Besonders belastet sind Menschen mit **Berufen im Sozialbereich,** Berufe, bei denen **emotionale Zuwendung** erwartet wird. Im Unterschied zu anderen helfenden Berufen wurde bei Ärzten gefunden, dass das Burnout-Syndrom durch eine besonders hohe Depersonalisierung gekennzeichnet ist. Aufgrund der diagnostischen Unschärfe variieren Angaben über Burnoutraten extrem stark. Brand und Holsboer-Trachsler (2010) beschreiben eine Prävalenz zwischen 10 und 50 %, abhängig von Beruf und Erhebungsinstrumenten.

Differentialdiagnosen: In den Therapieempfehlungen des Schweizer Expertennetzwerks (Hochstrasser et al., 2016) für Burnout finden sich eine Reihe von organmedizinischen und psychischen Differentialdiagnosen. Neben endokrinen und neurologischen Störungen sind infektiöse, onkologische und autoimmune Erkrankungen besonders zu beachten. Aber auch kardiovaskuläre Erkrankungen, Diabetes, Adipositas oder Schlafstörungen können eine Rolle spielen.

Eine Reihe von psychischen Störungen können als Folge oder unabhängig mit Burnout assoziiert vorkommen: Angststörungen, Sucht, Anpassungsstörungen, Zwangsstörung, Persönlichkeitsakzentuierungen oder Persönlichkeitsstörungen. Diese sind mittels Anamnesen, Fragebögen oder Interviews zu eruieren.

Die **stärkste Ähnlichkeit** und somit größte Gefahr der Verwechslung besteht zur **Depression.** Die Gemeinsamkeiten zwischen Burnout und einer Depression bzw. dysthymen Störung bestehen laut Reime und Steiner (2001) in „... Interessens-, Motivationsverlust und Apathie, Rückzug, negativem Selbstwertgefühl und dem Gefühl mangelnder Kompetenz". Differenzen werden vor allem in der Intensität und dem Auftreten der Symptome beschrieben. Es wird angenommen, dass Betroffene unter einer Depression mehr leiden, da diese sich mehr auf den Alltag und das gesundheitliche Wohlbefinden auswirkt als ein Burnout. Burnout wirkt sich (in den niedrigeren Stadien) vor allem im Berufsleben negativ aus und wird häufig verheimlicht. Ein fortgeschrittenes Burnout wechselt allerdings vom Berufsbereich in den privaten Bereich hinüber und kann letztlich zu einer Depression führen.

Risikofaktoren und Prädispositionen: Dass **Stress** für das Verständnis des Burnout-Syndroms ein Schlüsselphänomen ist, wird von nahezu allen Autoren anerkannt – dieser Umstand alleine reicht jedoch nicht aus, denn nahezu alle Berufe haben ihre Schattenseiten. Problematisch wird es erst dann, wenn die Anforderungen und die Ressourcen nicht mehr übereinstimmen. Die **Transaktionale Burnout-Definition** besagt, dass es dann, wenn **Anforderungen und persönliche Ressourcen** nicht mehr übereinstimmen zu einer Stressreaktion mit Anspannung, Ermüdung, und Reizbarkeit kommt. Gelingt die Bewältigung nicht, folgen emotionale Distanz, Rückzug, Zynismus und Rigidität.

Hier wird von Stress zweiter Ordnung gesprochen: Burnout ist häufiger die Folge von unbewältigtem Stress als von Stress per se: Unter Stress stehen und keinen Ausweg sehen, das Gefühl der Hilflosigkeit erleben, keine Unterstützungssysteme haben, sich gefangen fühlen.

Biologische Vulnerabilität

Genetische und epigenetische Faktoren können eine biologische Vulnerabilität für erhöhte Stresssensitivität vermitteln. Wird die Stressexposition zum dauerhaften Zustand, an die sich eine Person nicht mehr anpassen kann oder liegen individuell ungünstige Lebensereignisse vor, können über epigenetische Mechanismen, z. B. DNA-Methylierung, pathogenetische Prozesse in Gang gebracht werden.

Aber auch die Stressexposition des Fötus während der Schwangerschaft zeigt einen ausgeprägten Einfluss auf die Stressvulnerabilität im späteren Leben. Ein erhöhter Kortisolspiegel der Mutter während der Schwangerschaft führt zu einer veränderten Reaktivität der Hypothalamus-Hypophysen-Nebennierenrinden-Achse (HPA-Achse). Die dadurch erhöhte Stressvulnerabilität des Säuglings bleibt im späteren Leben erhalten (Hochstrasser et al., 2016).

Psychologische Vulnerabilität

Vor allem Menschen mit einer Neigung zu hochgesteckten Zielen, zur Unterschätzung von Aufwand und Zeitbedarf, zum Übersehen von Nebenwirkungen und der Überschätzung der Erfolgsaussichten („Wunschdenken") sind gefährdet.

In den Leitlinien von Hochstrasser et al., 2016 finden sich Studienergebnisse zusammengefasst. Demzufolge steigt bei Menschen mit einem **Mangel an Selbstvertrauen** und **Selbstwirksamkeitsgefühl,** einer **hohen Verausgabungstendenz, hohem Perfektionsstreben, geringer Distanzierungsfähigkeit,** einem **emotions-orientierten, vermeidenden** oder **resignativen Bewältigungsstil, äußerer Kontrollüberzeugung, mangelnder Konfliktfähigkeit,** einer **aufopfernden Haltung, hoher Kränkbarkeit** und einem **ambivalenten, ängstlich-unsicheren Bindungsstil** das Risiko für Burnout.

Strukturelle Rahmenbedingungen

Bedingungen am Arbeitsplatz spielen eine bedeutende Rolle in der Entstehung von Burnout. Maslach und Leiter (2001) haben in ihren Forschungsergebnissen ganz besonders auf die organisatorischen, also institutionellen Bedingungen des Burnouts hingewiesen. Allen voran steht das zu **bewältigende Arbeitspensum.** Weder **Überbeanspruchung** noch **Unterforderung** sind günstig. Der zweite Risikofaktor liegt in der **Intensität** beheimatet. Wenn mehr Arbeit von weniger Menschen geleistet werden muss, steigt die Intensität und die Möglichkeiten für Pausen und unterstützende Gespräche sinken. Der **Mangel an Selbstkontrollmöglichkeit** wirkt sich negativ aus. Wenn weniger Selbstbestimmung da ist, sinken die Möglichkeiten der Identifikation und die Arbeitszufriedenheit. Sich **konkurrenzierende, entwertende Kommunikationsmuster** und **Arbeitsatmosphären,** in denen Unterstützung und Respekt fehlen, wirken sich ungünstig aus.

Verlauf von Burnout

Am Anfang eines Burnoutprozesses steht oft jahrelanges Überengagement. Die übliche Reaktionsweise beginnender Ausbrenner sind größere Anstrengung und Verleugnung des Schwindens der Kräfte. Damit ist der Boden bereitet, auf dem sich ein *Circulus vitiosus* entwickeln kann: das Schwinden von Kraft und Erfolg ruft verstärkte Anstrengungen hervor. Das gewählte Ziel wird dennoch nicht erreicht und selbst wenn sich der erwartete Erfolg einstellen sollte, kann er nicht mehr genossen werden. Der *Energieverlust* wird häufig durch den Einsatz von **„Hilfsmitteln"** wie **Nikotin, Alkohol, Kaffee, Medikamenten, Drogen** etc. kompensiert, dies bringt aber keine dauerhafte Stärkung. Schlafmangel und unregelmäßiges Essen sowie die Vernachlässigung von Beziehungen sind ebenso zu beobachten. Es kommt zu einer *„Entpersönlichung"* weiterer Lebensbereiche.

Man fühlt sich genervt, überfordert und wird zunehmend zynischer und distanzierter.

Burnout entwickelt sich also über längere Zeit und kann in **verschiedenen Stadien** ablaufen.

Freudenberger und North, 2000 beschreiben einen **zwölfstufigen Zyklus,** wobei die einzelnen Phasen nicht notwendigerweise nacheinander ablaufen müssen. Es können Stadien übersprungen werden oder es können auch einige gleichzeitig vorhanden sein. Sind die ersten sechs Stadien in ihrer Auswirkung noch kompensierbar, ist ab dem siebenten Stadium die Tendenz des Rückzugs gepaart mit körperlichen Beschwerden vorrangig beobachtbar und psychologische bzw. psychotherapeutische Unterstützung sinnvoll.

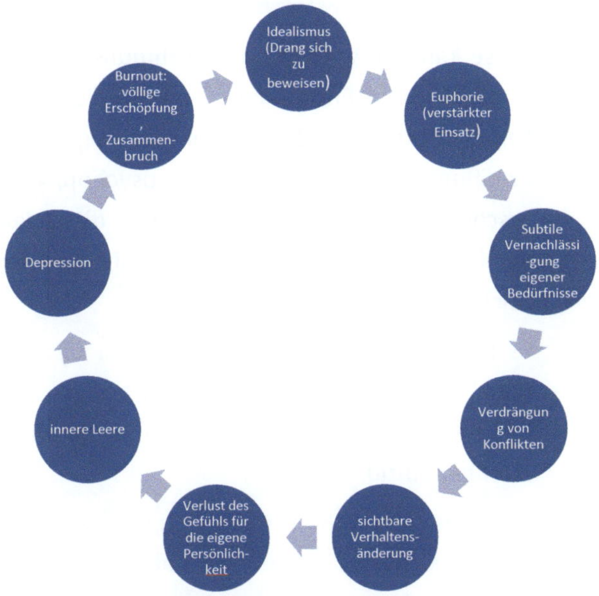

Abb. 1. Die zwölf Stadien des Burnout.

Stadium 1: Der Zwang sich zu beweisen

Es stehen sich die Anpassung (an das System, die Erfordernisse, an die Gegebenheiten etc.) und die eigenen Wünsche gegenüber. Häufig sind es überzogene Erwartungen an sich selbst, die durch die Selbsteinschätzung, das soziale Umfeld oder durch die berufliche Umgebung geschürt werden.

Stadium 2: Verstärkter Einsatz

Es kommt zu einem verstärkten Einsatz, um die Vorstellungen zu verwirklichen.

Stadium 3: Daraus ergibt sich eine **subtile Vernachlässigung der eigenen Bedürfnisse.** An erster Stelle steht die Arbeit oder das Projekt, für das sich eine Person entschieden hat all ihre Energie einzusetzen. Freunde und Beziehungen werden vernachlässigt, es kommt zunehmend zu Isolierung und Vereinsamung. Hinzu kommen Schlafdefizite und Ernährungsmängel (Fast Food). Die Freizeit als freie Zeit verliert ihren Sinn, sie wird von Arbeitsproblemen und/oder hektischer Freizeitaktivität überwuchert.

Stadium 4: Verdrängung von Konflikten und Bedürfnissen

Da ein Konflikt unter Umständen eine Bedrohung und Krise darstellt, die eine Auseinandersetzung fordern würde, wird er verleugnet oder verschoben. Konfliktfähigkeit und somit auch Wachstum gehen verloren.

Ab den Stadien 3 und 4 besteht auch schon die Gefahr besonderer Krankheitsanfälligkeit bis hin zu körperlichem Zusammenbruch. Gelegentlich geht diese Entwicklung mit der Entwicklung von Substanzmissbrauch parallel.

Stadium 5: Umdeutung von Werten

Mit Konfliktverleugnung, Bedürfnisnegation und Isolation (ohne Korrektiv durch andere Menschen), kann es zu Wahrnehmungsveränderungen der Wirklichkeit kommen. Es bekommt z. B. nur noch die Karriere Bedeutung oder es findet eine Fixierung auf eine ausbrennende Beziehung statt.

Der Maßstab für Wichtigkeit oder Unwichtigkeit wird dann z. B. die Karriere. Alles andere wird diesem Ziel untergeordnet. Empfinden und Empathie für andere werden herabgesetzt.

Stadium 6: Verleugnung der Probleme

Burnout wird verschleiert, auftretende Probleme werden auf Zeitdruck, Arbeitspensum und Einsatz, nicht jedoch auf Burnout zurückgeführt. Das Hauptsymptom in dieser Phase ist die Intoleranz.

Die Probleme wachsen an und wechseln vom beruflichen sehr stark auch in den privaten Bereich hinüber.

Stadium 7: Rückzug mit zunehmender Orientierungs- und Hoffnungslosigkeit, Desillusionierung, Entfremdung. Kritik wird nicht mehr vertragen, manchmal treten paranoide Tendenzen auf. Nicht selten wird „Dienst nach Vorschrift" gemacht.

Stadium 8: Beobachtbare Verhaltensänderungen

Wenn Suchtmittel eingesetzt wurden und Abhängigkeit besteht, kommt es zu psychophysischen Veränderungen. Vermeidung und Rückzug sind charakteristisch. Aus ehemals engagierten Mitarbeitern sind apathische geworden.

Stadium 9: Depersonalisierung meint den Verlust des Gefühls für die eigene Person wie auch für andere Menschen. Nur noch negative Einstellungen beherrschen das Feld. Die Fähigkeit zur Nähe ist längst verlorengegangen. Nachdem der Kontakt zu sich selbst wie zu anderen Menschen abgerissen ist, leiden darunter auch Wahrnehmung, Empfindung und Denken. Die Zeitperspektive wird auf die Gegenwart eingeengt. Das Leben wird immer mehr zu mechanischem Funktionieren herabgemindert. Das Lebensgefühl ist jenes von Entwurzelung und Sinnlosigkeit.

Stadium 10: Innere Leere

Es macht sich mehr und mehr eine innere Leere breit. Um diese zu überwinden, kommt es häufig zu agitierter, verkrampfter Beschäftigung. Entweder es passiert jetzt gar nichts mehr (der Betroffenen überschläft z. B. ein Wochenende mit Hilfe von Psychopharmaka) oder es treten Überschussreaktionen auf, z. B. übermäßiges Essen, gesteigerte Sexualität, übermäßiger Alkoholgenuss, Medikamenteneinnahme. Freizeit ist leere Zeit, oft auch betäubte Zeit.

Stadium 11: Depression

Diese kann in Agitation oder Lähmung auftreten. In der Burnout-Entwicklung sind sämtliche Symptome depressiver Zustandsbilder möglich: Verzweiflung oder Gleichgültigkeit, psychophysische Erschöpfung ohne Perspektiven für die Zukunft, Sinnleere und negative Bilanz des Bisherigen kennzeichnen diese Situation.

Es kann in Folge davon zum **12. Stadium** kommen, zum **psychophysischen Zusammenbruch** mit Selbstmordgedanken, Selbstmordtendenzen oder gar Suizid.

Die völlige Burnout-Erschöpfung, physisch wie psychisch, ist ein akuter Notfall, der sowohl in körperlicher wie in psychischer Hinsicht eine vitale Gefährdung darstellt.

Zwischen Burnout und kardiovaskulären Erkrankungen, Hyperlipidämie und Diabetes mellitus sowie allergischen Erkrankungen besteht eine hohe Assoziation. Bei metabolischen Erkrankungen werden als Pathomechanismen eine verminderte, aber auch vermehrte Ausschüttung von Kortisol angenommen.

Prävention bzw. Bewältigung von Burnout

Maslach und Leiter, 2001 halten das Zusammenwirken von sechs Bereichen als günstig zur Verhinderung von Burnout:

- Ausgewogene, bewältigbare Arbeitsmenge, also die Limitierung des Aufgabengebietes, um Überforderung zu verhindern.
- Autonomie und Kontrolle: Einfluss nehmen können auf Entscheidungen, Überblick über die Ziele der Abteilung/Gruppe haben, wissen wofür man zuständig ist.

- Anerkennung und gerechte Entlohnung. Transparenz der Ressourcen, wissen, wie z. B. Gelder verteilt werden, welche Anerkennung für welche Leistung zu erwarten ist.
- Gemeinschaftsgefühl, Verbundenheit, gemeinsames an einem Ziel (z. B. gute Abteilung sein), Teambesprechungen.
- Fairness, Respekt, Gerechtigkeit (Krisen bewältigen, Konflikte besprechen, Vermeidung von Mobbing, Abwertung, Solidarität aufbauen.
- Wertvorstellungen. Bedeutsamkeit und Wertigkeit der Arbeit.

Präventiv ist im beruflichen Alltag die Nutzung von Supervisions- oder Intervisionsangeboten, von Balint- oder IFA-Gruppen (interaktionsbezogene Fallarbeit) zu empfehlen.

Sind bereits Burnoutsymptome vorhanden, bedarf es einer genauen Differenzierung der problematischen Bereiche. Art und Auswahl therapeutischer Maßnahmen hängen von der Phase ab, in der sich die Betroffenen befinden, aber auch von den Lebensumständen, den persönlichen Ressourcen, den Arbeitsbedingungen und nicht zuletzt von der Veränderungsmotivation. Soll die Bewältigung erfolgreich sein, ist die Erkenntnis, dass es sich hierbei um keine persönliche Schwäche handelt, sondern um eine Folge extremer Faktoren und dass man selbst etwas dagegen unternehmen kann, unerlässlich.

Psychotherapeutische Behandlung

Psychotherapie, insbesondere Verhaltenstherapie, startet mit der genauen Erhebung und Analyse des Ist-Zustandes. Problemfelder werden definiert und mit potenziellen Zielen abgeglichen. Je nach Therapieziel kann eine Vielzahl an kognitiv-behavioralen Methoden zum Einsatz kommen. Solche Ziele können die Bearbeitung eines negativen Selbstkonzepts, die Zunahme von Selbstvertrauen und Selbsteffizienz, die Abnahme von Leistungsorientierung und Verausgabungsbereitschaft sowie Perfektionismus, die Zunahme von Konfliktlösungsfähigkeit und Selbstfürsorge, die Verbesserung von Stressmanagement und Entspannungsfähigkeiten sein. Die psychotherapeutische Methode *Verhaltenstherapie* bietet die Möglichkeit, auf kognitiver, emotionaler, physiologischer und motorischer Ebene Ursachen zu ergründen, zu bearbeiten und zu langfristig wirksamen Lösungsstrategien zu gelangen.

In manchen Fällen ist eine begleitende psychopharmakologische Therapie empfehlenswert.

Potentielle Schwierigkeiten in Diagnose und Therapie

Burnout ist ein geläufiges Wort geworden, das Eingang in die Alltagssprache gefunden hat. Erfolg und Burnout müssen aber keineswegs Hand in Hand gehen, wie oft suggeriert wird. Um nicht in die **Burnoutfalle** zu tappen, ist es wichtig, über diese Gefahr Bescheid zu wissen sowie die Symptome und Bedingungen zu kennen.

Die Symptome sind vielfältig, auch gerade weil Burnout in sehr verschiedenen Phasen angetroffen werden kann, das erschwert die diagnostische Abgrenzung.

Mangelnde Kenntnis des Störungsbildes und die häufig vorrangig vorgebrachten körperlichen Symptome verführen Ärzte und Ärztinnen zu organmedizinischen Behandlungsmaßnahmen, wo Änderungen des Lebensstils, der Haltungen und Einstellungen oder psychotherapeutische Maßnahmen nötig wären.

Weiterführende Literatur

Bergner, TMH (2010). Burnout bei Ärzten. Schattauer.
Freudenberger, HJ & North, G. (2000). Burnout bei Frauen. Frankfurt am Main: Fischer.
Hochstrasser, B. et al. (2016). Burnout-Behandlung Teil 1: Grundlagen Swiss Medical Forum(25) 538–541.
Hochstrasser, B. et al. (2016). Burnout-Behandlung Teil 2: Praktische Empfehlungen. Swiss Medical Forum (26–27) 561–566.
Maslach, C. & Leiter, M. (2001). Die Wahrheit über Burnout. Berlin: Springer.

Diagnostik

Hier geht es zu den passenden Fragen in der App:
(Download der App siehe S. 345)

Anamnese und klinische Untersuchung des Muskel-Skelett-Systems

Josef Georg Grohs, Klaus Bobacz, Catharina Chiari, Richard Crevenna, Manfred Greitbauer, Julia Starlinger, Alexander Kolb, Anna Rienmüller, Madeleine Willegger, Kathryn Hoffmann, Franz Kainberger

Lernziele:

- Durch Anwendung der Regeln des systematischen diagnostischen Denkens Schmerzen, Schwellungen und Bewegungsstörungen analysieren und anhand typischer Muster den muskuloskeletalen Krankheitsgruppen zuordnen, ggf. notwendige Erstmaßnahmen anhand klinischer Warnzeichen einleiten und weitere diagnostische Maßnahmen indizieren können.
- Untersuchungstechniken an den großen Gelenken und der Wirbelsäule demonstrieren können und die relevanten anatomischen Strukturen lokalisieren können.
- Beschwerden und Testergebnisse, vor allem Messmethoden zur Objektivierung des Schmerzempfindens und Funktionstests für das Kniegelenk quantitativ erfassen können.

Definition: Anamnese und klinische Untersuchung zur Abklärung muskuloskeletaler Erkrankungen werden grundsätzlich hintereinander, aber auch kombiniert und integriert durchgeführt. Denn **Schmerzen** werden durch die Untersuchung im Hinblick auf die Druckschmerzhaftigkeit (engl. Tenderness) und die Gelenksteifigkeit spezifiziert, **Schwellungen** und **Bewegungsstörungen** werden einerseits von den Patientinnen und Patienten als Leiden anamnestisch berichtet und können andererseits durch Inspektion und Funktionstests diagnostiziert werden.

Tab. 1. Typische anamnestische Screening-Fragen, um muskuloskelettale Erkrankungen nicht zu übersehen

Fragen	
Leiden Sie unter Schmerzen oder Steifheit in Armen oder Beinen, Hals oder Rücken?	Haben Sie Schwierigkeiten, Treppen hinauf- oder hinunterzusteigen?
Haben Sie eine Schwellung Ihrer Gelenke?	Haben Sie Schwierigkeiten mit Waschen und Ankleiden?

Die Kommunikation und Untersuchung folgen den allgemeinen Regeln diagnostischen Denkens, d. h. (1) einer Kombination aus systematischer Analyse auf der Basis einer Checkliste, kombiniert mit (2) Intuition und Erfahrung. Letzteres spielt bei der Diagnostik muskuloskeletaler Erkrankungen die entscheidende Rolle, da die Therapieentscheidungen aus der Synthese des Lokalbefundes mit Allgemeinsymptomen, Sozial- und Familienanamnese sowie Lebensstil, d. h. der **individuellen Einschätzung** der Patientin oder des Patienten resultiert.

Die Untersuchungstechniken für die Fachgebiete Orthopädie, Unfallchirurgie, Rheumatologie und Physikalische Medizin sind unterschiedlich standardisiert und werden hier fachübergreifend dargestellt.

Tab. 2. Checkliste von einfachen Untersuchungen zum Screening muskuloskeletaler Erkrankungen nach dem international gebräuchlichen GALS-Schema (Gait, Arms, Legs, Spine) (modifiziert)

Region	Untersuchung
Gang und Haltung	Analyse der Gangphasen, während der Patient einige Schritte macht, sich umdreht und wieder zurückgeht
Arme	Das Führen der Hände hinter den Kopf ist ein sensitives Zeichen für Schultererkrankungen. Inspizieren der Hände von volar und dorsal und das Bilden einer Faust. Bei Verdacht auf rheumatische Systemerkrankungen ist zu prüfen, ob die betroffenen Gelenke symmetrisch, d. h. beidseits verändert sind, und ob ein mono-, oligo- oder polyartikuläres Muster vorliegt
Beine	Beim sitzenden, besser aber beim liegenden Patienten werden die Hüfte und das Knie gebeugt, die Hüfte passiv nach innen rotiert und beim anschließend gestreckten Bein die Knie palpiert
Wirbelsäule	Nach einem Trauma der Halswirbelsäule ist die Seitwärtsdrehung des Kopfes um 45 Grad nach rechts und links ein sensitives Zeichen für eine Verletzung sowie andere Regeln der Canadian Cervical Spine Rule und der NEXUS Rules für die gesamte Wirbelsäule: Vorwärtsneigen und Berühren des Bodens mit den Fingern

Die Ziele der klinischen Abklärung muskuloskeletaler Erkrankungen sind:

- Erfassen von Akutsituationen: Diagnose von **Frakturen** und **Rupturen,** nichttraumatische Situationen, die einer raschen Abklärung bedürfen, vor allem **Infektionen und septische Zustandsbilder** und starke, oft **neuropathische Schmerzen.**
- Klinisches Screening: mit einer standardisierten Anamnese- und Untersuchungstechnik sollen relevante pathologische Veränderungen mit hoher Sensitivität erfasst und nicht übersehen werden: vor allem **maligne Knochen- und Weichteiltumoren** mit dann **rascher Zuweisung zum Imaging** sowie **rheumatische Erkrankungen** mit entsprechendem **Assessment.**
- Möglichst hoher Grad an Spezifikation der klinischen Beschwerden. Dabei ist abzuklären, ob die den Beschwerden zugrundeliegenden Veränderungen **Funktionsstörungen** sind oder ob es sich um Zeichen einer morphologischen Gewebeschädigung handelt.

Bei der klinischen Untersuchung ist in vielen Fällen der Seitenvergleich hilfreich.

Tab. 3

Gangstörungen	Differenzialdiagnose
mechanisch: Hinken (Claudicatio)	Schmerzhinken (Schonhinken) Verkürzungshinken: durch Beinverkürzung oder Kontrakturen Insuffizienzhinken: Myopathien und Neuropathien Versteifungshinken Watschel- oder Entengang Trendelenburg-Duchenne-Hinken: Hüfterkrankungen
neuropathisch: Parese und Lähmung	Steppergang: Peronaeusparese Claudicatio spinalis
vaskulär	Claudicatio intermittens

Anatomie: Die allgemeinen Bewegungen eines Gelenks sind die Flexion und Extension, Abduktion und Adduktion sowie Außen- und Innenrotation. Spezielle Bewegungen an der Schulter sind die Retro- und Anteversion, am Unterarm und Fuß die Pronation und Supination und an der Mandibula die Protraktion und Retraktion.

Anamnese: Die drei wichtigen lokalen Symptome muskuloskeletaler Erkrankungen sind Schmerz, Schwellung und Bewegungsstörung, vor allem bei Trauma auch die Prüfung der Durchblutung, Sensibilität und Motorik. Zusätzlich ist immer auch eine **generelle Einschätzung** der Patientin und des Patienten zu treffen, um einen geeigneten Managementplan mit prognostischem Impact entwickeln zu können.

Tab. 4. Checkliste zur generellen Einschätzung bei muskuloskeletalen Erkrankungen

Allgemeinsymptome	Depression als häufige Begleiterscheinung chronischer muskuloskeletaler Erkrankungen Müdigkeit und Abgeschlagenheit als typische Symptome rheumatischer Erkrankungen, vor allem bei Fibromyalgie, weiters bei Rheumatoider Arthritis und beim SLE, hier ein guter Indikator der Krankheitsaktivität
Vorerkrankungen	Sturzneigung, Neigung zu Frakturen frühere Gelenkschwellungen, Entzündungen
Allgemein- und Ernährungszustand	biologisches Alter Körperform, Körpergewicht Anzeichen von Stress Bewegungsmuster: gehemmt, zögerlich, schmerzhaft, Fähigkeit sich zu setzen und aufzustehen, Gehhilfen Manifestation von Charaktereigenschaften: ärgerlich, aggressiv, übermäßig anspruchsvoll, manipulativ, frustriert

Lebensstil und Risikofaktoren	Gicht: Konsum von Fleisch, Alkohol und Hülsenfrüchten Osteoporose: spezifische Risikofaktoren reaktive Arthritis: Sexualanamnese Arthrose: Adipositas, metabolisches Syndrom
Sozialanamnese, Familienanamnese	Arbeitssituation zwischenmenschliche Beziehungen rheumatische Erkrankungen in der Familie
andere Organsymptome: vor allem bei Rheuma	Hautmanifestationen: Psoriasis, andere muskuloskeleto-kutane Syndrome Dyspnoe: Vaskulitis, Kollagenosen

Formal kann dies anhand verschiedener validierter und krankheitsspezifischer Fragebögen bewertet werden, wie z. B. der Health Assessment Questionnaire (HAQ).

Patientenmanagement: **Interdisziplinäre Team-Meetings** in Form von Tumorboards für Knochen- und Weichteilsarkome, rheumatologisch-radiologischen Besprechungen, sportmedizinischen Teambesprechungen u. a. sind standardisierter Bestandteil der Patientenbetreuung.

Schmerzen und ihre Begleitsymptome

Zusätzlich zu den allgemeinen Regeln der Schmerzanamnese wie Schmerzcharakteristik (akut oder chronisch, Allodynie, Hyper-, Hyp-, Analgesie), Gradierung in verbaler Form (kein Schmerz – leichter – mäßiger – starker – stärkster vorstellbarer Schmerz) oder mit der visuellen-analog-Skala (VAS) ist die Differenzierung nach speziellen Konstellationen von Symptomen am Rücken und den Extremitäten nötig. Ziel ist, die Ursachen und bei chronischen Schmerzen die **Schmerzauslöser** und die Faktoren der Aufrechterhaltung zu eruieren sowie das subjektive Empfinden zu objektivieren und zu quantifizieren. Dies geschieht unter Nutzung der Kommunikationstechnik des **aktiven Zuhörens** und unter Beobachtung, ob Schmerzschilderung, Mimik, Gestik und Körperhaltung des Patienten kongruent sind oder nicht. Die zu erhebenden relevanten anamnestischen Informationen sind:

- Trauma
- sportspezifische Anamnese: Als Grundregel sollten die Art und das Ausmaß sportlicher Aktivitäten erhoben werden, um Rückschlüsse auf daraus resultierende Überlastungsschäden ziehen zu können. Speziell bei Ermüdungsfrakturen soll darauf geachtet werden, den meist radiologischen Befund auch mit einer anamnestisch erhobenen glaubhaften Erklärung für die Überlastung in Einklang zu bringen, um andere Knochenerkrankungen nicht zu übersehen.
- Belastungsabhängigkeit
- **Nachtschmerz** als Hinweis für Knochenschmerzen durch Osteomyelitis, Osteonekrose oder Knochentumoren – und hier mit der Besonderheit der Besserung nach **Aspiringabe** als Hinweis auf ein Osteoidosteom –, ankylosierende Spondylitis, Gicht, der Hüfte oder einfach einer „banalen" aktivierten Arthrose
- etwaige Änderungen durch Therapie oder andere Maßnahmen: Schonung, Sportkarenz, Wärme oder Kälte, orale NSAR, Infiltrationen etc.

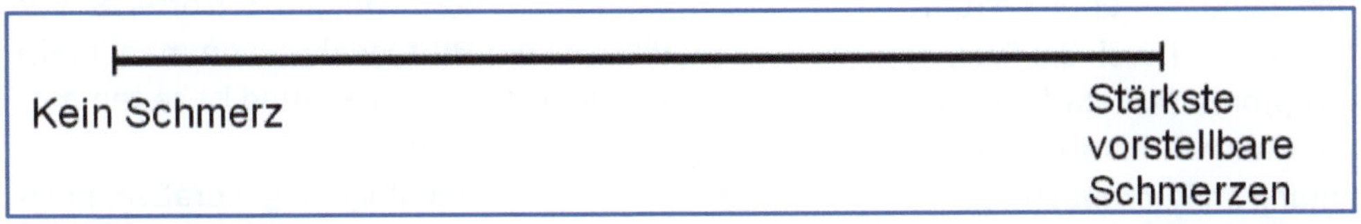

Abb. 1. Visuelle Analogskala (VAS): Der Patient markiert seine Schmerzintensität auf einer 10 cm langen Linie. Linkerhand beginnt die Linie der Skala mit „kein Schmerz" und endet rechterhand mit „stärkste vorstellbare Schmerzen". Der Patient setzt nach individueller Einschätzung der Schmerzen einen Strich oder ein Kreuz auf die Linie. Die Auswertung erfolgt durch Abmessen der angegebenen Streckenlänge in Millimetern.

Bei Gelenk- und Rückenschmerzen gibt es krankheitsbezogen typische Schmerzmuster:

- **Arthroseschmerz** bei Bewegung, mit Gelenksteifigkeit als Anlaufschmerz und nach Inaktivität, Schmerzen am Ende des Tages nach viel Bewegung,
- entzündlicher Gelenkschmerz mit Morgensteifigkeit, in Ruhe und Bewegung, **inflammatorischer Rückenschmerz,**
- **neuropathische Schmerzen,** bezogen auf ein Dermatom mit Parästhesien, Verschlimmerung bei Wurzel- oder Nervenkompression.

Für die Entstehung von Schmerzen im Muskel-Skelettsystem spielen die Reflexkreise eine große Rolle.

- **periphere Schmerzverstärkung:** Kann zur Empfindung eines Dauerschmerzes führen. Eingehende Schmerzimpulse können im Rückenmark auch an sympathische Efferenzen weitergegeben werden: **positive Rückkopplung.** Dadurch kann ein begleitender **Sympathikus-Reflex** ausgelöst werden. Dieser zeichnet sich durch eine erhöhte Schweißsekretion sowie eine veränderte Durchblutungssituation aus.
- **motorischer Reflexkreis:** Über die eingehende Schmerzafferenz erfolgt eine Umschaltung im Rückenmark auf motorische Efferenzen, welche zu einem erhöhten Muskeltonus führen. Dieser löst wiederum eigene Schmerzafferenzen der Muskulatur aus, was zu einem **schmerzhaften Muskelhartspan, der Myogelose** der Muskulatur, vor allem an Nacken und Rücken führt. Daraus kann eine schmerzbedingte Blockierung resultieren, welche zur Schonung der betroffenen Region führt, was wiederum mit einem Funktionsverlust verbunden ist, d. h. zur Muskelatrophie und Osteoporose führt.
- **Nozizeptorenhemmung:** Durch die Reizung von Mechanorezeptoren (A-Beta-Fasern) kann die Schmerzwahrnehmung durch
- direkte Verschaltung im Rückenmark gehemmt werden. Dieser Mechanismus wird bei zahlreichen konservativen orthopädischen Therapiemodalitäten genutzt (Massage, Druckverbände etc.).

Bei der klinischen Untersuchung ist, um Schmerzen besser spezifizieren zu können, auf folgende funktionelle Begleitsymptome zu achten:

- **(Sub-)Luxation**
- **Steifigkeit,** vor allem Morgensteifigkeit: das langsame Anlaufen der Bewegung nach längerer Ruhe. Wenn sie länger dauert, spricht dies für eine rheumatische Erkrankung wie Rheumatoide Arthritis und Polymyalgia rheumatica, wenn kürzer für eine degenerative Gelenk- oder Wirbelsäulenerkrankung. Die Fingersteifigkeit kann durch eine Tenovaginitis, durch eine Straffung der Weichteile wie bei einer Dupuytren'schen Kontraktur oder bei systemischer Sklerose vorliegen.
- **Druckschmerzhaftigkeit** (engl. Tenderness): Dazu zählt auch die Untersuchung der myofaszialen Triggerpunkte bei Fibromyalgie.
- **Gelenkschwäche** (engl.: joint weakness): der Begriff wird im Gegensatz zur allgemeinen Schwäche oder Abgeschlagenheit zur Beschreibung einer Unsicherheit bei der Bewegung oder eines Kraftverlusts verwendet.
- **Fluktuation:** vor allem bei Gelenken infolge des Ergusses.
- **Krepitation:** Das Knirschen, meist in Gelenken und hier infolge einer Chondropathie.
- **Bewegungsblockade** (engl.: locked joint): durch im Gelenkraum eingeklemmte Strukturen wie
  (1) entzündlich verdickte Plicae, die wenn meniskoid geformt Pseudomeniszi genannt werden,
  (2) abgerissene Teile von Meniszi oder Diszi oder
  (3) freie Gelenkkörper (Corpora libra), d. h. abgelöste chondrale oder osteochondrale Fragmente (sogenannte „Gelenkmäuse).
- **Schnappphänomene:** Ein Gefühl des Schnappens wird von den Betroffenen vor allem an der Hüfte wahrgenommen, meist als äußeres Schnappen, und ist selten mit Schmerzen kombiniert.
- **Deformität:** vielfältige degenerative, posttraumatische oder postentzündliche Fehlstellungen.

Schwellung

Schwellungen werden durch Inspektion und vor allem durch die Palpation untersucht, um eine Erwärmung, Druckschmerzhaftigkeit sowie die Konsistenz und Verschieblichkeit zu analysieren.

Artikuläre Schwellungen werden vor allem an den Fingern nach der Form differenziert in knotig, fusiform und diffus.

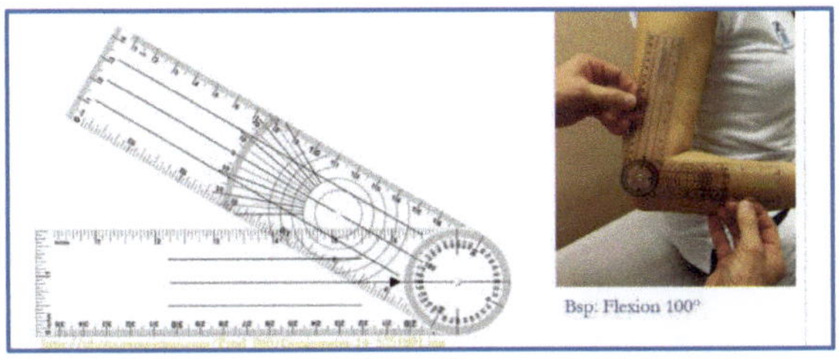

Abb. 2. Goniometer zur Quantifizierung der Gelenkbewegung.

Bewegungsstörung

Bewegungsstörungen sind meist eine Einschränkung der Beweglichkeit, seltener eine Hypermobilität oder Hyperlaxität. Sie können biomechanisch, d. h. bei einer Fraktur, Ruptur oder aufgrund diverser Arthropathien, d. h. Gelenkerkrankungen bedingt sein oder neurogen. Untersucht werden sie passiv, aktiv oder gegen Widerstand, letzteres, um die Muskelkraft und etwaige Enthesiopathien zu erfassen.

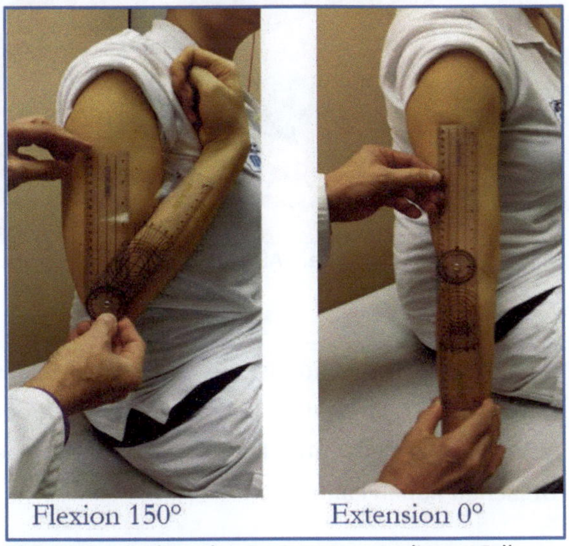

Abb. 3. Anwendung des Goniometers. In diesem Fall ergibt die Messung: S: 150-0-0.

Eine eingeschränkte Beweglichkeit in allen Richtungen spricht eher für eine Synovitis, eine Einschränkung in einer Richtung für periartikuläre Veränderungen, vor allem eine Tendovaginitis, oder eine degenerative Binnenläsion (engl. internal Derangement) in einem Gelenk.

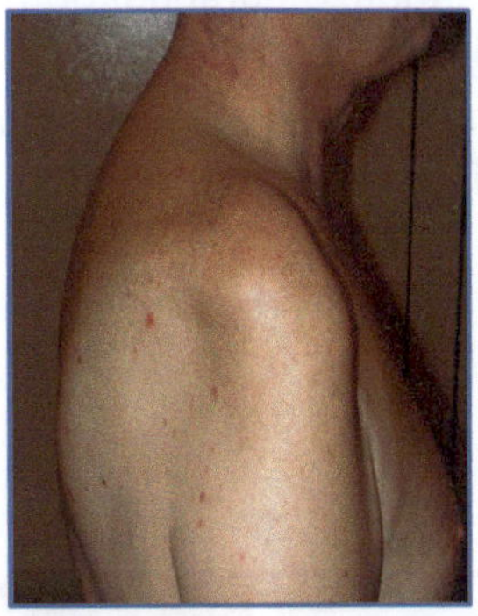

Abb. 4. Status der Schulter: aktive und passive Beweglichkeit: Apprehension-Test mit dem Arm 90 abduziert, passiv außenrotiert und Druck auf den Humeruskopf zum Testen der Stabilität (wenn Patient "dagegen spannt" ist der Test positive), Sulkus-Zeichen: passive Subluxation nach kaudal, positive bei multidirektionaler Instabilität und Hyperlaxizität, Jobe-Test zum Prüfen des M. supraspinatus, Lift-off-Test zum Prüfen des M. subscapularis, Yergason-Test zum Prüfen der langen Bizepssehne (Supination gegen Widerstand bei gebeugtem Ellenbogen).

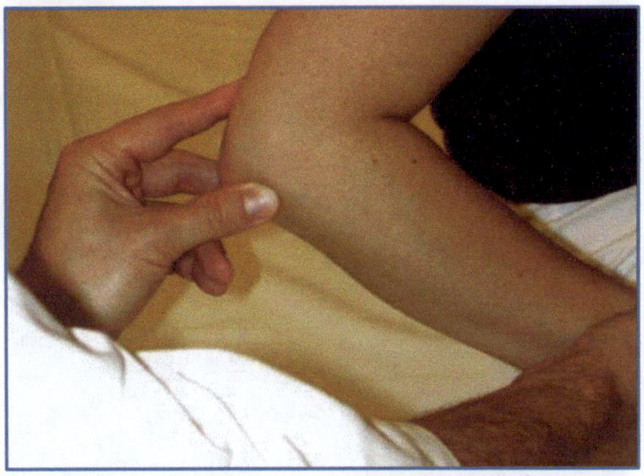

Abb. 5. Status des Ellbogens: Palpation bezüglich Erguss in der Fossa olecrani und dem humeroradialen Kompartment, weiters Palpation der Bizepssehne. Stabilitätsprüfung durch Valgus-Stresstest in 15–30 Grad Flexion, Varus-Stresstest in Pronation.

Schmerzen am Ende des Bewegungsablaufs, der Stressschmerz, ist ein Indikator für eine Synovitis, Schmerzen während des gesamten Bewegungsablaufs eher ein Zeichen für ein biomechanisches Problem.

Die **Neutral-Null-Methode** ist ein orthopädisch-unfallchirurgischer Index zur Quantifizierung der

Mobilität eines Gelenks. Die Beweglichkeit wird als dreistelliger Code ausgedrückt, wobei die Bewegung von der **Neutral-Null-Stellung (Nulldurchgang)** aus in Winkelgraden angegeben wird.

Als Grundregeln gelten:

- Mit der ersten Ziffer wird die vom Körper wegführende Bewegung beschrieben (Extension, Abduktion, Pronation, Ulnarabduktion, Elevation, Retroversion).
- Die zweite Ziffer ist meist Null und bedeutet, dass das Gelenk die Normal-Null-Stellung einnehmen kann.
- Mit der dritten Ziffer werden Bewegungen zum Körper hin beschrieben.

Schulter: Inspektion: wichtige Zeichen sind die **Deltoideusatrophie,** ein hervorstehendes Akromion oder Akromioklavikulargelenk und die **Scapula alata.** Eine **vordere Luxation** ist an der typischen Positionierung des Armes nach ventral und distal zu erkennen.

Funktionsprüfungen: wichtig sind der Apprehension-Test, der Painful Arc und das Sulkuszeichen.

Ellbogen: Wichtige Schmerzpunkte sind die Epicondylen des Humerus.

Hand:

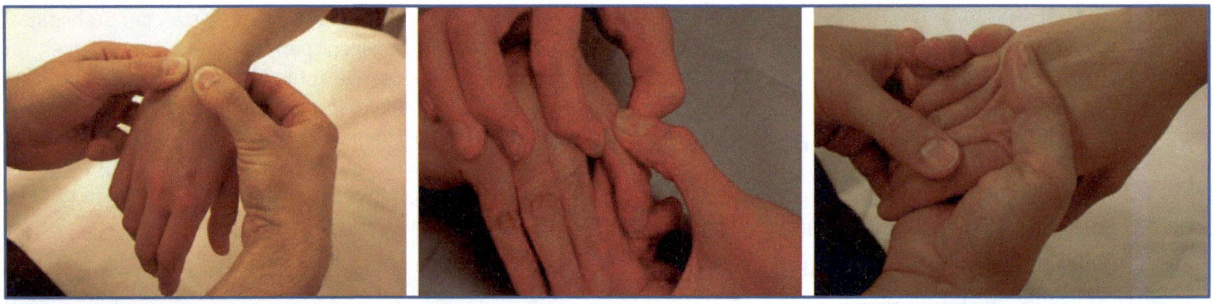

Abb. 6. Status der Hand: (a) Palpation eines Ergusses, (b) Stabilitätsprüfung der Fingergelenke in 30 Grad Flexion. (c) Mit dem Gaenslen-Handgriff, d. h. Zusammendrücken der Fingergrundgelenke, wird bei rheumatischen Erkrankungen ein Schmerz ausgelöst.

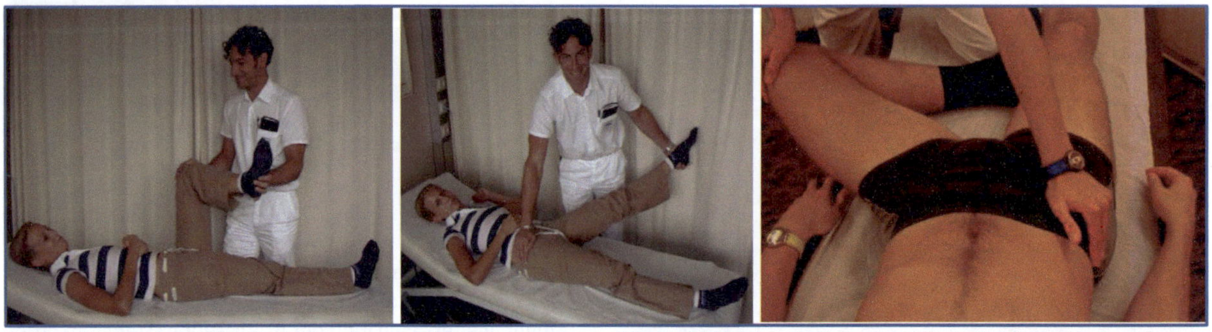

Abb. 7. Status der Hüfte: (a, b) Passive und aktive Bewegungsprüfung. (c) Patrick-Test: in der FABER-Position Druck aufs Knie.

Hüfte: Palpatorisch wichtige Druckpunkte sind die Spina iliaca anterior superior und die großen Trochanteren. Schnappphänomene entstehen dadurch, dass bestimmte Sehnen bei Rotation über andere anatomische Strukturen „springen" und dieses Gefühl von den Betroffenen wahrgenommen wird.

Knie: Bei der Inspektion ist auf eine Atrophie des M. quadrizeps zu achten. Eine Einschränkung der Extension ist das Streckdefizit, das vielfältige Ursachen haben kann.

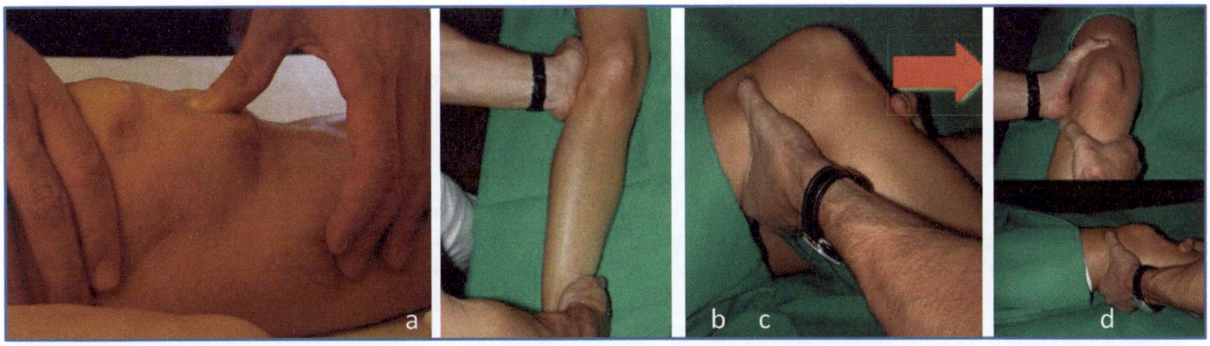

Abb. 8. Status des Kniegelenks: Inspektion der Gelenkachse, (a) Palpation der Patella zum Nachweise des „Patellatanzens“, (b) aktive und passive Bewegung – Cave: Schmerzhemmung – und Prüfung der Stabilität der Seitenbänder: medial und lateral mit Varus- und Valgus-Stresstest in Streckstellung sowie in 20 Grad Beugung mit folgender Graduierung: negativ, bis 5 mm (+), 5–10 mm (++), > 10 mm (+++), (c) Prüfung der Stabilität der Kreuzbänder: antero-posterior: Schubladentest, indem der Fuß gegen die fixierte Tibia nach ventral gezogen wird: in 90 Grad Beugung wird der Unterschenkel mit beiden Händen für das vordere Kreuzband nach ventral gezogen, für das hintere Kreuzband nach dorsal geschoben mit folgender Graduierung: negativ, bis 5 mm (+), 5–10 mm (++), > 10 mm (+++). (d) Stabilitätsprüfung des vorderen Kreuzbandes mit dem Lachmann-Test: in 15–30 Grad Kniebeugung wird der Unterschenkel gegen den Oberschenkel nach ventral verschoben unter Vergleich mit der Gegenseite: „harter Anschlag“ spricht für stabiles Kreuzband.

Fuß: Bei Verletzungen des Sprunggelenks, meist in Form einer Supination mit Subluxation des Talus, ist die Differenzierung zwischen Distorsion und Malleolarfraktur wichtig, die dafür erste bildgebende Untersuchung ist die Radiografie in zwei Ebenen. Bei Verletzungen der Sprunggelenke kann die proximale Fibula frakturiert sein im Rahmen der Maisonneuve-Fraktur, daher ist das Fibulaköpfchen zu palpieren.

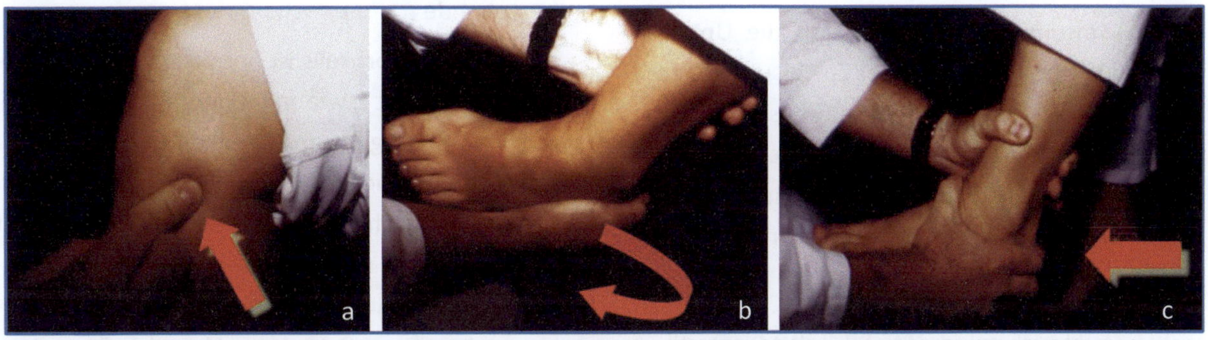

Abb. 9. Status des Sprunggelenks: (a) er inkludiert die Palpation des Fibulaköpfchens, weiters Malleolengabel, ventrales Sprunggelenk und Syndesmose, (b) aktive und passive Bewegung sowie Funktionstests mit Eversion und Inversion im Seitenvergleich, (c) Schubladentest, indem der Fuß gegen die fixierte Tibia nach ventral gezogen wird.

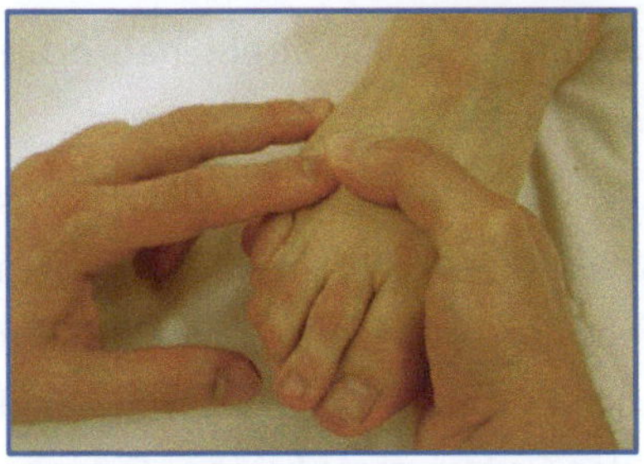

Abb. 10. Inspektion und Palpation der Zehengelenke.

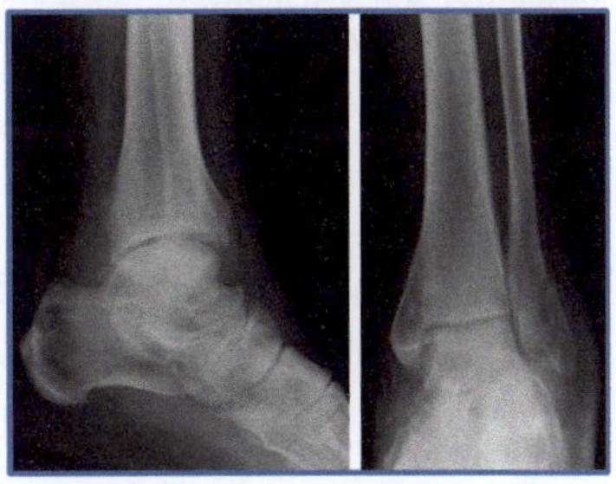

Abb. 11. Bimalleolarfraktur.

Literatur und Links (forschungsgeleitete Lehre)

Buckup K, Buckup J. Klinische Tests an Knochen, Gelenken und Muskeln. Thieme Verlag, 2019.
Woolf AD. History and Physical Examination. Best Practice & Research Clinical Rheumatology. Vol. 17, No. 3, pp. 381–402, 2003.

Imaging

Franz Kainberger, Peter Pietschmann, Hannes Platzgummer, Richard Crevenna, Iris Nöbauer-Huhmann

Lernziele:

- Für die in der klinischen Praxis gängigen radiologischen Modalitäten (Verfahren) bei muskuloskeletalen Erkrankungen die prinzipielle Verwendung (Indikationen), die Untersuchungstechnik und die Interaktion von Strahlen und Wellen mit Knochen- und Weichteilgewebe soweit kennen, dass man die Patienten gezielt zuweisen, über die Ergebnisse informieren und klassische Frakturen selbst diagnostizieren kann.
- Radiologische Basissymptome im Kontext mit der normalen und pathologischen Anatomie kennen, um radiologische Befunde lesen zu können und sich vor allem im unfallchirurgischen Bereich eine Fachmeinung bei der Frakturdiagnostik und ihrer Differenzialdiagnose unter fachärztlicher Anleitung bilden zu können: Frakturzeichen, verschmälerte oder fehlende Gelenkräume inklusive Ankylose, Osteo- und Syndesmophyten (Bambusstabwirbelsäule), Erosion und Usur, lytische und sklerotische Knochenläsionen, Kallus und andere Periostreaktionen, T-Score und andere Zeichen der ossären Demineralisation.

Ähnlich wie die klinische Untersuchung erfordert auch die radiologische Diagnostik ein systematisches Vorgehen (Akronym IIIDI): **I**ndikation, Untersuchung (engl. **I**nvestigation), **I**nterpretation der Bilder, **D**iagnose und gegebenenfalls eine bildgesteuerte **I**ntervention.

Die Indikation zu muskuloskelettalen radiologischen Untersuchungen folgt den dafür allgemeingültigen Regeln. Dazu gehört, soweit möglich, die Angabe der **Vortestwahrscheinlichkeit** am Zuweisungsformular, d. h. ob die Untersuchung (1) zum Ausschluss der Zuweisungsdiagnose dient, (2) ein Verdacht darauf besteht, (3) sie gemäß dem klinischen Assessment schon gestellt ist oder (4) gesichert (z. B. durch histologische Befunde) ist. Im Speziellen ist routinemäßig die **Frage nach einem Trauma** zu stellen.

Tab. 1. Strahlenschutz in der Muskel-Skelett-Diagnostik

Ursache vermehrter Strahlenexposition	Maßnahme
großer Untersuchungsumfang, v. a. bei Polytrauma kranielle und Thorax-Abdomen-CT viele radiografische Zusatzaufnahmen	Reduktion auf das klinisch begründbare Minimum
häufige Wiederholung von Untersuchungen	Reduktion auf das klinisch begründbare Minimum. **Dosismanagement** bei Kleinkindern: CT grundsätzlich nur einmal und mit dem Alter angepasster Dosis bei Kontrollen Reduktion des Signal-Rausch-Verhältnisses

Radiografie, Durchleuchtung (Fluoroskopie) und Computertomografie

Anatomie: Zwischen und um die weichteildichten Muskeln bzw. Sehnen liegt das **fetthaltige** und daher deutlich **strahlentransparentere** (in der CT hypodensere) Fett.

Gelenke: Zwischen den subchondralen Lamellen der Gelenkkörper liegt der aus hyalinem Knorpel, Binnenstrukturen und einem kapillären Spalt bestehende **radiologische Gelenkraum.**

Knochen: Die Kortikalis ist normalerweise durchgehend dargestellt („wie mit einem Bleistift nachgezeichnet") und geht an Gelenken und unter Sehnen kontinuierlich in die **kortikale Lamelle** über. Eine Unterbrechung ist – wenn die Bildqualität nicht durch zu niedrige oder hohe Dosis beeinträchtigt ist – Ausdruck einer Fraktur, einer Erosion oder einer Osteolyse. Von der Spongiosa sind die Trajektorien in vielen Fällen darstellbar, während die Trabekel stark vom Signalrauschen und vor allem durch die stärker strahlenabsorbierende Kortikalis überlagert sind.

Strahlenschutz und Medizinphysik: Schwächungsgesetz: Die Schwächung der Röntgenstrahlen, wenn sie Gewebe durchdringen, hängt von den Eigenschaften dieses Körpers, vor allem von seiner Dicke und der Ordnungszahl seiner Gewebekomponenten ab. Da Kalzium mit einer **Ordnungszahl von 20** einen deutlich höheren Wert hat als der Durchschnittswert menschlichen Gewebes (Ordnungszahl von 6), ist Knochengewebe deutlich dichter (heller) und der Kalkanteil des Organismus kann mit der DXA präzise geschätzt werden. Fettgewebe schwächt die Röntgenstrahlen viel weniger, ist daher radiografisch und auf CT-Bildern „dunkler" bzw. hypodenser als Muskulatur oder Wasser. Auch mit der DXA ist Fett aufgrund dieser Eigenschaft gut quantifizierbar.

Patienten: Die höchste Strahlenexposition sind radiografisch die **LWS-Aufnahmen** und bei der CT die **kranielle und Thorax-Abdomen-CT** (gelegentlich mit CT-Angiografie) zur Abklärung eines Polytraumas. Letztere sind, nach onkologischen Indikationen zur Tumornachsorge, der relevanteste Anteil der durchschnittlichen Strahlenexposition der Bevölkerung.

Personal: Praktisch relevant ist die kontinuierliche Überwachung bei Eingriffen mit Bildwandlern durch konsequent getragene Dosimeter.

Bildqualität: Die Abbildung dreidimensionaler, von Röntgenstrahlen durchdrungener Organstrukturen als zweidimensionale Summationsbilder führt zu verschiedenen Überlagerungseffekten. Einer davon ist, dass bestimmte knöcherne Strukturen, wenn tangential getroffen, durch vermehrte Strahlenabsorption als lineare Verschattungen wiedergegeben werden, die kein anatomisches Korrelat haben. Manchmal können dadurch Frakturen vorgetäuscht werden.

Zeichenschärfe (Ortsauflösung): Neben der meist vermeidbaren Unschärfe durch Patientenbewegungen wird sie vor allem durch die Dosis beeinflusst: zu geringe Dosis führt zu einem höheren Signalrauschen, vor allem bei flächigen Strukturen. Subjektive Wahrnehmung: Am Knochen sind viele Bildpunkte, die wir als Spongiosa wahrnehmen, in Wahrheit dem Bildrauschen zuzuordnen.

Artefakte: An Stellen hoher Kontrastdifferenzen, v. a. um Metalle, kann vor allem bei der CT durch Dichtesprungartefakte das Gewebe unsichtbar werden. Ebenso ist dies der Fall bei der Signalauslöschung, wenn mit zu viel Dosis exponiert wird und das durchstrahlte Gewebe nicht mehr abgebildet ist.

Subjektive Wahrnehmung: Da das Röntgenbild ein Negativbild ist, werden dunkle Stellen als Aufhellung und helle Strukturen als Verschattung bzw. Verdichtung beschrieben. Das Ausmaß der Strahlenabsorption wird von uns nichtlinear wahrgenommen, d. h. bestimmte Verdichtungen erscheinen uns subjektiv am Negativbild heller als sie physikalisch messbar hell sind. Auch dies kann in der Frakturdiagnostik zu Fehleinschätzungen führen.

Indikation: Die Radiografie (Röntgenaufnahmen) ist bei der überwiegenden Zahl muskuloskeletaler Fragestellungen die Primäruntersuchung. Die CT wird sekundär vorwiegend bei traumatologischen Fragestellungen, nach endoprothetischer oder osteosynthetischer Versorgung zur Feststellung von Komplikationen oder Folgeerkrankungen sowie bei klinischen Hinweisen (Nachtschmerz, Besserung auf Aspirin) auf ein **Osteoidosteom** durchgeführt. Die Durchleuchtung (Fluoroskopie) wird praktisch nur mehr zur Unterstützung operativer Eingriffe durchgeführt.

Untersuchung: Um radiografisch den jeweiligen anatomischen Bereich korrekt abzubilden und damit möglichst wenig relevante Veränderungen zu übersehen, gibt es folgende Regeln:

- Vor allem für Frakturen sind auf jeden Fall **Aufnahmen in zwei Raumebenen,** meist in antero-posteriorer und lateraler Richtung, anzufertigen, um pathologische Veränderungen möglichst tangential und überlagerungsfrei darzustellen. Sollte dies wegen der Überlagerung anderer anatomischer Strukturen nicht möglich sein, wie am Becken- oder Thoraxskelett, werden Schrägaufnahmen wie **Rippenzielaufnahmen** benötigt.

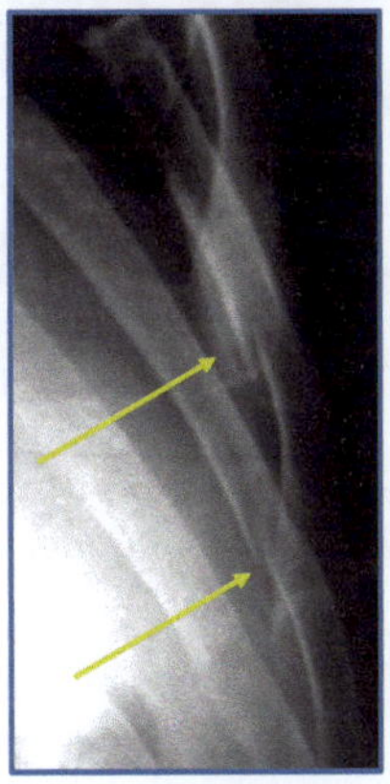

Abb. 1. 46-j. Patient: Schrägaufnahme des linken Hemithorax (Ausschnittsvergrößerung) mit Rippenfrakturen (Pfeile).

Solche Schrägaufnahmen gibt es in zahlreicher Form für die verschiedenen Gelenke und die Wirbelsäule, bekannt ist die Kahnbeinserie zum Nachweis einer unverschobenen Fraktur im zu allen Raumebenen um 45 Grad geneigten Os scaphoideum. Schrägaufnahmen werden zunehmend durch die heute leicht verfügbare, mit modernen Geräten dosissparende und um vielfaches aussagekräftigere, allerdings teurere CT ersetzt.

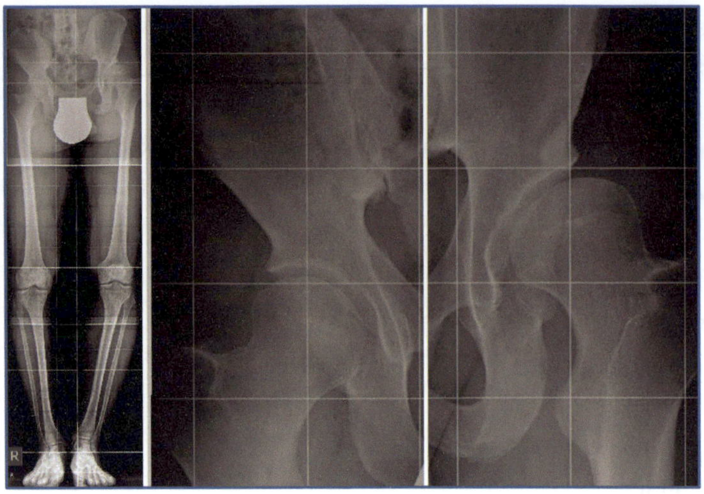

Abb. 2. 27-jähriger Patient mit links einer Hüftdysplasie, Ganzbeinaufnahme zur quantitativen Erfassung der Beinachse und Therapieplanung, insgesamt deutlich verlängertem linken Bein und zusätzlich Varusstellung im Knie, konsekutiv Beckenschiefstand. Ausschnittsvergrößerung: rechts gering, links ausgeprägte Hüftdysplasie, links mit Coxa valga.

- Grundsätzlich soll bei einem rezenten Trauma der zu untersuchende Skelettabschnitt **inklusive der benachbarten Gelenke** komplett abgebildet sein, um eine Gelenkbeteiligung einer Fraktur oder um Ketten- bzw. Serienfrakturen zu erfassen. Dazu gehören die **Maisonneuve-** und die **Unterarmfrakturen mit Gelenkbeteiligung** wie die Essex-Lopresti-Fraktur.
- Bei Oligo- und Polyarthritiden sind die **typischerweise betroffenen Gelenke**, wegen des bei diesen Krankheitsbildern typischerweise symmetrischen, beidseitigen Befalls, zu untersuchen: bei der Frage nach einer Rheumatoiden Arthritis beide Hände, beide Füße, bei längerem Bestehen auch die Halswirbelsäule (HWS) mit einer Anteflexionsaufnahme.

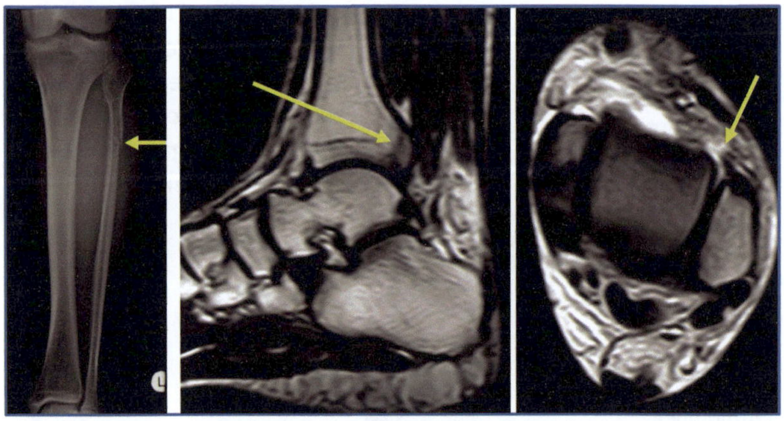

Abb. 3. Maisonneuve-Fraktur: 64-j. Patient nach Luxation des Sprunggelenks mit durch zusätzliche Stauchung bedingter Fraktur der dorsalen Tibia (hinteres Volkmann-Dreieck) sowie hoch proximaler Fibulafraktur (Pfeile). Axiale MRT: Ruptur der vorderen tibiofibularen Syndesmose.

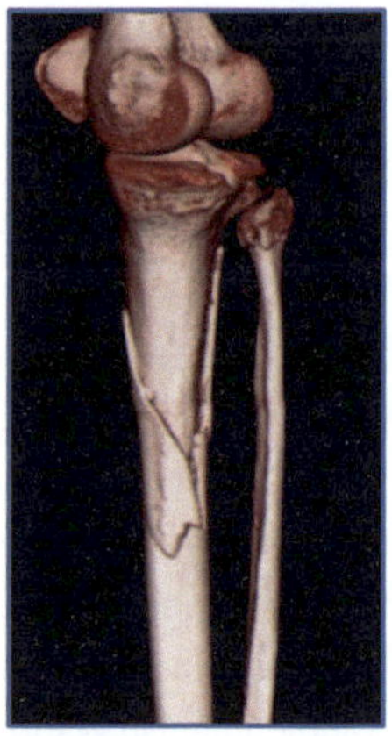

Abb. 4. 3D-Darstellung einer Tibiaschaftfraktur.

Tab. 2. Weichteilschwellung: Differenzialdiagnose

Pathogenese	Ätiologie
traumatisch oder spontan bzw. nach Bagatelltrauma Hämatom	**selten, klinisch relevant: eingebluteter Tumor**
neoplastisch	Ganglion, andere zystische, d. h. flüssige Weichteiltumoren solide Weichteiltumoren, benigne Lipome zeigen Kontrast für Fettgewebe, nicht jedoch Liposarkome
entzündlich	Abszess

Tab. 3. Verschmälerter Gelenkraum: Differenzialdiagnose

Pathogenese	Ätiologie
degenerativ: Knorpelabrieb und Mikrotraumen des Knorpels, eher asymmetrisch belastungsabhängig	primäre Arthrose sekundär: posttraumatisch, postentzündlich, infolge Dysplasie wie Hüftdysplasie
entzündliche Chondrolyse	rheumatisch
metabolisch	Kristallarthropathien

Spezielle radiografische Untersuchungstechniken für das Muskel-Skelett-System:

Ganzbein- und Ganzwirbelsäulenaufnahmen in stehender Patientenposition zur Vermessung von Skoliosen bzw. der Bestimmung der Beinachse und Beinlänge.

Bei Jugendlichen sind wiederholte Aufnahmen zur Diagnose und Therapiekontrolle einer Adoleszentenskoliose mit speziell dosissparender Technik und da-durch bewusst in Kauf genommener schlechterer Bildqualität zu exponieren.

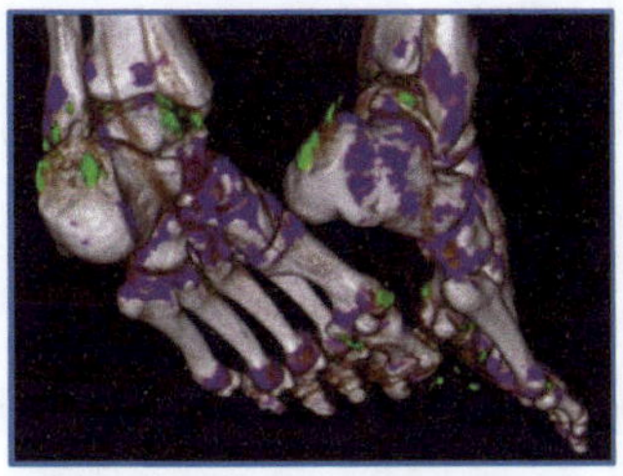

Abb. 5. 45-jähriger Patient mit Schmerzen im Rückfuß und Hyperurikämie: Uratablagerungen (grün eingefärbt) an den Achillessehnen und anderen Flexorensehnen.

Fisteln können in ihrem Verlauf, ihrer Tiefe und dem etwaigen Bezug zu einem flüssigkeitsgefüllten Cavum, in diesem Kontext im klinischen Sprachgebrauch Sinus genannt, mittels einer Fistelfüllung (Fistulografie) dargestellt werden.

3D-CT: 3D-Rekonstruktionen knöcherner Strukturen werden bei der Frakturdiagnostik durchgeführt, um ihr Ausmaß bei komplexen anatomischen Verhältnissen oder bei Rotationsfehlstellungen besser erfassen zu können. Eine weitere Indikation ist der sensitive Nachweis von Uratablagerungen in Sehnen, Bändern und Gelenken.

Interpretation: Jede Röntgenaufnahme des Skeletts ist zu Beginn nach Frakturen und anderen Fehlstellungen zu analysieren.

Radiologische Basissymptome in Fett- und Muskelgewebe: können weichteil- oder fettäquivalente **Schwellungen, Kalzifikationen** oder **Ossifikationen** sein. Letztere unterscheiden sich von Verkalkungen durch ihre Ausdifferenzierung in Kompakta und Spongiosa.

Sie entstehen in Hämatomen, im Rahmen einer Entzündung oder Stoffwechselveränderungen wie Niereninsuffizienz, wobei an diesen Stellen eine meist fibrovaskuläre Entzündung stattfindet. Dort ist der Gewebe-pH niedrig und Kalksalze gehen kristalline Verbindungen ein, die ab einer gewissen Größe radiologisch sichtbar werden. In weiterer Folge entwickelt sich über eine chondrogene Metaplasie Knochengewebe, auch als Myositis ossificans bezeichnet.

Radiologische Basissymptome an Gelenken und Bandscheiben:

Gelenkraumverschmälerung: fast immer degenerativ und in diesem Fall später von **Osteophyten** und subchondraler Sklerosierung begleitet, d. h. der mechanischen Abstützung dienender Knochenanbau. Eine **Bandscheibenverschmälerung** hat analoge Ursachen: fast immer degenerativ, selten entzündlich oder als angeborene Hypoplasie.

Tab. 4. Fehlender Gelenkraum: Differenzialdiagnose

Form	Ätiologie
Amphiarthrose	Anatomisch normales unbewegliches Gelenk mit rudimentärem Gelenkraum
Koalition	anlagebedingt fehlendes Gelenk
Ankylose	Traumatisch oder entzündlich synostosiertes Gelenk
Arthrodese	chirurgisch versteiftes Gelenk

Mutilation: die massive Deformierung ist Endzustand verschiedenartiger Gelenkerkrankungen:

- entzündlich: rheumatisch (besonders Psoriasis) oder Infektarthritis
- neuropathisch: häufig beim fortgeschrittenen Diabetischen-Fuß-Syndrom
- degenerativ: selten, wenn, dann bei posttraumatischen Arthrosen nach unversorgt gebliebenen Frakturen

Gelenkverkalkung und -ossifikation: meist Hinweis auf Kristallarthropathie oder Degeneration.

- degenerativ: artikuläre Verkalkungen bei den mit Arthrosen häufig assoziierten Kristallarthropathien
- traumatisch: bei Avulsionsfrakturen das kleine Ossikel am Ende eines ausgerissenen Liga-

ments, hinterlässt eine manchmal auch sichtbare Usur.

Phyten: meist ist es ein **Osteophyt,** ein charakteristisches Zeichen einer Abstützungsreaktion des Knochens bei Degeneration oder, dann Enthesiophyt genannt, als Sporn an Sehnen- und Bandansätzen durch chronische Zugwirkung.

- degenerativ: Osteophyt bei Arthrose oder Enthesiopathie (Fibroostose)
- entzündlich: Syndesmophyten sind verkalkende Längsbänder bei Spondylarthropathien, aus ihrem Zusammenfließen entsteht die **Bambusstabwirbelsäule**
- traumatisch: der Reparationsosteophyt ist bizarr geformt und typisches Zeichen älterer Wirbelkörperfrakturen

Erosion (Usur): intraartikuläre oder gelenksnahe umschriebene konkave Defektbildung, meist mit Unterbrechung der Grenzlamelle bzw. Kortikalis infolge einer Destruktion oder eines traumatischen Kapselausrisses.

- degenerativ: verschieden verteilt und dort, wo der Knorpel am tiefsten ulzeriert ist
- entzündlich: typisch marginal
- metabolisch: iuxtaartikuläre Erosionen sind charakteristisch bei Gichttophi
- traumatisch: Folge einer Avulsion mit oder ohne sichtbar ausgerissenem Ossikel
- neoplastisch: Druckusuren durch benachbarte Weichteiltumoren

Akroosteolyse:

- traumatisch: thermische Verletzung
- entzündlich: Panaritium ossale, seltener Hauterkrankungen wie Sklerodermie

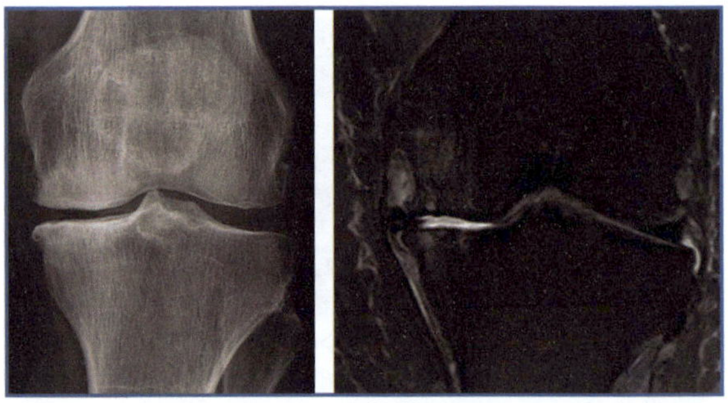

Abb. 6. 77-j. Patientin mit medial betontem Knieschmerz. Der projektionsradiografisch medial verschmälerte Gelenkspalt ist Folge des am MR-Bild sichtbaren großflächig völlig abgeriebenen Knorpels und des nach medial subluxierten Meniskus.

Tab. 5. Demineralisation des Knochens: Differenzialdiagnose

Form	Ätiologie
generalisiert	metabolisch: **Osteoporose** oder andere Osteopathien neoplastisch: **multiples Myelom,** selten diffuse Metastasierung, bei diffusem Markraumbefall radiografisch nicht von einer Osteoporose zu unterscheiden sein
regional	entzündlich: subchondrale Demineralisationen sind ein typisches Arthritiszeichen traumatisch: **Immobilisation,** meist mit Muskelatrophie Komplexes regionales Schmerzsyndrom (M. Sudeck) vaskulär: Osteonekrose im mittleren Stadium neoplastisch: bei noch nicht vorhandenem Vollbild einer Osteolyse

Periostreaktionen: Das Periost bildet bei verschiedenen krankheitsbedingten Reizen neuen Knochen. Neben der **Kallusbildung** nach Frakturen oder Osteotomien gibt es benigne Periostreaktionen nach Entzündungen oder maligne mit multilamellärer, irregulärer Struktur.

- traumatisch: Kallus, posttraumatisch subperiostales Hämatom
- entzündlich: benigne unilamelläre Periostreaktion bei Osteomyelitis, gelenknahe Enthesitis bei Spondylarthropathien
- neoplastisch: je mehr und je irregulärer die Lamellen, desto höher die Malignität, z. B. zwiebelschalenförmig oder als Codman-Triangle

Osteolyse und zystische Knochenläsionen: umschriebene flächige Aufhellung, meist verursacht durch eine tumoröse Knochenläsion, selten Folge eines Knochenabszesses. Ein **sklerotischer Randsaum spricht für Benignität,** eine unscharfe oder „mottenfraßartige" Begrenzung bzw. eine Destruktion der Kortikalis mit Weichteilanteil des Tumors sind Zeichen der Malignität.

- neoplastisch: überwiegende Ursache sind Metastasen oder ein Plasmozytom bzw. andere hämatologische Erkrankungen

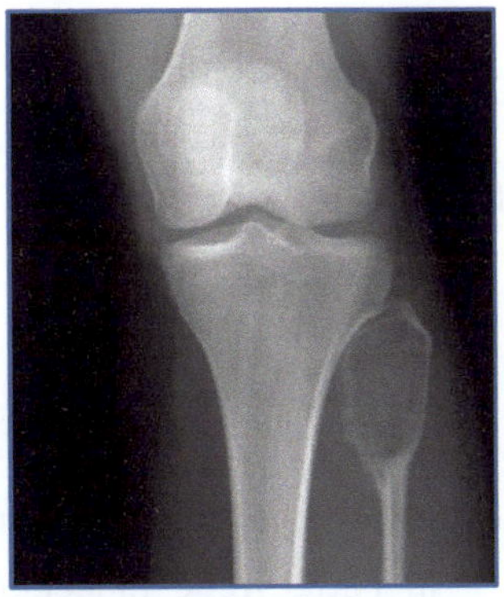

Abb. 7. Ca. 20-jährige Patientin mit einer Osteolyse im Fibulaköpfchen als Zufallsbefund bei Verdacht auf Knieverletzung. Histologisch verifizierte aneurysmatische Knochenzyste.

Kleine sklerotisch begrenzte, meist metaphysäre Läsionen sind oft – aber nicht immer – benigne Enchondrome. Kortikale, scharfrandig sklerotisch begrenzte Aufhellungen bei Jugendlichen sind charakteristisch für einen benignen Kortikalisdefekt bzw. nichtossifizierendes Knochenfibrom.

Eosinophiles Granulom, AKZ und juvenile Knochenzyste sind Erkrankungen junger Menschen

Fibröse Dysplasie mit milchglasartiger Struktur, Riesenzelltumor.

- degenerativ: gelenknahe subchondrale Zysten sind Synovialzysten im Rahmen einer Arthrose
- entzündlich: Bei einer Arthritis können tiefe Erosionen, die vom Röntgenstrahl „en-face" getroffen wurden, eine Zyste vortäuschen.

Sklerosierung: bandförmige oder flächige Verdichtung, oft Ausdruck reparativer Prozesse. Maligne Sklerosierungen betreffen fast ausschließlich Metastasen eines meist bereits bekannten Prostatakarzinoms. Wichtig ist die Analyse der meist zusätzlich vorhandenen **Periostreaktion.**

- traumatisch: Kallus mit typischer Periostreaktion
- **degenerativ: subchondral** als Teil der Osteochondrose oder Arthrose
- neoplastisch: fibröse Dysplasie, Popkornverkalkung bei chondromatösen Tumoren, Knocheninfarkt mit girlandenförmiger Verkalkung, mit kortikaler Verdickung bei **Osteoidosteom mit Nidus.** Osteoblastische Metastasen bei Prostatakarzinom, gemischt sklerotisch-osteolytische Metastasen bei Mamma- oder Bronchialkarzinom. Myelosklerose. Maligne Tumoren lösen oft eine maligne Periostreaktion aus.
- entzündlich: Elfenbeinwirbel, Osteomyelitis mit Sklerosierung aller Gewebeanteile (Kortikalis, Spongiosa, Periost)

Demineralisation (früher Osteopenie genannt): die vermehrte Strahlentransparenz eines Knochens oder Knochenabschnitts ist ein subjektiv unterschiedlich bewertetes und somit unpräzises Zeichen des verminderten Kalziumgehalts. Es ist visuell **erst ab einer Verschmälerung der Kortikalis um mindestens die Hälfte** zu erkennen und sollte daher möglichst im Kontext mit anderen Veränderungen interpretiert werden.

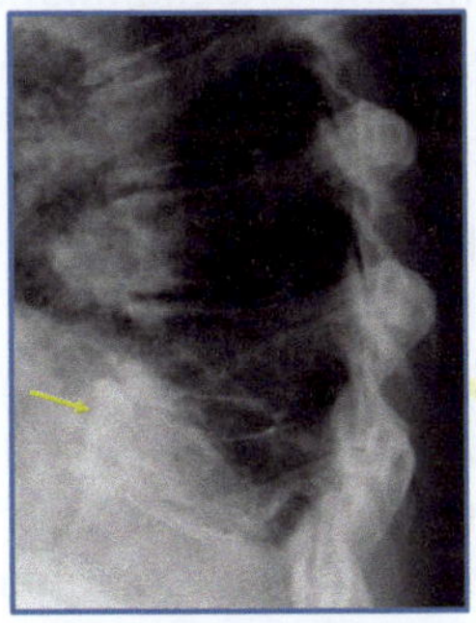

Abb. 8. Ältere Patientin nach Sturz mit Wirbelfraktur, die sich später als durch ein Multiples Myelom bedingt herausstellte.

In einigen Fällen ist auch eine strähnige Knochenstruktur zu beobachten:

- metabolisch: Osteoporose mit vertikaler Betonung
- traumatisch: reparative Kallusbildung nach Fraktur
- entzündlich: Paget und pagetoid-strähniger Knochenumbau
- neoplastisch: Hämangiomwirbel, AV-Malformationen

Wirbelkörperfraktur: Eine durch Kompression entstandene Höhenreduktion des Wirbelkörpers ist an der BWS eher **keilförmig**, an der LWS eher **fischwirbelförmig,** bei stärkeren Traumen beobachtet man eine Berstungsfraktur und eine Beteiligung der Wirbelbögen. Radiografisch können maligne Frakturen einer osteoporotischen Fraktur täuschend ähnlichsehen, mittels MRT gelingt meist die Differenzierung.

Manchmal ist nach einem Trauma anfänglich wegen zarter Fissuren trotz adäquater Schmerzen keine Fraktur radiografisch zu erkennen, nach Stunden bis Tagen kommt es zum „Nachsinken" und auf Kontrollaufnahmen ist eine typische Deformierung sichtbar.

zu differenzieren von echten Frakturen sind:

- traumatisch: M. Scheuermann mit unregelmäßigen Deckplatten- und Randleistenstörungen sowie meist geringen Keilwirbeln durch Mikrotraumen im Adoleszentenalter
- entzündlich: Destruktion der Deckplatten bei erosiver Osteochondrose oder infektiöser Spondylitis
- angeboren: Halbwirbel verursachen meist eine kongenitale Skoliose

Tab. 6. Wirbelkörperfraktur: Differenzialdiagnose häufiger Ursachen

Form	Ätiologie
traumatisch	adäquates Trauma
metabolisch	manifeste Osteoporose, Osteomalazie, Hyperparathyreoidismus, andere Osteopathien
maligne	Myelom, Skelettmetastase
entzündlich	Spondylarthritis

Ultraschall (US)

Indikation: Vor allem Sehnen und Nerven, insgesamt alle Weichteilstrukturen bis zu den periostalen Knochenoberflächen sind darstellbar. Somit können auch Frakturen (Rippenfrakturen und Stressfrakturen sind typische Indikationen) und im Kindesalter die periostale Verdickung bei Osteomyelitis nachgewiesen werden. Die US-Neurografie ist heute eine Standarduntersuchung bei peripheren Neuropathien inklusive der US-gezielten Schmerztherapie.

Untersuchung: Verwendet werden Schallkopffrequenzen bis über 20 Megahertz. Die Schallwellen werden an der Knochenoberfläche wegen des großen **Impedanzunterschiedes** zwischen Knochen und Muskulatur größtenteils totalreflektiert.

Magnetresonanztomografie (MRT)

Indikation: Die MRT wird meist sekundär nach der Radiografie durchgeführt. Eine MR-Arthrografie, die Darstellung der Gelenke nach intraartikulärer Gabe von Kontrastmittel, erfolgt präoperativ bei der Frage nach Läsionen von Gelenkbinnenstrukturen wie der Labra articularia von Schulter und Hüfte oder der intrinsischen Bänder des Handgelenks.

Medizinphysik: MR-Signalintensitäten von Fett-, Muskel- und Knochengewebe: Wie stark Wasserstoffionen in einem Magnetfeld durch Resonanz angeregt werden können „mitzuschwingen", hängt auch von ihrer chemischen Bindung ab. Im gesunden Knochen und in Sehnen sind sie in fester, kovalenter Bindung, können daher nur in kaum wahrnehmbarem Ausmaß Signale senden. Aus diesem Grund ist Knochengewebe auf fast allen Sequenzen **hypointens.** In Fettgewebe hingegen ist ihre Bindung locker, daher ist dieses Gewebe signalreich und wird als **hyperintens** bezeichnet.

Untersuchung: MRT-Sequenzen werden standardmäßig in allen 3 Raumebenen und mit T1- und T2-Wichtung sowie T2-gewichteten Sequenzen mit **Fettunterdrückung** angefertigt. Letztere sind, weil das kräftige, helle Signal von Fettgewebe und Fettmark supprimiert wird, sehr sensitiv im Nachweis von vermehrt extrazellulärer Flüssigkeit in Form von Weichteil- und Knochenmarködemen.

Interpretation: Ein wichtiges Symptom ist das **Knochenmarködem,** im weiteren Sinn auch Weichteilödeme: unspezifische Flüssigkeitsansammlungen bei einer Vielzahl von Krankheitsprozessen, die v. a. mit Fettunterdrückungssequenzen sehr sensitiv darstellbar sind.

Nach Lokalisation und Form sind Knochenmarködeme vor allem im Kontext mit klinischen Informationen zu differenzieren.

- degenerativ: subchondrale Ödeme, die in kleine Synovialzysten übergehen
- entzündlich: infektiös bei Osteomyelitis oder durch rheumatische Ostitis
- traumatisch: als Folge einer **Kontusion des Knochens (Bone bruise),** einer Avulsion oder durch Scherkräfte bei Stress- bzw. Insuffizienzfrakturen
- neoplastisch: Tumorödem
- vaskulär: bei Osteonekrosen im frühen und mittleren Stadium, meist ist eine Insuffizienzfraktur sichtbar

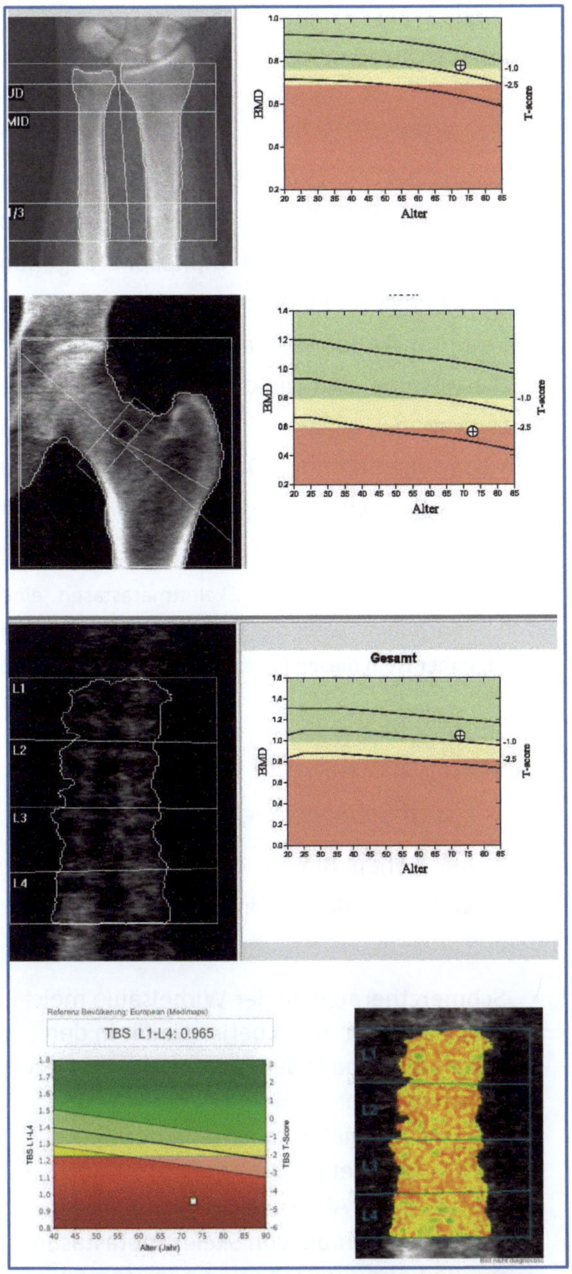

Abb. 9. 73-jährige Patientin mit primärem Hyperparathyreoidismus. Die Knochendichte (erkennbar am Ring in den Diagrammen, ist an der LWS und dem distalen Radius praktisch ident mit dem altersentsprechenden Mittelwert, an der linken Hüfte deutlich erniedrigt. Auch der Trabecular-Bone-Z-Score (unterstes Bild) ist hochgradig erniedrigt.

Dual-energy X-ray Absorptiometry (DXA, Osteodensitometrie)

Definition: Die Bezeichnung „Knochendichtemessung" für dieses radiologische Verfahren ist, da die DXA heute vielfältiger eingesetzt werden kann, als veraltet anzusehen.

Indikation: Sie ist indiziert zur Quantifizierung des ossären Kalkgehalts und der Knochenarchitektur bei Osteoporose und anderen demineralisierenden Osteopathien. Ein zweiter, nur in Teilen durch Evidenz ausreichend belegter Anwendungsbereich ist die **Body Composition,** die differenzierte Beurteilung des Körpergewebes in 3 Kompartimente (Knochengewebe, Fettgewebe und Magermasse oder Lean Mass, d. h. die Summe aus Muskelgewebe und Wassergehalt des Körpers).

Zur Analyse der Knochenarchitektur gibt es hochauflösende CT-Technologien, vorwiegend als Laborgeräte, aber auch für In-vivo-Untersuchungen, mit denen Detailstrukturen zwischen 50 und 1 Mikrometer so realistisch dargestellt und mit histomorphometrischen Methoden quantifiziert werden können, dass von einer „virtuellen Knochenbiopsie" gesprochen wird.

Die Body Composition kann auch mit anderen Verfahren bestimmt werden, u. a. mit CT und MRT. Mit der Bioimpedanzanalyse (BIA) wird, ähnlich wie bei einem EKG, aus dem Gewebewiderstand gegenüber Strom auf die Zusammensetzung von Fett-, Muskel- und Wasseranteil geschlossen. Die BIA ist kostengünstig und einfach durchführbar, daher weit verbreitet, während die DXA als Gold-Standard definiert ist.

Tab. 7. Graduierung der Bone Mineral Density (gemäß WHO) bei Frauen > 50 und Männern > 60 Jahren.

T-Score	WHO-Klassifikation
≥ 1	normal
-1 bis -2,5	erniedrigt (früher: Osteopenie)
≤ 2,5	Osteoporose
mit Fragilitätsfraktur	manifeste Osteoporose

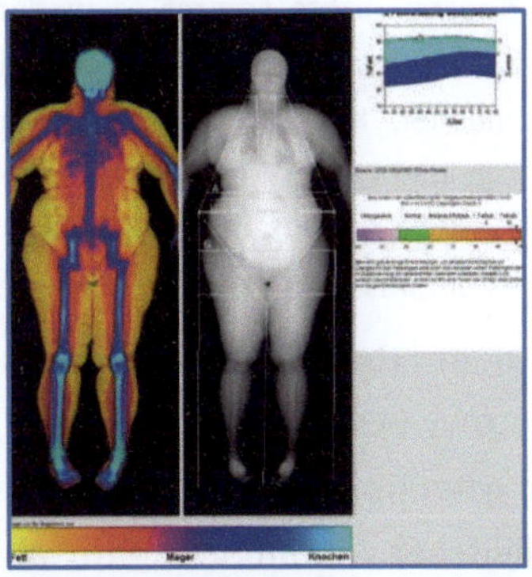

Abb. 10. 39-jährige Patientin (163 cm, 117 kg): Body Composition mittels DXA: Quantifizierung des Muskel-, Fett- und Knochengewebes vor bariatrischer Operation zur Optimierung der begleitenden dietätischen und physikalischen Therapien.

Untersuchung: Bei der DXA lässt sich mit zwei fast simultan ausgelösten, fokussierten Röntgenstrahlen niedrigerer und höherer Energie aus der unterschiedlichen Absorption der Kalkgehalt des durchstrahlten Gewebes als **Knochendichte (Bone Mineral Density,** BMD) berechnen. Standardmäßig werden die LWS, der linke Schenkelhals und ev. auch der distale Radius untersucht. Die gemessenen Knochendichtewerte werden mit denen einer alters-, geschlechts- und ethnisch korrigierten Datenbank eines Referenzkollektivs gesunder Individuen verglichen und als **Z-Score** sowie als **T-Score** ausgedrückt. Da diese Geräte sehr empfindliche Messungen mit niedriger Strahlendosis durchführen, lassen sich bei Kontrolluntersuchungen die gemessenen Dichtewerte immer nur für dasselbe oder ein damit kalibriertes Gerät vergleichen.

Der T-Score (der sich mathematisch auf das k bezieht, d. h. die Steigung der Kurve der im Laufe des Lebens abnehmenden Knochendichtewerte) gibt den Bezug des gemessenen Dichtewertes zur höchsten Knochendichte des normalen Referenzkollektivs (um das 30. Lebensjahr) an. Der Z-Score setzt den gemessenen Dichtewert zum Mittelwert des Referenzkollektivs des gleichen Alters in Bezug. Da der T-Score somit Informationen zur weiteren Entwicklung der BMD im Lauf des Lebens enthält, wird er im höheren Lebensalter für Therapieentscheidungen herangezogen. Davor, insbesondere in der Pädiatrie (da beim wachsenden Skelett die Kurve der Knochendichtewerte ansteigt), wird vor allem der Z-Score herangezogen.

An der Lendenwirbelsäule kann die Knochenarchitektur durch den Trabecular-Bone-Score quantifiziert werden: Vor einem Abfall der Knochendichte kommt es in den Knochen zu einem oft massiven Umbau der Trabekel, indem die noch vorhandenen Kalziumverbindungen in den vertikalen, aber nicht mehr den horizontalen Trabekeln der Wirbelkörper enthalten sind, um so möglichst lang eine Stabilität gegen Kompression erhalten zu können.

Interpretation: Mit dem **FRAX** (Fracture Risk Assessment Tool, https://www.sheffield.ac.uk/FRAX/) ist das Risiko einer osteoporotischen Fragilitätsfraktur anhand klinischer Parameter gut abschätzbar. Exakter gelingt dies, wenn zusätzlich die Ergebnisse der DXA in die Berechnung eingehen, sodass eine Kombination dieser beiden Methoden anzustreben ist.

Nuklearmedizinische Untersuchungen

Indikation: Die **Knochenszintigrafie** ist in erster Linie bei Skelettmetastasen und primären Knochentumoren indiziert. An Diphosphate gebundenes, radioaktiv markiertes Technetium wird nach i. v.-Applikation nach mehreren Stunden vom Knochengewebe und an den Stellen mit hoher Konzentration, wo die **Osteoblastenaktivität** hoch ist, aufgenommen. Dies ist bei Knochentumoren, aber auch bei degenerativen oder entzündlichen Prozessen der Fall.

Beim Plasmozytom oder bei Skelettmetastasen eines Nierenzellkarzinoms wird die Osteoblastentätigkeit gehemmt, daher ist in diesen Fällen das Ergebnis fast immer negativ.

Bildgesteuerte Interventionen: Biopsie und Schmerztherapie

Indikation: Neben Biopsie und Drainage gibt es mittlerweile eine Reihe von Verfahren zur effektiven **interventionellen Schmerztherapie:**

- Schmerztherapie an der Wirbelsäule meist CT-gezielt (vor allem periradikulär in den Neuroforamina) oder von peripheren Nerven meist ultraschallgezielt,
- ultraschallgezielte Anästhesie peripherer Leitungsbahnen,
- Drainage von Abszessen,
- palliative Therapie von Skelettmetastasen mit Radiofrequenzablation oder Zementauffüllung
- Vertebro- oder Kyphoplastie, d. h. die Stabilisierung meist osteoporotischer Wirbelfrakturen durch Knochenzement,
- Biopsie von Tumor- oder Entzündungsgewebe zur histologischen oder bakteriologischen Diagnostik.

Forensische Radiologie: Für spätere Gerichtsentscheidungen im Falle eines Fremdverschuldens gehören nicht nur Hautverletzungen fotografisch dokumentiert, auch die Bildgebung kann als Beweismittel herangezogen werden, um das Ausmaß der Schädigung oder Hinweise auf die

Ursache (Selbst- oder Fremdverschulden) festzustellen. So ist bei einer Stichverletzung ein wichtiger Hinweis auf Fremdverschulden, wenn der **Stichkanal** von der Hautoberfläche entsprechend tief und in kranio-kaudaler Richtung verläuft.

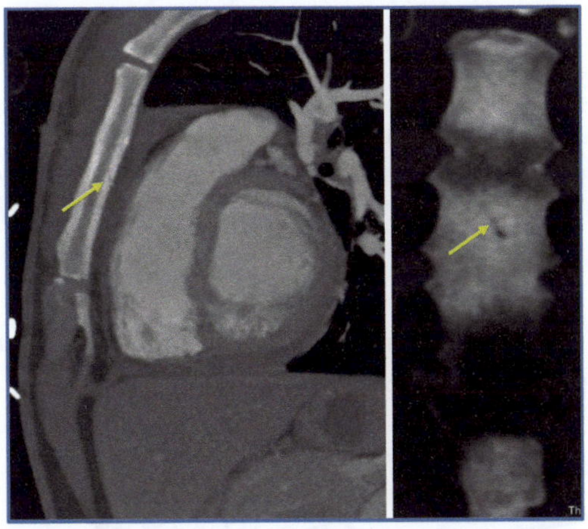

Abb. 11. 15-j. Patient nach Raufhandel (CT in sagittaler und koronarer Ebene) mit Stichverletzung des Sternums, keine Verletzung des Herzens. Der Stichkanal (Pfeile) verläuft in schräg kranio-kaudaler Richtung als Zeichen einer mit Absicht durchgeführten Führung der Waffe und keines unwillentlichen Eindringens.

Die Virtopsie ist die Post-mortem-Ganzkörper-CT als wichtige Ergänzung der gerichtsmedizinischen Obduktion. So können auch kleine Metallteile mit hoher Sensitivität entdeckt werden, die bei der Obduktion oft nur mit großem Aufwand aufzufinden sind. Auch können Strukturen wie durch Würgen luxierte Ary-Knorpel des Larynx in situ nachgewiesen werden, die bei der Obduktion in dieser Form schwer dokumentierbar sein können.

Medizinrecht: Vor allem in der Unfallchirurgie und Orthopädie ist die radiologische Bildanalyse integraler Bestandteil der klinischen Diagnosefindung. Die Frage, wer in welcher Weise dazu befugt bzw. auszubilden ist, wird in Österreich heute so beantwortet: Rechtsverbindliche Befunde sind radiologische fachärztliche Leistungen, die Betrachtung von Bildern im Rahmen klinischer Untersuchungen ist als das Bilden einer Fachmeinung definiert.

Anthropologie: Für das Paläo-Imaging sind die wesentlichen Indikationen:

- Ersteinschätzung von Skelettfunden oder Artefakten durch am Grabungsort angefertigte Röntgenbilder zur Planung ihrer sicheren Bergung
- Bestimmung des Lebensalters zum Todeszeitpunkt
- Geschlechtsbestimmung, da DNA-Analysen durch Verschmutzung oder Tierfraß nicht immer verlässlich sind
- Zahnpanoramaaufnahmen zur Analyse des Zahnstatus
- Ergänzende Indikationen sind:
- das Diagnostizieren pathologischer Veränderungen (Paläopathologie)
- Lokalisationsdiagnostik zur Festlegung von Stellen zur Gewebeentnahme oder dem Auffinden kleiner Artefakte (wie Grabbeigaben)
- Analyse kultureller bzw. ritueller Praktiken wie der kraniellen Modifikation kindlicher Schädel, der Trepanation oder von Begräbnisritualen

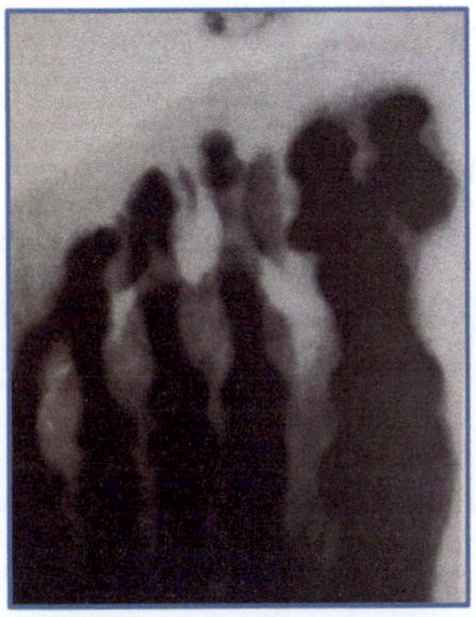

Abb. 12. Doppelt konstitutionell angelegte Großzehe. Die möglicherweise erste Röntgenaufnahme weltweit zu medizinischen Zwecken, datiert vom 28. 12. 1895.

Medizingeschichte: Die ersten Röntgenaufnahmen zu medizinischen Zwecken waren wegen des guten Kontrasts Skelettaufnahmen. Nach dem weltweit ersten Bild, das W. C. Röntgen von der Hand seiner Frau anfertigte, wurden die ersten drei medizinisch indizierten Bilder zum Jahreswechsel und im Jänner 1896 in Wien hergestellt und im Billrothhaus der Gesellschaft der Ärzte demonstriert. Der Wiener Fotochemiker Josef Maria Eder (1855–1944) begann bereits im darauffolgenden Monat mit der Verbesserung der Aufnahmetechnik zu auch aus heutiger Sicht exzellenter Qualität.

Literatur

Ellegast HH. Gustav Kaiser. In: Ellegast HH, Kogelnik HD, Strasser E. Hundert Jahre medizinische Radiologie in Österreich. Maudrich Verlag Wien 1995, 25–30.

Eder JM und Valenta E. Versuche über Photographie mittels der Röntgen'schen Strahlen. Herausgegeben mit Genehmigung des K. K. Ministeriums für Cultur und Unterricht von der K. K. Lehr- und Versuchsanstalt für Photographie und Reproductíons-Verfahren in Wien. R. Lechner & Halle, Wilhelm Knapp-Verlag, 1896.

Immunologie

Martin Aringer, Hans Kiener

Lernziele:

- Die wesentlichen Elemente der Pathogenese autoimmunologischer Gelenk- und Knochenerkrankungen verstehen können und daraus die Angriffspunkte für die medikamentöse Therapie sowie mögliche Komplikationen ableiten können.
- Die klinisch relevanten Laborbefunde bei autoimmunologischen Erkrankungen des Muskel-Skelett-Systems verstehen und interpretieren können.

Pathogenese

HLA-Moleküle: Alle kernhältigen Zellen des Körpers tragen Erkennungssignale, um die Unterscheidung zwischen eigenen und fremden Zellen zu erleichtern. Die HLA-Moleküle dienen darüber hinaus aber auch der Präsentation von Peptiden, und die Bindung bestimmter Peptide ist für manche HLA-Moleküle besser möglich als für andere. Das kann ein Faktor für die Auslösung einer Autoimmun-Erkrankung sein. Zum Beispiel tragen Antigen-präsentierende Zellen (Dendritische Zellen, B-Zellen) von Patienten mit Chronischer Polyarthritis deutlich gehäuft HLA-Klasse-II-Moleküle, die ein gemeinsames immunologisch zugängliches Stück (shared epitope) an der Oberfläche tragen, wie HLA-DR0101, HLA-DR0401 oder HLA-DR0404. Nachdem HLA-Klasse-II-Moleküle Peptide vor allem für CD4+-T-Helfer-Lymphozyten präsentieren, lässt sich daraus auch ableiten, dass für die Genese der Chronischen Polyarthritis T-Helfer-Zellen eine Bedeutung haben. Andererseits ist ein HLA-Klasse-I-Molekül, nämlich HLA-B27, bei Patienten mit Morbus Bechterew und anderen seronegativen (Spondyl-) Arthritiden gehäuft. HLA-Klasse I präsentiert typischerweise exogene Peptide für CD8+ zytotoxische T-Zellen, die daher bei diesen Erkrankungen wahrscheinlich von Bedeutung sind. Die HLA-Moleküle sind ererbt und ändern sich in ihrer Konfiguration das ganze Leben nicht. Die Krankheiten treten aber meist erst später auf und die bei weitem meisten Personen mit einem der prädisponierenden Moleküle werden niemals eine der damit assoziierten Krankheiten bekommen. Zum Beispiel sind mehr als 5 % der gesunden Bevölkerung HLA-B27-positiv.

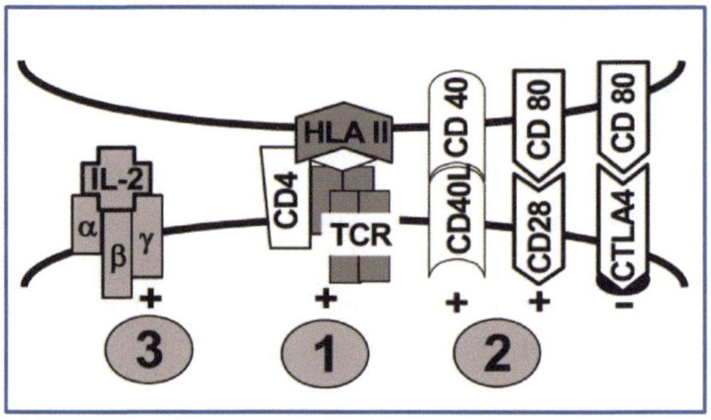

Abb. 1. Kontakt der APC (oben) zur T-Zelle (unten). Der TCR erkennt das an HLA-Moleküle gebundene Peptid, der CD4-Rezepor das HLA-Molekül. Zusammen lösen sie Signal 1 aus. Signal 2 kommt von kostimulatorischen Rezeptoren, die ihre Liganden binden. CD28 gibt ein positives, CTLA-4 ein negatives Signal. Weitere Signale kommen von Zytokinen.

Aktivierung von Lymphozyten: T-Zellen sind wesentliche Steuerungszellen im Immunsystem. Ihr T-Zell-Rezeptor (TCR) ist aus mehreren Ketten aufgebaut und paart sich je nach Zelltyp entweder mit CD4-Molekülen, die HLA-Klasse-II-Moleküle erkennen, oder CD8-Molekülen, die HLA-Klasse-I-Moleküle erkennen. Diese Bindung führt über verschiedene miteinander in Kontakt tretende Enzyme, vor allem Kinasen (phosphorylierende Enzyme) und Phosphatasen (dephosphorylierende Enzyme), zu Signalen an den Zellkern. Neben dem vom T-Zell-Rezeptor kommenden Signal 1 benötigt die T-Zelle aber meist zumindest ein zweites Signal, das über kostimulatorische Rezeptoren läuft. So binden CD80- oder CD86-Moleküle auf den Antigen-präsentierenden Zellen CD28-Moleküle der T-Zelle und erzeugen, wieder über Enzyme, die an der Signaltransduktion beteiligt sind, ein klassisches kostimulatorisches Signal 2. Weil dieser Verstärkungsweg so wichtig ist, gibt es eine negative Regulation in Form des bei Zellaktivierung hinaufregulierten CTLA-4(cytotoxic T-lymphocyte antigen 4)-Rezeptors, der ebenfalls CD80 und CD86 binden kann. Eine ähnliche Paarung wie CD80/86 und CD28 ergeben CD40 auf den Antigen-präsentierenden Zellen (APC) und CD154, der CD40-Ligand (CD40L) auf den T-Zellen, deren Kontakt ebenfalls zu einem wesentlichen, verstärkenden Signal führt. Beide Wege lassen sich, durch CTLA-4-Ig (Abatacept) beziehungsweise durch einen Antikörper gegen den CD40L hemmen. Beide Therapieversuche zeigen Effekte bei Autoimmunerkrankungen, was die Rolle der kostimulatorischen Moleküle demonstriert. Auch Zytokine sind an der weiteren Aktivierung beteiligt. So bindet Interleukin-2 (IL-2) an seinen erst mit der ersten Aktivierung exprimierten Rezeptor. Beta- und Gamma-Kette gemeinsam geben dann ein Signal 3 in die Zelle weiter, das weiteres Wachstum und weitere Aktivierung ermöglicht. Eine ähnliche Funktion kann IL-15 ausüben, dessen Rezeptor sich vom IL-2R nur durch die Alpha-Kette unterscheidet.

Granulozyten, Monozyten/Makrophagen, Dendritische Zellen: Während Lymphozyten in der Abwehr-steuerung und der Bildung von Autoantikörpern eine ganz wesentliche Rolle spielen, sind in der lokalen Entzündungsreaktion phagozytierende Zellen ganz wesentlich. Akute Entzündungen zeichnen sich meist durch eine hohe Zahl infiltrierender Granulozyten aus, die phagozytieren, Enzyme freisetzen und rasch apoptotisch werden. Ist das Problem durch diese akute, eitrige Entzündung nicht zu lösen, treten vermehrt Monozyten/Makrophagen auf den Plan, die ebenfalls phagozytierende Zellen sind. Monozyten tragen eine Reihe unterschiedlicher Rezeptoren, unter anderem Rezeptoren für die Fc-Seite von Immunglobulinen (Fc-Rezeptoren) oder für eine Reihe von Molekülen, die häufig an oder in pathogenen Mikroorganismen vorkommen (vor allem Toll-like receptors [TLR]). Aktiviert können sie große Mengen von Entzündungsmediatoren freisetzen und den T-Lymphozyten Antigene präsentieren. Monozyten spielen in der Bildung von Granulomen eine wesentliche Rolle und können sich auch zu Osteoklasten entwickeln. Ebenfalls aus der monozytären Reihe stammen die Dendritischen Zellen, professionelle Antigen-präsentierende Zellen, die Lymphozyten-Reaktionen auf das Antigen wesentlich prägen.

Zytokine: Ganz offensichtlich ist die Bedeutung des Tumor-Nekrose-Faktors (TNF), dessen Blockade bei den meisten Autoimmunerkrankungen hilft. TNF ist ein trimeres Molekül, das an die Zellmembran gebunden oder nach Abtrennung durch ein Enzym auch löslich vorkommt und zwei verschiedene Membran-gebundene Rezeptoren (TNF-R1 und 2) binden kann. TNF führt zu einer Reihe von entzündungsrelevanten Vorgängen und fördert auch die Bildung weiterer Zytokine. Auch die Rezeptoren kommen in löslicher Form vor und können so durch reversible Bindung von TNF die lokale Konzentration verringern. Unter den anderen Zytokinen, die maßgeblich an Entzündungsvorgängen beteiligt sind, haben IL-1 (führt zu Fieber und lokal zu Knorpelschädigung), IL-6 (reguliert unter anderem das C-reaktive Protein CRP) und IL-18 (ähnlich dem IL-1, steigert aber auch andere Zytokine, vor allem Interferon-gamma) eine wichtige Rolle für Gelenkentzündungen, wie Erfolge mit gegen sie gerichteten Antikörpern oder rekombinanten Molekülen belegen.

Autoantikörper: Ein wesentlicher Hinweis auf ein autoimmunes Geschehen sind Immunglobuline, die sich gegen körpereigene Proteine richten. Zum Beispiel binden antinukleäre Antikörper (ANA), die bei Kollagenosen vorkommen, Kernbestandteile, während Anti-Cardiolipin-Antikörper (ACLA) Phospholipide in Zellmembranen binden können. Antikörper binden einerseits mit den F(ab)-Teilen das Antigen und können andererseits mit dem Fc-Fragment Zellen (mit Fc-Rezeptoren) oder auch die Komplement-Kaskade aktivieren. Ein Teil der Autoantikörper führt über diese Wege zur Schädigung oder Störung von Geweben, Zellen oder auch Zellfunktionen, andere sind wahrscheinlich nur Zeichen für entzündliche Vorgänge. In der Regel sind solche pathologischen Immunglobuline oligoklonal. Die meisten Autoantikörper sind IgG-Antikörper, beim Rheumafaktor, einem Immunglobulin gegen humane Immunglobuline, spielen aber IgM (Pentamere) und IgA (Dimere) eine wichtigere Rolle.

Tab. 1. Wichtige Autoantikörper

Abkürzung	Bedeutung	Ig-Klasse	am häufigsten bei
ACLA	Anti-Cardiolipin-Antikörper	IgG, IgM	Phospholipid-Syndrom
ANA	Antinukleäre Antikörper	IgG	Kollagenosen
ANCA	Anitneutrophile cytoplasmatische Antikörper	IgG	Vaskulitiden
Anti-CCP	Anti cyclic citrullinated peptide	IgG	RA
RF	Rheuma-Faktor	IgA, IgM	RA

Methoden zur Bestimmung der Leistungsfähigkeit

Gerhard Smekal

Lernziele:

- Testanordnungen und Zielsetzungen von Belastungsuntersuchungen und ihre Auswirkungen
- Phasen der Energiebereitstellungen im Laufe von Leistungstests mit stetig ansteigender Belastungsintensität (Stufentests)
- Einfache Überlegungen der Atemsteuerung bei Stufentests
- Wichtige Atemgasparameter, die als Grundlage der Leistungsdiagnostik mittels Atemgas-Analyse dienen
- Die Bestimmung von Ausdauer-Leistungs-Parametern mittels Spiro-Ergometrie sowie Laktatdiagnostik
- Stufentest, Muskelmetabolismus, Trainingssteuerung und Ausdauerbereiche

Einleitung

Die Leistungsphysiologie bringt Prüfverfahren zum Einsatz, die als Basis eines auf das Individuum bezogenen Trainings herangezogen werden können/sollten. Der folgende Abschnitt beschäftigt sich mit einer Auswahl aus dem großen Spektrum der sportmedizinischen Leistungsdiagnostik, nämlich mit Untersuchungsmethoden, die der Feststellung der individuellen aeroben Leistungsfähigkeit dienen. Im Fokus stehen dabei zwei Messverfahren, die sich in den letzten Jahrzehnten in der Leistungsmedizin als praxisrelevant und vom Aufwand her als realisierbar erwiesenen haben: die Leistungsdiagnostik mittels Atemgasanalysen und mittels Blut-Laktatanalysen.

Belastungsuntersuchung mit stufenförmiger Steigerung der Belastungsintensität

Im klinisch-internistischen Bereich sind meist Belastungsuntersuchungen mit kontinuierlicher Steigerung der Belastungsintensität (Ergometrien/ Stufentests) üblich. Sie zielen auf die Diagnose von Krankheiten (z. B. koronare Herzerkrankungen, belastungsinduzierte Arrhythmien, Hypertonie, Beurteilung von Lungenerkrankungen, ...) ab oder werden für eine Überwachung eines Krankheitsverlaufs und Therapieverlaufs herangezogen. Im Rahmen solcher Untersuchungen (meist Fahrrad-Ergometrien) werden im Normalfall Maximalleistungen (Watt) erhoben, bezogen auf die Körperoberfläche sowie an Alter und Geschlecht des Probanden angepasst. Die auf diese Weise erhobenen „Ist-Leistungen" werden in der Folge mit „Soll-Leistungen" (z. B. aus den Praxisleitlinien der Österr. Kardiologischen Gesellschaft, 2008) verglichen. Die zum Vergleich herangezogenen Normwert-Tabellen beziehen sich dabei auf gesunde untrainierte Personen gleichen Alters, gleichen Geschlechts und mit vergleichbaren anthropometrischen Grundvoraussetzungen. Ein anderer Maximalparameter, die maximale Sauerstoffaufnahme (VO_2max), wird ebenfalls verwendet, um die maximale (aerobe) Leistungsfähigkeit von Probanden darzustellen. Sie wird z. B. in der wissenschaftlichen Literatur regelhaft als Leistungsbeschreibung eines Probandengutes herangezogen (s. Tab. 1). Die Messung setzt aber eine Anlage zur Messung der Sauerstoffaufnahme voraus (Spirometrie-Anlage). Insgesamt ist festzustellen, dass Normwert-Tabellen jeweils die Durchschnittswerte unter gegebenen demografischen Bedingungen (z. B. Land, untersuchtes Kollektiv) abbilden und daher nicht global für alle Probandengruppen anwendbar sind. Es empfiehlt sich deshalb zur Beurteilung der vorliegenden Situation, Normwerte heranzuziehen, die dem untersuchten Probandengut möglichst nahekommen (z. B. für Österreich Tabellen aus Mitteleuropa).

Auch im Leistungssport werden Messwerte, die bei maximaler Ausbelastung eines Stufentests erhoben werden, zur Abschätzung der Leistungsfähigkeit herangezogen – so sind etwa VO_2max-Werte von über 70 ml/kg/min für Männer und über 60 ml/kg/min für Frauen ein Beleg für eine ausgezeichnete aerobe Kapazität der untersuchten Probanden.

Tab. 1. Beispiel für die ungefähre Einschätzung von Probanden bei Beurteilung der maximalen Sauerstoffaufnahme (VO_2max)

Normwerte VO_2max (in ml/kg/min) für junge Personen (20–30), modifiziert nach Bruce						
	inaktiv/etwas aktiv		Ausdauersport			
	inaktiv	etwas aktiv	mäßig	gut	sehr gut	(Hoch-)Leistung
Männer	40–44	45–49	50–54	55–59	60–70	über 70
Frauen	35–39	40–44	45–49	50–54	55–60	über 60

Die Energiebereitstellung als Grundlage der Leistungsmedizin

Im Gegensatz zu klinisch-internistischen Belastungsuntersuchungen zielen leistungsphysiologisch orientierte Ergometrien (Atemgasanalysen, Laktatdiagnostik) auf eine Erhebung von Submaximalwerten ab, die eine Beurteilung der aktuellen individuellen Ausdauer-Leistungsfähigkeit zulässt und damit eine solidere Grundlage für ein auf den Probanden zugeschnittenes Training bildet, als dies auf Basis von Maximaldaten möglich ist. Die theoretischen Grundlagen für diese Untersuchungsmodelle ergeben sich aus der Tatsache, dass sich bei stufenförmigem Anstieg der Belastungsintensität (je nach Ausdauer-Leistungsfähigkeit des Probanden) die Formen der Energiebereitstellung ändern, um die erforderliche Energie im arbeitenden Muskel aufbringen zu können. Das bedeutet in der Praxis, dass im Verlauf eines Stufentests die Energiebereitstellung des Probanden verschiedene Stadien (Phasen) durchläuft, die mittels Atemgasanalyse (s. Abb. 2, Abb. 3 am Ende dieses Kapitels) und Laktatmessung (Abb. 4) veranschaulicht werden können.

Insgesamt ist es wichtig, die Messanordnung so zu gestalten, dass sie in Hinblick auf Grundbelastung (Belastungsintensität der ersten Belastungsstufe) und Belastungsinkrement (Steigerung der Belastungsintensität pro Stufe) auf die zu erwartende individuelle Leistungsfähigkeit des Probanden abgestimmt ist. Dazu ist eine Einschätzung der maximalen Leistungsfähigkeit notwendig, die sich entweder aus (nicht allzu lange zurückliegenden) Voruntersuchungen oder aus der Befragung des Probanden (Anamnese, Trainingsanamnese) ergibt. So kann zum Beispiel als schnell verfügbare Formel zur Errechnung der zu erwartenden maximalen Wattleistung 3 Watt pro kg Körpermasse für gesunde untrainierte Männer und 2,5 Watt pro kg Körpermasse für gesunde untrainierte Frauen (Alter jeweils zwischen 20 und 30 Jahren) in Anwendung gebracht werden. Ist ein Lebensalter über 30 Jahre gegeben, sollte von diesem Maximalwert ein Prozent für jedes Jahr über 30 Jahren abgezogen werden. Für übergewichtige Probanden sollten bei der Leistungsabschätzung (und Leistungsbeurteilung) auch jene Werte in Erwägung gezogen werden, die sich bei Normalgewicht ergeben würden. Natürlich muss auch für trainierte oder extrem untrainierte Menschen (besonders im Fall einer gesundheitlichen Vorbelastung) eine Adaption vorgenommen werden. Dies setzt aber von Seiten des Untersuchungsleiters einige Praxiserfahrungen im Bereich der Leistungsphysiologie voraus.

Ist für die Erhebung von Maximalleistung oder maximaler Sauerstoffaufnahme (z. B. im klinischen Bereich oder bei Untersuchungen, bei der die VO_2max erhoben wird) eher eine Gesamtbelastungsdauer von 10–12 Minuten pro Ergometrie angebracht (geringere Probleme bei der sogenannten „Kraftausdauer“), so können Untersuchungen bei Hobby- und Leistungssportlern, bei denen der Fokus vor allem auf eine korrekte Bestimmung der „aerob-anaeroben“ Übergänge („Schwellen“) gerichtet ist, durchaus auch länger dauern (17–20 Minuten). Auf diese Weise kann die Bestimmung der „Schwellen“ meist präziser erfolgen. Insgesamt besteht das Prinzip leistungsmedizinischer Belastungsuntersuchung darin, die Reaktion des menschlichen Organismus auf diese Belastungen zu analysieren (Unterteilung in Phasen) und so die Grundlagen für ein wissenschaftlich basiertes Training zu schaffen. Belastungsuntersuchungen, die eine Bestimmung der „aerob-anaeroben Übergänge" zum Ziel haben, werden mit einer relativ kurzen Zeitdauer pro Belastungsstufe (meist Stufen von einer Minute) durchgeführt.

Schon im Jahr 1924 wurde vom britischen Nobelpreisträger Archibald Hill erstmals beschrieben, dass es bei fortlaufender Steigerung der Belastungsintensität zu einem abrupten Anstieg der Laktatkonzentration komme, die wiederum von einer Steigerung der Atemtätigkeit („Ventilation") begleitet sei. Er vermutete, dass diese Phänomene durch Sauerstoffmangel in der arbeitenden Muskelzelle hervorgerufen würden. Erst in den 1950er- und 1960er-Jahren wurde diese Beobachtung der „Hyperventilation" bei kontinuierlich ansteigender Belastung wieder aufgegriffen und damit zur Basis der modernen Leistungsmedizin. Der Zeitpunkt des Einsetzens der Hyperventilation wurde mit dem Ausdruck „anaerobic threshold" (Übersetzung: „anaerobe Schwelle") bedacht. Das damals auf Atemgas-Analytik gestützte „Zweiphasenmodell" (Unterteilung der Energiebereitstellung in 2 Phasen, getrennt durch eine „anaerobe Schwelle") zielte physiologisch darauf ab, die Phase der „aeroben" von jener der einsetzenden „anaeroben" Energiebereitstellung aus Kohlenhydraten zu trennen.

Die Unterteilung der beiden Phasen ging von folgender physiologischen Grundsatzüberlegung aus: Bei einer korrekt durchgeführten Belastungsuntersuchung können die ersten Stufen der Ergometrie durch aerobe Mechanismen der Energiebereitstellung abgedeckt werden; Fette und Kohlenhydrate werden in den Mitochondrien der Muskelzelle verbrannt. Die notwendigen energetischen Flussraten erfordern also kein Heranziehen des schneller ablaufenden anaeroben Kohlenhydrat-Stoffwechsels. Das bedeutet, dass in dieser Phase des Stufentests der Ruhe-Laktatspiegel (ausgehend von Darm, Fettgewebe, Haut, in geringem Ausmaß auch vom Muskel) bestehen bleibt. Wird bei der Ergometrie eine Leistungsintensität erreicht, die aerob nicht mehr bewältigt werden kann, die also die oxidative Kapazität des Gesamtsystems (Lunge, Herz, Blut, Muskeln, ...) überschreitet, müssen zusätzlich Kohlenhydrate anaerob verwertet werden, um die nötige Energie aufzubringen. Dies führt zur Produktion von Milchsäure in der Arbeitsmuskulatur. Die so entstandene Milchsäure wird über einen Portprotein-Transporter (Monocarboxylat-Transporter 1) aus den Zellen ausgeschleust, sodass die bis dahin nahezu konstante Milchsäure-(Laktat-)Konzentration im Blut anzusteigen beginnt.

Die klassische Theorie der Atemsteuerung besagt nun, dass die durch den anaeroben Muskelstoffwechsel bedingte metabolische Azidose im direkten kausalen Zusammenhang mit der nahezu gleichzeitig auftretenden Hyperventilation steht. So geht man davon aus, dass die durch den anaeroben Kohlenhydrat-Stoffwechsel entstandenen H^+-Ionen vor allem vom Kaliumbikarbonat im Blut gepuffert werden. Auf diese Weise entsteht Kohlensäure, die dann ihrerseits zu Wasser (H_2O) und Kohlenstoffdioxid (CO_2) dissoziiert. Das so entstandene CO_2 wird im englischen Sprachraum „excess CO_2" (Übersetzung: „überschüssiges" CO_2") genannt und spiegelt jenes CO_2 wider, das durch die Pufferung von H^+-Ionen entstanden ist. Folgt man dieser klassischen Atemtheorie weiter, kommt es sowohl durch den Anstieg der H^+-Ionen als auch durch das Ansteigen der CO_2-Konzentration zu einer Stimulierung der entsprechenden Chemorezeptoren und damit zu einer Stimulierung der Atmung (Hyperventilation). Insgesamt versucht der menschliche Organismus so, die zunehmende, durch den anaeroben Kohlenhydrat-Stoffwechsel des Muskels bedingte metabolische Azidose durch Pufferung zu kompensieren, andererseits aber, das so entstandene überschüssige CO_2 durch verstärkte Atmung zu entfernen. Logistisch nachvollziehbar erhielt diese Phase einer Energiebereitstellung den Namen „Kompensationsphase".

Es sollte allerdings nicht unerwähnt bleiben, dass die Atmung noch komplexer verlaufen dürfte. So konnte an Patienten mit McArdle-Syndrom (eines in der Muskulatur auftretenden, autosomal-rezessiv vererbten Defekts des Enzyms Glykogen-Phosphorylase) gezeigt werden, dass dieser Defekt zwar einerseits einen kompletten Ausfall der anaeroben Glykolyse bedingt, aber andererseits eine Hyperventilation zu beobachten ist. Diese Hyperventilation kann aber wohl schwerlich auf die Reaktion der Chemorezeptoren zurückgeführt werden, da es weder zu einer Anhäufung von H^+-Ionen noch von CO_2-Ionen im Blut kommt. Nichtsdestoweniger muss das in den 1950er-Jahren geprägte Modell der Atemsteuerung durch Chemorezeptoren für gesunde Individuen als grundsätzlich zutreffend bewertet werden, es scheint allerdings nicht alle Facetten der Atemregulation zu erfassen.

In weiterer Folge wurde neben dem Übergang der aeroben Energiebereitstellung zur „Kompensationsphase“ noch ein weiterer Umstellpunkt der Energiebereitstellung definiert: Das „Zweiphasenmodell“ wurde durch ein „Dreiphasenmodell“ ersetzt. Die Einbeziehung dieser 3. Phase folgte der Überlegung, dass ein Eindämmen der metabolischen Azidose (Kompensationsphase) nicht unbegrenzt möglich ist, da die Pufferkapazität des menschlichen Organismus einer klaren Beschränkung unterliegt. Im Laufe der anaeroben Belastung kommt es somit zu zunehmendem Verbrauch des Puffers. Die Laktatkonzentration, die bei einem Stufentest in der Kompensationsphase durch einen eher dezenten Anstieg gekennzeichnet ist, weist nun einen steileren Anstieg auf („Dekompensationsphase“). Im Bereich der Atmung findet das Einsetzen der Dekompensationsphase insofern ihren Niederschlag, als es durch den steileren Anstieg der H^+-Ionen-Konzentration zu einer weiteren Stimulierung der Ventilation (Rezeptoren) kommt (2. Knick der Ventilation/des Atemminutenvolumens nach oben). Die CO_2-Abgabe durch die Lunge folgt an diesem Punkt der Hyperventilation nicht mehr im vollen Ausmaß, da durch die Limitierung des Bikarbonat-Puffers die Excess-CO_2-Produktion nicht mehr in entsprechendem Ausmaß erfolgen kann.

Insgesamt ergibt sich im Rahmen einer Ergometrie mit kurzem Zeitinkrement (z. B. 1-min-Stufen) auf Basis dieses physiologischen Hintergrunds die Möglichkeit der praktischen Unterteilung in drei 3 Phasen der muskulären Energiebereitstellung (s. Abb. 1):

- Phase 1: Abschnitt der aeroben Energiebereitstellung (aerobe Phase)
- Phase 2: Kompensationsphase (aerob-anaerober Übergang)
- Phase 3: Dekompensationsphase (Phase der zunehmend anaeroben Energiebereitstellung)

Dabei werden die Phasen jeweils durch 2 Zeitpunkte („Schwellen“) demarkiert.

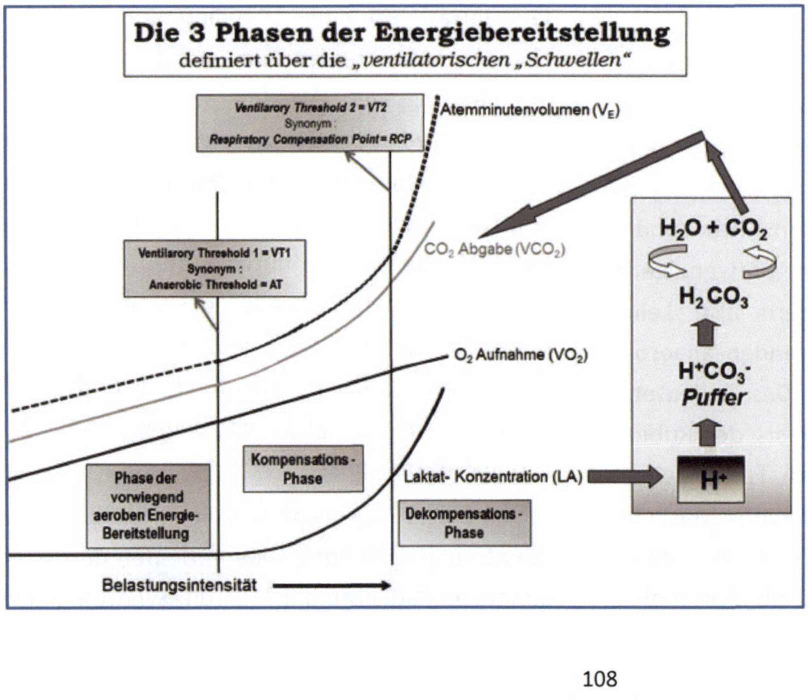

Abb. 1. Die energetische Verwertung von Substraten der Muskelzelle (aerober und anaerober Substrat-Stoffwechsel).

Die Spiro-Ergometrie

Die maximale Sauerstoffaufnahme (VO_2max) gibt Hinweis auf jene Menge an Sauerstoff (O_2), die vom Organismus maximal verwertet werden kann. Sie wird als das „Bruttokriterium" der aeroben Leistungsfähigkeit bezeichnet und repräsentiert die „oxidative Kapazität" des Systems (Lunge, Herz, Sauerstofftransport, Arbeitsmuskulatur). Damit gilt sie als wichtiger Parameter zur Beurteilung der aeroben Leistungsfähigkeit (Mittel zur Abschätzung des Trainings- und Fitnesszustandes bei gesunden Menschen, Patienten und Sportlern). Für die VO_2max gibt es eine Vielzahl von Normwerttabellen (Beispiel s. Tab. 1).
Wesentlich präzisere Hinweise zu einer individuellen Leistungsdiagnostik und Trainingssteuerung ergeben sich aber (wie bereits vorher erwähnt) in der Bestimmung von „Ausdauerleistungsgrenzen" („Schwellen"). Die Leistungsdiagnostik erfolgt dabei auf Basis der Analyse wichtiger Atemgas-Parameter, die in der Folge kurz beschrieben werden sollen:

- Das *Atemzugvolumen* (engl. „tidal volume" = V_T). Darunter ist das mit jedem Atemzug geförderte Volumen zu verstehen. Es besteht aus einer Mischung der in den Alveolen tatsächlich ausgetauschten Atemgase und jenem Volumen, das nach jedem Ausatmen in der Lunge verbleibt („Totraum"). Bei modernen Geräten wird das Atemzugvolumen in der Regel über eine Turbine gemessen, die an der Atemmaske befestigt wird. Aus der Umdrehungszahl der Turbine, die über Lichtschranken gemessen wird, kann das V_T errechnet werden. Auch die Atemfrequenz (engl. „breathing frequency" = B_F) wird über die Turbine registriert.
- Das *Atemminutenvolumen* (engl. „ventilation"= V_E) ist jenes Volumen, das von der Lunge pro Minute (Einheit: l/min) veratmet wird. Es wird aus dem Produkt der Atem-frequenz (A_F) * Atemzug-Volumen (V_T) berechnet.
  Werte:
  * V_E in Ruhe: etwa 8–12 l
  >> Steigerung unter Belastung:
  * bei Untrainierten auf 60 bis 125 l/min
  * bei gut Ausdauertrainierten auf 175 bis über 200 l/min
- Die *Sauerstoffaufnahme* (VO_2)
  Bei modernen spirometrischen Systemen, die zur Leistungsdiagnostik eingesetzt werden, handelt es sich praktisch immer um sogenannte „offene Systeme". Das bedeutet, dass zunächst vor jedem Test die Umgebungsluft durch Sensoren für O_2 und CO_2 auf die O_2- und CO_2-Konzentration analysiert wird (Normwerte etwa 20,9 % für O_2 und 0,03 % für CO_2). Die Sensoren werden vor jedem Test über Eichgase (sie enthalten bestimmte Konzentrationen an O_2 und CO_2) eingestellt. Die Messung der aktuellen O_2-Konzentration in der ausgeatmeten Luft erfolgt mit jedem Atemzug („breath by breath"). Die Berechnung der Sauerstoff-aufnahme erfolgt über das Atemminuten-volumen und die O_2-Konzentration der ausgeatmeten Luft.
  Beispiel: das Atemminutenvolumen beträgt 100 l/min, die O_2-Konzentration der ausgeatmeten Luft 18 %. Wurde vor der Ergometrie in der Umgebungsluft eine O_2-Konzentration von 20,9 % eruiert, ergibt sich daraus, dass sich in der ausgeatmeten Luft um 2,9 % weniger Sauerstoff befindet als in der eingeatmeten Luft. Daraus folgt ein Sauerstoffverbrauch von 2,9 l pro Minute, der im Körper für Verbrennungsvorgänge umgesetzt wurde. Oft wird die Sauerstoffaufnahme auf das Körpergewicht bezogen, um unterschiedliche anthropometrische Voraussetzungen von Probanden auszugleichen. Bleiben wir bei dem vorher genannten Rechenbeispiel: Ein 70 kg schweres Individuum verbraucht die oben genannt O_2-Menge von 2,9 l/min (also 2.900 ml). Damit beträgt die relative, auf das Körpergewicht bezogene Sauerstoffaufnahme 42,2 ml/kg KG/min.
- Die *Kohlendioxidabgabe* (VCO_2)
  Die CO_2-Abgabe erfolgt analog zur O_2-Aufnahme. Nur ist die CO_2-Konzentration in der ausgeatmeten Luft (im Gegensatz zum O_2) höher als in der eingeatmeten Umgebungsluft. Diese höheren CO_2-Konzentrationen stammen einerseits aus Oxidationsprozessen (aerober Muskelstoffwechsel), andererseits aber bei Überschreiten der aeroben Kapazität aus der Pufferung der Milchsäure („Excess-CO_2"; s. Abb. 2 und Abb. 3).

- Die *Atemäquivalente für Sauerstoff und Kohlendioxid*
  Das Atemäquivalent für Sauerstoff ist als Quotient aus V_E und VO_2, das Atemäquivalent für Kohlendioxid als Quotient aus V_E und VCO_2 definiert. Da die Parameter V_E, VO_2 und VCO_2 während eines Stufentests aufgrund der unterschiedlichen Formen der Energiebereitstellung einen unterschiedlichen Verlauf zeigen, verändern sich die Atemäquivalente für Sauerstoff und Kohlendioxid innerhalb der Phasen der Energiebereitstellung und werden zur Leistungsdiagnostik herangezogen (s. Abb. 2 und Abb. 3).
- Das *End-Tidal-Volumen für Sauerstoff und Kohlendioxid* ($PETO_2$ und $PETCO_2$)
  Die am Ende eines Atemzuges („End-Tidal") abgegebene Luft entspricht im Gegensatz zu der am Anfang abgeatmeten Luft (enthält Anteile des Totraums) den in den Alveolen vorherrschenden Bedingungen ($PACO_2$). Die Messtechnik moderner Spirometrie-Systeme macht es möglich, die letzten Volumenanteile (letzten ml der ausgeatmeten Luft) im Rahmen eines Atemzyklus zu erkennen und zur Analyse zu verwenden. $PETO_2$ und $PETCO_2$ sind Parameter, die zur Bestimmung des aerob-anaeroben Übergangs bei Ergometrien von entscheidender Wichtigkeit sind, weil sie die alveoläre Situation (und damit die Verhältnisse in den Lungenkapillaren) widerspiegeln (s. Abb. 2 und Abb. 3).

Die Demarkierung der Phasen der Energiebereitstellung durch Atemgasparameter

- *Übergang der Phase 1 (aerobe Phase) zur Phase 2 (Kompensationsphase):*
  Die Demarkierung der oben genannten Phasen geht, wie bereits oben erwähnt, auf die 1950er-Jahre zurück, der Trennpunkt erhielt dabei den Namen „anaerobic threshold" = AT („anaerobe Schwelle"; s. Abb. 1 und Abb. 2). Im Zusammenhang mit den Begriffen „anaerobic threshold" und „anaerobe Schwelle" sollte erwähnt werden, dass sie sowohl in der Atemgasanalytik als auch in der Laktatdiagnostik vorkommen, aber aus physiologischer Sicht unterschiedliche Umstellpunkte definieren können (siehe später unter Laktatdiagnostik). Um daher beim Studium der Fachliteratur Missinterpretationen zu vermeiden, sollte der jeweils angewandte methodologische Ansatz überprüft werden, um erfassen zu können, welche Phasen der Energiebereitstellung tatsächlich unterschieden werden sollen. In der neueren Literatur findet zunehmend auch der Begriff „ventilatory threshold 1" (VT1) Anwendung, um die Phase der aeroben Energiebereitstellung von jener des anaeroben Kohlenhydrat-Stoffwechsels zu trennen.
  Abb. 1 veranschaulicht die Situation der einzelnen Atemgase in den verschiedenen Phasen der Energiebereitstellung:
  Während die VO_2 sowohl in der aeroben als auch in der Kompensationsphase einen nahezu linearen Verlauf aufweist, kommt es in der Kompensationsphase zu einem Knick der V_E nach oben (Hyperventilation; s. Abb. 2). Da in der Kompensationsphase das Puffersystem noch intakt ist, ist die einsetzende Hyperventilation von einer entsprechenden Abgabe von CO_2 begleitet (s. Abb. 2). Da aber die V_E ab Einsetzen der Hyperventilation stärker ansteigt als die VO_2, steigt auch der Quotient von V_E/VO_2 (Atemäquivalent für O_2), der in der aeroben Phase einen nahezu horizontalen Verlauf aufweist. Der Quotient V_E/VCO_2 bleibt (Atemäquivalent für CO_2) praktisch unverändert, weil die Hyperventilation von einer entsprechenden CO_2-Abgabe begleitet ist.
  Auch das End-Tidal-O_2 zeigt ab der AT (VT1) einen Knick nach oben. Dies spiegelt die Tatsache wider, dass die V_E die VO_2 übertrifft und es auf diese Weise zu einer Erhöhung der O_2-Konzentration in den Alveolen kommt.
- *Übergang Phase 2 (Kompensationsphase) zur Phase 3 (Dekompensationsphase)*
  Wie vorher beschrieben, ist die Dekompensationsphase physiologisch dadurch gekennzeichnet, dass die Pufferfunktion nicht mehr aufrechterhalten werden kann, da sich die Pufferkapazität erschöpft. Die Trennung der beiden oben genannten Phasen erfolgt durch den sogenannt „respiratory compensation point" (RCP), der neuerdings auch in der Fachliteratur unter der Bezeichnung „ventilatory threshold 2" (VT2) zu finden ist (s. Abb. 3). Von Seiten der Atemgase kann diese zweite „ventilatorische Schwelle" wie folgt diagnostiziert werden (s. Abb. 3):
  Da die Pufferfunktion nachlässt, kommt es zu einem steileren Anstieg der H^+-Ionen-Konzentration. Dies ist von einem zweiten

„Aufwärtsknick“ der V_E begleitet (Chemorezeptoren für H^+-Ionen). Dieser erneute Anstieg der V_E ist aber (im Gegensatz zur Kompensationsphase) in der Dekompensationsphase von keinem entsprechenden Anstieg der VCO_2-Abgabe begleitet, da es durch die Verminderung der Pufferkapazität zu keiner entsprechenden Bildung an „Excess-CO_2“ kommt. Durch dieses Missverhältnis von V_E und VCO_2 kommt es zu einem Anstieg des Quotienten V_E/VCO_2 (Atemäquivalent für CO_2), der in der Kompensationsphase noch einen annähernd horizontalen Verlauf gezeigt hatte.
Von Seiten des End-Tidal-CO_2 zeigt sich ab der RCP (VT2) ein abfallender Verlauf, der darauf zurückzuführen ist, dass es zu einer starken Abatmung von CO_2 kommt (2. Phase der Hyperventilation), die aber von keiner entsprechenden zusätzlichen CO_2-Produktion begleitet wird (Abfall der CO_2-Konzentration in den Alveolen).

Die Laktatdiagnostik

Das erste Laktat-Konzept, das in der Sportmedizin Anwendung fand, wurde im Jahr 1976 präsentiert. Auch im Fall des Laktats handelte es sich zunächst um ein Zweiphasenmodell. Der Trennpunkt zwischen den beiden Phasen erhielt den Namen „aerob-anaerobe Schwelle“. Als Kriterium wurde der Anstieg der Laktatkonzentration auf 4 mmol/l („4-mmol-Schwelle“) im peripheren Blut gewertet. Die Begründung dieses „Schwellenwertes“ resultierte aus der Beobachtung, dass eine Belastung, die einer Laktatkonzentration von 4 mmol/l (Mittelwert der untersuchten Probanden) entsprach, über längere Zeit toleriert wird und dabei das Laktat gerade noch stabil gehalten werden konnte. Dagegen führten höhere Belastungsintensitäten in der Regel zu einem kontinuierlichen Anstieg der Laktatkonzentration und konnten oft nicht über einen längeren Zeitraum durchgehalten werden. Wenig später wurde der Begriff „aerob-anaerobe Schwelle“ bei 4 mmol/l in „anaerobe Schwelle“ umbenannt und zusätzlich eine „aerobe Schwelle“ bei 2 mmol/l kreiert (das „Zweiphasenmodell“ wurde zum „Dreiphasenmodell“).

Diese „fixen Laktatschwellen“ bei einer Laktatkonzentration von 2 und 4 mmol/l wurden aber später zunehmend in Frage gestellt. Dies lag einerseits daran, dass die höchste Laktatkonzentration, die im Blut gerade noch konstant gehalten werden konnte, eine relativ hohe individuelle Schwankungsbreite aufweist, andererseits aber auch an der Evidenz, dass die unter Belastung im Blut erhobenen absoluten Laktatkonzentrationen durch verschiedene Faktoren (Ernährung vor und während der Belastung, Ladungszustand der endogenen Substratspeicher, Herzfunktion, Muskelmasse und Verteilungsraum) beeinflusst werden können. Diese Erkenntnis führte zur Entwicklung einer Reihe semi-individueller und individueller Schwellenkonzepte.

Ein semi-spezifisches Konzept (plus 1,5 mmol-Methode) berücksichtigte zum Beispiel das Basislaktat (Laktat während der ersten Belastungsstufen), um Einflüsse der Ernährung und des Glykogenspeichers der Muskulatur etwas zu reduzieren, war aber insofern nicht wirklich auf das Individuum zugeschnitten, als die „individuelle anaerobe Schwelle“ an jenem Punkt festgelegt wurde, an dem die Laktatkurve einen Laktatwert von 1,5 mmol/l über dem Basislaktat erreichte.

Als gangbares Konzept, wirklich „individuelle Laktat-Schwellen“ zu ermitteln, erwies sich das Konzept der sog. „Laktat-Turnpoints“ (Abb. 4). Dabei können durch lineare Regressionsmodelle, die auf den einzelnen Laktat-Messpunkten (1-Minuten-Stufen) basieren, zwei „individuelle Laktatschwellen“ bestimmt werden. Die erste „Schwelle“ ergibt sich aus der Eruierung jenes Punktes, an dem die Laktatwerte nach anfänglich konstantem Verhalten (aerobe Phase) anzusteigen beginnen (Übergang in die Kompensationsphase). Dieser Punkt wird als „Laktat-Turnpoint 1“ (LTP1; Synonym: „Laktat-Threshold 1“ = LT1) bezeichnet. Andererseits kommt es bei einem Stufentest, wie bereits erwähnt, zu einem steileren Anstieg der Blut-Laktatkonzentration („Laktat-Turnpoint 2“, Synonym: „Laktat-Threshold 2“ = LT2), da an diesem Punkt das Puffersystem sein Funktionslimit überschritten hat. Dieser Übergang von der Kompensations- in die Dekompensationsphase kann ebenfalls durch lineare Regressionen bestimmt werden. Wissenschaftliche Daten haben dokumentiert, dass AT/VT1 und LTP1/LT1 bei 1-Minuten-Tests etwa zum selben Zeitpunkt eintreten, dasselbe gilt für RCP/VT2 und LTP2/LT2.

Ein weiteres Laktatkonzept – das Konzept des „maximalen Laktat-Steady State" (MaxLASS) – hielt im Jahr 1985 in die Leistungsmedizin Einzug. Dabei handelt es sich nicht um Stufentests, sondern um eine Methode, die auf der Durchführung von Langzeittests (meist 30-Minuten-Tests) mit konstanter Belastungsintensität basiert. Das MaxLASS definiert dabei die maximal mögliche Leistung, bei der sich Laktatproduktion und -elimination gerade noch im Gleichgewicht befinden (konstante Laktatkonzentration in den letzten 20 Minuten eines 30-Minuten-Tests). Untersuchungen auf Basis der MaxLASS-Methode gelten als „Goldstandard" der Ausdauer-Leistungsdiagnostik, sind allerdings sowohl zeitlich als auch finanziell aufwendig, da mehrere Tests an verschiedenen Tagen nötig sind, um die entsprechende Leistung am MaxLASS zu ermitteln. Aus diesem Grund findet diese Methode in der Praxis (falls überhaupt) eher im gehobenen Leistungssport Anwendung als im Bereich des Hobby- und Präventivsports.

Zusammenfassend ist also festzustellen, dass Untersuchungen zur Beurteilung der Phasen der Energiebereitstellung zwei wesentliche Hauptaufgaben haben: 1) Die Bestimmung der aktuellen, individuellen Leistungsfähigkeit des Probanden und 2) die Erstellung von Trainings- und Aktivitätsprogrammen, die in Intensität, Umfang und Häufigkeit an die individuelle Leistungsfähigkeit der trainierenden Individuen angepasst sind. Fortlaufende Untersuchungen dienen der Kontrolle der Leistungsentwicklung und damit der Evaluierung der Effizienz gesetzter Trainingsmaßnahmen.

Trainingsbereiche

Ausgehend von bei Leistungstests erhobenen Daten können Trainingsbereiche definiert werden, die zur Erstellung von Trainingsplänen und damit zur Realisierung der jeweiligen Trainingsinhalte (Trainingsziele) beitragen sollen. Eine mögliche Variante, um allgemein verständliche Trainingsintensitäten zu definieren, ist die Gliederung in mehrere Ausdauerbereiche, wobei in diesem Fall die zutreffenden Nomenklaturen nicht aus der Leistungsphysiologie, sondern aus dem Fach der Trainingswissenschaft stammen.

- *A 1 = Ausdauerbereich 1:*
  Trainingsintensität: 85–100 % der an der AT/VT1 bzw. LTP1/LT1 bestimmten Belastungsintensität, Training im rein aeroben Bereich.
  Ziel: Schulung der aeroben Ausdauer mit besonderem Schwerpunkt auf dem Fettstoffwechsel. Trainingsintensität für regeneratives Training bzw. Training von sehr langer Dauer (z. B. „long-jogg" über 20–25 km). Die Festsetzung der genauen Intensität erfolgt auch über die Dauer der Trainingseinheit (je länger, desto geringere Intensität).
- *A 2 = Ausdauerbereich 2 (oft auch als „Grundlagen-Ausdauertraining" bezeichnet):*
  Trainingsintensität im aerob-anaeroben Übergang entsprechend 80–90 % der an RCP/VT2 bzw. LTP2/LT2 bestimmten Belastungsintensität. Insgesamt kann der Trainingsbereich im aerob-anaeroben Übergang (also zwischen Kompensations- und Dekompensationsphase) beliebig unterteilt werden, um eine Detailplanung je nach genauerer Zielsetzung zu erreichen.
  Ziel: Schulung der Grundlagenausdauer.
  Verwendete Energiequellen: Fette und Kohlenhydrate (Anteil des anaeroben Kohlenhydrat-Stoffwechsels noch relativ gering).
- *A 3 = Ausdauerbereich 3:*
  Trainingsintensität im Bereich des Einsetzens der Dekompensationsphase (95–105 %).
  Ziel: Schulung der Energiebereitstellung im Bereich der Dekompensationsphase. Geprägt von Zunahme der anaeroben Glykolyse mit schnellerer Entladung der Kohlenhydratspeicher. Kommt oft in Form eines „Tempowechseltrainings" zur Anwendung (z. B. Wechsel des Trainings in den Intensitäts-

bereichen A 1 und A 3 innerhalb einer Trainingseinheit)

- *A 4 = Ausdauerbereich 4:*
  Trainingsintensitäten bis Maximalbelastung (je nach Zielsetzung)
  Ziel: Toleranz hoher Belastungsintensitäten (Intervalltraining, Tempowechseltraining).

Verwendete Energiequelle: vor allem anaerober KH-Stoffwechsel.

Anmerkung: Der Autor bittet zu entschuldigen, dass die vorliegende Darstellung ohne Berücksichtigung des Geschlechts erfolgt (Text ist nicht „gegendert“). Diese Vorgehensweise wurde aus Gründen der Übersichtlichkeit gewählt.

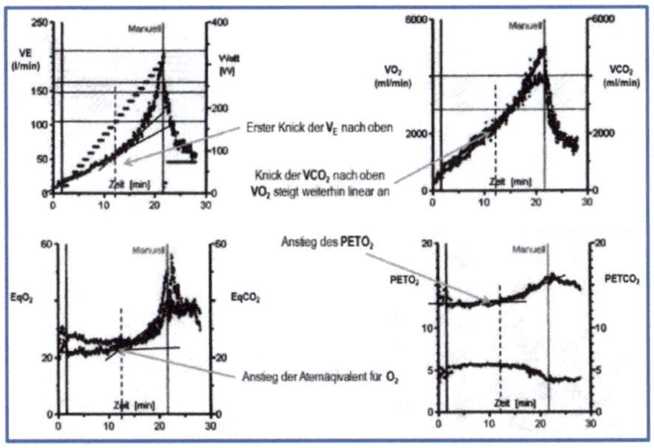

Abb. 2. Die Atemgase am Übergang der Phase 1 (aerobe Phase) zur Phase 2 (Kompensationsphase)/ Bestimmung der AT (VT1)

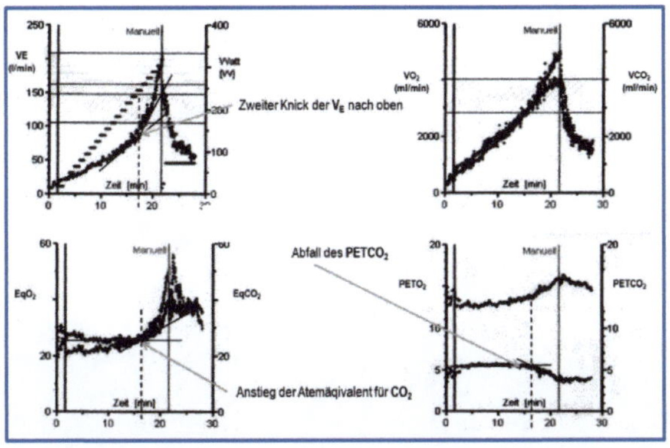

Abb. 3. Die Atemgase am Übergang der Phase 2 (Kompensationsphase) zur Phase 3 (Dekompensationsphase)/Bestimmung des RCP (VT2)

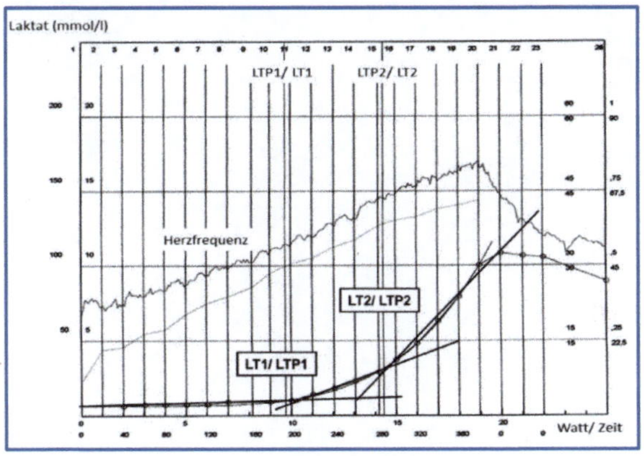

Abb. 4. Die „Laktat-Turnpoints“ („Laktat-Thresholds“)

Weiterführende Literatur

Dickhuth HH: Einführung in die Sport- und Leistungsmedizin. Band 16 (2. Auflage), Hofmann Verlag.

McArdle WD et al.: Exercise Physiology, energy, nutrition, and human performance. Williams Lippincott & Wilkins, 2009.

Brooks GA, Fahey TD, White TP: Exercise Physiology: Human Bioenergetics and Its Application. Baldwin Mayfield, 3rd ed., 2000.

Pokan R, Hofmann P, Hörtnagl H, Ledl-Kurkowsky E, Wonisch M: Kompendium der Sportmedizin (2. Auflage). Springer Wien New York, 2012.

Maud PJ, Foster C: Physiological Assessment of Human Fitness. 2nd ed. Human Kinetics, 2006.

Präventions- und Therapieverfahren

Prävention und Rehabilitation
Medikamentöse Therapie
Orthopädisch-chirurgische und unfallchirurgische Therapie

Hier geht es zu den passenden Fragen in der App:
(Download der App siehe S. 345)

Lebensstilmodifikation und Kurmedizin

Richard Crevenna

Lernziele:

- Verordnungen zur Primärprävention des Muskel-Skelett-Systems für kurmedizinische Verfahren unter Einschätzung der Leistungsfähigkeit eines Patienten oder einer Patientin anhand vorliegender Befunde und im Hinblick auf möglichst effiziente Therapie für eine Restitutio ad optimum.
- Verordnungen zur Primärprävention bei Erkrankungen des Muskel-Skelettsystems für geriatrische Patienten formulieren.
- Die evidenzbasierte Wirkungsweise der Physiotherapie, Sport- und Trainingstherapie (Ausdauertraining, Krafttraining, Schnelligkeitstraining, Beweglichkeitstraining, Koordinationstraining) und der Krankengymnastik auf neurophysiologischer Grundlage mit oder ohne verfügbare Trainingsgeräte und in Abhängigkeit von ihrer Dosierung, auch in Form von Kombinationstherapien zur Gesundheitsförderung in der Freizeit und am Arbeitsplatz (betriebliche Angebote, aktive Pausen) in einem Beratungsgespräch motivierend erklären können.
- Die Wirkungsweise von Naturheilverfahren mit Bezug zur evidenzbasierten Medizin, vor allem der Balneologie und Thermotherapie (Waschungen, Wickel, Güsse, Bäder, Abreibungen, Dämpfe; Kryotherapie: Eis, Peloid, Kaltluft, Spray, Kältekammer; Wärmetherapie: Packungen/Auflagen, heiße Rolle, Heißluft), zur Indikation und Kontraindikation – v. a. bezüglich Herz-Kreislauf-, neurologischer Erkrankungen und Alkoholismus – solcher Verfahren kritisch bewerten und einer Patientin oder einem Patienten erklären können.
- Das Wissen um die Wirkungsweise der Massagetherapie inklusive Lymphdrainage, Reflexzonenmassage und Komplexen Physikalischen Entstauungstherapie (KPE) mit Bezug zur evidenzbasierten Medizin zur Indikationsstellung exemplarisch anwenden.
- Für individuelle Lebenssituationen (Stress, Prävention des Gestationsdiabetes, Krebserkrankung u. a.) einen angepassten Plan zum Bewegungsverhalten vermitteln und die Einhaltung dieses Plans gemeinsam mit dem Patienten kritisch bewerten und revidieren.

Definitionen: Ein gesundheitsförderlicher Lebensstil dient der Prävention und ist vor allem wirksam bei Stoffwechselerkrankungen, Herzkreislauferkrankungen, onkologischen Erkrankungen sowie sog. degenerativen Erkrankungen am Bewegungs- und Stützapparat und weiteren chronischen Erkrankungen mit allen ihren Konsequenzen.

Die **Primärprävention** setzt an, noch bevor es zur Krankheit gekommen ist, d. h. die Entstehung von Krankheiten soll verhindert werden. Die **Sekundärprävention** soll das Fortschreiten von Krankheiten verhindern, bestehende Risikosituationen abwenden und Krankheitsfolgen vermindern. Die **Tertiärprävention** wiederum soll – bei bestehender Krankheit – die Wiederherstellung der Gesundheit (Restitutio ad integrum) bzw. die bestmögliche Situation (Restitutio ad optimum) erreichen und Folgeschäden vorbeugen. Hierzu gehört auch die Rehabilitation.

Unter **Lebensstilmodifikation** versteht man die Maßnahmen zum Erreichen eines gesundheitsfördernden Lebensstils. In der **Kurmedizin** werden diese Maßnahmen während eines meist mehrwöchigen Zeitraums gezielt und konzertiert eingesetzt unter besonders geeigneten Umgebungsbedingungen (landschaftliche Gegebenheiten wie Thermalwasser, medizinische Ausstattung).

„Kur- und Genesungsaufenthalte: diese werden nach vorheriger ärztlich begründeter Antragstellung und medizinischer Befürwortung durch den Krankenversicherungsträger (soweit zur Leistungserbringung nicht schon der Pensions- oder Unfallversicherungsträger zuständig ist) als freiwillige Leistungen bewilligt (Rehabilitationskompass, Gesundheit Österreich GmbH, Geschäftsbereich ÖBIG)." Kurbehandlungen (Basisinformationen über das jeweilige Krankheitsbild sowie Verhaltensmodifikationen und zielgerechte Vorsorge) sind Heilverfahren bei chronischen Pathologien verschiedenster Organsysteme (Stütz- und Bewegungsapparat, Stoffwechsel-, Lungen- oder Hauterkrankungen etc.

„Das ganzheitliche Kur-Modell „Gesundheitsvorsorge aktiv" bzw. GVA hat die Schwerpunkte Bewegung, Ernährung und mentale Gesundheit und soll die gesunden Lebensjahre verlängern (durch eine langfristig positive Beeinflussung des Lebensstils und nachhaltige Verbesserung der Lebensqualität), Krankenständen vorbeugen und krankheitsbedingte Ausfallzeiten verringern helfen."

Tab. 1. Gruppen von Maßnahmen zur Lebensstilmodifikation

Bewegung
Ernährung, Genussmittel
mentale Gesundheit

Epidemiologie: In der industrialisierten Welt ist ein ungünstiger Lebensstil Grundlage vieler Erkrankungen und damit verantwortlich für vorzeitige Morbidität, Behinderung mit schlechter Lebensqualität und Mortalität sowie zusätzlich ein enormer Kostentreiber in unserem Gesundheitssystem.

Medizinische Psychologie: Psychologische Ansätze zum Thema Lebensstilmodifikation umfassen u. a.:

- Modell der gesundheitlichen Überzeugung
- Theorie zur Handlungsveranlassung
- Modell der Gesunderhaltungsmotivation
- Theorie der Selbstwirksamkeitserwartung
- sozial-kognitives Prozessmodell gesundheitlichen Handelns
- Förderung der Lebensstilmodifikation durch Überredung und Veränderung verhaltenslenkender Anreize
- Methoden aus der kognitiven Verhaltenstheorie

Interventionen zur Lebensstilmodifikation: Hierfür ist neben einer kompetenten Beratung und Führung auch eine entsprechend nachhaltige Compliance und **Adherence** der Patienten herzustellen und langfristig aufrechtzuerhalten. Dies erfolgt im therapeutischen Team im Zusammenspiel der Ärzteschaft mit Therapeuten, klinischen Psychologen etc. Wichtig ist es, hier die Krankheitsakzeptanz und das Selbstmanagement zu fördern und Problemlösungsstrategien und solche zur Rückfallprophylaxe anzubieten.

Lebensstilmodifikationen sind aus verschiedenen Gründen schwierig zu realisieren bzw. nachhaltig aufrechtzuerhalten. Neben dem obligaten Willen zur Verhaltensänderung gibt es einige psychologische Ansätze zum Thema Lebensstilmodifikation.

Tab. 2. Grundlagen einer angestrebten, nachhaltigen Adherence.

Empowerment
Information
Indikationsspezifisches Diagnostik-/Therapiewissen Beachtung psychosozialer Faktoren
Krankheitsverhalten, Krankheitsbewältigung
motivationale Gesprächsführung
Krankheitsspezifische Schulungsprogramme in der Primär- und Sekundärprävention

Tab. 3. Typische Barrieren der Lebensstilmodifikation.

Lebensskript
Projektionen
Totalitätsansprüche
Delegation der Verantwortung für das eigene Leben

Literatur

Crevenna R. Kompendium Physikalische Medizin und Rehabilitation. Diagnostische und therapeutische Konzepte. 4.Auflage, Hrsg. Berlin Heidelberg: Springer Verlag; 2017.

Crevenna R. Physikalische Medizin und Rehabilitation Ein Kurzlehrbuch. Wien Facultas 2018; ISBN 978-3-7089-1409-1

Lehofer M, Kriechbaum N. Lebensstilmodifikation. Journal für Hypertonie - Austrian Journal of Hypertension 2000; 4 (3A), 13–18.

https://rehakompass.goeg.at/

http://www.who.int/classifications/icf/en/

Foisner W (Hrsg.) Integrative Kurmedizin: Medizinische Nutzung natürlicher Heilmittel. Verlaugshaus der Ärzte, Wien 2010.

Physikalische Medizin und Rehabilitation bei Erkrankungen des Muskel-Skelett-Systems

Richard Crevenna

Lernziele:

- Basierend auf dem Konzept der Dekonditionierung und Rekonditionierung Verordnungen zur Sekundär- und Tertiärprävention sowie zur Rehabilitation von Erkrankungen des Muskel-Skelett-Systems und für Bewegungstherapie zur Behandlung extraskeletaler Erkrankungen wie Tumorerkrankungen formulieren können: für Elektro-, Thermo-, Mechano-, Phototherapie unter Einschätzung der Leistungsfähigkeit eines Patienten oder einer Patientin anhand vorliegender Befunde und im Hinblick auf möglichst effiziente Therapie für eine Restitutio ad optimum (stufenweise Eingliederung ins Berufsleben, Vermeidung bzw. Verminderung von Pflegebedürftigkeit).
- Verordnungen bei Erkrankungen des Muskel-Skelettsystems für geriatrische Patienten formulieren.
- Konzepte der Frührehabilitation und Komplexbehandlung im Krankenhaus und Indikationskriterien bei Erkrankungen des Muskel-Skelett-Systems mit und ohne mechanische Extensionsbehandlung, passive Bewegungsschienen, Gehhilfen, Orthesen und Endoprothesen exemplarisch anwenden.
- Konzepte der Anschlussrehabilitation und Indikationskriterien bei Erkrankungen des Muskel-Skelett-Systems unter besonderer Berücksichtigung der Patientenmotivation exemplarisch anwenden.
- Konzepte zur Vermeidung von Nebenwirkungen und Komplikationen einer physikalischen Therapie des Muskel-Skelett-Systems kennen sowie Maßnahmen zur Vermeidung (Gelenkprotektion, Sturzprävention, Versorgung mit Hilfsmitteln) exemplarisch anwenden und in einen effektiven Therapieplan integrieren können.
- Konzepte der Manuellen Therapie und ihre Wirkungsweise einem Patienten oder einer Patientin erklären können.
- Die nicht-pharmakologische Therapie von Schmerzen (Transkutane Elektrische Nervenstimulation (TENS), Psychoedukation, Aktivierung, Verhaltenstherapie, psychodynamische Therapie) – insbesondere für Rückenschmerzen – situationsgerecht und auf der Basis ihrer Wirkungsweise indizieren können.

Definition: **Die Physikalische Medizin befasst sich mit der therapeutischen Anwendung physikalischer Reize zu Heilzwecken. Die Physikalische Medizin dient neben der Lebensstilmodifikation der Rehabilitation.**

Ihr kommen in Diagnostik, Prävention, Therapie und Rehabilitation wichtige Aufgaben an der Schnittstelle zu den meisten anderen Sonderfächern zu und sie ist aus einem modernen interdisziplinären und multiprofessionellen Konzept der Patientenversorgung nicht mehr wegzudenken. Das Sonderfach Physikalische Medizin und allgemeine Rehabilitation hat ein definiertes Ausbildungscurriculum der Österreichischen Ärztekammer. „Das Sonderfach Physikalische Medizin und Allgemeine Rehabilitation (PM&R) umfasst laut der Definition im aktuellen Rasterzeugnis der Ärztekammer für die Facharztausbildung die „Prävention, Diagnostik, Behandlung, Rehabilitation und Palliation von Funktions- und Gesundheitsstörungen aller Organsysteme und relevanter Erkrankungen, insbesondere mit physikalischen und rehabilitativen Mitteln zur Analgesie und zur Wiederherstellung oder Besserung der Körperstrukturen, der Körperfunktionen, der Aktivität und der Partizipation. Weiters beinhaltet das Aufgabengebiet insbesondere die Diagnose und Indikationsstellung für Therapiemaßnahmen sowie Verfahren der rehabilitativen Intervention mit konservativen physikalischen und manuellen Therapien sowie die Anordnung und Evaluierung der gesetzten rehabilitativen Maßnahmen."

Tab. 1. Ursachen von Immobilität und Dekonditionierung

Ursachen
neurologische Erkrankungen/Komplikationen
Unfälle/Komplikationen
angeborene Fehlbildungen/Komplikationen
Frakturen (z. B. Schenkelhals)
innere Erkrankungen
Osteoporose, Rheumatologische Erkrankungen
Adipositas
Schmerz (akut, chronisch)
Sarkopenie
Einschränkung in den motorischen Grundeigenschaften
hohes Alter, Frailty-Syndrom

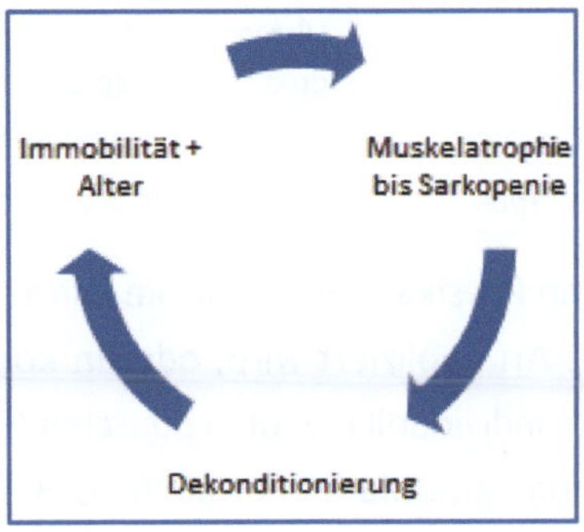

Abb. 1. Zirculus vitiosus der Immobilität und der Dekonditionierung, von denen alle Organsysteme betroffen sind.

Pathogenese: **Sarkopenie** ist der mit fortschreitendem Alter entstehende Muskelabbau und damit einhergehende funktionelle Einschränkungen, die anfangs reversibel sind. Diagnostiziert wird sie durch Ganggeschwindigkeit, Handkraft und Muskelmassemessung.

Dekonditionierung ist die verminderte körperliche Leistungsfähigkeit infolge einer Einschränkung der **motorischen Grundeigenschaften.**

Physikalische Therapien haben spürbare Wirkungen, Nebenwirkungen und entsprechend auch Kontraindikationen. Eine individuell zu rezeptierende Kombination verschiedener Modalitäten verhilft meist zu raschen Therapieerfolgen.

Tab. 2. Motorische Grundeigenschaften (nach Hollmann)

Grundeigenschaft	Fähigkeiten
Kraft	Fähigkeit des Nerv-Muskel-Systems, durch Muskelkontraktion Widerstände zu überwinden, entgegenzuwirken oder zu halten • isometrisch: Spannungsänderung ohne Längenveränderung des Muskels • isokinetisch: gleichbleibende Geschwindigkeit • isoton: gleichbleibende Muskelspannung
Ausdauer	Dauer, mit der ein Leistungsniveau aufrechterhalten bzw. eine Aufgabe kontinuierlich erfüllt werden kann • Fähigkeit, ATP resynthetisieren zu können • aerob • anaerob
Koordination und Sensomotorik	sinnvoll aufeinander abgestimmte Impulsfortleitungen, Muskelfaseraktivierungen und Muskelkontraktionen
Flexibilität	Ausmaß des Bewegungsumfanges bzw. Dehnfähigkeit der Muskulatur, Bewegungsausmaß (BAM): „range of motion“
Schnelligkeit	Fähigkeit, eine motorische Aktion möglichst schnell durchzuführen

Indikationen

- Schmerzen und Funktionseinschränkungen des Bewegungssystems sowie aller Organsysteme und relevanter Erkrankungen
- Einschränkungen der Mobilität mit den Zielen: Schmerzreduktion, Verbesserung der Flexibilität, **Rekonditionierung**
- Einschränkungen der Lebensqualität
- Einschränkungen der Teilhabe: sozial und beruflich
- Unterstützung der Ermöglichung eines selbstbestimmten Lebens

Tab. 3. Immobilitätsfolgen: Präventions- und Therapiemaßnahmen

physikalisches Wirkprinzip	häufig angewandte Verfahren
Elektrotherapie	Nieder-, Mittel- und Hochfrequenztherapie, besonders bekannte Beispiele sind hier TENS aus der Nieder- und die Kurzwelle aus der Hochfrequenztherapie
Thermotherapie	Applikation Wärme bzw. Kälte in der Form von Moorpackungen, Kurzwelle oder Kryotherapie mittels Eis, Kryokammer
Mechanotherapie	Medizinische Trainingstherapie, Krankengymnastik, Ergotherapie, Biofeedback, Ultraschall, klassische Massage und Spezial-Massagen, Extension, Mechanotransduktionstherapie
Balneo- und Klimatherapie	diverse Bäderanwendungen, Peloide, Klimatherapie
Licht- und Phototherapie	UV-Licht, Infrarot-Licht, LASER-Therapie

Durchführung: Eine Physikalische Therapie kann in Form von Einzeltherapien erfolgen, wo eine spezifische physikalische Reiz-Art appliziert wird, oder in kombinierter Form, bei der verschiedene Formen physikalischer Modalitäten individuell rezeptiert durchgeführt werden. Physikalische Therapien können einzeln oder in Gruppen, stationär, ambulant oder auch als Heimtherapie durchgeführt werden.

Tab. 4. Physikalische Reizparameter

Reizparameter	
Reiz-Art	Reiz-Frequenz
Thermot Reiz-Intensität	Reiz-Dynamik
Reiz-Dauer	Reiz-Fläche Therapie

Tab. 5. Elemente der Dekonditionierung und adäquate physikalische Therapieformen

physikalisches Wirkprinzip	häufig angewandte Verfahren und verwendete Hilfsmittel
Dekonditionierung	**Rekonditionierung: Allgemeinmaßnahmen** • aufrechte Körperhaltung (vertikalisieren), durchbewegen der Gelenke (passiv, aktiv assistiert und aktiv) Lagerungen, Umlagerungen Krankengymnastik (isotonisch, isometrisch) • Stimulation (basal, sensorische, adäquat, intellektuell) • Hilfsmittelverordnung • Korrektur eines schlechten Visus • Überprüfen auf **Polypharmazie** • Adaptierung des Wohnraums (Entfernung von Sturzfallen, Handlauf, erhöhter Toilettensitz, Haltegriffe im Sanitärbereich, Pflegebett, Bettgalgen, Leibstuhl etc.)
Kontrakturen, Muskelverkürzungen	Kontrakturprophylaxe
Muskelabbau, Muskelatrophie, Sarkopenie	Diätologie bei Sarkopenie • ausreichende Proteinzufuhr • essentielle Aminosäuren mit hohem Leucin-Anteil • ausreichende Vitamin-D- und Kalziumzufuhr
Verlust an Knochenmasse, Sturzangst und Stürze, Frakturen	**Sturzangst** • tritt im Alter auch ohne vorangegangene Stürze auf • Zeichen schlechter werdender Gangperformance (Gangstörung) • wird häufig verneint, daher ist die Awareness wichtig **Sturzprävention** • Entfernung von Stolperfallen (z. B. Netzkabel, Teppiche, Türschwellen, auf glänzende Böden verzichten, Warnschilder beim Wischen benutzen) • geeignete Beleuchtungsverhältnisse (Lichtschalter gut erreichbar, Blendeffekte vermeiden) • Stühle, Rollstühle, Pflege-Betten der Körpergröße anpassen • geeignete Hilfsmittel (z. B. Gehstock, Rollator, Rollmobil etc.) rezeptieren • Haltegriffe in Flur, Toilette, Bad • Dusch- und Badewannenstühle • individuell angepasste Toilettenerhöhungen • Verbesserung der motorischen Grundeigenschaften
Frailty (Gebrechlichkeit)	Diagnosekriterien: wenn 1–2 der folgenden Merkmale: Pre-Frailty, wenn mehr als 3 Merkmale: frail • ungewollter Gewichtsverlust • geringe Ausdauer, Ermüdbarkeit • Schwäche • langsamer Gang • niedriges physisches Aktivitätsniveau
Pneumonie	Pneumonieprophylaxe
Dekubitus	**Dekubitusprophylaxe,** Antidekubitusmatratze
Thrombose, Lungenembolie	Thromboseprophylaxe
Einschränkung von Autonomie und Partizipation	

Wirkung: Die genannten Physikalischen Therapien sind vom Wirkprinzip **Reiz-Regulations-** und **Reflextherapien.**

Physikalische Reizparameter: Die individuelle Reizempfänglichkeit und -verträglichkeit hängt vom Alter, Geschlecht und Allgemeinzustand sowie von Art und dem Stadium der Erkrankung ab. Physikalisch-medizinische Reizserien zielen im Sinne einer Reiz-Reaktions-Regulationstherapie auf die Beeinflussbarkeit von Schmerzen und auf die Beeinflussbarkeit von Struktur- und Funktionsstörungen ab. Durch Aktivierung adaptationsphysiologischer Mechanismen kommt es zur Regulierung gestörter physiologischer Regelsysteme.

Wirkprinzipien physikalischer Reize

- Reiz-Reaktion
- Pausen, Schonung, Regeneration
- Inhibition
- Fazilitation
- Habituation
- Adaptation (sensomotorisch, funktionell, trophisch, plastisch)
- Neuroplastizität
- Verhaltensänderung

Tab. 6. Reflextherapien

Reflextherapien
Erkrankungen des Bewegungs- und Stützapparats
Physikalische Therapien
Akupunktur
Manualmedizin bzw. Chiropraxis und Osteopathie
Neuraltherapie und Infiltrationstherapie
Segmenttherapie
diverse Massagearten bzw. Spezialmassagen wie z. B. die Reflexzonenmassage, Akupunkt- und Tuina- sowie Schröpf-Massage etc.

Tab. 7. Gehhilfen

Art	**Voraussetzungen und Eigenschaften**
Gehstock	Einsatz häufig bei arthrotischen oder arthritischen Beschwerden der Beingelenke, Nutzung für alle Gangarten
Unterarmstützkrücken	zur Durchführung des 3-Punktganges und 4-Punktganges Voraussetzung: ausreichend Kraft für die Steh- und Gehfähigkeit Beim Hinaufgehen auf der Treppe gesundes Bein vorsetzen, beim Heruntergehen das kranke Bein
Achselstützkrücken	Bei Patienten, die sich aktiv nicht stützen können oder dürfen, z. B. bei gleichzeitiger Arm- und Beinfraktur, Einsatz sonst wie Unterarmstützkrücken
Vierpunkgehstütze	Voraussetzung: ausreichende Kraft für das Gehen sowie den Armstütze, durch 4 Füße (= 4 Punkte) mehr Stabilität als Unterarmstützkrücken oder Gehstock
Rollmobil, Rollator	Voraussetzung: Kraft zum Stützen, Stehen, Gehen, Nutzung als Gehhilfe, wenn das Gehen an Unterarmstützkrücken nicht möglich ist
Gehbock	starr oder beweglich, Voraussetzung: ausreichend Kraft zum Stützen, Stehen, Gehen, Totalentlastung, unbelasteter Sohlenkontakt, Teil- oder Vollbelastung möglich

Rehabilitation

Definition: „Rehabilitation bedeutet Anschlussheilverfahren nach akuten Erkrankungen, Operationen und Verletzungen, wobei es zum Einsatz multimodaler Therapiekonzepte mit der Zielsetzung der Restitutio ad optimum sowie zur Verhinderung bzw. Prävention (tertiäre Prävention mit der Verhinderung körperlicher, psychischer und sozialer Krankheitsfolgen) neuerlicher Unfälle und zur Vermeidung (akuter) Krankheiten zum Einsatz kommt."

„Rehabilitation umfasst die koordinierte Summe der Maßnahmen, die benötigt werden, um die bestmöglichen physischen, psychischen und sozialen Bedingungen zu schaffen, damit Patientinnen und Patienten mit chronischen oder auf ein akutes Ereignis folgenden Erkrankungen aus eigener Kraft ihren gewohnten Platz in der Gesellschaft bewahren oder wieder einnehmen können (Reintegration, Partizipation) und durch verbesserte Lebensgewohnheiten das Fortschreiten der Erkrankung begrenzen oder umkehren können (Rehabilitationskompass, Gesundheit Österreich GmbH, Geschäftsbereich ÖBIG)."

„Die Rehabilitation umfasst medizinische Maßnahmen (wie stationäre und ambulante Aufenthalte in Rehabilitationszentren, Kostenübernahme von Körperersatzstücken wie Prothesen etc.), berufliche Maßnahmen (wie eine berufliche Weiterbildung und Umschulung, Hilfe zur Fortsetzung der Erwerbstätigkeit etc.) und soziale Maßnahmen (wie Darlehen zur behindertengerechten Adaptierung der Wohnung und zur Erhaltung der Mobilität zur Erreichung des Arbeitsplatzes etc.). Auf Maßnahmen der Rehabilitation besteht kein Rechtsanspruch."

Rehabilitation steht in ursächlichem und zeitlichem Zusammenhang mit der akutmedizinischen Versorgung. Rehabilitation umfasst medizinische, berufliche und soziale Maßnahmen. Die Abgrenzung der Rehabilitation zu angrenzenden Bereichen der Kurativmedizin (Physikalische Medizin) und zu gesundheitserhaltenden Maßnahmen wie der Kur ist nicht eindeutig. Rehabilitation ist immer an eine endverantwortliche Ärztin/Arzt gebunden.

Tab. 6. Typische Indikationen für die Rehabilitation

Indikationen
Erkrankungen des Bewegungs- und Stützapparats
Erkrankungen des zentralen und peripheren Nervensystems
Herz-Kreislauf-Erkrankungen
Erkrankungen des Stoffwechsel- und Verdauungssystems
pulmologische Erkrankungen
unfall- und neurochirurgische Eingriffe
onkologische Erkrankungen
Psychische Erkrankungen
lymphologische Rehabilitation
Kinder- und Jugendlichen-Rehabilitation

Ziele der Rehabilitation

- Ermöglichung der aktiven Teilhabe am bisherigen Leben (unabhängig von der diagnose- und organbezogenen Herkunft der Beeinträchtigung)
- eigenständige Lebensführung ohne fremde Hilfe
- eigenständige Ausübung eines Berufs bzw. Absolvierung einer Ausbildung
- Verhinderung oder Aufschieben Behinderungs-bedingter Pensionierungen
- Verhinderung oder Aufschieben von Pflegebedürftigkeit

Voraussetzungen der medizinischen Rehabilitation sind Rehabilitationsbedürftigkeit, Rehabilitationsfähigkeit und Rehabilitationsprognose.

Rehabilitationsplan: Rehabilitation ist prozess- und zielorientiert. Ein individueller Rehabilitationsplan muss beinhalten, mit welchen Maßnahmen, innerhalb welcher Zeit und durch wen die festgestellten Ausfälle und Defizite auf welches Maß verringert bzw. kompensiert werden sollen. Der Rehabilitationserfolg ist laufend zu überprüfen. Die medizinische Rehabilitation verfolgt entsprechend dem **bio-psycho-sozialen Modell** einen holistischen Ansatz, der den Menschen als aktiven Teil der Gesellschaft definiert. Die Internationale Klassifikation zur Funktionsfähigkeit, Behinderung und Gesundheit der WHO (ICF, http://www.who.int/classifications/icf/en/) stellt den Bezugspunkt dar.

Literatur

Crevenna R. Kompendium Physikalische Medizin und Rehabilitation. Diagnostische und therapeutische Konzepte. 4. Auflage, Hrsg. Berlin Heidelberg: Springer Verlag; 2017.

Crevenna R. Physikalische Medizin und Rehabilitation Ein Kurzlehrbuch,. Wien Facultas 2018; ISBN 978-3-7089-1409-1

https://rehakompass.goeg.at/

http://www.who.int/classifications/icf/en/

http://www.pensionsversicherung.at/cdscontent/load?Contentid=10008. 577834&version=1457693177

NSAR-, Kortikosteroid- und Biologika-Therapie rheumatischer Erkrankungen

Helga Radner, Elisabeth Simader, Kastriot Kastrati

Lernziele:

- Medikamentöse Therapiestrategien in der Behandlung von rheumatischen Erkrankungen kennen.
- Die Wirkprinzipien und den Einsatz von konventionellen Basistherapeutika und häufig verwendeten Biologika kennen.
- Typische Nebenwirkungen dieser Medikamente rasch erkennen und Erstmaßnahmen veranlassen können.

Die Therapie rheumatischer Erkrankungen hat sich in jüngster Zeit in nahezu allen Bereichen der entzündlichen Systemerkrankungen mit neuen Konzepten und innovativen Substanzen weiterentwickelt. Da es sich bei Erkrankungen aus dem rheumatischen Formenkreis um Autoimmunerkrankungen mit einer überschießenden Reaktion des Immunsystems gegen körpereigene Bestandteile handelt, ist das wichtigste therapeutische Konzept in der Rheumatologie eine suffiziente Immunsuppression. Abhängig von der Grunderkrankung werden dabei mehrere unterschiedliche Wirkmechanismen angewendet. Neben der Immunsuppression sind bei rheumatischen Erkrankungen eine adäquate Schmerztherapie sowie nicht-medikamentöse Behandlungskonzepte wie beispielsweise Physikalische Therapie, Stromtherapie oder Iontophorese wichtig.

Glukokortikoide (GC)

Glukokortikoide (auch Kortikosteroide genannt) wie Prednisolon, Prednison oder das wesentlich stärkere Dexamethason werden in der Rheumatologie in allen Dosisgrößenordnungen eingesetzt. Kortikosteroide sind potente Medikamente, die einen raschen Wirkungseintritt innerhalb von Stunden zeigen und oft lebensrettend sind, um Organschäden zu verhindern. Sie besitzen einen wirkungsvollen und potenten antiinflammatorischen und immunmodulatorischen Effekt bei einer Reihe von Erkrankungen aus dem entzündlich rheumatischen Formenkreis – bspw. bei der Rheumatoiden Arthritis (RA), bei Kollagenosen, Vaskulitiden und Polymyalgia rheumatica (PMR). Sie vermitteln ihre Wirkungen sowohl rezeptorvermittelt (spezifisch) als auch rezeptorunabhängig (unspezifisch) auf genomischer und nichtgenomischer Ebene. Der Einsatz ist jedoch durch ihr Potenzial, mitunter erhebliche Nebenwirkungen auszulösen, limitiert.

Um Nebenwirkungen zu vermeiden, wird die Dosis so gering wie möglich gehalten und so rasch wie möglich reduziert, wobei aber bei längerer hochdosierter Gabe aufgrund der Gefahr der Nebennierenrinden-Suppression ein Ausschleichen unbedingt erforderlich ist. Während bei Dosierungen unter der Cushing-Schwelle (etwa 7,5 mg Prednisolon/Tag) v. a. die Osteoporose-Gefahr nennenswert ist, kommt es bei höheren Dosen zu typischen Erscheinungen eines iatrogenen Cushing-Syndroms (Heißhunger, Vollmondgesicht, Büffelnacken, Stammfettsucht, Striae distensae rubrae, Hypertonie, Übergewicht, Diabetes und Verschlechterungen gastrointestinaler Beschwerden (weshalb Protonenpumpenhemmer für die Dauer der Anwendung verabreicht werden sollten). Zudem kann es zu einer gesteigerten Infektanfälligkeit, v. a. zu Pilzinfektionen kommen.

Da Kortison ein Stresshormon ist, sollte es nach Möglichkeit nicht am Abend verabreicht werden und an mögliche Kortisonpsychosen gedacht werden. Kortison kann in fast allen Erkrankungen des rheumatischen Formenkreises angewendet werden: RA, PsA, Kollagenosen, Vaskulitiden, Poly-/Dermatomyositis und Polymyalgia Rheumatica, allerdings ist eine Therapie der axialen Spondyloarthritis mit Kortison nicht effektiv. Zudem kann eine Hochdosis-Kortison Therapie bei der Systemischen Sklerose eine renale Krise auslösen.

NSAR und Coxibe

Alle nicht-steroidalen Antirheumatika (NSAR, non steroidal anti-rheumatic drugs, NSAID) hemmen die Cyclooxygenase, das Enzym, das die Bildung von entzündungsfördernden und Schmerz auslösenden Arachidonsäuremetaboliten (Prostaglandinen) katalysiert. NSAR können dadurch zwar nicht wie die Basistherapeutika den Krankheitsfortschritt beeinflussen, führen aber zur deutlichen Linderung v. a. entzündlicher Schmerzen, reduzieren die Schwellung und können manchmal auch überschießenden Knochenzuwachs hemmen. NSAR bzw. Coxibe werden in der Rheumatologie bei muskuloskelettalen Schmerzen sowie in der Akutbehandlung der Gichtarthritis eingesetzt. Weiters stellen sie nach wie vor die Erstlinientherapie für die axiale Spondyloarthritis dar. Als Basis für leichte Fälle der Psoriasisarthritis, insbesondere wenn vorwiegend Arthralgien vorhanden sind, reicht oft eine Therapie mit NSAR aus.

Häufigste Nebenwirkung sind gastrointestinale Beschwerden bis hin zu Ulzerationen und Blutungen, daher sollten NSAR immer in Kombination mit einem Protonenpumpeninhibitor verabreicht werden. Bei Patienten mit gastrointestinalen Begleiterkrankungen oder Ulcera in der Anamnese empfiehlt sich der Einsatz von Coxiben, Substanzen, die durch selektive COX-2-Hemmung ein deutlich vermindertes gastrointestinales Risikoprofil aufweisen. Des Weiteren kann es zu Nieren- und Leberschäden kommen, der Einsatz von NSAR bei Niereninsuffizienz ist daher kontraindiziert. Alle NSAR sowie Coxibe können das kardiovaskuläre Risiko dosisabhängig erhöhen. Bei hohem kardio- bzw. cerebrovaskulären Risiko sind daher andere analgetische- und antiinflammatorische Therapiekonzepte anstelle der NSAR-Therapie in Erwägung zu ziehen. Als Konsequenz aus verschiedenen Studienergebnissen ist beispielsweise Diclofenac bei Patienten mit bekannter Herzinsuffizienz, ischämischer Herzkrankheit, peripherer arterieller Verschlusskrankheit und/oder zerebrovaskulärer Erkrankung kontraindiziert.

Basistherapeutika („disease-modifying anti-rheumatic drugs"-DMARDs)

Die Dauertherapie („Basistherapie") mit Immunmodulatoren dient der Unterdrückung der Krankheitsaktivität. Therapieziel ist dank der Entwicklung innovativer Substanzen heute eine Remission der entzündlich-rheumatischen Erkrankung. Unter dem Begriff **disease modifying antirheumatic drugs (DMARDs)** werden unterschiedliche Substanzklassen zusammengefasst. Der Begriff DMARD wurde ursprünglich für Therapeutika der Rheumatoiden Arthritis verwendet, da sie als ,,krankheitsmodifizierende" Agentien die Progression der Erkrankung verlangsamen konnten. Inzwischen hat sich die Verwendung des Begriffs DMARD auf andere entzündlich-rheumatische Erkrankungen (Lupus, Sklerodermie, Myositis etc.) ausgeweitet. DMARDs werden grob in **synthetische (sDMARD)** und **biologische DMARD (bDMARD)** unterteilt.

Tab. 1. Wirksamkeit unterschiedlicher Substanzen in Rheumatoider Arthritis (RA), Psoriasisarthritis (PsA) und axialer Spondyloarthritis (axSpA)

	RA	PsA	axSpA
TNF-i	+	+	+
IL-6-i	+		–
IL-17-i		+	+
IL-12-i	–	+	(–)
IL-23-i	–	+	(–)
Rituximab	+		
Abatacept	+	+	
Apremilast		+	
Baricitinib	+		
Tofacitinib	+	+	

1) Zu den **k**onventionellen **s**ynthetischen Substanzen **(csDMARD)** zählen etwa Methotrexat, Sulfasalazin, Mycophenolat, Hydroxychloroquin oder Leflunomid.

2) Darüber hinaus werden die oral zu verabreichenden Janus-(JAK)-Hemmer Baricitinib und Tofacitinib verordnet; hierbei handelt es sich um **tsDMARD** (auf spezifische Molekularstrukturen abzielende „targeted" synthetische DMARDs)

3) Die biologisch rekombinant hergestellten **bDMARD** „Biologika" umfassen hochmolekulare gezielte Hemmstoffe von Zytokinen. Zu den „bio-originalen" bDMARDs – folglich als boDMARD bezeichnet – gehören Tumor-Nekrose-Faktor-(TNF-) Inhibitoren (Adalimumab, Certolizumab Pegol, Etanercept, Golimumab, Infliximab), der T-Zell-Kostimulations-Inhibitor Abatacept, der B-Zell-Antikörper Rituximab sowie der Interleukin-(IL-)6-Rezeptor-Blocker Tocilizumab und der IL-1-Inhibitor Anakinra. Pharmazeutische Unternehmen bieten mittlerweile Bio-similars (= Nachahmer-Produkte von Biologika, bsDMARD) an. Dadurch soll im Markt eine allgemeine Preissenkung dieser Substanzen erzielt werden.

Konventionelle synthetische Medikamente (csDMARD)

Methotrexat: Methotrexat (MTX), ein Folsäure-Antagonist, gilt mit einer Ansprechrate von ca. 60 % bei der Behandlung der Rheumatoiden Arthritis als Mittel der Wahl und wird, sofern keine Kontraindikation besteht, als First-line-Medikament verwendet. Zudem wird es üblicherweise in Kombination mit Biologika angewendet, da es einen synergistischen Effekt besitzt. In weiteren Indikationen der Rheumatologie, unter anderem in der Psoriasisarthritis (Mittel der ersten Wahl), Systemischen Sklerose, Poly-/Dermatomyositis und SLE, hat sich MTX etabliert. Während in der onkologischen Dosis, die zwei bis drei Zehnerpotenzen über der Dosis bei Rheumatoider Arthritis liegt, der Folsäure-Antagonismus entscheidend ist, ist der Mechanismus der Immunmodulation nicht genau bekannt. Methotrexat wird in niedriger Dosierung (bis 30 mg) **einmal wöchentlich** oral oder subkutan verabreicht, eine Wirkung tritt erst nach 6–8 Wochen ein. Eine tägliche Gabe ist dringend zu vermeiden, da dies auch zum Tod des Patienten führen kann. Durch gleichzeitige Substitution von Folsäure wird versucht, Nebenwirkungen wie Haarausfall, Übelkeit, Schleimhautulzerationen oder Blutbildveränderungen zu verhindern. MTX wird in der Regel gut toleriert, es kann jedoch zu einem toxischen Leberschaden und auch zur Knochenmarkstoxizität kommen. Dadurch sind regelmäßige Kontrollen der Transaminasen und des Blutbilds, insbesondere in den ersten 6 Wochen nach Beginn notwendig. Da MTX in erster Linie renal eliminiert wird, ist es bei eingeschränkter Nierenfunktion kontraindiziert, um schwere Nebenwirkungen wie beispielsweise Knochenmarkstoxizität ausgelöst durch Akkumulation toxischer Metaboliten zu verhindern. Des Weiteren ist MTX teratogen und daher in der Schwangerschaft kontraindiziert. Aufgrund der langen Halbwertszeit ist ein Absetzen 3 Monate vor geplanter Schwangerschaft notwendig.

Leflunomid: In kontrollierten klinischen Studien hat sich Leflunomid als ein effektives Basistherapeutikum für die Behandlung der aktiven Rheumatoiden Arthritis erwiesen. Verabreicht wird es bei Kontraindikation, Unverträglichkeit oder Unwirksamkeit von Methotrexat bei RA aber auch bei der Psoriasisarthritis. Leflunomid blockiert als Hemmer der Dihydroorotat-Dehydrogenase den Pyrimidinstoffwechsel, der bei aktivierten und sich teilenden T-Lymphozyten besonders gefordert ist. Ob das der wahre Wirkmechanismus ist, wird diskutiert, zumindest wird auch die Leukozytenmigration gehemmt. Die Substanz hat eine extrem lange Halbwertszeit, die nur durch Unterbrechung des enterohepatischen Kreislaufs (mit Cholestyramin oder Aktivkohle) wesentlich verkürzt werden kann. Dies ist erforderlich, wenn Nebenwirkungen auftreten oder ein Kinderwunsch besteht. Bekannte Nebenwirkungen sind Juckreiz, Schleimhautulzera, Haarausfall und Diarrhoen sowie sehr selten Agranulozytosen und tödliche Lebernekrosen. Leflunomid ist ebenfalls teratogen, bei Schwangerschaft ist es daher kontraindiziert.

Sulfasalazin: Der genaue Wirkmechanismus von Sulfasalazin ist ebenfalls nicht bekannt. Sulfasalazin gilt als weniger potent als MTX und wird daher bei der Rheumatoiden Arthritis eher bei milderen Verlaufsformen eingesetzt. Bei den seronegativen Spondyloarthropathien, wie beispielsweise der Psoriasisarthritis oder bei der Spondyloarthritis mit peripherem Gelenksbefall, kommt es häufiger zur Anwendung. csDMARDs sind bei axialer Spondyloarthritis wirkungslos, allein Sulfasalazin ist als einziges konventionelles DMARD jedoch nur bei axialer Spondyloarthritis (axSpA) mit bevorzugt peripherer Gelenkbeteiligung effektiv. Sulfasalazin wird mehrmals täglich eingenommen und entfaltet seine Wirksamkeit ebenfalls erst nach mehreren Wochen. Neben gastrointestinalen Reizungen kann es unter Sulfasalazin zu Haarausfall, depressiven Verstimmungen oder Azoospermie kommen, die Transaminasen können ansteigen und sehr selten entwickeln Patienten eine Agranulozytose oder eine massive, mitunter lebensbedrohliche Sulfonamid-Hautreaktion. Da Sulfasalazin als nicht teratogen gilt, ist es eine gute Alternative in der Schwangerschaft.

Chloroquin/Hydroxychloroquin: Die als Anti-Malaria-Mittel bekannten Substanzen Chloroquin und Hydroxychloroquin werden bei milden Formen der RA oder additiv in der Therapie von Kollagenosen (SLE, Sjögren) eingesetzt. Der Wirkeintritt benötigt Monate. Schwere Nebenwirkungen sind sehr selten, das größte Problem ist eine irreversible Retinatoxizität bis zur Erblindung. Regelmäßige ophthalmologische Kontrollen sind daher entscheidend. Daneben können reversible Kristallablagerungen der Linse, Haut-Nebenwirkungen (Juckreiz, Haarausfall), gastrointestinale Beschwerden und selten Blutbildveränderungen vorkommen. Malariamittel können während einer Schwangerschaft eingenommen werden.

Azathioprin: Azathioprin hemmt die Purinsynthese. Neben den Kollagenosen (SLE, Systemische Sklerose, Myositiden) wird es ebenso bei Vaskulitiden eingesetzt. Als wichtigste Nebenwirkungen kann es zu Blutbildveränderungen, Hepatitis, gastrointestinalen Nebenwirkungen und Haarausfall kommen. Azathioprin soll nicht mit Allopurinol kombiniert werden, da es zur toxischen Akkumulation von Azathioprin kommen kann. Daher sollte vor dem Beginn oder bei Verdacht der Akkumulation eine genetische Analyse auf Thiopurin-Methyltransferase (TPMT)-Mangel durchgeführt werden. Bei Patienten mit Thiopurin-Methyltransferase-Mangel ist die Wirkung von Azathioprin signifikant erhöht. Dadurch steigt die Gefahr von Nebenwirkungen, insbesondere einer Myelosuppression. Eine Anwendung von Azathioprin in der Schwangerschaft ist möglich.

Mycophenolat-Mofetil (MMF): MMF hemmt ebenfalls die Purin-Synthese und wird bei SLE und Vaskulitiden sowie Myositiden in ähnlichen Indikationen wie Azathioprin verabreicht. Signifikante therapeutische Vorteile sind für manche Indikationen (Lupus-Nephritis, Vaskulitis) plausibel. Das Nebenwirkungsprofil entspricht dem von Azathioprin, lediglich eine schlechtere Verträglichkeit aufgrund von Diarrhoen kann vorkommen. Die Therapie mit MMF muss bei Kinderwunsch mindestens 6 Wochen vor der Konzeption beendet werden.

In der Rheumatoiden Arthritis wurde die Empfehlung von Azathioprin, Cyclosporin A oder Cyclophosphamid für therapie-refraktäre Fälle aufgrund des erweiterten Repertoires mit wirksamen csDMARD und bDMARD sowie aufgrund des ungünstigen Nutzen-Risiko-Profils zurückgenommen.

„Targeted“ synthetische DMARDs

Baricitinib und Tofacitinib: Mit den beiden Janus-Kinase (JAK)-Inhibitoren Baticitinib und Tofacitinib wurde das therapeutische Spektrum der Rheumatoiden Arthritis um zwei weitere Substanzen erweitert. Die JAK-Inhibitoren bieten gegenüber den Biologika zusätzlich den Vorteil der oralen Anwendung. Ihr Mechanismus beruht auf Hemmung der Januskinase (intrazelluläres Enzym, das in der Regulation des Immunsystems und der Blutbildung beteiligt ist – JAK-STAT-Signalweg, Signaltransduktionsinhibitoren). Baricitinib hemmt bevorzugt JAK1 und 2, Tofacitinib JAK1 und 3. Tofacitinib ist außerdem zur Behandlung der Psoriasisarthritis zugelassen, weitere JAK-Inhibitoren mit erweiterten Indikationen werden folgen.

Nebenwirkungen von Baricitinib umfassen vermehrte Infektionen, Thrombozytose, Neutro-, Lymphopenie, Erhöhung der Leber- und Nierenparameter, Fettstoffwechselstörungen und Übelkeit. Nebenwirkungen von Tofacitinib sind ähnlich (Infektionen, Anämie, Leukopenie, Lymphopenie, Thrombopenie, Erhöhung der Leberwerte, Übelkeit, Erbrechen, Durchfall, Kopfschmerz, Fettstoffwechselstörung, Bluthochdruck). Eine vermehrte Häufung von Pulmonalembolien mit der Einnahme der JAK-Inhibitoren konnte gezeigt werden, weswegen bei erhöhtem Risikoprofil für thrombotische Ereignisse eine strenge Nutzen-Risiko-Abwägung bzw. Kontraindikation erfolgen muss.

Biologika (bDMARDs)

Biologika sind im Gegensatz zu den konventionellen DMARDs selektiv gegen bestimmte Entzündungsmediatoren oder Oberflächenmoleküle gerichtet. Daraus leitet sich ihre gute Wirkung, aber auch ihr Nebenwirkungspotenzial ab. Vor ihrer Anwendung ist der konsequente Ausschluss eines akuten oder chronischen infektiösen oder malignen Prozesses sowie ein gezielter Ausschluss einer aktiven oder chronischen Hepatitis B und einer Tuberkulose beispielsweise mittels IGRA-Test (QuantiFERON®-Test) und Thoraxröntgen essentiell. Impfungen bzw. Auffrischungsimpfungen sind möglichst vor Therapiebeginn durchzuführen. Bei latenter Tuberkulose ist vor dem Beginn der Biologika-Therapie eine tuberkulostatische Präventivtherapie (Monotherapie mit Isoniazid oder Rifampicin) durchzuführen. Der CD-20 Antikörper Rituximab ist als Biologikum der ersten Wahl bei ausgewählten Patienten (Tuberkulose, Kontraindikation gegen alle anderen Biologika, Lymphom- oder Karzinomanamnese, Encephalitis disseminata etc.) zu erwägen.

TNF-Blocker: Durch Blockade des Zytokins Tumor-Nekrose-Faktor (TNF), einem entscheidenden Botenstoff in der Entzündungskaskade, kommt es zu einem deutlichen Rückgang der Inflammation. Studien konnten zeigen, dass es in Kombination mit MTX nicht nur zu einem deutlichen Rückgang der Krankheitsaktivität kam, sondern auch zu einem Stillstand der radiologischen Progression (vermehrter Knochenabbau und Deformationen). Derzeit sind 5 verschiedene TNF-Blocker erhältlich, die sich in ihrem Wirkmechanismus und in ihrer Applikationsform unterscheiden, klinisch jedoch gleiche Effektivität zeigen.

Adalimumab ist ein vollständig humaner Antikörper gegen TNF-α, der alle 14 Tage subkutan verabreicht wird (40 mg). **Certolizumab-pegol** ist ein pegylierter humanisierter monoklonaler Antikörper gegen TNF-α, der alle 2 Wochen subkutan verabreicht wird (200 mg) und aufgrund der verminderten Plazentagängigkeit in jedem Trimenon der Schwangerschaft verabreicht werden kann. **Etanercept** ist ein aus zwei Molekülen des TNF-Rezeptors 2 und einem Fc-Teil eines humanen Immunglobulins zusammengesetztes Molekül, welches neben TNF-α auch TNF-β bindet. Es wird ebenfalls subkutan, jedoch einmal wöchentlich (50 mg) verabreicht und aufgrund der fehlenden Plazentagängigkeit auch in der Schwangerschaft verabreicht werden kann. **Golimumab** ist ein humaner Antikörper gegen TNF-α, der aufgrund seiner längeren Halbwertszeit nur einmal monatlich subkutan verabreicht wird (50 mg). **Infliximab** ist ein chimerischer, humanisierter Antikörper aus einer von der Maus stammenden antigenbindenden und einer viel größeren humanen Komponente. Infliximab war der erste TNF-Blocker am Markt und wird als einziger intravenös infundiert und wird nach einer Startphase (0, 2, 6 Wochen) alle 4 bis 8 Wochen (3–5 mg/kg KG) verabreicht.

Alle 5 Substanzen sind bei therapierefraktärer Rheumatoider Arthritis – und somit erst nach Versagen von konventionellen Basistherapeutika wie MTX – zugelassen. Zudem gilt bei allen TNF-Blockern eine bessere Wirksamkeit in Kombination mit MTX verglichen mit einer Monotherapie.

TNF ist ein Zytokin, das bei vielen entzündlichen Erkrankungen, aber auch in der Abwehr intrazellulärer Infektionen eine wesentliche Rolle spielt. Somit kann es bei Blockade zu schweren Nebenwirkungen kommen. Eine bekannte und gefürchtete Nebenwirkung ist das Wiederaufflammen einer latenten Tuberkulose (TBC), ein TBC-Screening mittels Hauttest (Mendel-Mantoux) und/oder Quantiferon-Test ist daher vor jeder Verschreibung unumgänglich. Zudem sollten die Patienten darauf aufmerksam gemacht werden, bei Auftreten von fieberhaften Infekten oder Operationen das Medikament zu pausieren und einen Arzt aufzusuchen.

Abatacept: Ein weiteres Therapiekonzept in der RA ist die Blockade der T-Zell-Aktivierung durch das Fusionsprotein CTLA4-Ig Abatacept (Orencia®). Dieses Biologikum wird einmal im Monat intravenös verabreicht und zeigt dieselbe klinische Wirksamkeit wie TNF-Blocker. Genau wie die TNF-Blocker ist es erst nach Versagen von MTX als Firstline-Biologikum zugelassen. Abatacept, seit Jahren zugelassen für die RA, wurde zuletzt aufgrund positiver Studienergebnisse auch für die PsA zugelassen. Bezüglich der Wirksamkeit gilt, dass sie doch deutlich geringer als jene von TNFi, Ustekinumab und IL- 17-Blockern zu sein scheint.

Rituximab: Rituximab ist ein monoklonaler CD-20-Antikörper, der durch B-Zell-Depletion zur Immunsuppression führt. Ursprünglich in der Hämatologie bei Lymphomen verwendet, zeigte es v. a. bei der seropositiven CP (Chronischen Polyarthritis) eine Wirksamkeit bei therapierefraktären Patienten. Rituximab wird halbjährlich verabreicht und ebenfalls mit einem konventionellen DMARD, zumeist MTX, kombiniert. Zudem stellt sich auch die Indikation in der Behandlung der ANCA-assoziierten Vaskulitiden (die Dosierung richtet sich hierbei nach dem RAVE-Schema). Als einziges Biologikum kann es auch bei Patienten mit latenter TBC verwendet werden. Gefährliche Infekte wie Pneumonien oder Meningitiden können auftreten, eine vorangegangene Impfung gegen Pneumokokken ist als sinnvoll zu erachten.

Tocilizumab: Tocilizumab ist ein monoklonaler Antikörper, der gegen den Interleukin-6-Rezeptor gerichtet ist und somit die Wirksamkeit des inflammatorischen Zytokins IL-6 inhibiert. Tocilizumab wird einmal monatlich intravenös verabreicht und zeigt als einziges Biologikum in der Kombination mit MTX keine Überlegenheit verglichen mit der Monotherapie. In der Riesenzellarteritis findet Tocilizumab ebenfalls sein Anwendungsgebiet. Neben einer latenten Tuberkulose gilt eine Divertikulose als Kontraindikation zur Verabreichung. Das Nebenwirkungsprofil entspricht in etwa dem der anderen Biologika, zusätzlich kann es während der Therapie zu einem Ansteigen des Cholesterinspiegels kommen. Patienten können unter IL-6-Blockade oft kein Fieber/CRP (C-reactive protein) entwickeln und Infekte müssen daher aufgrund der Klinik des Patienten diagnostiziert werden.

Cyclosporin A: Cyclosporin hemmt die Proteinphosphatase Calcineurin. Eine Dephosphorylierung des Nuclear-factor-activating-T-Zell-Rezep-tors (NF-AT), eines Transkriptionsfaktors, unterbleibt. NF-AT wird somit nicht aktiviert und die Produktion von proinflammatorischen Cytokinen und Zelloberflächenrezeptoren wird gehemmt. Des Weiteren hemmt Cyclosporin die Aktivierung und Vermehrung von Lymphozyten. Labor- und klinische Kontrollen sind in den ersten 3 Monaten alle 2 Wochen notwendig. Nach Erreichen einer stabilen Dosis reichen Kontrollen im Abstand von 4 Wochen. Der Wirkungseintritt erfolgt erst frühestens nach ca. 6–8 Wochen. Als Indikationen für Cyclosporin finden sich die Lupusnephritis oder Myositiden mit Lungenbeteiligung hier allerdings als multitargeted therapy (mit MMF). Cyclosporin wird eher als Reservepräparat verwendet. Der übermäßige Konsum von Grapefruits oder Grapefruitsaft führt zu einer Steigerung des Cyclosporin-spiegels. Unter Cyclosporin A muss sicher verhütet werden. Auch Stillen unter Cyclosporin A ist kontraindiziert.

Canakinumab: Canakinumab ist ein monoklonaler Antikörper, der die Aktivität von Interleukin-1-beta (IL-1-beta) hemmt und ist aufgrund mangelnder Studien in der Schwangerschaft kontraindiziert. Bekannte Nebenwirkungen sind gehäufte Atemwegsinfektionen, Übelkeit, Erbrechen, Oberbauchschmerzen, Arthralgien, Leukopenie, Reaktion an der Injektionsstelle, Neutropenie, Änderungen in den Triglyzeridspiegeln und erhöhte Transaminasen. Verabreicht wird Canakinumab alle 8 Wochen subcutan bei Periodischen Fiebersyndromen: Cryopyrin-assoziierte periodische Syndrome (CAPS), Tumor-Nekrose-Faktor-Rezeptor-assoziiertes periodisches Syndrom (TRAPS), Hyperimmunglobulin-D-Syndrom (HIDS)/Mevalonatkinase-Defizienz (MKD), Familiärem Mittelmeerfieber (FMF); und beim Still-Syndrom, systemischer juveniler idiopathischer Arthritis und in der therapierefraktären Gichtarthritis.

Anakinra: Anakinra blockiert als Biologikum Interleukin 1 (IL-1) und wird als tägliche, subcutan Injektion verabreicht. Als Nebenwirkungen können Kopfschmerzen, Anstieg der Leberwerte sowie Blutbildveränderungen (Leuko- und Thrombo-penie) auftreten. Unter der Therapie besteht ein erhöhtes Risiko für Infekte und verzögerte Wundheilung. Derzeit wird Frauen eine verlässliche Verhütung während der Therapie empfohlen. Das Einsatzgebiet von Anakinra umfasst die therapierefraktäre Rheumatoide Arthritis, das Still-Syndrom, juvenile idiopathische Arthritis (JIA), Cryopyrin-assoziierte periodische Syndrome (CAPS), Neonatal-Onset Multisystem Inflammatory Disease (NOMID)/ Chronisches infantiles neuro-kutaneo-artikuläres Syndrom (CINCA), Muckle-Wells-Syndrom (MWS) und das familiäre kälteinduzierte autoinflammatorische Syndrom (FCAS).

IL-17-Blocker

Ixekizumab: Bei Ixekizumab handelt es sich um ein Biologikum, das Interleukin 17A (IL-17A) inhibiert. Ixekizumab wird als Injektion nach einer Aufsättigungsphase einmal alle 4 Wochen subcutan verabreicht. Meistens beginnt die Wirkung innerhalb weniger Wochen nach den ersten Injektionen. Lokale Reaktionen an der Einstichstelle sind sehr häufig. Als Nebenwirkungen treten Durchfall, vermehrt Infektionen der oberen Atemwege, Pilzinfektionen (Candida) der Haut und Schleimhäute und Blutbildveränderungen (Leukozytopenie und Thrombozytopenie) auf.

Es besteht eine Kontraindikation von Ixekizumab in der Schwangerschaft. Derzeit findet Ixekizumab seine Indikation bei therapierefraktärer Psoriasisarthritis und axialer Spondyloarthritis nach Versagen der TNF-Blocker.

Secukinumab: Secukinumab wirkt ebenfalls durch die Interleukin 17A (IL-17A) Blockade und wird als subcutan Injektion verabreicht. Nach der ersten Injektion erfolgen wöchentliche Injektionen in den Wochen 1, 2, 3 und 4 (insgesamt 5 Injektionen im Wochenabstand), danach erfolgen die Injektionen einmal im Monat. Lokale Reaktionen an der Einstichstelle sind möglich. Unter der Therapie besteht ein erhöhtes Risiko für Infektionskrankheiten (insbesondere der oberen Atemwege). Gelegentlich treten Pilzinfektionen (Candida) der Haut und Schleimhäute und Blutbildveränderungen (Leukopenie) auf. Bei Patienten, die an einer chronisch entzündlichen Darmerkrankung leiden, wird unter der Behandlung mit Secukinumab gelegentlich eine Verschlechterung des Krankheitsbildes beobachtet. Die Anwendungsgebiete sind wie beim Ixekizumab die Psoriasarthritis und die axiale Spondyloarthritis und es ist während der Schwangerschaft kontraindiziert.

Ustekinumab: Ustekinumab ist ein Biologikum, welches die Interleukine 12 (IL-12) und 23 (IL-23) inhibiert. Es wird als subcutan Injektion im Abstand von 4 Wochen begonnen und danach im Abstand von 12 Wochen verabreicht. Meistens beginnt die Wirkung innerhalb weniger Wochen nach den ersten Injektionen. Auch hier besteht ein erhöhtes Risiko für Infektionskrankheiten (insbesondere des Respirationstraktes). Häufig kann es zu Schwindel, Kopfschmerzen, Rückenschmerzen, Übelkeit, Erbrechen, Durchfall, Juckreiz und Müdigkeit kommen. Selten zeigte sich eine Rötung der gesamten Haut (exfoliative Dermatitis). Ustekinumab wird v. a. in der Psoriasisarthritis verwendet und ist in der Schwangerschaft kontraindiziert.

Apremilast: Apremilast ist ein Inhibitor der Phosphodiesterase 4 (PDE4) und wurde als orales Medikament entwickelt, welches insbesondere in der Psoriasisarthritis Einsatz findet. Darüber hinaus ist die Nebenwirkungsrate, abgesehen von gastrointestinaler Unverträglichkeit, sehr gering, und die Notwendigkeit eines Tuberkulosescreenings entfällt. Allerdings ist die Wirksamkeit, bei aller Vorsicht in der Beurteilung, da direkt vergleichende Studien fehlen, wohl deutlich geringer als bei TNF-Inhibitoren, Ustekinumab und IL-17-Blockern.

Belimumab: Belimumabist ein monoklonaler Antikörper, welcher den B-Zell aktivierenden Faktor Baff (B cell activating factor of the TNF family) inhibiert und daher bei extrarenalem Lupus mit inadäquatem Ansprechen auf first line Therapeutika eingesetzt wird. Die Gabe erfolgt intravenös zweiwöchig bis zur dritten Verabreichung und kann als Erhaltungstherapie alle 4 Wochen verabreicht werden (oder subcutan einmal wöchentlich). Als häufige Nebenwirkungen gelten vermehrte Infektionen des Respirations- und Harntraktes, sowie Durchfall und Übelkeit.

Cyclophosphamid

Cyclophosphamid (Endoxan®) ist eine zytotoxische Substanz, die bei schweren Verläufen von Kollagenosen und Vaskulitiden sowie schweren Komplikationen (Amyloidose, Vaskulitis) der RA vorbehalten bleibt. Cyclophosphamid wird bei schweren Formen der Glomerulonephritis oder der zerebralen oder pulmonalen Beteiligung im Rahmen des SLE meist als monatliche Körperoberflächen-adpatierte oder zwei-wöchentliche (500 mg) Bolusinfusion (maximal 6 Gaben) verabreicht. Die Begleitmedikation umfasst Mesna und Antiemetika sowie parenterale Flüssigkeit mit forcierter Diurese (durch Furosemid um die Verweilzeit in der Blase möglichst zu minimieren). Damit lassen sich Übelkeit und eine hämorrhagische Zystitis als gefürchtete Nebenwirkungen meist vermeiden. Eine Blutbildkontrolle ist unbedingt am 10. Tag nach der Infusion durchzuführen, da eine volle Wirkung sowie eine Knochenmarksuppression am 10. Tag (Leukozyten-Nadir) auftreten können. Ein zusätzliches Problem ist eine leider nicht seltene Schädigung der Ovarien mit vorzeitiger Menopause. Zur Minimierung dieses Effektes kann ein hormoneller Gonadenschutz verabreicht werden. Neben der hämorrhagischen Zystitis kann es auch zum Auftreten von Urothelkarzinomen kommen. Cyclophosphamid wird nur zu Beginn der Erkrankung (zur sog. Remissionsinduktion) verwendet, bei Erreichen von Remission wird eine Erhaltungstherapie, meist mit Azathioprin, fortgeführt. Die Indikation für Cyclophosphamid stellt sich bei Kollagenosen mit fulminanter pulmonaler oder ZNS-Beteiligung (Lupus; SSc; Myositis).

Literatur, Quellen und Links

EULAR-Leitlinien (Stand 08.09.2019; https://www.eular.org/recommendations_management.cfm)
ÖGR-Leitlinien und Patientenaufklärungsbogen (Stand 08.09.2019; https://rheumatologie.at/aerzte/leitlinien)

Wundversorgung

Irena Krusche-Mandl, Manfred Greitbauer, Gerhild Thalhammer

Wunde (lat. Vulnus)

Definition: Unterbrechung des Zusammenhangs von Körpergeweben mit oder ohne Substanzverlust.

Einteilung

- akut, durch äußere Einwirkung entstanden (Abheilung zumeist binnen 2 bis 4 Wochen)
- chronisch (über mehrere Wochen bis Monate bestehend, z. B. Ulcus cruris). Das Thema der chronischen Wunde (z. B. Ulcus – das Geschwür) wird im Rahmen der Dermatologie abgehandelt.

Wundarten

- mechanisch
- thermisch (Verbrennung, Erfrierung)
- chemisch
- strahlenbedingt (aktinisch)

Wundalter

- frisch (Zeitpunkt der Entstehung weniger als 6 Stunden zurückliegend)
- nicht frisch (non recens, älter als 6 Stunden)

Mechanische Wundarten

Schürfwunden (Excoriatio) entstehen bei Abschürfungen der oberflächlichen Hautschichten. Durch Eröffnung der dermalen Papillen kommt es zur Verletzung des subpapillären Gefäßplexus. Es treten diffuse, anfänglich punktförmige Sickerblutungen auf. Üblicherweise spontane Abheilung ohne wesentliche Narbenbildung.

Schnittwunden (Vulnus scissum) haben glatte Schnittränder, als typisches Beispiel gilt die chirurgische Inzision. Abhängig von Größe, Tiefe und Lokalisation der Wunde chirurgische Naht, Pflaster (Steristrips) oder Wundklebung (biologische Klebstoffe). Bei ungestörter Wundheilung strichförmige Narbe. Komplikation: Keloidbildung, v. a. bei bewegten Hautregionen (z. B. über Gelenken) und bei individueller Prädisposition.

Rissquetschwunden (Vulnus lacero contusum) sind sehr häufige Verletzungen. Durch stumpfes Trauma werden Haut und Subcutis einerseits kurzfristig überdehnt und zerrissen, andererseits durch Quetschung geschädigt. Es resultieren unregelmäßige Wundränder. Je nach Lokalisation wird der Wundrand vor dessen Verschluss exzidiert (Débridement). Ein typisches Beispiel ist die RQW der behaarten Kopfhaut.

Stichwunden (Vulnus ictum) – für die Erste Hilfe gilt: Im Körper steckende Fremdkörper unbedingt belassen! Die Gefahr dieser Wunden besteht darin, dass der Wundgrund nicht einsehbar ist und somit die Tiefenausdehnung von außen nicht beurteilt werden kann. Somit können verletzte anatomische Strukturen in der Nähe des Stichkanals unentdeckt bleiben. Die Anamnese gibt zwar Aufschluss über das die Wunde verursachende Objekt sowie die einwirkende Kraft, trotzdem muss der Stichkanal genauestens chirurgisch revidiert werden. Zumeist ist dafür ein Eingriff in Narkose notwendig.

Schusswunden (Vulnus sclopetarium) – durch unterschiedliche Geschosse hervorgerufen. Prinzipiell gilt: je schneller das Geschoss ist, desto größer ist die zerstörende Wirkung im Körper. Aufgrund der Geschwindigkeit unterscheidet man daher:

- **Niederrasanzgeschossverletzungen – low velocity injuries** (civil gunshot injuries): penetrierende Verletzungen mit einer Geschwindigkeit < 340 m/s, z. B. Faustfeuerwaffen. Nur Gewebsanteile, welche in direkten Kontakt mit dem Geschoss kommen, werden beschädigt.
- **Hochrasanzgeschossverletzungen – hig velocity injuries** (military gunshot injuries): Geschwindigkeit 340–980 m/s (z. B. Gewehrkugeln und Minensplitter). Dabei ist darauf

hinzuweisen, dass zusätzlich zum direkten Gewebetrauma durch das Geschoss Verletzungen durch die Schockwelle entstehen.

- **Schockwelle:** Gewebekompression in Schussrichtung mit Bildung einer zylindrischen Stoßwelle, deren Durchmesser größer ist als das Projektil selbst. Dabei werden Zellkern und Zytoplasma aufgrund ihrer unterschiedlichen Masse gegeneinander verschoben und die Zelle somit zerstört. Dieses zusätzliche Gewebetrauma ist primär nicht ersichtlich.

Aufgrund der nicht vorhersehbaren Schädigung tiefer Gewebsschichten dürfen Schusswunden prinzipiell nicht primär durch Naht verschlossen werden (→ sekundäre Wundheilung).

Bisswunden (Vulnus morsum hominis/animalis) führen zu einer starken Schädigung des Gewebes sowie zu einer Inokulation mit hoch pathogenen Keimen. Bisswunden dürfen primär nicht durch Nähte verschlossen werden!

- **Menschenbisse:** betreffen fast immer die Hände. **CAVE:** Bei Raufhandel ist besonders auf Eröffnung der Fingergelenke zu achten. Typisches Beispiel stellt die Verletzung des 5. Mittelhandknochens beim Faustschlag ins Gesicht des Gegners dar. Durch Zahnkontakt kann es zur Eröffnung von Fingergelenken kommen, wobei hoch pathogene Keime (z. B. Streptococcus viridans) in das Gelenk eindringen. Diese können sehr rasch zu einer das Gelenk gefährdenden Infektion führen. Daher ist ein primärer chirurgischer Wundverschluss mittels Naht in solchen Fällen kontraindiziert. Für entsprechende Ruhigstellung, antibiotische Abschirmung und kurzfristige Wundkontrolle ist Sorge zu tragen.
- **Tierbisse:** Aufgrund der spitzen Zähne ist die Wunde nach **Katzenbissen** an der Oberfläche meist punktförmig, jedoch tiefreichend. An der Hand können Sehnenscheiden oder Gelenke erreicht und mit hoch pathogenen Keimen kontaminiert werden. Bei entsprechendem Verdacht ist eine chirurgische Wund-revision, Ruhigstellung und antibiotische Abschirmung indiziert.
  Die Problematik nach Hundebissen besteht darin, dass vor allem große Hunde aufgrund ihrer Kraft ausgedehnte Weichteilverletzungen, bei Kindern mitunter auch tödliche Knochenverletzungen (Schädel!) verursachen können. Bei entsprechender Ausdehnung der Wunde ist ein chirurgisches Débridement indiziert, die Wundheilung erfolgt sekundär. Nach allen Tierbissen muss der Tollwut-Impfstatus des Tieres durch den Tierhalter abgeklärt werden. Österreich ist seit einigen Jahren tollwutfrei, bei Bissverletzungen in grenznahen Regionen des Bundesgebietes bzw. im Ausland ist eine Tollwutberatungsstelle zurate zu ziehen und der Patient gegebenenfalls möglichst frühzeitig zu impfen.

Décollement (Abscherung, Ablederung) – durch stumpfe Gewalteinwirkung in tangentialer Richtung wird die Haut mit anhängendem subkutanen Gewebe von der unterliegenden Faszie abgerissen, wodurch auch die Blutversorgung abgetrennt wird. Typisch ist die Verletzung über der ventralen Tibiakante. Bei fraglicher Vitalität des Hautlappens sind die chirurgische Abtragung des geschädigten Areals und eine primäre oder sekundäre Deckung mittels Spalthaut (Hautverpflanzung) indiziert.

Pfählungsverletzungen entstehen zumeist durch Sturz auf einen mehr oder weniger spitzen Gegenstand. Besonders bei mehrfach verletzten, bewusstlosen Patienten ist darauf zu achten, solche Verletzungen nicht zu übersehen. Bewusstlose bzw. narkotisierte Patienten sind grundsätzlich vollständig zu entkleiden und auch an der Rückseite genauestens zu inspizieren! Besonders heimtückisch sind Holzspieße, die oft nur eine kleine Wunde hinterlassen, unter der Hautoberfläche abbrechen und sich mitunter der initialen radiologischen Diagnostik entziehen.

Wundmanagement

1. Anamnese

Diese gibt Informationen über den Unfallhergang. Falls der Patient nicht direkt befragt werden kann (Kinder, Bewusstlose, ...), Angaben des Notarztes, Sanitäters oder auch von Begleitpersonen beachten! Darüber hinaus ist es wichtig, Informationen über den Verschmutzungsgrad, die Verletzungstiefe, mögliche Begleitverletzungen sowie Allgemeinerkrankungen zu erfahren.

Die „gefährdete Wunde"

Während der Verletzung kommt es durch Keimbesiedlung zu Kontamination (Verunreinigung) der Wunde. Aufgrund der Pathogenität und der Keimzahl sind folgende Wunden besonders zu behandeln:

- Bissverletzungen
- Fleischmesserverletzungen
- Schussverletzungen
- Komplikationswunden bei offenen Frakturen (werden im Rahmen der Frakturstabilisierung versorgt)

Aufgrund der hohen Infektionsgefahr stellen diese Wunden eine eindeutige Operationsindikation dar. Hierbei muss die Wunde sorgfältig exzidiert (ausgeschnitten), exploriert, gespült sowie nach Verbandanlage ruhiggestellt werden. Eventuell ist auch eine antibiotische Abschirmung notwendig. Anschließend ist auf engmaschige Wundkontrollen zu achten. Hierbei wird auf **lokale** (Rötung, Schwellung, Überwärmung, lokaler Druckschmerz) sowie **fortgeleitete Entzündungszeichen** (z. B. vergrößerte Lymphknoten oder Lymphangitis) geachtet. Symptomatisch für eine akute Wundinfektion sind quälende, pochende Ruheschmerzen, vor allem nachts.

2. Inspektion

Unter **aseptischen** Bedingungen (mit Kopfbedeckung, Mundschutz und sterilen Handschuhen) wird die Wunde betrachtet. Die Inspektion ergibt Informationen über die Wundart, die Größe, die Lokalisation, die Durchblutung, die Sensibilität (Nervenverletzungen besonders im Bereich der Hand) und die Motorik (Sehnenverletzung). Wichtig ist, **unbedingt vor Beginn der Anästhesie** die periphere **Durchblutung,** die **Sensibilität** und **Motorik** zu überprüfen. Weiters ist an den Extremitäten auf eine etwaige Fehlstellung (Verrenkung, Bruch) zu achten.

3. Reinigung der Wundränder

Die Reinigung der Wunde selbst erfolgt ausschließlich chirurgisch. Die Desinfektion der **Haut** um die Wundränder beginnt in der Regel von innen nach außen. An der Haut kommen farblose **alkoholische Desinfektionslösungen** zur Anwendung. Die Einwirkzeit beträgt hier 2 Minuten. Bei der **Schleimhaut** werden **jodhaltige Präparate oder Seifenlösungen** mit einer Einwirkzeit von etwa 5 Minuten verwendet. Bei starker Behaarung ist eine Rasur der Wundumgebung notwendig. Eine Ausnahme stellen die Augenbrauen dar.

4. Schmerzausschaltung – Lokalanästhetika

Der Wirkungsmechanismus von Lokalanästhetika besteht darin, dass es durch Aufhebung der Depolarisation der Nervenzellmembran zur Unterbrechung der Erregungsfortleitung kommt. Zuerst erfolgt die

1) Ausschaltung der Schmerzempfindung; dann
2) der Temperaturempfindung; schließlich
3) der Tiefensensibilität und zuletzt
4) der motorischen Funktion.

Es dürfen **keine Vasokonstriktoren** (gefäßverengende Substanzen) **an den Akren** (Finger, Nase, Ohren, Zehen, Penis) verwendet werden!

Lokalanästhetika kommen bei der **Infiltrationsanästhesie** zur Anwendung. Sensible Nervenendigungen werden durch flächenhafte Injektion blockiert, indem die Wundränder rautenförmig umspritzt werden, z. B. Hautwunden an Kopf, Stamm und den Extremitäten. Außerdem werden Lokalanästhetika zur **Leitungsanästhesie** verwendet. Typisches Beispiel stellt hier die Oberst'sche Leitungsanästhesie zur Schmerzausschaltung an den Fingern dar. Wichtig ist es, vor Schmerzausschaltung die Sensibilität des betroffenen Fingers zu überprüfen!

Gefahren von Lokalanästhetika

- Allergische Zwischenfälle äußern sich in Ausschlägen (Urtikaria), ödematösen Schleimhautschwellungen von Nase, Rachen und Schlund bis hin zum anaphylaktischen Schock. Deshalb ist es wichtig, nach früheren Nebenreaktionen auf ein Lokalanästhetikum, z. B. bei zahnärztlicher Behandlung, zu fragen.
- Toxische Zwischenfälle können durch eine Überdosierung, eine versehentliche intravasale Injektion oder eine zu rasche Resorption bedingt sein. Toxische Zwischenfälle können

vermieden werden, indem maximale Dosen eingehalten werden und vor der Injektion aspiriert (die Spritze angesaugt) wird, wobei kein Blut in der Spritze erscheinen darf. Gefährlich sind Lokalanästhetika besonders für das ZNS und das Herz. Die möglichen Symptome reichen von motorischer Unruhe über Schweißausbrüche, Bewusstseinsverlust, tonisch-klonische Krämpfe bis hin zum Atemstillstand. Am Herz kommt es zu einer Verminderung der Erregungsleitung und der Kontraktilität, bei Intoxikation kann es zum Herzstillstand kommen.

5. Chirurgisches Débridement

Die zwei Grundvoraussetzungen für ein sicheres chirurgisches Débridement sind:

1) strenge Asepsis
2) sichere Schmerzausschaltung

Entscheidend für die gute Wundheilung sind glatte, saubere und gut durchblutete Wundränder. Deshalb wird bei potenziell kontaminierten und schlecht durchbluteten Wunden eine Excision en bloc – **Wundausschneidung nach Friedrich,** beschrieben 1898 – durchgeführt. Ausnahmen stellen hierbei Gesichts- und Handverletzungen dar. Bei der Wundausschneidung nach Friedrich werden definitiv nekrotisches respektive zerfetztes, minder durchblutetes Gewebe, Blutkoagel sowie Fremdkörper sorgfältig entfernt. Idealerweise entsteht eine spitzovale Wunde mit gut durchbluteten Rändern, die sich durch chirurgische Naht gut adaptieren lässt. Die Funktionalität besonderer anatomischer Strukturen limitiert die Radikalität der Wundausschneidung.

Über die Wundausschneidung hinausgehende Wunddekontamination ist mittels Spülung (Jetlavage) möglich. Zytotoxische Substanzen sind dabei nicht zu verwenden.

6. Wundrevision (revidere = nachschauen)

Jede potenziell verletzte Struktur, z. B. ein Nerv, ein Gefäß oder eine Sehne, muss chirurgisch präpariert und etwas proximal und distal der Wunde dargestellt werden (Verschieblichkeit der Haut, großer Bewegungsausschlag z. B. der Fingerbeugesehnen). Bei stark blutenden Wunden ist dafür häufig eine **Blutsperre** erforderlich, Revisionen an der Hand werden am besten in **Blutleere** ausgeführt. An den Fingern kann eine Blutsperre mit Hilfe eines Gummischlauches, der fest angezogen und mit einer Klemme fixiert wird, herbeigeführt werden. Besonders bei tieferen Wunden muss die Bildung von Hohlräumen vermieden werden, da sich in diesen Hämatome ansammeln können, welche einen guten Nährboden für Bakterien darstellen. Dies wird mit Hilfe verschiedener Drainagen (Penrose-Laschen, Easyflows, Redon-Saugdrainagen) erreicht. Defektwunden werden seit einigen Jahren idealerweise mittels PU-Schwammeinlage und kontinuierlicher Vakuumtherapie solange behandelt, bis ein definitiver Wundverschluss oder eine plastisch-chirurgische Deckung zielführend erscheint.

7. Wundverschluss – Hautnaht

Es werden meistens atraumatische, monofile Fäden in Einzelknopfnahttechnik angewendet.

Nadeln

- Atraumatische Nadeln: Der Faden ist bereits bündig an der Nadel fixiert. Dies gewährleistet, im Gegensatz zu Nadeln mit Öhr, eine minimalste Schädigung des Gewebes beim Durchstechen.
- „Scharfe“ oder schneidende Nadeln haben einen dreieckigen Körperquerschnitt und durchschneiden das Gewebe. Sie werden an Haut, Faszien, Bauchwand oder Sehnen angewendet.
- Rundkörpernadeln: Der Nadelquerschnitt ist rund. Hier bleibt ein vergleichsweise kleiner Stichkanal zurück. Diese Nadeln werden bei allen weichen und zarten Geweben wie Muskeln, Schleimhaut, Gefäßen, parenchymatösen Organen oder Peritoneum angewendet.

Nahtmaterial

Grundsätzlich unterscheidet man resorbierbares und nicht resorbierbares Nahtmaterial. Generell wird **resorbierbares Nahtmaterial** nicht entfernt, die Anwendung erfolgt vor allem in tiefen Gewebsschichten, z. B. zum Faszienverschluss oder an Schleimhäuten. Üblich sind polyfile (geflochtene) Kunststofffäden aus Polyglycolsäure oder

Polyglactin, z. B. Dexon® oder Vicryl®. **Nicht resorbierbares Nahtmaterial** muss – bei Anwendung zum Hautverschluss – nach Wundheilung entfernt werden. Hierbei werden monofile Kunststofffäden aus Polyamiden, Polyestern oder Polypropylenen verwendet. Beispiele sind Ethilon®, Ethibond® oder Prolene®. Je nach Körperregion werden unterschiedliche Stärken von Nahtmaterial verwendet (3–0, 4–0, 5–0). Feine monofile Fäden desselben Materials kommen auch für Gefäß- und Nervennähte zum Einsatz, dort werden sie naturgemäß nicht entfernt.

Zuletzt ist noch auf eine **sterile Wundabdeckung** zu achten, wobei auch hierfür verschiedenste moderne Materialien zur Verfügung stehen.

Wundheilung

Man unterscheidet prinzipiell zwei Arten von Wundheilung:

- primäre Wundheilung
- sekundäre Wundheilung

Primäre Wundheilung (per primam intentionem – p. p.): Die Heilung ist dadurch gekennzeichnet, dass sie ohne Bildung von Ersatzgewebe, d. h. mit minimaler Narbenbildung, erfolgt. Dies wird durch exakten, direkten Wundverschluss durch die Naht ermöglicht, bei glatten, oberflächlichen Wunden aber auch z. B. durch Steristrips.

Sekundäre Wundheilung (per secundam intentionem – p. s.): Wird die Wunde sich selbst überlassen, so heilt sie über die Bildung eines Ersatzgewebes, einer Narbe, ab.

Die Indikation zur *offenen Wundbehandlung* ist z. B. bei starker lokaler Kontamination oder florider Infektion sowie allgemein bei deutlich herabgesetzter Durchblutung der Wundränder gegeben, ebenso wenn aseptische Bedingungen nicht gewährleistet werden können, z. B. in Kriegs- oder Katastrophenfällen.

Wundheilungsstörungen – Risikofaktoren

Schlechte Durchblutungssituation

a) akut: Schock, hohes Gewebetrauma – z. B. Quetschung, Hundebiss
b) chronisch: pAVK, venöse Insuffizienz, metabolische Störungen – Diabetes mellitus

Herabgesetzte Immunlage

a) angeboren/erworben, z. B. HIV
b) induziert: Immunsuppression, entzündungshemmende Substanzen, z. B. Kortikosteroide

Störung der Kollagensynthese

erworben durch Mangel an z. B. Vitamin C oder Eiweiß

Tetanusrisiko

- niedriges Tetanusrisiko bei Wunden < 24 Stunden ohne Verletzung der Muskulatur
- mittleres Tetanusrisiko bei Wunden mit Verletzung der Muskulatur durch Fremdkörper (z. B. Holz oder Stein)
- mit einem hohen Tetanusrisiko ist bei Wunden zu rechnen, die mehr als 24 Stunden alt sind, oder wenn devitalisiertes oder schwer kontaminiertes Gewebe vorliegt (z. B. landwirtschaftliche Verletzungen)

Als **Impfempfehlung** bei allen Wunden gilt: **Auffrischungsimpfung** (Aktivimmunisierung) bei bestehender Grundimmunisierung, wenn die letzte Auffrischung länger als 5 Jahre zurückliegt.

Die **aktive und passive Immunisierung** ist indiziert, wenn keine Grundimmunisierung durchgeführt wurde oder wenn die letzte Impfung länger als 10 Jahre zurückliegt.

Verbandslehre

Manfred Greitbauer, Silke Aldrian, Gerhild Thalhammer

Definition: Unter Verbänden versteht man weitläufig folgende Maßnahmen:

- Bedeckung von Wunden
- Ausübung von Kompression auf Gewebe
- Ruhigstellung bzw. Limitierung der Beweglichkeit von Extremitäten

Verbandarten

- Wundverbände
- Kompressionsverbände
- fixierende Verbände

Wundverbände

dienen prinzipiell der Bedeckung von Wunden. Sie werden im Rahmen der Ersten Hilfe, nach chirurgischer Wundversorgung, postoperativ oder im Rahmen der chronischen Wundbehandlung angelegt.

Wundverbände werden unterschieden in:

- Pflasterverbände
- Bindenverbände
- Sprühpflasterverbände
- Schlauchverbände
- Hydrokolloidverbände (Feuchtverbände)

Hydrokolloidverbände sind spezielle Verbände, die bei sekundär heilenden oder chronischen Wunden zum Einsatz kommen. Durch spezielle interaktive Materialien und Substanzen (Hydrokolloide, Alginate, Schaumstoffe z. T. metallbedampft) kann ein der Wundheilung förderliches Milieu geschaffen und das Verkleben der Wunde mit dem Verbandsmaterial verhindert werden.

Kompressionsverbände

dienen prinzipiell zur Ausübung von Kompression auf Gewebe.

Sie werden zur Behandlung von *Schwellungszuständen* (z. B. bei Varikose, Thrombose, Ergussbildung an Gelenken, Hämatomen) und im Rahmen der *Verbrennungsbehandlung* angelegt.

Im Falle eines stattgehabten Traumas (Distorsionen, Kontusionen, manche unverschobene Brüche) wird die Anwendung von Kompressionsverbänden (v. a. elastische Binden und Tapeverbände) als **funktionelle Therapie** bezeichnet.

Kompressionsverbände werden unterschieden in:

- elastische Binden
- kohäsive Binden (auf sich selbst haftend)
- adhäsive Binden (selbstklebend)
- Strumpfverbände (Stütz- oder Kompressionsstrümpfe)
- spezielle Verbände (Zinkleimverband, Tapeverband)

Wirkungsmechanismus

Durch den aufgewendeten Kompressionsdruck von außen steigt der Gewebedruck, was (1) zu einer Verminderung des Kapillarfiltrates, (2) zu einer Erhöhung der Rückresorption von Ödemflüssigkeit und (3) zur Beschleunigung des Lymphtransportes führt. Bei Kompressionsverbänden ist darauf zu achten, dass entsprechend dem venösen Druckgefälle eine kontinuierliche **Druckabnahme von peripher nach zentral** erreicht wird.

Unter **Ruhedruck** wird der von außen durch den zirkulären Bindenverband erzeugte Druck bei erschlaffter Muskulatur auf Gewebe und Gefäßsystem verstanden.

Unter **Arbeitsdruck** wird der von innen erzeugte Druck verstanden, der bei Muskelkontraktion wirksam wird, da der komprimierende Verband einer Volumenzunahme entgegenwirkt. Um einen Arbeitsdruck zu erzielen, ist die Muskelkontraktion und somit die Mitarbeit des Patienten im Sinne regelmäßigen Übens erforderlich.

Unelastische bzw. **gering elastische Binden** wirken in Form eines geringen Ruhedruckes, aber eines hohen Arbeitsdruckes.

Elastische Binden weisen einen hohen Ruhedruck und einen geringen Arbeitsdruck auf.

Tapeverbände nehmen einen besonderen Stellenwert ein, da sie einerseits eine komprimierende

Wirkung auf das Weichteilgewebe, andererseits einen stabilisierenden Effekt auf einzelne Bandstrukturen entfalten können. Der Tapeverband schützt und entlastet selektiv geschädigte Strukturen und wird zur Prophylaxe und Behandlung von Distorsionen, Bandverletzungen und Muskelfaserrissen sowie zur Nachbehandlung nach ruhigstellenden Verbänden verwendet. Das Kinesiotape, eine besondere Form des Tapeverbandes, ist ein elastisches Baumwollband, das direkt auf die Haut geklebt wird und durch Bewegung aktiviert wird. Durch unterschiedliche Anlagemöglichkeiten können Muskeldysbalancen ausgeglichen und geforderte Körperabschnitte entlastet werden.

Zinkleimverbände zeichnen sich durch eine dauerhafte Kompressionswirkung, einen besonders hoch einwirkenden Arbeitsdruck und eine gute Gewebsverträglichkeit aus. Unter funktioneller Beanspruchung führt dieser Verband binnen 24 bis 48 h zu einer hochwirksamen Gewebekompression mit nachweisbarem entstauenden Effekt.

Bei der Applikation des Tapeverbandes und des Zinkleimverbandes ist auf zwei wesentliche Gefahren hinzuweisen:

- *Zirkulationsstörung* durch Überschreitung des arteriellen Druckes – Ischämiegefahr!
- *Verursachung von Druckstellen* durch mangelhafte Polsterung an Prädilektionsstellen (Achillessehnenansatz, Großzehenstrecker, Knöchelregion etc.).

Fixierende Verbände

Dienen der Ruhigstellung von Extremitäten oder Gelenken bzw. der Limitierung ihrer Beweglichkeit.

Fixierende Verbände werden unterschieden in:

- Gipsverbände
- erstarrende Kunststoffverbände
- Schlauchverbände
- Extensionsverbände

> Alle angeführten Verfahren können zur Behandlung von Frakturen und Luxationen eingesetzt werden (→ konservative Therapie).

Gipsverbände dienen der Ruhigstellung zum Zwecke der Knochenbruchbehandlung oder der Behandlung von Weichteilinfektionen.

Zirkuläre Gipsverbände bieten die höchste Stabilisierungssicherheit, dürfen aber **niemals bei frischen Verletzungen** angelegt werden, da wegen der zu erwartenden Schwellungszunahme eine akute Zirkulationsstörung droht!

Spaltgipsverbände und Gipslonguettenverbände werden bei frischen Knochenbrüchen oder Weichteilinfektionen angewendet. Sie weisen einen längsgerichteten Schlitz auf bzw. liegen nur an der Vorder- oder Rückseite einer Extremität an. Dies gewährleistet einen Reserveraum, der bei zunehmender Schwellung im Bedarfsfall noch erweitert werden kann.

Diese Verbände sind nicht belastungsstabil!

In der Frakturbehandlung müssen (wie auch bei temporär angelegten Schienen im Rahmen der ersten Hilfe) die dem frakturierten Knochen angrenzenden Gelenke ruhig gestellt werden (z. B. Oberschenkel-, Oberarmgipsverband). Lediglich bei sehr gelenksnahen, unverschobenen Brüchen (z. B. Außenknöchelbruch, distaler Speichenbruch) kann u. U. das proximal liegende Gelenk freigelassen werden (Unterschenkel-, Unterarmgipsverband).

Weiters soll die Gelenksfixation in einer funktionell günstigen Stellung erfolgen, um nach der ruhigstellungsbedingten Bewegungseinschränkung eine möglichst günstige (physiologische) Ausgangsposition für das Wiedererlangen des vollen Bewegungsumfanges zu gewährleisten. Eine Sonderstellung nimmt diesbezüglich der Fingerschienenverband ein. Bei diesem ist auf eine Flexionsstellung von etwa 70 im MCP (Metacarpophalangealgelenk) und eine Streckstellung in den Interphalangealgelenken („Intrinsic-plus-Stellung") zu achten, um durch das Spannungsverhalten der jeweiligen Seitenbandapparate die Entstehung von Kontrakturen zu vermeiden. Ebenso wie bei Zinkleim- und Tapeverbänden ist auf eine korrekte Polsterung an gefährdeten Prädilektionsstellen zu achten (Gipsrandabschluss, Wadenbeinköpfchen, Knöchelspitzen etc.). **Erstarrende Kunststoffverbände** (Scotchcast etc.) haben prinzipiell die gleiche Funktion wie konventionelle Gipsverbände.

Vorteile: Sie weisen im Vergleich zu den Gipsverbänden eine geringere Gewichtsbelastung bei erhöhter mechanischer Belastbarkeit sowie eine vermehrte Feuchtigkeitsbeständigkeit auf.

Nachteile: Das Modellierverhalten dieser Werkstoffe ist nicht für alle Anwendungsgebiete tauglich, sodass viele Verletzungen auch heutzutage noch zweckmäßiger mit konventionellen Gipsverbänden zu behandeln sind.

Das oben angesprochene Risiko der Zirkulationsstörung durch alle Arten von erstarrenden Verbänden ist besonders zu beachten. Gliedmaßen mit frischen Verletzungen, die grundsätzlich nur durch längs gespaltene Verbände oder Longuetten ruhiggestellt werden dürfen, sind regelmäßig zu kontrollieren, um eine Zirkulationsstörung frühestmöglich erkennen zu können (Cave: Kompartment-Syndrom v. a. bei Frakturen an der unteren Extremität!). Im Falle des Auftretens einer Zirkulationsstörung bei einem bereits geschlossenen erstarrenden Verband (Überprüfung der Motorik, der Sensibilität und der Rekapillarisation der Akren) ist unverzüglich eine restlose Längsspaltung der gesamten Verbandsanordnung vorzunehmen und der Verband in querer Richtung zu lockern (niemals unkontrollierte Verbandabnahme!). Die Wiederkehr der Zirkulation ist konsequent zu überprüfen und entsprechend zu dokumentieren.

Die Gipsbehandlung ist wegen der damit verbundenen potenziellen Gefährdung des Patienten und der höchst unterschiedlichen Behandlungsabsicht prinzipiell eine ärztliche Maßnahme!

Schlauchverbände (z. B. Gilchristverband)

Nicht erstarrende Verbände, die zur Fixierung der oberen Extremität an den Rumpf bei Verletzungen des proximalen Oberarmes und des Schultergürtels geeignet sind.

Sie nehmen insofern eine Sonderstellung ein, als das Material aus einem schlauchförmigen, leicht elastischen Trikot-Gewebe besteht. Sie ersetzen in vielen Indikationen den heute nur mehr selten angewandten Gips-Desault-Verband, der aufgrund des hohen Gewichtes und damit verbundenen schlechten Tragekomforts v. a. für ältere Patienten oftmals nicht zuträglich ist.

Extensionsverbände (= Dauerzugverbände) dienen im Falle eines Knochenbruches dazu, einer Verkürzung des gebrochenen Knochens entgegenzuwirken.

Extensionsverbände werden v. a. bei Frakturen des Beckens und der unteren Extremität angewandt. Für diese konservative Bruchbehandlung ist ein Spezialbett erforderlich. Das Zuggewicht soll die kontrahierende Kraft der umgebenden Muskulatur neutralisieren. Es setzt über eine mittels Umlenkrollen beweglich gelagerte Schnur an einem zumeist in Lokalanästhesie quer in den Knochen eingebrachten Stahlnagel an. Der Längszug muss in Richtung der Schaftachse des gebrochenen Knochens erfolgen, die Höhe des Gewichtes richtet sich nach der Lokalisation des Bruches und dem Körpergewicht des Patienten.

Heute wird diese Behandlung mehrheitlich nur temporär bis zur definitiven, zumeist operativen Versorgung, z. B. bei Oberschenkelhalsbrüchen, eingesetzt. Das Zuggewicht überträgt sich idealerweise auf die Fraktur und ermöglicht somit eine zumindest achsengerechte Einrichtung. Pflegemaßnahmen durch geschultes Personal sind unter dieser Verbandanordnung ohne wesentliche Schmerzen möglich.

Unter regelmäßigen Röntgenkontrollen ist es aber auch möglich, bei entsprechender Adaptation der Verbandsanordnung, z. B. einen Bruch des Acetabulums, des Ober- oder Unterschenkels ohne wesentliche Fehlstellung zur Ausheilung zu bringen. Die lange Ausheilungszeit und die dadurch erzwungene Bettlägrigkeit bringen jedoch mehrere Gefahren mit sich: v. a. ältere Patienten erleiden Thrombosen, Dekubitalulzera, Harnwegsinfekte oder pulmonale Komplikationen sowie eine generalisierte Muskelatrophie.

Die überwiegende Mehrzahl der Extremitätenfrakturen wird daher heute nicht mehr konservativ im Extensionsverband behandelt, da operative Behandlungsverfahren vielfache Vorteile für den Patienten bringen. Unter besonderen Umständen ist aber auch in der modernen Unfallchirurgie die Extensionsbehandlung gerechtfertigt.

Professionelles medizinisches Handeln

Hier geht es zu den passenden Fragen in der App:
(Download der App siehe S. 345)

Sport, Fitness und Lebensstil

Herwig Czech, Timothy Hasenöhrl, Stefano Palma, Kranz Kainberger

Lernziele:

- Aspekte des Lebensstils auf der Basis medizinhistorischer und damit gesellschaftspolitischer Entwicklungen in die Betreuung von Sportlern und sportlich aktiven Patientinnen und Patienten einbeziehen können sowie die eigene und die Einstellung von Patientinnen und Patienten zum Sport kritisch reflektieren können.
- Typische sportspezifische Aspekte von Beschwerden in die Kommunikation inkludieren und unter Berücksichtigung der Anatomie, Leistungsphysiologie (mit Bezügen zu Muskulatur, Herz, Verdauungstrakt, Atmungsorganen), medizinischen Psychologie (Adhärenz, Motivation, Akzeptanz, Qualität der Angebote, Erfolg) sowie bestehenden Erkrankungen in die Prävention und Therapieplanung auch unter Berücksichtigung der Compliance von Sportlern integrieren können, insbesondere für den Arm bei Wurfsportarten, die Sportlerleiste, die Kniegelenksverletzungen, die Achillodynie sowie für Ausdauersportarten.
- Einen Trainingsplan und ein Programm für den Betriebssport grundsätzlich erstellen können und den Anspruch an körperliche Aktivität im Kontext muskuloskeletaler und anderer Vorerkrankungen sowie bei Schwangeren (Prävention des Gestationsdiabetes) bei der Trainingsberatung individuell so berücksichtigen können, dass der Trainingsplan eingehalten werden kann.
- Regeln zur Sportfähigkeit und Sportunfähigkeit (Befreiung vom Schulsport) kennen.
- Hinweise auf Doping und Overuse (biomechanische Überlastung) erkennen und Erstmaßnahmen setzen können.
- Ethische Probleme der Sportmedizin einschließlich Doping beurteilen und diskutieren können.

Definitionen: **Fitness** ist definiert als die körperliche und psychische Leistungsfähigkeit oder Belastbarkeit (Resistenz). Sie setzt sich zusammen aus einerseits mentaler Fitness und andererseits körperlicher Fitness. Diese wiederum basiert auf ausgewogener Bewegung und dem Training der motorischen Grundeigenschaften Ausdauer, Kraft, Beweglichkeit, Schnelligkeit und Koordination sowie ausgewogener Ernährung. Fitness ist ein Teilaspekt des **Lebensstils** im medizinischen Sinn, dessen Modifikation zur Prävention und Therapie von Zivilisationskrankheiten gehört.

Modifikationen sind nicht möglich, ohne Berücksichtigung des Lebensstils im soziologischen und kulturellen Sinn, d. h. der Summe von Einstellungen und Handlungen in Beruf, Freizeit und Familie. Lebensstilbezogene Faktoren sind starke Motivatoren mit teils positiven Effekten wie der Trend zum Besuch von Fitness-Centern, aber auch negativen Auswirkungen wie die Bereitschaft zur Einnahme von Doping-Präparaten, um von den Medien suggerierte körperliche Idealvorstellungen zu erreichen.

Sportmedizin beinhaltet diejenige theoretische und praktische Medizin, welche den Einfluss von Bewegung, Training und Sport sowie den von Bewegungsmangel auf den gesunden und kranken Menschen jeder Altersstufe untersucht, um die Befunde der Prävention, Therapie und Rehabilitation sowie dem Sporttreibenden dienlich zu machen (1977 beschlossene offizielle Definition des Weltverbandes für Sportmedizin, FIMS). Sie besteht aus den beiden großen Teilgebieten der Sportorthopädie und -traumatologie einerseits und andererseits der Leistungsphysiologie mit der internistischen Sportmedizin.

Sportpsychologie: In diesem Gebiet befasst man sich mit den mentalen Techniken zur Erreichung sportlicher Ziele. Mentale Fitness kann durch Medikamente beeinträchtigt werden, z. B. Antidepressiva.

Die Sportwissenschaft ist eine interdisziplinäre Wissenschaft, die die Erforschung des komplexen Phänomens Sport zum Gegenstand hat. Teildisziplinen sind (auszugsweise und ohne Anspruch auf Vollständigkeit) die Trainingswissenschaft, Bewegungswissenschaft, Biomechanik, Sportpädagogik, Sportdidaktik, Sportökonomie, Sportgeschichte, Sportsoziologie und freilich die oben bereits detaillierter angesprochene Sportmedizin und Sportpsychologie. In allen Teildisziplinen finden sowohl leistungs-, breiten- und gesunheitssportliche Aspekte ihre Berücksichtigung.

Die **Compliance** (Therapietreue), d. h. wie erfolgreich sich Patienten an die Therapie halten, ist bei der Umsetzung gesundheitsfördernder Trainingsprogramme unterdurchschnittlich gering, wobei eine gute Compliance laut WHO generell in etwa

50 % gegeben ist. So steht bei Athleten das Ziel im Vordergrund, bei einem Wettkampf möglichst gut abzuschneiden, während bei vielen nicht bewegungsaktiven Personen die Umstellung des Lebensstils nicht gelingt („Couch Potatoes"). Eine wichtige Maßnahme zur Verbesserung der Compliance ist die zielgerichtete Kommunikation: Awareness (d. h. das Bewusstsein für die klinische Relevanz), realistische Therapieziele, z. B. in den letzten Trainingsphasen vor einem Wettkampf, sowie motivierende Kommunikationsformen, vor allem partizipatorisch statt paternalistisch. **Empowerment** dient dazu, selbstbestimmendes und selbständiges Handeln bei Patientinnen und Patienten zu fördern und ist bei der Bewegungs- und Trainingstherapie von zentraler Bedeutung.

Coaching und Mediation sind psychologische Methoden zur Stärkung der mentalen Fitness.

Tab. 1. Pathogenese typischer Verletzungs- und Überlastungsmuster bei einzelnen Sportarten. Detaillierte Informationen durch die Gesellschaft für Sportorthopädie und Sporttraumatologie (www.gots.org)

Sportart	Pathogenese	typische Verletzung oder Überlastung
Fußball	asymmetrische Überlastung und Gewebeschwäche des Leistenkanals und seiner Umgebung	Sportlerleiste
	repetitive Überlastung der Flexorenkette des Fußes	Achillodynie Arthrose des oberen Sprunggelenks Hallux rigidus
	Überstreckung der Adduktoren des Daumens	Gamekeeper's Thumb (englische Bezeichnung für Schidaumen)
Radfahren	asymmetrischer Druck auf den Kniestreckapparat	femoropatellare Chondropathie
Wurfsportarten: Tennis, Golf	Impingement der Schulter	Tendinose der dorsalen Rotatorenmanschetten und des kapsulolabralen Komplexes
	Enthesiopathien der Unterarmmuskulatur	Epicondylitis radialis (Tennisellbogen) oder ulnaris (Golferellbogen)
Schifahren	Überstreckung der Adduktoren des Daumens	Schidaumen
	Pivot-Shift-Verletzung, sog. Unhappy Triad infolge Innenrotation, Flexion und Valgus	Kreuzbandruptur mit oder ohne Begleitverletzungen
American Football	mechanische Verletzung des Plexus brachialis	Burners and Stingers
Boxen	Schläge auf oder durch die zur Faust geschlossenen Hand	Boxer-Fraktur eines Os metacarpale Boxernase
Schwimmen	repetitive Zirkumduktion	Schwimmerschulter
	Otitis externa	Schwimmerohr
Tauchen	Okklusion der Gefäße des Femurkopfes durch Stickstoffbläschen	Caisson-Krankheit
Basketball	repetitive Mikrotraumen des Patellaknorpels durch vermehrten Anpressdruck der Patella, lange klinisch stumm und bei über 90 % der in Vereinen Spielenden	femoropatellare Chondropathie
Laufsportarten	Friktion des Tractus iliotibialis am Femurkondyl	Runner's Knee
	Biegungsstress des Knochens	Ermüdungsbrüche an Tibia und Ossa metatarsalia, selten Fibula und Schenkelhals
	Tendinose der Achillessehne Entrapment des Baxter-Nerven Hyperextension der Großzehe beim Barfuß-Joggen	Achillodynie Jogger's Foot Turf Toe (akute Form)

Funktionelle Anatomie und Biomechanik: Bei sportbedingten Erkrankungen des Bewegungsapparates unterscheidet man zwischen Überlastungsschäden (Overuse, ein Überbegriff für degenerative Tendinopathien, die Arthrose und ihre Vorstufen usw.) und Verletzungen, dem Trauma im engeren Sinn. Die Übergänge sind fließend, da viele Traumen auf der Basis einer Übermüdung entstehen – typisch sind Verletzungen beim Schifahren am Nachmittag oder Muskelrisse bei Übertraining – oder auch Verletzungen als Folge einer degenerativen Vorschädigung des Gewebes wie bei vielen Sehnenschäden. Auch muskuläre Dysbalancen oder ein unzureichendes sportartspezifisches Ausgleichstraining können die Entstehung von Überlastungsschäden begünstigen. Das findet sich jedoch weniger im hoch professionell organisierten Leistungssport sondern primär im Breiten- und Hobbysport bei qualitativ unzureichender Trainingsberatung.

Ätiologie und Pathogenese: Mangelhafte Fitness kann durch in einzelnen Lebensabschnitten typische Stressoren verursacht sein:

- intrinsische Faktoren, vor allem schmerzbedingte Bewegungseinschränkung durch Bewegungsmangel-assoziierte Degeneration des muskuloskeletalen Systems oder Vorerkrankungen
- extrinsische Faktoren: pathologische Stresszustände im privaten oder beruflichen Umfeld

Die Folge unzureichender Fitness ist ein erhöhtes Risiko für zahlreiche **Zivilisationskrankheiten.**

Der plötzliche Herztod bei Sportlern ist im engeren Sinne keine Sporterkrankung, sondern eine während der Ausübung von Sport manifest werdende kardiovaskuläre Grunderkrankung.

Sportspezifische Anamnese und Untersuchung: Die Frage nach sportlichen Aktivitäten sollte Teil jeder ärztlichen Anamnese sein. Die sportmedizinische Untersuchung besteht aus zwei Teilen: der internistischen (Messung des Körpergewichts und Bauchumfangs, Leistungsdiagnostik) und der sportorthopädisch-traumatologischen Untersuchung. Eine **Hämaturie** als Folge exzessiven Trainings ist ein Warnsymptom für eine **Rhabdomyolyse,** die über eine intrazelluläre Kaliumfreisetzung zu lebensbedrohlichen Arrhythmien führen kann. Eine andere Ursache ist die Marsch-Hämaturie, die auf eine Friktion der Schleimhaut der leeren Harnblase zurückgeführt wird und harmlos ist. Für die Marsch-Hämoglobinurie wird angenommen, dass sie durch mechanische Hämolyse entsteht. Eine Abgrenzung zur Sport-assoziierten Rhabdomyolyse ist labortechnisch durch den Blick auf die Kreatinkinase (CK) und Myoglobion (Mb) Werte möglich. Durch die extrem große Anzahl von Verletzungen an Muskelzellmembranen ist eine Rhabdomyolyse gekennzeichnet durch einen extremen Anstieg dieser beiden Werte und einer damit verbundenen Erhöhung der Gefahr für Nierenversagen. Diese Gefahr wird durch die im Breitensport sehr häufige Einnahme von nicht steroidalen Anti-Rheumatika (NSAR) in Kombination mit dem Sport-assoziierten Flüssigkeitsmangel, Hitze und reduzierter Durchblutung der Niere potenziert.

Bei Doping-Verdacht ist vor allem bei der Risikogruppe von Männern in der ersten Hälfte des dritten Lebensjahrzehnts gezielt nach dafür typischen Symptomen zu fahnden, dazu gehört die **Doping-Akne** als Ausdruck einer Einnahme von anabol-androgenen Steroiden (AAS), wenn sie planmäßig als „Kur" eingenommen werden. Beim Vorliegen einer Doping-Akne ist nach anderen dermatologischen AAS-Manifestationen (Hypertrichose, Hirsutismus, Alopezie, seborrhoischer Dermatitis sowie Hautinfekte einschließlich Furunkulose, bereits bestehende Hautkrankheiten wie die Psoriasis vulgaris können exazerbieren) sowie nach dem damit nicht selten assoziierten Drogenkonsum gezielt zu suchen.

Bei Wettkämpfen mit hohem öffentlichen Interesse werden, um eine Einflussnahme über den Weg medizinischer Untersuchungen zu vermeiden (z. B. Herausnehmen von Spielern), neben einer ärztlichen Versorgung durch Teams aus dem Herkunftsland der Spieler auch telemedizinische Konsultationen weltweit durchgeführt.

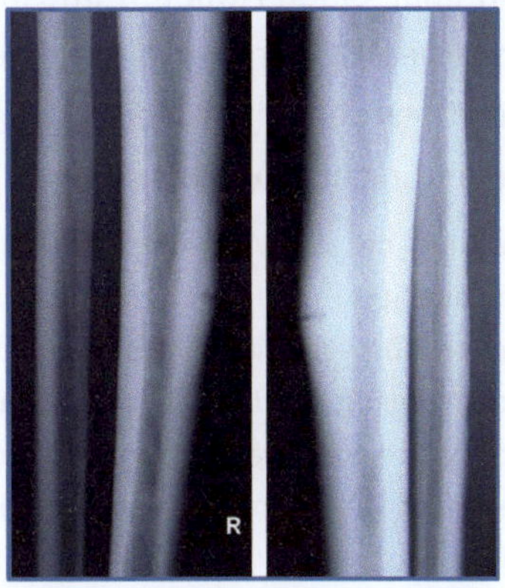

Abb. 1. 24-jährige Handballspielerin: Trotz durch das jahrelange Training deutlich verdickter Kortikalis der Tibia bilaterale Insuffizienzfrakturen bei sekundärer Amenorrhö im Rahmen einer „Female Athletic Triad" (niedrige Energieverfügbarkeit mit oder ohne Essstörungen, Menstruationsstörungen und erniedrigte Knochendichte).

Labor: Dopingkontrollen erfolgen ausschließlich im Leistungssport mit Urin- und Blutproben zum etwaigen Nachweis verbotener Substanzen. Im oben angesprochenen, zahlenmäßig weiter verbreiteten und damit gesundheitlich deutlich problematischeren Bodybuilding im Hobbysport ist die Einnahme der AAS zwar verboten und der Handel mit diesen Substanzen wird polizeilich verfolgt, Dopingkontrollen gibt es aber keine. Das führt oft zur extremen Überdosierung der anabolen Substanzen, da dadurch eine beschleunigte und verstärkte Wirkung erhofft wird. Die damit im Zusammenhang stehenden gesundheitlichen Nebenwirkungen sind zahlreich und schwerwiegend.

Bei einigen Ausdauersportarten werden in der Trainingsphase sowie unmittelbar vor Wettkämpfen der Hämatokritwert und das Hämoglobin bestimmt. Hintergrund davon ist, dass bei hohen Anteilen fester Blutbestandteile die Viskosität des Blutes sinkt und damit die Thrombosegefahr bei körperlicher Belastung übermäßig ansteigt. Im Doping-Kontext gilt als Grenzwert ein Hämatokrit von 50 %. Nachdem Hämatokritwerte von über 50 % ohne Unterstützung von Dopingmitteln – im Speziellen Erythropoetin (EPO) – als physiologisch unwahrscheinlich gelten, sollen damit keine nicht-dopenden Athleten getroffen werden. Nachdem ein Hämatokrit von über 50 % aber nur ein indirekter Hinweis und kein direkter Beweis für Doping ist, kann über einen Athleten im Anlassfall bis zur Normalisierung der Werte nur eine Schutzsperre verhängt werden, eine Überführung wegen Dopings ist damit nicht möglich.

Imaging: Mit der Messung der Body Composition zur Therapiekontrolle sind detailliertere Aussagen möglich als mit klinischen Methoden (Körpergewicht, Messung des Bauchumfangs). Um den Zugang zu Ultraschall und MR möglichst nahe der Spielstätte zu gewährleisten, werden portable Ultraschallgeräte und wenn möglich auch dedizierte MR-Einheiten eingesetzt.

Die Indikation zu bildgebenden Untersuchungen kann in der Sportmedizin auch aus nicht-medizinischen Gründen gegeben sein, d. h. um den monetären Wert eines Spielers vor dem Verkauf an einen anderen Verein zu bestimmen, und ist als solche offen zu deklarieren.

Leistungsdiagnostik und Trainingssteuerung: Zur Testung der Ausdauer dienen Fahrrad- und Laufbandergometer, zur Kraftmessung Dynamometer, dazu kommen Tests für die Bewegungskoordination.

Ganganalyse: Sie ist eine apparative Form der Bewegungsanalyse mit dem Ziel, Erkenntnisse über den Bewegungsablauf des Gangmusters und dadurch Rückschlüsse auf dessen neuronale oder biomechanische Entstehung ziehen zu können.

Tab. 2. Körperliche Aktivität zur Prävention und Therapie des Diabetes mellitus Typ 2 (Diabetes mellitus – Leitlinien für die Praxis – 2016 (Wien Klin Wochenschr 2016; 128: [Suppl. 2] S. 37–S. 225)

Typ	Umfang
aerobe Aktivität	mittlere Intensität ≥ 150 min/Woche oder hohe Intensität ≥ 75 min/Woche
muskelkräftigende Aktivität	Regelmäßigkeit: ≥ 2 x wöchentlich Intensität: Hypertrophie- oder Kraftausdauertraining Umfang: 9 Muskelgruppen mit jeweils 4 Sätzen/Woche

Wearables: Fitnesstracker in Armbanduhren und anderen mobilen IT-Endgeräten sowie, mit besserer Datenqualität als am Handgelenk, in Brustgurten, finden im Breitensport zunehmend Anwendung. Gemessen werden können bei qualitativ hochwertigen Produkten, die alle noch technisch im Entwicklungsstadium sind, in meist ausreichender Genauigkeit die Schrittzahl, das Stiegensteigen, der Puls und damit eine Aussage über die Intensität der Aktivität, manchmal das EKG und die Ergebnisse eines Pulsoximeters. Daraus können rechnerisch die verbrannten Kalorien und das VO_2max geschätzt sowie Schlüsse auf den Trainingszustand und für die Optimierung des Trainings gezogen werden.

Diese Form des Feedbacks kann heute als hilfreich angesehen werden, um die leitliniengemäßen Vorgaben zur körperlichen Aktivität effizienter zu erfüllen. Die Systeme wirken sich auch für das Patient-Empowerment positiv motivierend aus und bewahren den einzelnen davor, das Ausmaß an Aktivität zu überschätzen. Ein weiterer positiver Aspekt sind die verfügbaren Notfallfunktionen. Die wesentlichen Nachteile von Wearables sind Messungenauigkeiten bei Produkten schlechter Qualität, die Nichteinhaltung des Datenschutzes durch viele Anbieter sowie die fragwürdigen Versuche mancher Versicherungsträger, aus den Daten eine günstigere oder ungünstigere Prämie abzuleiten.

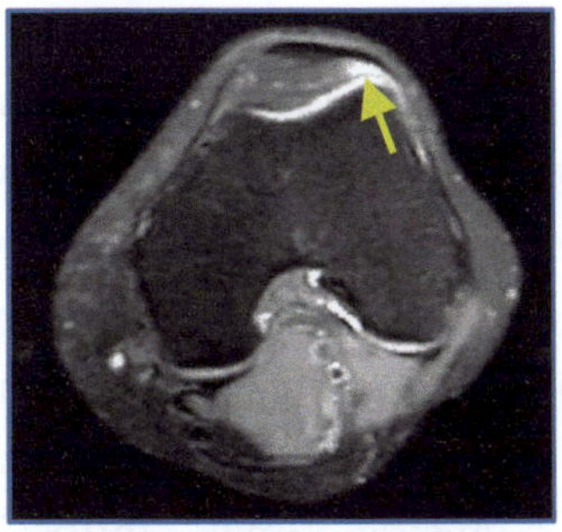

Abb. 2. 34-jährige Patientin mit Knieschmerz infolge Yoga: deutliches überlastungsbedingtes Ödem des medialen Retinakulums am Ansatz an der Patella (Pfeil).

Prinzipien der Prävention und Therapie: Sie bestehen aus den Komponenten der Bewegungstherapie, der Ernährung und des Trainings mentaler Fitness. Die Umstellung von einem sitzenden zu einem gesundheits- bzw. fitness-orientierten Lebensstil durch Einüben neuer Gewohnheiten dauert im Idealfall 3–4 Monate, wenn nicht durch extrinsische bzw. intrinsische Stressoren negativ beeinflusst.

Aus diesem Grund setzt sich die telemedizinische Betreuung nach Abschluss von mehrwöchigen Kur- und Rehabilitationsaufenthalten, durchgeführt von den betreuenden Physiotherapeutinnen und -therapeuten, zunehmend durch.

Bewegung als Teil des Lebensstils und als Training gehört, anlog der medikamentösen Therapie, individuell angepasst und möglichst evidenzbasiert indiziert und dosiert. Belegt ist die Empfehlung für 30 Minuten tägliche Bewegung (an mindestens 5 Tagen pro Woche und mit möglichst hoher Intensität) und dies entspricht in etwa 8.000 Schritten mit einer geschätzten Reduktion des Risikos für Herz-Kreislauf-Erkrankungen um 20 % und für Mamma- und Kolorektalkarzinome um 25 %. Die nationalen Bewegungsempfehlungen empfehlen für Erwachsene als Untergrenze entweder 150 Minuten Ausdauerbelastung mit mittlerer oder 75 Minuten mit hoher Intensität plus zusätzlich 2 kräftigende Trainingseinheiten pro Woche. Für ältere Menschen gelten grundlegend dieselben Empfehlungen mit der Ergänzung, dass so viel Bewegung gemacht werden soll wie potenziell vorhandene Beschwerden zulassen und dass Übungen zur Sturzprohylaxe ergänzend mit eingebaut werden sollen. Für Kinder und Jugendliche liegt die empfohlene Untergrenze bei mind. 60 Minuten körperlicher Bewegung täglich.

Die allgemein bekannte Empfehlung, 10.000 Schritte täglich zu absolvieren, stammt von einem Werbeslogan eines vor etwa 40 Jahren auf den Markt gebrachten Schrittzählers.

Tab. 3. Präventive Wirkungen von Yoga (Kramer H. Wo und wie wirkt Yoga? – Eine wissenschaftliche Bestandsaufnahme. Dtsch med Wochenschr 2017; 142 (25): 1925)

Element des Yoga	Effekt
bewusste Wahrnehmung der Körperhaltung während der ruhenden Körperstellungen (Asanas)	Myogelosen, vor allem Rückenschmerzen
Aktivierung des Parasympathikus durch Atemtechniken (Pranayama), Entspannung und Meditation	Stressreduktion mit antihypertensiver Wirkung und Reduktion der Adipositas
Meditativer Aspekt und vermutete Effekte auf Serotonin und Dopamin	Reduktion milder Formen der Depression und komorbider Ängste
Mammakarzinom	Hebung der Lebensqualität und Senkung der Fatigue-Symptomatik
Lymphom	Besserung der Schlafqualität

Yoga wird in der deutschen Versorgungsleitlinie zum Unspezifischen Kreuzschmerz als gleichwertige Alternative zu Therapien wie Rückenschule, Muskeltraining oder Aerobic empfohlen. Yoga hat ein geringeres Verletzungs- und Überlastungsrisiko als viele Sportarten, allerdings können auch hier, vor allem bei unphysiologischen Körperpositionen, Muskelrisse, Gelenkschäden und Frakturen auftreten. Für Glaukom-Patienten sind Umkehrhaltungen (z. B. Kopf- oder Schulterstand) kontraindiziert.

Ernährung: gemischte frische Kost mit hohem Anteil an Proteinen und Ballaststoffen, dazu viel Wasser unter Einhaltung des Biorhythmus.

- Weglassen von Fett aus gesättigten Fettsäuren (Butter und Schokolade), Naschereien, Weißmehlprodukte (inklusive solche aus gefärbtem Weißmehl).
- Reduktion von Zucker (Karies in epidemischer Form gibt es erst, seit im 19. Jahrhundert die industrielle Fertigung von Zucker möglich wurde, temporäre Hyperglykämien schaden dem Organismus).
- Gegebenenfalls künstliche Zufuhr von Proteinen, Vitaminen, insbesondere Vitamin D.

Tab. 4

Principles of Health Care for Sports Medicine
Die ärztliche Schweigepflicht gilt für Sportlerinnen und Sportler im gleichen Maße wie für alle anderen Patientinnen und Patienten.
Bei Wettkämpfen ist die Entscheidung, ob ein Sportler/eine Sportlerin gesundheitlich zur Teilnahme in der Lage ist, nach medizinischen Gesichtspunkten im Interesse der Gesundheit des/der Betroffenen zu entscheiden.
Bei Kindern und Jugendlichen ist besonderes Augenmerk darauf zu legen, dass die sportliche Betätigung dem Alter und der körperlichen und geistigen Entwicklung entspricht und keine Gefährdung darstellt.
Die Anwendung von **Doping** stellt eine Verletzung medizinischer Ethik dar, wie sie beispielsweise in der Genfer Deklaration des Weltärztebundes von 1948 festgeschrieben wurde.

Diäten sind mit hoher Wahrscheinlichkeit langfristig erfolgsarm, vor allem bei Anwendung ohne Kombination mit Training und psychologischer Stressbewältigung. Gründe sind die negative Motivation, der Jo-Jo-Effekt und die relative Fettzunahme bei Verlust der Lean-Body-Mass).

Psychologische Stressbewältigung: positiv motivierende Beratung, Mentaltraining (Achtsamkeit, Yoga) und Teamprävention (wie Weight-Watchers).

Ethik und Recht: Angesichts der Besonderheiten dieses Feldes hat der Weltärztebund 1981 in Lissabon die Declaration on Principles of Health Care for Sports Medicine verabschiedet (zuletzt revidiert 1999).

Mit **Doping** wird der Versuch bezeichnet, eine körperliche Leistungssteigerung mit chemischen, pharmakologischen, physikalischen oder anderen Methoden zu erzielen, die laut Liste des betreffenden Sportfachverbandes oder des Internationalen Olympischen Komitees verboten sind. Bei Verstößen sind standes- und berufsrechtliche Konsequenzen möglich; im Zusammenhang mit dem Wettkampfsport kommen darüber hinaus auch strafrechtliche Folgen (Betrug) infrage.

Die World Anti-Doping Agency gibt eine regelmäßig aktualisierte Verbotsliste heraus, die auch für alle Ärztinnen und Ärzte, die LeistungssportlerInnen betreuen, verbindlich ist. Sollte aus medizinischen Gründen bei einem deklarierten Leistungssportler die Verabreichung einer verbotenen Substanz oder die Anwendung einer verbotenen Methode notwendig sein, so hat der Arzt/die Ärztin den/die Betroffenen davon zu informieren und gegebenenfalls eine Ausnahmegenehmigung (TUE oder Therapeutic Use Exemption) zu beantragen. In Österreich ist unter anderem die *Nationale Anti-Doping Agentur Austria GmbH* (https://www.nada.at) für die Durchsetzung der Anti-Doping-Bestimmungen zuständig.

Medizingeschichte: Der grundlegende Zusammenhang zwischen Lebensweise und Gesundheit war bereits in der Antike bekannt; ebenfalls bereits in der Antike gab es Versuche, mit medizinischen Methoden körperliche Leistungssteigerungen zu erzielen. Auch im Mittelalter äußerten sich viele bedeutende medizinische Autoren über die gesundheitlichen Vorteile von Gymnastik, Schwimmen, Reiten und anderen sportlichen Aktivitäten. Im ausgehenden 18. Jahrhundert (Aufklärung) schufen Ärzte die Grundlagen für eine naturwissenschaftlich fundierte Präventivmedizin mittels körperlicher Bewegung, z. B. Christoph Wilhelm Hufeland (1762–1836) mit seinem Buch „Makrobiotik oder die Kunst, das menschliche Leben zu verlängern" (1796). Mit der erstmaligen Isolierung von Sauerstoff in den 1780-er Jahren begann die systematische Erforschung der physiologischen Grundlagen der Muskeltätigkeit, wobei erst 1837 erkannt wurde, dass die Verbrennung nicht nur in der Lunge, sondern im ganzen Körper stattfindet. Mit der Entwicklung von präzise einstellbaren Ergometern wurden ab 1883 immer genauere Gasstoffwechselmessungen möglich, z. B. mit dem 1887 von dem Wiener Arzt Gustav Gaertner (1855–1937) vorgestellten „Ergostat". Ein weiterer Meilenstein war das 1889 entwickelte erste Laufband des Berliner Physiologen Nathan Zuntz (1847–1920), der aufgrund seiner höhenphysiologischen Untersuchungen auch zu einem Pionier der Luftfahrtmedizin wurde. Mit der Ersten Internationalen Hygieneausstellung 1911 in Dresden beginnt die Rezeption der Sportmedizin in der breiteren Öffentlichkeit. Die ersten einschlägigen Kongresse finden statt (z. B. 1912 in Oberhof/Deutsch-land, 1913 in Paris und Lausanne), Fachgesellschaften werden gegründet. 1922 erscheint die erste Fachzeitschrift (Revue Médicale d'Éducation Physique et de Sport). 1924 wird an der Universität Freiburg das erste sportärztliche Institut gegründet. 1928 entsteht die heute noch bestehende Fédération Internationale de Médecine du Sport (FIMS). Während des Zweiten Weltkrieges war die Entwicklung der Sport- und Leistungsmedizin eng mit dem Militär verbunden.

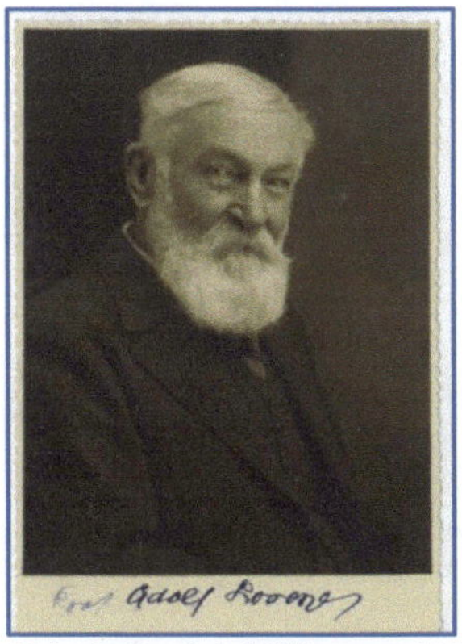

Abb. 2. Prof. Adolf Lorenz (1854–1946), Vater des Verhaltensforschers Konrad Lorenz (1903–1989), war ein weltweit anerkannter Pionier der Orthopädie.

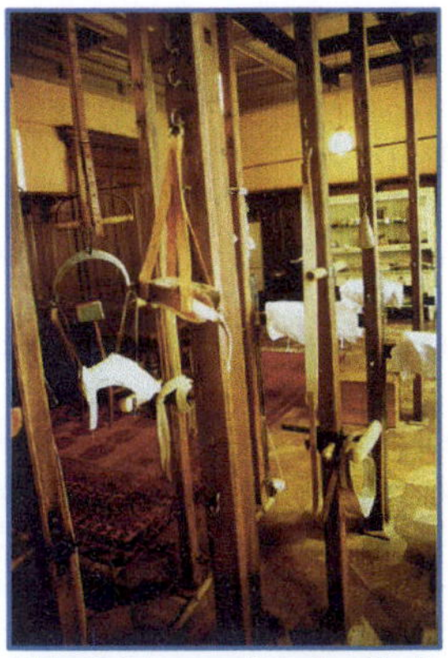

Abb. 3. Turnsaal in der Ordination von Adolf Lorenz, dem ersten Orthopäden in Wien, heute Museum. Hier stehen seit ca. 1903 jene Behandlungsgeräte, (Velotrab, Footpullmanizer, Rumpfbeugemaschine, Suspensions- und Skoliosebarren) die von ihm zur aktiven und passiven Behandlung der Skoliose und anderer Leiden verwendet wurden, publiziert in seinem Buch über Rückgratsverkrümmungen (http://www.adolf-lorenz-verein.at/virtueller_rundgang.htm).

Doping: In der Deutschen Wehrmacht kam es zu einer massenhaften Anwendung leistungssteigernder Substanzen, insbesondere des 1893 erstmals synthetisierten und seit 1938 in Deutschland im Handel erhältlichen Pervitin (Metamphetamin).

Nach 1945 geriet der Spitzensport in das Spannungsfeld des Kalten Krieges. Für sportliche Erfolge, die die Überlegenheit des jeweiligen politischen Systems demonstrieren sollen, war oft jedes Mittel recht. Die Einführung der Anabolika (synthetische Derivate von Testosteron) in den 1950er Jahren bedeuteten diesbezüglich eine neue Qualität. In der DDR gab es ab 1953 einen Sportmedizinischen Dienst, der die umfassende ärztliche Betreuung von Sportlerinnen und Sportlern sicherstellte, aber auch systematisches Doping betrieb.

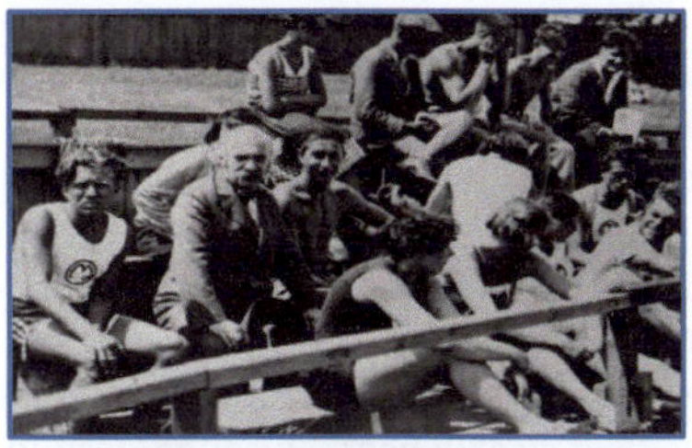

Abb. 4. Der Professor für Anatomie und sozialdemokratische Gesundheitsstadtrat Julius Tandler (1869–1936) im Kreis von RudersportlerInnen.
Sozialhygienische Überlegungen spielten eine wichtige Rolle bei der Förderung von sportlichen Freizeitaktivitäten im „Roten Wien" (1918–1934).
(Foto: Österreichische Nationalbibliothek.)

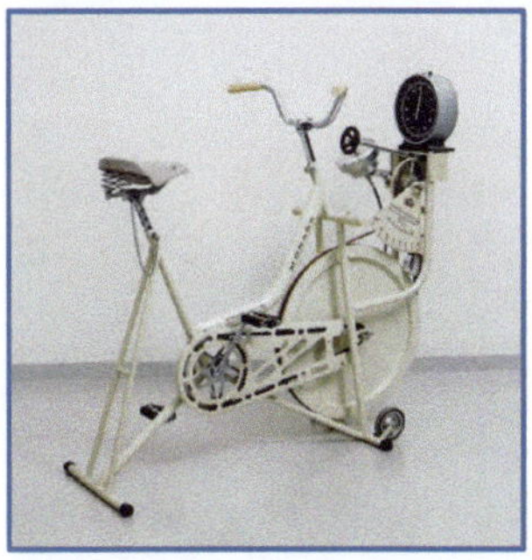

Abb. 5. Fahrrad-Ergometer nach Prof. Per-Olof Åstrand und Prof. Wilhelm von Döbeln, Schweden, um 1970. (Josephinum. Ethik, Sammlungen und Geschichte der Medizinischen Universität Wien. Fotograf: Alexander Ablogin)

Literatur und Links (forschungsgeleitete Lehre)

WHO-Report „Adherence to long-term therapies: evidence for action". 2003.
Günther Bäumler/Jürgen Court/Wildor Hollmann (Hg.), Sportmedizin und Sportwissenschaft. Historisch-systematische Facetten. Academia Verlag: St. Augustin 2002.
Bundesgesetz über die Bekämpfung von Doping im Sport (Anti-Doping-Bundesgesetz 2007/ADBG 2007). Bundesgesetzblatt I Nr. 30/2007 und nachfolgende Änderungen [https://www.ris.bka.gv.at/GeltendeFassung.wxe?Abfrage=Bundesnormen&Gesetzesnummer=20005360]. Zugriff am 10.09.2018.
Nationale Anti Doping Agentur Deutschland, Verbotsliste 2018 [https://www.wada-ama.org/sites/default/files/resources/files/2018_prohibited_list_german.pdf]. Zugriff am 10.09.2018.
World Anti-Doping Agency, World Anti-Doping Code/Welt-Anti-Doping-Code (WADC), zuletzt aktualisiert 2018 [https://www.wada-ama.org/en/resources/the-code/world-anti-doping-code]. Zugriff am 10.09.2018.
World Medical Association (WMA), Declaration on Principles of Health Care for Sports Medicine (1981/1987/1993/1999/2010) [https://www.wma.net/policies-post/wma-declaration-on-principles-of-health-care-for-sports-medicine]. Zugriff am 10.09.2018.
Priscilla M. Clarkson. Exertional rhabdomyolysis and acute renal failure in marathon runners. Sports Medicine. 2007; 37 (4–5): 361–363.
Elena VORONA, Eberhard NIESCHLAG. Adverse effects of doping with anabolic androgenic steroids in competitive athletics, recreational sports and bodybuilding. Minerva Endocrinologica. 2018; 43 (4): 476–488.
Fonds Gesundes Österreich, Die Eckpfeiler der Bewegungsempfehlungen. [https://www.gesundheit.gv.at/leben/bewegung/gesund-durch-sport/wieviel-bewegung]. Zugriff am 29.08.2019.
Fonds Gesundes Österreich, Bewegungsempfehlungen für Erwachsene. [https://www.gesundheit.gv.at/leben/bewegung/gesund-durch-sport/bewegungsempfehlungen-erwachsene]. Zugriff am 29.08.2019.
Fonds Gesundes Österreich, Bewegungsempfehlungen für ältere Menschen. [https://www.gesundheit.gv.at/leben/bewegung/gesund-durch-sport/bewegungsempfehlungen-senioren]. Zugriff am 29.08.2019
Fonds Gesundes Österreich, Bewegungsempfehlungen für Kinder und Jugendliche. [https://www.gesundheit.gv.at/leben/bewegung/gesund-durch-sport/bewegungsempfehlungen-kinder]. Zugriff am 29.08.2019.

Gerichtsmedizin: Aspekte der Traumatologie

Nikolaus Klupp, Astrid Krauskopf

Allgemeine forensische Traumatologie und vitale Reaktion

Nach traditioneller Definition hat die **Gerichtliche Medizin** einem **Mittleramt** zu entsprechen und daher das Juristische in der Medizin und das Medizinische im Recht zu vertreten. Sie stellt die Lehre von der **Anwendung ärztlich naturkundlichen Wissens im Dienste der Rechtspflege** dar. Es geht zumeist um die Feststellung und Beurteilung gewisser körperlicher oder seelischer Zustände am Menschen, die für die Entscheidung von Rechtsfällen von Bedeutung sind. Dabei ist der anlassgebende Sachverhalt insgesamt zu berücksichtigen, in seiner besonderen Gestaltung und in seinen räumlichen und zeitlichen Verhältnissen zu ermitteln, indem objektive Unterlagen für die Erkenntnis und Rekonstruktion des Tatgeschehens gesucht werden und vorzulegen sind. Das **Tatgeschehen** ist zu untersuchen und zu rekonstruieren, und zwar durch Sicherung, Untersuchung und Bewertung all jener Spuren, die das Geschehnis am und im menschlichen Körper, an Kleidungsstücken, an Werkzeugen oder an sonstigen am Tatort befindlichen Gegenständen gesetzt hat. Es sind auch jene Tatspuren in die Beurteilung des Falles mit einzubeziehen, die zwar nicht von der Physis des Menschen stammen, aber zur Beurteilung des rechtlich relevanten Sachverhaltes dennoch nützlich sein und durch naturwissenschaftliche Untersuchungsmethoden im weiteren Sinn auch erfasst werden können. Im Rahmen der **Pflichten und Funktionen eines Gerichtsarztes** sind grundsätzlich drei Aufgaben zu erfüllen, nämlich die Vornahme des Augenscheines oder die Aufnahme des Befundes, die Aufnahme des Protokolls und letztlich die Abgabe einer Beurteilung bzw. des Gutachtens. Häufigster Gegenstand gerichtsärztlicher Untersuchungen ist der menschliche Körper, entweder lebend oder als Leiche. Jedoch können auch eine große Zahl verschiedenster Werkzeuge, Gegenstände und Spuren im Sinne einer medizinischen bzw. **erweiterten naturwissenschaftlichen Kriminalistik** zum Substrat gerichtsärztlicher Untersuchungen werden.

Unter einem **Trauma** sind Gewalteinwirkungen auf den menschlichen Körper zu verstehen, etymologisch betrachtet steht das Wort „Trauma“ allerdings für die Folge einer Gewalteinwirkung, d. h. also für dadurch entstandene Verletzungen bzw. Läsionen des menschlichen Körpers durch stumpfe Gewalt, Hieb, Stich, Schnitt oder Schuss **(mechanische Traumen).** Die **forensischen Aufgaben** bestehen dabei in der Qualifikation von Körperverletzungen und Tötungen im Sinne der relevanten rechtlichen Normen, Befunderhebung bei Körperverletzungen und Sexualdelikten, Spurensicherung und Spurenuntersuchung, Beurteilung der Gewalteinwirkung sowie ihrer Ursache und Folgen. Es geht jeweils um die Prüfung des Vorhandenseins oder Nicht-Vorhandenseins von bestimmten Merkmalen, welche die besondere Beschaffenheit eines Rechtsfalles bedingen. Die **gerichtsärztlich-forensische Untersuchung** wird immer dann erforderlich sein, wenn ärztliche Sachkenntnis zur Aufklärung und Beurteilung derartiger Merkmale erforderlich ist. Gegenstand der gerichtsärztlichen Untersuchungen sind daher zunächst lebende Personen oder der Leichnam, vielfach ist auch die Örtlichkeit, wo das Ereignis stattgefunden hat, zu untersuchen, des Weiteren Werkzeuge und Gegenstände, deren Besichtigung und Untersuchung für die ärztliche Beurteilung maßgebend sind oder sein können.

Von einer **tödlichen Verletzung** spricht man, wenn sie im konkreten Fall mit dem Tod im ursächlichen Zusammenhang steht. Eine Verletzung kann aber erst dann als tödlich bezeichnet werden, wenn der Tod bereits eingetreten ist und nicht bereits, wenn der tödliche Ausgang derselben erst zu erwarten steht. Von einer unmittelbaren oder **primären Todesursache** sprechen wir dann, wenn die Beschädigung der betroffenen Organe durch die Verletzung so bedeutend ist, dass sie an und für sich den Tod bedingen muss. Primäre Todesursachen ergeben sich bei Zerstörung oder grober Beschädigung zum Leben unbedingt notwendiger Organe, wie des Gehirns, des Rückenmarks, des Herzens oder der Lungen. Bei mittelbaren oder **sekundären Todesursachen** führen nicht die Verletzung und ihre unmittelbaren verderblichen Folgen an sich, sondern die sich an die Verletzung anschließenden und durch sie bedingten Krankheitszustände zum Tod (z. B. Tod durch Pulmonalembolie bei einer 80-jährigen Frau, die durch eine Anfahrverletzung bettlägerig wurde).

Unter **Vitalitätszeichen** sind ganz allgemein Befunde zu verstehen, die dafür sprechen, dass eine Noxe, zumeist eine Verletzung, zu Lebzeiten eingetreten ist. **Vitalreaktionen allgemeiner Art** sind ein größerer Blutverlust, Aspiration von Blut oder Fremdkörpern in die tiefen Luftwege, Erstickungszeichen, Verschlucken von Fremdkörpern sowie verschiedenste Formen der Embolie. Zur Beurteilung, **ob eine Verletzung zu Lebzeiten des Betroffenen entstanden ist,** muss untersucht werden, ob sog. **organische Reaktionen** eingetreten und nachweisbar sind. Wichtigste, auf eine vitale Entstehung von Verletzungen hinweisende organische Reaktionen sind Entzündungserscheinungen, eine Blutung nach außen oder innen, eine klaffende Wunde, Blutunterlaufungen sowie Blutaspiration, Luft- und Fettembolie. Bei einer vitalen Blutunterlaufung bzw. Suffusion (flächenhafte Blutunterlaufung) sollte eine innige Durchtränkung der Gewebe mit ausgetretenem Blut vorliegen. Bei einer offenen Verletzung muss auch das Gewebe in der Umgebung innig mit Blut durchtränkt sein, damit man von einem Vitalitätsmerkmal sprechen kann. Vitalitätsmerkmale können trotz zu Lebzeiten entstandener Verletzungen fehlen, etwa kann bei Zermalmungen durch starke Gewalteinwirkung der Tod fast augenblicklich eintreten und keine organische Reaktion mehr möglich sein. Organische Reaktionen können auch bei anämischen, marastischen Personen oder bei Wasserleichen fehlen, andererseits können Blutungen und Blutunterlaufungen an der Leiche durch Fäulnisveränderungen vorgetäuscht werden. Ebenso können bei Kindern, alten Leuten sowie Personen mit angeborenen oder erworbenen Blutgerinnungsstörungen bereits nach Bagatelltraumen große Blutergüsse entstehen. Abgesehen von der Frage, ob eine Wunde überhaupt zu Lebzeiten oder erst nach dem Tod eingetreten ist, kann man auch eine Wundaltersbestimmung an der Leiche durchführen, eben zur Klärung der Frage, wie lange der Erhalt der Wunde überlebt wurde; d. h. also, welcher Zeitraum zwischen Entstehung der Verletzung und Eintritt des Todes vergangen ist.

Unter einer **Fettembolie** versteht man die Verschleppung von Fett auf dem Blutweg in die Lungen oder auch in Organe des großen Kreislaufes, häufigste Ursache dabei sind ausgedehnte Weichteil-, insbesondere Fettgewebsquetschungen und multiple Knochenbrüche. Der Nachweis einer **Lungenfettembolie** wird durch dünne Gewebsschnitte am Nativpräparat im Mikroskop geführt, die **zentrale Fettembolie** äußert sich durch das morphologische Erscheinungsbild der Purpura cerebri mit, besonders im Marklager ausgeprägten, zahlreichen punktförmigen Blutungen, jeweils entsprechend dem Verschluss eines kleinen präkapillären arteriellen Gefäßabschnittes. Schon bei der äußeren Untersuchung des Leichnams kann man unter Umständen eine zentrale Fettembolie diagnostizieren, indem man auf punktförmige Blutungen im Bereich der Achselhaut achtet, die ebenfalls durch eine Verstopfung präkapillärer Gefäßabschnitte in diesen Hautbezirken entstehen. Die **gerichtsmedizinische Relevanz der Fettembolie** liegt einerseits in einer möglichen Todesursache, andererseits stellt sie einen gravierenden Hinweis auf die vitale Entstehung von Verletzungen dar.

Unter **Luftembolie** wird das Eindringen von Luft in das Gefäßsystem verstanden, am häufigsten vorkommend im Rahmen von Abtreibungen, bei Uterusspülungen, nach Halsschnitten und Schädelbrüchen, aber auch iatrogene Luft- bzw. Gasembolien kommen nach invasiven Eingriffen durch Eröffnung großer herznaher Venen vor.

Eine Luftembolie kann ab einem Volumen von etwa 70 ml tödlich sein. Besteht der Verdacht auf eine Lungenembolie, ist auf einen schnellstmöglichen Obduktionstermin zu drängen, da bereits im Zustand der beginnenden Fäulnis ein falsch positiver Befund vorgetäuscht werden und die Ursache somit nicht mehr eindeutig beurteilt werden kann. Der korrekte autoptische quantitative Nachweis erfolgt mittels Auffangen der Gase durch ein sog. Aspirometer (spezielles mit Wasser gefülltes Glasbehältnis mit Aspirationsnadel, das nach luftdichter Punktion einer Herzkammer das Auffangen des gasförmigen Herzinhaltes gewährleistet).

Weichteilverletzungen

Tatsächlich kommen Verletzungen durch stumpfe oder stumpfkantige Gewalteinwirkung am häufigsten zur gerichtsmedizinischen Beurteilung. Die Ränder solcher Wunden sind in der Regel gerissen und lappig, die Wundränder blutig suffundiert, in der Umgebung können bedeutende Blutunterlaufungen vorkommen, aber es können auch Wunden mit ganz geradlinigen Rändern entstehen, die äußerlich von Hieb- und Schnittwunden nur schwer zu unterscheiden sind. Als **mögliche Auswirkungen stumpfer Gewalt am menschlichen Körper** sind Hautabschürfungen, Blutunterlaufungen, Riss- und Rissquetschwunden, Quetschungen, Erschütterungen des zentralen Nervensystems und der inneren Organe, Rupturen, Kontinuitätsdurchtrennungen und Lageveränderungen von inneren Weichteilen und Knochen, Zermalmung und Abtrennung ganzer Körperteile zu nennen. **Hautabschürfungen** kommen besonders häufig vor und stellen einen geringsten Grad von Risswunden dar. Dabei wird die Epidermis abgeschunden und das Corium liegt frei. Wird der Papillarkörper dabei nicht verletzt, so tritt keine Blutung ein, jedoch tritt seröses Exsudat aus, das eintrocknet und als braunrote, sich lederartig anfühlende Hautstelle zurückbleibt. Derartige **Exkoriationen** entstehen durch tangentiale Einwirkung stumpfer Gewalt auf die Körperoberfläche, Kratzen mit den Fingernägeln, durch bloßen Fingerdruck oder durch zufälliges Anstreifen an harten Gegenständen.

Ein Hinweis auf die forensische Relevanz einer Hautabschürfung ergibt sich v. a. aus deren Lokalisation. Befinden sich die Exkoriationen an leicht zugänglichen Körperstellen, dann wird ein zufälliges Entstehen vielfach plausibel sein. Hingegen haben Exkoriationen an Körperstellen, wo sie nicht leicht zufällig entstehen können, oder wenn sie in bestimmter auffallender Gruppierung, z. B. am Hals, vorhanden sind, vielfach auch eine forensische Relevanz. Kommt es zusätzlich zu einer starken Dehnung oder Zerrung der betroffenen Weichteile, bis schließlich eine Zerreißung erfolgt, dann sprechen wir von einer Riss- bzw. Rissquetschwunde.

Häufigste Ursache von stumpfen bzw. stumpfkantigen Gewalteinwirkungen gegen den Körper ist der Verkehrsunfall in seinen verschiedensten Formen. Darüber hinaus treten derartige Verletzungen aber auch bei einer Vielfalt von dolösen, d. h. vorsätzlichen Delikten auf, also bei allen Formen tätlicher Auseinandersetzungen. An erster Stelle sind hier Schläge mit der Hand bzw. Faust, weiters auch Fußtritte zu nennen. Als Werkzeuge im engeren Sinn sind alle als Schlaginstrument tauglichen Gegenstände anzuführen wie Stöcke, Sesselteile, Flaschen, Aschenbecher usw.; somit alle festen Gegenstände, die sich als Schlaginstrumente eignen, wenn mit einiger Wucht zugeschlagen wird.

Ein **Hämatom** (Bluterguss, Blutunterlaufung) der Haut kann auf direkte, aber auch auf indirekte

Gewalteinwirkung zurückgehen. Indirekt etwa dann, wenn die Blutung von innen heraus, z. B. nach einer Knochenfraktur, erfolgt, wobei diese Fraktur aber durchaus indirekt entstanden sein kann. In der Regel spricht aber das Vorliegen einer Blutunterlaufung der Haut dafür, dass eben an dieser Stelle ein stumpfes Trauma eingewirkt hat. Für eine Einwirkung der Gewalt zu Lebzeiten spricht überdies eine **begleitende Weichteilschwellung.** Es ist auch möglich, dass eine Blutunterlaufung nach einem Trauma nicht sofort sichtbar wird, wenn sich die Blutung unter Umständen erst nach einiger Zeit durch Unterhautfettgewebe und Muskulatur bis unter die Haut erstreckt. Eine **häufige Fehlermöglichkeit bei der post-mortalen Diagnostik** besteht darin, dass eine Blutunterlaufung an der Leiche mit Totenflecken verwechselt wird. Letztere finden sich immer an den sog. abhängigen Körperstellen und zeigen eine zumeist einheitliche Farbe, außerdem eine flächenhafte Ausbildung.

Rissquetschwunden entstehen durch Zerreißung und Quetschung der Haut, gehen zumeist auf stumpfkantige Gewalteinwirkung zurück, aber je nach betroffener Körperregion kann auch der Aufprall an einer festen, ebenen Unterlage zur Rissquetschwunde führen. **Häufigste Lokalisation und Ursache einer Rissquetschwunde** ist der Sturz auf den Boden mit Aufprall des Kopfes. Aber auch durch Zuschlagen mit einer Holzlatte auf den Kopf kann eine gleichartige Verletzung entstehen, das Gleiche durch Faustschläge. Die **Merkmale der Rissquetschwunde** sind gezackte, unregelmäßige Wundränder, Schürfungssäume der Haut im Anschluss an die Wundränder – manchmal in Verbindung mit angrenzenden, flächenhaften Schürfungen, die Wundränder sind unterminiert und als wichtigster Befund sind die **Gewebsbrücken** zu nennen. Die Erklärung der Gewebsbrücken bei der Rissquetschwunde liegt darin, dass die betroffenen Weichteilstrukturen der einwirkenden Gewalt einen unterschiedlichen starken Widerstand entgegensetzen, sodass insbesondere kleine Gefäße, Bindegewebsfasern usw. bestehen bleiben. Bei der Untersuchung jeder Rissquetschwunde ist jedenfalls darauf zu achten, ob sich in der Wunde **Fremdkörper** befinden, unter Zuhilfenahme einer Lupe, allenfalls auch eines Lupenmikroskops. Damit kann unter Umständen die **Art des verwendeten Werkzeuges** eindeutig geklärt werden. Es können etwa Farbabriebe, aber auch andere, mehr oder weniger charakteristische Fremdkörper objektiviert und sichergestellt werden.

Schädelbrüche

Knochenbrüche sind gerade in unserer Zeit sehr häufige Verletzungen, weil im Zuge von Verkehrsunfällen vielfach heftige Gewalten zur Einwirkung kommen. Der **Schädelbruch** nimmt dabei gegenüber anderen Knochenbrüchen eine **Sonderstellung** ein, weil mit einem Schädelbruch oft auch eine Verletzung des Schädelinhaltes verbunden ist, d. h. der Hirnhäute, der intrakraniellen Gefäße und des Gehirnes selbst. **Schädelbrüche entstehen durch direkte oder indirekte Gewalteinwirkung.** Beispiele für Schädelbrüche durch direkte mechanische Gewalteinwirkung sind die Schussfraktur sowie das Einwirken eines anderen, geformten und harten Gegenstandes gegen den Kopf.

Eine weitere Form der Schädelfraktur, die zu den **direkten Schädelbrüchen** zu rechnen ist, sind **Biegungsbrüche.** Dabei wird durch die stumpfe Gewalt das Schädeldach abgeflacht und dann eingebogen, dabei die Tabula interna auf Zug, die Tabula externa auf Druck belastet. Es kann vorkommen, dass nur die innere Knochentafel bricht, die äußere Knochentafel aber unversehrt bleibt; man spricht dann von einer inkompletten Impressionsfraktur.

Zu den **indirekten Schädelbrüchen** werden in erster Linie die **Berstungsbrüche** gerechnet, die auf eine Gestaltveränderung des gesamten Schädels im Zuge der Gewalteinwirkung zurückgehen. Diese Brüche entstehen zumeist durch stumpfe, von der Einwirkstelle entfernte, eher großflächige Gewalteinwirkung. Der Schädel wird in der

Druckrichtung verkürzt, dadurch kommt es im äquatorialen Umfang zu einer verstärkten Zugbelastung, die bei Überschreiten der Elastizitätsgrenze zum Bersten des Schädels führt.

Zu unterscheiden sind Quer-, Längs- und Schrägfrakturen, dazu der sog. Scharnierbruch, der die Schädelbasis quer durchsetzt. Häufigste Ursache der Berstungsbrüche ist der Sturz mit Aufschlagen des Kopfes auf einer harten Unterlage. Schädelbasisringfrakturen entstehen ebenfalls indirekt, es handelt sich um Schädelbrüche, die rund um das große Hinterhauptsloch angeordnet sind. Die Ursachen für solche Schädelbasisringbrüche sind Einwirkung von Druckkräften, d. h. eine Einstauchung des Schädels gegenüber der Halswirbelsäule, Sturz auf das Gesäß oder Aufprall auf das Schädeldach oder wenn dem Betroffenen mit einem schweren stumpfen Gegenstand (dies kann auch ein schwerer Sack sein) auf den Kopf geschlagen wird. Häufig entstehen Schädelbasisringfrakturen im Rahmen von Verkehrsunfällen, wenn ein Fußgänger mit großer Geschwindigkeit, besonders von rückwärts, angefahren wird, wodurch der ganze Körper hyper-extendiert wird und unter Umständen eine ringförmige Ausrissfraktur an der Schädelbasis eintreten kann. Frakturen der Augenhöhlendächer entstehen als direkte Brüche im Rahmen von Berstungsbrüchen, welche durch die vordere Schädelgrube verlaufen, aber auch durch eine Sogwirkung bei stumpfer Gewalteinwirkung gegen das Hinterhaupt, in letzterem Fall mit typischen Einsplitterungen der Augenhöhlendächer.

Verletzungen im Schädelinneren

Durch ein stumpfes Schädeltrauma kann es zu Beschädigungen der Hirnhäute, Zerreißungen von Gefäßen und Hirnnerven, Hirnquetschungen und einer Gehirnerschütterung kommen. Als Todesursachen bei Schädel-Hirn-Verletzungen kommen Verletzung lebenswichtiger Hirnteile, eine Hirndrucksteigerung, Blutaspiration oder eine Luftembolie in Frage.

Die Gehirnerschütterung (Commotio cerebri) ist eine traumatisch bedingte, reversible funktionelle Störung des Gehirns ohne morphologisch fassbare Veränderungen. Als Kardinalsymptom gilt die Bewusstseinsstörung, in der Regel eine Sekunden bis Minuten anhaltende Bewusstlosigkeit, die sofort und unmittelbar mit dem Trauma auftritt. Begleitende Symptome sind vielfach Schwindel, Erbrechen, Nystagmus, Bradykardie sowie fast immer eine retrograde Amnesie. Die im Zuge der retrograden Amnesie fehlenden Bewusstseinsinhalte können nachträglich aufgehellt werden, wenn einerseits die letzten Phasen vor dem Schädeltrauma langsam wieder verfügbar werden, andererseits ist aber immer auch daran zu denken, dass der Betroffene diese Erinnerungslücken durch Konfabulation auffüllt. Häufig wird an den Gerichtsmediziner die Frage nach dem Schweregrad einer Gehirnerschütterung im speziellen Fall gestellt, wobei man sich nicht nur an der Dauer der Bewusstlosigkeit, sondern auch an der neurologisch-klinischen Symptomatik insgesamt orientiert. Die Dauer der Bewusstlosigkeit ist nur ein Parameter zur Beurteilung des Schweregrades einer Gehirnerschütterung aus gerichtsärztlicher Sicht.

Eine Gehirnprellung (Contusio cerebri) entspricht einer Substanzschädigung des Gehirns. Symptome eines solchen Traumas sind vielfach eine längerdauernde, posttraumatische Bewusstseinsstörung, zerebrale Herdsymptome, unter Umständen kann es auch zu einer traumatischen Psychose kommen. Bewusstlosigkeit ist nicht obligat. Auch die Contusio cerebri entsteht durch stumpfe Gewalt gegen den Schädel; vielfach handelt es sich um sog. Rindenprellungsherde, jedoch können die substanziellen Läsionen auch in das tiefergelegene Mark einreichen. Morphologisch handelt es sich bei der Contusio cerebri um in Gruppen nahe beisammenstehende Blutungen und Gewebsläsionen, die dem betroffenen Rindenbezirk des Gehirns ein wurmstichiges Aussehen geben. Die Hirnprellungsherde entstehen durch stumpfe, nicht penetrierende Gewalt gegen den Schädel, werden auf Stoß und Gegenstoß zurückgeführt, man spricht daher von Coup- und Contrecoup-Herden. Bei Sturz mit dem Hinterhaupt auf einen harten Boden prallen die Hinterhauptpole gegen die knöcherne Schädelkapsel, während gegenüberliegend im Bereich der Stirnpole ein umschriebener Unterdruck zur Contusio cerebri führt. Die **Gegenstoßverletzungen** am Gehirn sind vielfach stärker ausgeprägt als jene am unmittelbaren Ort der Gewalteinwirkung. Die **gerichtsmedizinische Bedeutung** von autoptisch nachgewiesenen Hirnprellungsherden liegt in einer möglichen Todesursache, die Veränderungen müssen auf ein Trauma zurückgeführt werden und schließlich sind rekonstruktive Überlegungen zum Hergang des Geschehens möglich. Als Restzustand nach ausgeheilten Hirnrindendefekten werden immer wiederum sog. Plaques jaunes beobachtet, das sind beetförmig eingesunkene Gewebsdefekte nach Reparation von Hirnrindenprellungsherden.

Ein **epidurales Hämatom** ist eine Blutung zwischen Schädelknochen und harter Hirnhaut, die Ursache ist häufig eine Zerreißung der Arteria meningea media oder einer ihrer Äste oder, seltener, eine Zerreißung eines Sinus venosus. Meist ist die epidurale Blutung mit einem Schädelbruch assoziiert, dies muss jedoch nicht der Fall sein. Ein epidurales Hämatom kann also auch ohne begleitende Schädelfraktur auftreten. Begünstigende Umstände für die Ausbildung eines epiduralen Hämatoms sind ein dünner Schädelknochen und junge Personen, bei welchen die Dura nur locker mit dem Schädeldach in Verbindung steht, sich also leichter ablöst. Die Blutmenge in einem epiduralen Hämatom kann bis zu 200 g betragen.

Die **subdurale Blutung** wird fast immer traumatisch durch eine Sickerblutung aus Brückenvenen ausgelöst. Der klinische Verlauf ist vergleichsweise zum epiduralen Hämatom langsamer, die Symptomatik kann sich unter Umständen schleichend über Tage, Wochen und Monate entwickeln. Neuerliche Traumen können zu rezidivierenden Nachblutungen führen, es kann sich daraus das Bild eines **chronischen subduralen Hämatoms** entwickeln.

Die **zerebrale Aneurysmablutung** ist in der Regel ein natürliches Geschehen und kann z. B. im Rahmen eines oft gleichzeitig bestehenden Bluthochdruckes platzen, wodurch es zu der meist tödlichen Subarachnoidalblutung kommt, die auch in den Subduralraum durchbrechen kann. Der Altersgipfel der zerebralen Aneurysmablutung liegt zwischen dem 40. und 60. Lebensjahr. Eine solche zerebrale Aneurysmablutung kann aber auch **traumatisch ausgelöst** werden, unter Umständen durch ein nur geringfügiges sog. Bagatelltrauma. Die Schwierigkeit für den Gerichtsmediziner besteht dann darin, den allenfalls gegebenen Zusammenhang nachzuweisen bzw. zu dokumentieren.

Verkehrsunfall

Physikalisch gesehen kommt es bei der **Kollision** zwischen Fahrzeugen, aber auch zwischen Fahrzeug und Fußgänger, zur Umwandlung von kinetischer Energie in Deformationsenergie, was sich einerseits in **Sachbeschädigungen,** aber auch in **Verletzungen beteiligter Personen** manifestiert. Je mehr kinetische Energie durch Deformation eines Kraftfahrzeuges absorbiert wird, desto geringer werden die Verletzungen z. B. der PKW-Insassen sein. Man ist daher heute im Automobilbau bestrebt, schon bei der Konstruktion Deformationszonen vorzugeben, um auf diese Weise das Verletzungsrisiko der Insassen zu minimieren. Im Rahmen des Verkehrsunfalles kommen stumpfe und stumpfkantige, aber auch scharfe Gewalt, letztere durch Kontakt mit Glasbruchstücken und Blechteilen, vor.

Die Gerichtsmedizin hat Stellung zu nehmen zur **Art und Entstehung von Verletzungen,** inwiefern sie **zum Eintritt des Todes beigetragen** haben. **Rekonstruktive Überlegungen** umfassen etwa die Gehrichtung eines Fußgängers, aber auch die schwierige Frage, wer zum Zeitpunkt eines Unfalles den Lenkersitz, wer den Beifahrersitz innegehabt hat. Entsprechende **Spurenuntersuchungen** am Unfallopfer, seiner Bekleidung und an den Kraftfahrzeugen sowie im Umfeld des Unfallgeschehens fallen ebenfalls in die Kompetenz des Gerichtsmediziners, insbesondere soweit es sich um biologische Spuren handelt. Etwa die Hälfte der Verkehrstoten ist unter PKW-Insassen zu beklagen. Über 20 % betreffen Fußgänger, in fallender Reihung sind dann motorisierte Zweiradfahrer, Radfahrer und Sonstige zu nennen.

Die Leichen **verunglückter Fußgänger** werden vergleichsweise häufig obduziert, anhand der Verletzungen kann man dazu Stellung nehmen, in welche Richtung die Straße überquert, ob der Fußgänger gestanden, gegangen oder gelaufen ist, ob er von hinten oder von vorne angefahren wurde. Die Verletzungen des Fußgängers entstehen in verschiedenen **Unfallphasen,** d. h. zunächst im Zuge der primären Kollision, eines sekundären Berührvorganges und schließlich durch Sturz auf die Fahrbahn. Auch beim **PKW-Lenker bzw. -Beifahrer** gibt es mehr oder weniger **typische Verletzungen,** wie etwa der Abdruck des Lenkrades in Form einer halbkreis- oder sektorenförmigen Schürfung bzw. Blutunterlaufung im Bereich der Brustvorderwand, auch der Gurt kann sich in charakteristischer Weise abprägen, etwa in Form einer Gurtmarke usw. Beim Fahrer kommen überwiegend Thoraxverletzungen, beim Beifahrer in relativ größerer Zahl Kopfverletzungen zur Beobachtung.

Die **Schutzwirkung des Gurtes** reduziert das Verletzungsrisiko bei Kollisionsgeschwindigkeiten über 50 km/h um den Faktor 6, bei Geschwindigkeiten bis zu 75 km/h etwa um die Hälfte. Die protektive Wirkung des Gurtes kommt daher besonders bei Geschwindigkeiten im Stadtbereich und klarerweise v. a. bei Frontalkollisionen zum Tragen. Berechnungen ergaben, dass das Risiko, ohne Gurt getötet zu werden, fünfmal größer ist als die Gefährdung durch den Gurt. Auch die **Kleidung** des **Unfallopfers,** sei es eines Fußgängers oder eines PKW-Insassen, sollte sichergestellt und genau untersucht werden, da diese ein wichtiger Spurenträger sein kann.

Beim **typischen Fußgängerunfall,** wenn also der Fußgänger von der Front eines PKWs voll erfasst wird, kommt es – je nach Geschwindigkeit – zu einem Kontakt zwischen den unteren Gliedmaßen und der Stoßstange bzw. anderen Strukturen im Frontbereich des Kraftfahrzeuges. Dabei entstehen zumeist typische Frakturen im Unterschenkelbereich, Quetschungen und Blutungen in den Weichteilen der unteren Gliedmaßen, an den unmittelbaren Anstoßstellen findet man fast immer ein Décollement, d. h. eine Ablederung der Haut von den tieferen Gewebsschichten mit Quetschung des Unterhautfettgewebes und der Muskulatur in Verbindung mit einer Blutung in den entstandenen Wundtaschen.

Klassische **Anstoßverletzung des Fußgängers** durch Kollision mit einem PKW ist die sog. Stoßstangenfraktur, entsprechend Biegungsbrüchen der langen Röhrenknochen der Unterschenkel. Es findet sich typischerweise der Ausbruch eines keilförmigen Knochenfragmentes, dessen Spitz in Fahrtrichtung bzw. Anstoßrichtung weist (sog. Messerer-Keil). Aus einem derartigen Biegungskeil kann man auf die Stoßstangenhöhe zum Zeitpunkt der Kollision, weiters auf die Anstoßrichtung rückschließen. In der **zweiten Phase** des typischen Fußgängerunfalles wird der Fußgänger über die Fahrzeugfront auf den Wagenvorbau aufgeschaufelt bzw. aufgeschöpft, in der **dritten Phase** kommt es schließlich zum Aufschlagen auf oder neben der Fahrbahn. Nach einer Faustregel zum Ablauf eines Fußgängerunfalls in Abhängigkeit von der Kollisionsgeschwindigkeit schlägt der Fußgänger bis 50 km/h mit dem Kopf auf die Motorhaube, ab 50 km/h gegen die Windschutzscheibe, über 70 km/h kann der Fußgänger über das Dach hinwegfliegen.

Beim **Anfahren eines Fußgängers** mit hoher Geschwindigkeit von **rückwärts** kommt es zu charakteristischen Verletzungen, und zwar durch eine Hyperextension, d. h. Überstreckung des

Körpers mit Überbiegung nach vorne, treten Dehnungsrisse der Haut an der Körpervorderseite auf. Des Weiteren treten auch Schlagaderrisse in typischer Lokalisation auf und unter Umständen sogar zirkulär das große Hinterhauptsloch umgreifende Ausrissfrakturen – eine besondere Form der Schädelbasisringfraktur.

Beim **Überrollen** bzw. **Überfahren** ist auf einen möglichen Profilabdruck an der Kleidung, aber auch an den darunterliegenden Hautpartien zu achten. Eventuell kann man einen Abdruck der Ölwanne oder irgendeines anderen geformten Teiles der Fahrzeugunterseite finden. Vielfach sind nach Überrollen auch Dehnungsrisse der Haut vorhanden, desgleichen können unter Umständen ausgedehnte Décollements auftreten. Aber es ist auch möglich, dass trotz Überrollung des Körpers äußerlich nur geringe traumatische Veränderungen sichtbar sind.

Medizin als Heilkunst: Tradition und Kultur

Richard Crevenna

Heilkunst: laut Duden: ärztliche Kunst; die Medizin unter dem Gesichtspunkt der erfolgreichen Bekämpfung von Krankheiten.

„**Medizin** (laut Wikipedia) ist die Wissenschaft und Lehre von der Vorbeugung, Erkennung und Behandlung von Krankheiten oder Verletzungen bei Menschen und Tieren. Sie wird von **medizinisch ausgebildeten Heilkundigen** ausgeübt mit dem Ziel, die Gesundheit der Patienten zu erhalten oder wiederherzustellen. Dabei handelt es sich meist um Ärzte, aber auch um Angehörige weiterer anerkannter Heilberufe – wie etwa die in Deutschland zugelassenen Heilpraktiker. Zum Bereich der Medizin gehören neben der Humanmedizin die Zahnmedizin, die Veterinärmedizin (Tierheilkunde) und in einem weiteren Verständnis auch die Phytomedizin (Bekämpfung von Pflanzenkrankheiten und Schädlingen). In diesem umfassenden Sinn ist Medizin die Lehre vom gesunden und kranken Lebewesen.

Die Kulturgeschichte kennt eine große Zahl von unterschiedlichen medizinischen Lehrgebäuden, beginnend mit den Ärzteschulen im europäischen und asiatischen Altertum, bis hin zur modernen Vielfalt von wissenschaftlichen und alternativmedizinischen Angeboten. Die Medizin umfasst auch die anwendungsbezogene Forschung ihrer Vertreter zur Beschaffenheit und Funktion des menschlichen (Humanmedizin von lateinisch humanus) und tierischen Körpers (Veterinärmedizin von lateinisch veterinae, ‚Zugtiere') in gesundem und krankem Zustand, mit der sie ihre Diagnosen und Therapien verbessern will. Die (natur)wissenschaftliche Medizin bedient sich dabei seit etwa 1845 zunehmend der Grundlagen, die Physik, Chemie, Biologie und Psychologie erarbeitet haben."

Die **Physikalische Medizin** hat mit ihren **physikalischen Therapien** eine lange Tradition, wodurch eine entsprechend fundierte empirische Grundlage sowohl bei den Behandlern als auch bei deren mit den physikalischen Modalitäten therapierten Patientinnen und Patienten geschaffen wurde. Physikalische Therapien/Modalitäten haben (zumeist) spürbare Wirkungen sowie Nebenwirkungen und Kontraindikationen, was ihre Beforschung im Sinne kontrollierter doppelt-geblindeter Studien verunmöglicht.

Die Physikalische Medizin soll als Anwendung physikalischer Reize zu Heilzwecken ausschließlich im Sinne einer an den Medizinischen Universitäten und Fakultäten gelehrten medizinischen State of the Art-Behandlung stattfinden. „Sie wird (s. o.) von medizinisch ausgebildeten Heilkundigen ausgeübt mit dem Ziel, die Gesundheit der Patienten zu erhalten oder wiederherzustellen." und macht so gemeinsam und im Konzert mit allen anderen medizinischen Fächer die Heilkunst unserer Zeit im Sinne unserer Patientinnen und Patienten aus.

Physikalische Maßnahmen sind von der sog. Alternativmedizin unbedingt und streng abzugrenzen! „Unter dem Begriff **Komplementärmedizin** wird ein breites Spektrum von Disziplinen und Behandlungsmethoden zusammengefasst, die auf anderen Modellen der Entstehung von Krankheiten und deren Behandlung basieren als jene der Schulmedizin. Definitionsgemäß werden sie ergänzend zur Schulmedizin eingesetzt. Alternativmedizin, „Complementary and Alternative Medicine CAM", Ganzheitsmedizin, Integrative Medizin, Naturheilkunde, traditionelle Medizin (z. B. chinesische, europäische, tibetische?) sind verwandte Überbegriffe, die Heilmethoden oder diagnostische Konzepte bezeichnen. Die heutige Begriffsvielfalt geht zurück auf die lange Tradition der Auseinandersetzung zwischen anerkannten medizinischen Verfahren und den so genannten „Außenseitermethoden". Das Bundesministerium für Gesundheit favorisiert den Begriff Komplementärmedizin, um zu signalisieren, dass die Methoden nicht als Alternativen zur Schulmedizin angesehen werden sollen. Komplementäre Methoden finden nicht nur in der Medizin Anwendung, sondern werden beispielsweise auch in der Psychotherapie, der klinischen Psychologie sowie in der Gesundheitspsychologie und Musiktherapie eingesetzt.

(nach https://www.sozialministerium.at/site/Gesundheit/Medizin_und_Berufe/Medizin/Komplementaer_Alternativmedizin/Komplementaermedizin_komplementaere_Methoden/)

Aus den in der **Physikalischen Medizin** zum Einsatz kommenden physikalischen Therapien/Modalitäten (Elektrotherapie, Thermotherapie, Hydrotherapie, Balneo- und Klimatherapie, Phototherapie und Mechanotherapie), die alle traditionelle und noch heute ausgeübte Therapieformen darstellen, wird nachfolgend in wenigen Worten auf die Balneologie, die in Österreich eine große Tradition hat, eingegangen. Bei tieferem Interesse für die Thematik „Physikalische Medizin" wird auf das Kurzlehrbuch des Verfassers, das im selben Verlag erschienen ist, als weiterführende Literatur verwiesen.

Balneotherapie

Balneotherapie oder Bäderheilkunde: Anwendung von natürlichen oder künstlichen Heilwässern u. a. auch von Gasen, Aerosolen etc., die bestimmte präventive oder symptomlindernde Eigenschaften besitzen, d. h. zu Heilzwecken. Sie wird auch als Lehre der therapeutischen Anwendung natürlicher Heilquellen, Heilgase und Peloide in Form von Bädern, Trinkkuren und Inhalationen etc. bezeichnet. Hierzu gehören die Balneotherapie (Bädertherapie), die Balneotechnik, die Balneo- oder Hydrochemie und die Balneophysik.

Die Verwendung von Wasser für medizinische Behandlungen ist wahrscheinlich genau so alt wie die Menschheit und wird heute noch vielfach zu therapeutischen Zwecken angewendet. Unter Balneotherapie wird die Anwendung von natürlichem Mineralwasser, Gasen und Peloiden verstanden. Hingegen wird die Anwendung von reinem Wasser zur Unterstützung der Genesung als Hydrotherapie bezeichnet.

Spa-Therapien, auch bekannt unter Kurort-Therapien, beinhalten eine Reihe von verschiedenen Behandlungsmethoden mit Wasser, samt Hydro- und Balneotherapie und schaffen zusätzlich durch die großzügigen Spa-Centren eine besondere therapeutische „Urlaubs-"Atmosphäre.

(http://www.haupt-verband.at/cdscontent/?contentid=10007.694043&viewmode=content)

Die **Einsatzgebiete der Balneologie** sind vielfältig. Typische Indikationen sind Hauterkrankungen (z. B. Psoriasis), Muskel- und Skeletterkrankungen wie u. a. Kreuzschmerz, Erkrankungen aus dem rheumatischen Formenkreis (z. B. rheumatoide Arthritis, Psoriasis-Arthritis, M. Bechterew, Fibromyalgie), Atemwegserkrankungen, Themen aus der Gynäkologie sowie der Urologie, psychosomatische Erkrankungen, (nach Sportverletzungen), Rehabilitation etc.

Was gehört alles zur Balneotherapie?

- Bäder (siehe auch Hydrotherapie!)
- Trinkkuren
- Inhalationen
- Thalassotherapie
- Kurbehandlungen am Meer mit balneologischen und klimatischen Wirkfaktoren
- Heilwässer im engeren Sinn
- Peloide wie Schlamm/Fango, Munari, Moor, Kreide, Sand, Paraffin, Parafango
- es gibt Übergänge zur Klimatherapie
- auch die Entstehung, Gewinnung, Verarbeitung und Wirkung von Heilwässern gehört hierher

Heilwässer: Quellen mit bestimmten physikalischen Bedingungen und/oder chemischen Stoffen in höherer Konzentration.

Heilbäder Thermen/warme Quellen (Temperatur mindestens 20 Grad) und **Pege/kalte Quellen** (Temperatur unter 20 Grad). Nach Art der chemischen Stoffe im Heilwasser unterscheidet man u. a. Kohlensäurebäder, Kochsalzbäder, Schwefelbäder, Jodbäder, Radonbäder, Meerbäder etc.

Heilquellen, die sich chemisch nicht vom Leitungswasser unterscheiden, sondern durch ihre besondere Reinheit, sind sog. **akratische Wässer** (sog. Akratotherme, wie Geysire in Amerika und Island, sog. Akratopege wie Hochquellwasser).

Natürliche Heilbäder: ortsgebundene Anwendung von Heilquellen.

Künstliche Heilbäder/Medizinalbäder: chemische (Bade-)Zusätze zum Badewasser.

Wirkungen der Heilbäder

- physikalische Effekte (thermische und mechanische)
- Effekte auf den Wasserhaushalt
- chemische Effekte
- sog. unspezifische Wirkungen

Natürlich ist im Rahmen der Balneologie entsprechende Sorgfalt bei der Indikationsstellung geboten.

Absolute und relative Kontraindikationen der Balneotherapie

- akute fieberhafte Erkrankungen
- chronisch konsumierende Erkrankungen
- höhergradige koronare Herzkrankheit
- dekompensierte Herzinsuffizienz
- dekompensierte Hypertonie
- Anfallsleiden
- Psychosen
- instabile Angina pectoris
- Hyperthyreose
- Varikositas

Bei den Heilbädern gibt es viele Spezialitäten an natürlich vorkommenden und an Badezusätzen.

Ausgewählte Heilbäder

- Kohlensäurebäder
- CO_2-Gasbäder
- Kochsalzbäder, Sole- und Seebäder
- Schwefelbäder
- Jodbäder
- Radonquellen
- Heilstollen
- Thalasso-Therapie
- Medizinalbäder (Zusätze)

Klimatherapie: Dies bedeutet die Nutzung des Klimas zu Heilzwecken.

Faktoren von bioklimatologischen Interesse sind u. a.

- Höhe über dem Meeresspiegel
- Luftdruck
- Temperatur und Abkühlungsgröße
- Strahlung
- Luftelektrizität
- Luftverunreinigungen und Aerosole

Hydrotherapie (s. o.)

Die Hydrotherapie ist (als Teil der Balneologie) die Anwendung von (unterschiedlich temperiertem) Wasser zu therapeutischen bzw. Heilzwecken.

Hydrotherapie ist (Applikation feuchter Wärme) gleichzeitig auch ein Schwerpunkt in der Thermotherapie.

Die **Bewegungstherapie im Wasser** (Immersionstherapie, „Unterwassertherapie") ist durch die dabei mögliche Entlastung sowie durch weitere Faktoren in vielen Fällen unerlässlicher Bestandteil in der bewegungstherapeutischen Versorgungskette sowie medizinischer Konzepte. Der Auftrieb im Wasser (archimedisches Prinzip) führt zur Gewichtsreduktion. Bis zum Hals im Wasser stehen bedeutet, dann nur mehr rund ein Zehntel seines Körpergewichtes zu wiegen. So können im Rahmen der Unterwassergymnastik Bewegungen mit nur rund 3–5 % der im Trockenen notwendigen Muskelkraft durchgeführt werden (Auftrieb erleichtert alle Bewegungen gegen die Schwerkraft). Auftrieb, Bewegungswiderstand und hydrostatischer Druck sind hier typische mechanische Wirkfaktoren, die therapeutisch genutzt werden. Der Bewegungswiderstand des Wassers beeinflusst Bewegungen gegen die Schwerkraft und kann durch Paddeln noch verstärkt werden.

Vorteile von Wasser

- guter Wärmeträger
- relativ gutes Temperatur-Leitvermögen
- günstig
- ubiquitär/fast überall vorhanden

Die Wirkfaktoren der Hydrotherapie sind vielfältig – sie entfaltet in erster Linie thermische und mechanische Wirkungen.

Wirkfaktoren der Hydro-/Balneotherapie

- Temperatur
- Luftfeuchtigkeit
- hydrostatischer Druck
- Auftrieb
- Viskosität/Reibungswiderstand des Wassers
- mechanische Faktoren
  - Wasserstrahl
  - Abreibungen
  - Bürstungen
  - etc.
- chemische Faktoren
  - im Wasser natürlich vorkommend
  - als Badezusätze hinzugefügt

Für die Hydrotherapie gibt es unterschiedliche Anwendungsformen mit unterschiedlichen Effekten und Zielen.

Hydrotherapie umfasst u. a.

- Bäder
  - Voll-, Halb- und Teilbäder
- Packungen
- Wickel und Umschläge (Tücher als Träger des Wassers)
- Duschen
- Güsse
- Stangerbad

Besonders die jeweilige Applikationsform zeichnet sich für die Effekte der hydrotherapeutischen Anwendung verantwortlich.

Ad Stangerbad: Das ist die Anwendung zweier physikalischer Modalitäten (Wasser, Strom) in einer Therapieform. Beim elektrophysikalischen Vollbad kommt es zur Nutzung einer hydrogalvanischen Komponente durch Anwendung von Elektrischem im Wasserbad.

Wasser kann in unterschiedlichen Temperaturen (mit unterschiedlichen lokalen und systemischen, v. a. Kreislaufreaktionen und -belastungen) appliziert werden.

Besonders beim Vorliegen von Herz-Kreislauferkrankungen ist bei der Immersionstherapie Vorsicht geboten bzw. besteht überhaupt eine Kontraindikation.

Applikationstemperaturen

- „kalt" mit 15–22 Grad Celsius
- „kühl" mit 22–32 Grad Celsius
- „indifferent" der Kerntemperatur entsprechende 35–37 Grad Celsius
- „warm" mit 38–40 Grad Celsius
- „heiß" mit 41–42 Grad Celsius

Diese Balneologie hat Tradition!

Schon zu Zeiten von Hippokrates (460–377 vor Christus) wurde in einem Asklepion auf der Insel Kos gezielt mit Unterwassertherapie (Hydrotherapie) behandelt.

Von Asklepiades von Prussa (ca. 100 vor Christi Geburt) wurde eine Bädertherapie (Wasseranwendungen mit kaltem bzw. warmem Wasser zur vorbeugenden und therapeutischen Behandlung verschiedener Erkrankungen) mit Bewegungsbehandlungen und Massagen verabreicht, wobei hier der Arzt und nicht mehr die Heilkraft der Natur als verantwortlich für die Heilerfolge betrachtet wurde. Paracelsus (1494–1541) wiederum schrieb u. a. Abhandlungen über Thermal- und Mineralbäder. Tabernaemontanus schuf ab 1581 die Grundlagen der „Neuw Wasserschatz". Als Begründer der wissenschaftlichen Balneologie gilt Emil Osann. Johann von Oppolzer war in unserem Land einer der ersten führenden Vertreter der Balneologie. Genauere Anleitungen zur Durchführung der Hydrotherapie stammen dann von Priessnitz (1799–1851). Diese wurden letztlich von Kneipp (1821–1897) mit bis heute geltender Wirksamkeit weiterentwickelt. Erste Ansätze einer wissenschaftlichen Untersuchung von Bade- und Trinkkuren als Balneologie gab es bereits im 16. Jahrhundert bei Paracelsus. Im 19. Jahrhundert brachten Gollwitz-Meyer, Beneke, Groedel und St. Hediger einen Aufschwung der Bäderbehandlung und zu Beginn des 20. Jahrhunderts gab es balneologische Forschungsinstitute in Europa und Japan. Die Vorteile des Wassers wurden also schon lange für therapeutische Zwecke genutzt. Die sog. Finnische Sauna ist als besondere Form einer „Hydro-Thermotherapie" zu erwähnen. 1936 bei den Olympischen Spielen in Berlin bekannt geworden, hat sie sich danach schnell in ganz Europa und auch den USA verbreitet. Schon zu dieser Zeit hatte es in Wien bereits etliche Saunen und Dampfbäder gegeben.

Literatur beim Verfasser. Verwendet wurden u. a.:

Crevenna R. Kompendium Physikalische Medizin und Rehabilitation. Diagnostische und therapeutische Konzepte. 4. Auflage, Hrsg. Berlin Heidelberg: Springer Verlag; 2017.

Crevenna R. Physikalische Medizin und Rehabilitation Ein Kurzlehrbuch,. Wien Facultas 2018; ISBN 978-3-7089-1409-1

http://www.hauptverband.at/cdscontent/?contentid=10007.694043&viewmode=conten, Eintrag vom 15.09.2018.

http://www.bmgf.gv.at/home/Gesundheit/Medizin/Komplementaer_Alternativmedizin/Komplementaermedizin_komplementaere_Methoden/), Eintrag aus 10/2017.

https://www.sozialministerium.at/site/Gesundheit/Medizin_und_Berufe/Medizin/Komplementaer_Alternativmedizin/Komplementaermedizin_komplementaere_Methoden/), Eintrag vom 15.09.2018.

https://www.duden.de/rechtschreibung/Heilkunst; Eintrag vom 15.09.2018.

https://de.wikipedia.org/wiki/Medizin; Eintrag vom 15.09.2018.

Information des Institutes für PM&R der Rudolfstiftung/Wien sowie nach der Info-Mappe zur ORF-Sendung „Der Radiodoktor“ vom 15.12.2003 sowie der Homepage des langjährigen Bundesfachgruppenobmannes für PM&R, Doktor Fritz Hartl.

Das Muskel-Skelett-System: Pathologie, Präventions- und Therapieprinzipien

Hier geht es zu den passenden Fragen in der App:
(Download der App siehe S. 345)

Frakturen

Manfred Greitbauer, Johannes Leitgeb, Gerold Holzer, Franz Kainberger

Lernziele:

- Basierend auf dem Konzept der allgemeinen Frakturlehre die Frakturklassifikation exemplarisch anwenden können und die Entstehung niedrig-traumatischer Frakturen (Stress, Fragilitäts-, pathologische Frakturen) für die Diagnose, Prävention und Therapie anwenden können.
- Die Frakturentstehung und -heilung anhand typischer Traumen sowie Verletzungsmuster und aufbauend auf den Prinzipien der Regulation des Knochenumbaus verstehen.
- Radiologische Zeichen von Frakturen und ihren Heilungsverlauf (Kallusbildung) verstehen, anhand typisch ausgeprägter Beispiele selbständig erkennen und erklären können, wie man Frakturen von „Pseudofrakturlinien" differenziert: Wirbelsäulen- und Rückenmarksverletzung, diaphysäre Frakturen inkl. Klavikulafraktur, Rippenfrakturen und Flail chest, Frakturen mit (potentieller) Gelenkbeteiligung: distale Radiusfraktur, proximale Femurfraktur, Humerusfraktur, Frakturen und Bandverletzungen des Fußes, Frakturen und Bandverletzungen der Hand, Patellafraktur und -luxation, Tibiakopfimpressionsfraktur, Beckentrauma und begleitende Organverletzungen, traumatische Epiphyseolyse.
- Die Verfahren der operativen Frakturversorgung in Abhängigkeit von der Fraktur und des Weichgewebszustandes kennen und typischen Indikationen zuordnen können.
- Bei der klinischen Untersuchung die Awareness für Fremdverschulden und hier insbesondere Misshandlungen und das Battered-child-Syndrom trainieren.
- Die Diagnostik von Frakturkomplikationen prinzipiell durchführen können und einem Patienten Erstmaßnahmen erklären können.

Klassische Frakturen (Hochenergiefrakturen)

Definition: Eine Fraktur (Knochenbruch) ist eine vollständige Kontinuitätsunterbrechung eines Knochens durch direkte oder indirekte Gewalteinwirkung, welche die Elastizität und die Festigkeit des Knochens überschreitet.

Tab. 1. Morphologie von Frakturen mit Bezug zur biomechanischen Entstehung.

Morphologie	
Biegungsfraktur	Etagen- und Stückfraktur
Drehfraktur (Torsionsbruch)	Mehrfragment- und Trümmerfraktur
Schub- und Scherfraktur	Ketten- oder Serienfraktur
Abriss(Avulsions)fraktur	Defektfraktur
Kompressionsfraktur	

Biomechanik: Nach der Biomechanik und aus der daraus ableitbaren Morphologie unterscheidet man verschiedene Typen.

Avulsionsverletzungen entstehen typisch an Apophysen wie den Trochanteren oder dem Tuberculum maius.

Anatomie: Im Kindes- und Jugendalter ist der Knochen von höherer Qualität als beim Erwachsenen, daher führen Frakturen erst bei größerer Gewalteinwirkung zu Formveränderungen des Knochens. Das kräftige Periost und die Wachstumsfuge präformieren zu besonderen Formen von Frakturen.

Die lokale Durchblutung des Knochens ist für die Frakturheilung von hoher Relevanz. Wird ein Frakturfragment von der Durchblutung abgetrennt, kann es zur Pseudarthrose und Osteonekrose kommen, wie dies typisch am Skaphoid, am distalen Unterschenkel oder selten am Femurkopf auftreten kann.

Tab. 2

	Pathogenese
Grünholzfraktur	die Kontinuität des Periosts ist erhalten und schützt vor einem Malalignment
Epiphysiolyse	Zerreißung der Wachstumsfuge **(Physe)**
Battered-Child-Syndrom	Frakturen durch Kindesmisshandlung, vor allem Schütteltrauma mit Hyperflexions- und Rotationsbewegungen, die zu oft mehrzeitigen bilateralen Rippenfrakturen, Spiralfrakturen der Extremitäten u. a. führen.

Anamnese

- Beschreibung des Unfallherganges (wo, wie, wann?), liegt ein charakteristischer Unfallmechanismus vor? War es ein **Fremdverschulden,** das unter Umständen später zu einer Gerichtsverhandlung führen kann?
- Bestanden frühere Frakturen, Verletzungen in dem Bereich?
- Bestehen **arterielle Durchblutungsstörungen,** eine ausgeprägte Varikose, Störungen der Sensibilität oder Motorik?
- Erkrankungen der Haut (z. B. Ulcus cruris)?
- Besteht eine **Antikoagulantientherapie,** Hämorrhagische Diathese?
- allg. Erkrankungen (Herzinsuffizienz, Hypertonie, Diabetes mellitus, Niereninsuffizienz)?

Tab. 2. Klinische Frakturzeichen

	Maßnahme
unsichere (indirekte) Frakturzeichen	• **Schmerzen** • **Schwellung** infolge Hämatom • **Functio laesa:** eingeschränkte oder aufgehobene Funktion
sichere Frakturzeichen	• **Fehlstellung** (Deformität, Malalignment) • **abnorme Beweglichkeit** • **Krepitation** (Knochenreiben) bei offenen Frakturen: sichtbare freie Knochenenden

Status – allgemein

- Herz-Kreislauf (Blutdruck, Puls, ZVD, Schockindex)
- Atmung (Frequenz, Dyspnoe, Hautfarbe)
- Bewusstseinslage (ansprechbar, somnolent, komatös)
- Pupillenreaktion und -form
- klinische Untersuchung von Thorax und Abdomen!

Status – klinischer Lokalbefund

- Welche Extremität bzw. welcher Abschnitt ist betroffen?
- Ist die Fraktur offen oder geschlossen?
- örtliche Weichteilverhältnisse (Hautkontusion, Schwellung, Schürfwunden)?
- drohendes Kompartmentsyndrom?
- periphere Durchblutung (Hautblässe, Kälte), Sensibilität und Motorik
- Begleitverletzungen (Schädel-Hirn-Trauma, Thorax- und Abdominalverletzungen, urologische Komplikationen, hämorrhagischer Schock)

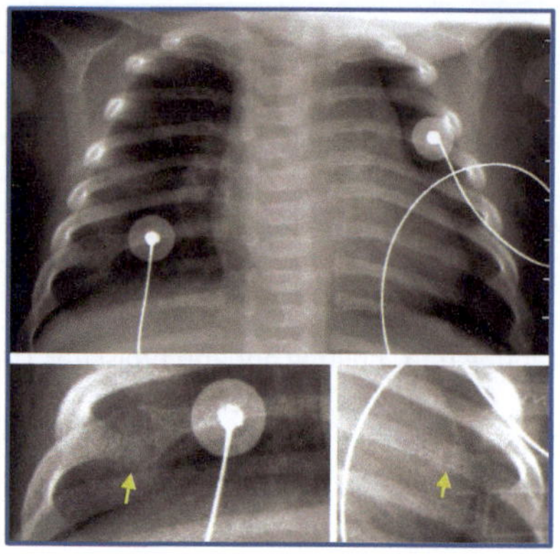

Abb. 1. Kleinkind, nach Angaben der Eltern vom Wickeltisch gefallen. Am Thoraxröntgen erkennt man je eine Rippenfraktur li und re (Pfeile) unterschiedlichen Alters, d. h. mit unterschiedlich ausgeprägter Kallusbildung. Dies spricht für hintereinander aufgetretene Stürze, einmal links und einmal rechts, somit Zeichen eines Battered-Child-Syndroms.

Imaging: Indikation und Untersuchung: Primär werden radiographische Aufnahmen in **mindestens 2 Raumebenen und mit Abbildung der benachbarten Gelenke** angefertigt, ergänzend kann vor allem bei Kindern ein US zur Darstellung einer Periostverdickung (infolge Hämatom) oder einer kortikalen Unterbrechung durchgeführt werden. Weiterführend: CT und/oder je nach Untersuchungsregion und Verfügbarkeit der Geräte eine MRT.

Interpretation: Um Frakturen am Röntgenbild mit hoher Sensitivität aufzufinden, ist das auch sonst in der Radiologie übliche systematische Analysieren in drei Schritten (den „3 Ds") hier besonders notwendig:

- Detect: Auffinden der Fraktur und exakte anatomische Zuordnung in Zusammenschau mit den Beschwerden des Patienten und der klinischen Untersuchung.
- Describe: Frakturen werden anhand eines oder mehrerer direkter, d. h. sicherer (Malalignment, Frakturlinien), oder indirekter (wie Schwellung, d. h. möglicherweise durch andere Ursache entstandener) Zeichen beschrieben.
- Differenzialdiagnose: Pseudofrakturlinien sind normale anatomische Strukturen und Variationen, aber auch pathologische ossäre Deformierungen, die einer realen Frakturlinie täuschend ähnlich sein können.

Nicht akut traumatische Frakturen: Akute Frakturen sind radiologisch im Kontext mit den klinischen Zeichen, nach dem zeitlichen Ablauf der Krafteinwirkung und der Knochenqualität davon abzugrenzen.

AO-Klassifikation (AO = Internationale Arbeitsgemeinschaft für Osteosynthese-fragen): Die Information über Topografie (Lokalisation) und Schweregrad der Fraktur erlaubt Rückschlüsse auf Therapie und Prognose. Sie ermöglicht eine wissenschaftlich vergleichbare Auswertung der Ergebnisse und beantwortet folgende Fragen:

- wo (genaue Lokalisation)
- wie (Schweregradtyp A1–C3)
- welches Detail (Untergruppe).

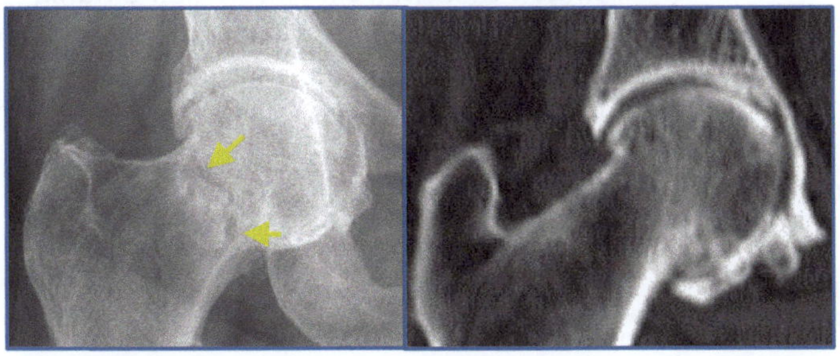

Abb. 2. Ältere Patientin mit Hüftschmerzen. Radiographisch wurde eine Fraktur vermutet, allerdings hatte die Patientin keinen Sturz. Typische Pseudofrakturlinie infolge ringförmiger überkragender Osteophyten, wie mittels CT ersichtlich.

Tab. 3. Radiologische direkte und indirekte (d. h. möglicherweise durch andere Ursache entstandene) Frakturzeichen: Kriterien der Beschreibung. Bei der Beschreibung der Dislokation wird stets das periphere (körperferne) Bruchstück in seiner Stellung zum zentralen (körpernahen) Knochenende beschrieben.

Frakturzeichen	Pathogenese, Formen
• Malalignment (Fehlstellung) der Fragmente	• Seitverschiebung (islocatio ad latus) • Dislocatio ad longitudinem: mit Verkürzung (cum contractione) mit Verlängerung (cum distractione) mit Einstauchung (cum compressione) • mit Achsenknick (Dislocatio ad axim – Varus oder Valgus bzw. Ante- oder Rekurvation) • mit Verdrehung (Dislocatio ad peripheram)
• **Weichteilschwellung, -ödem** • **Weichteilemphysem**	durch ein Hämatom Lufteinschlüsse infolge offener Fraktur
mögliche Gelenkbeteiligung: • **(Sub-)Luxation** • ossäre Frakturlinie bis in den hyalinen Knorpel reichend • artikuläre Schwellung	Kontaktverlust der Gelenkkörper infolge Bandverletzung
Ossäre Frakturzeichen: „Frakturlinien“: • kortikale Unterbrechung • radiographische **Aufhellungslinie** • radiographische **Verdichtungslinie** • traumatisches **Knochenmarködem**	 repräsentiert den Frakturspalt ineinander verkeilte Fragmente Hämatom des trabekulären Knochens durch Mikrofrakturen

Aus forensischer Sicht, weil vom Schweregrad der vom Gerichtsgutachter beurteilten Verletzung bei Fremdverschulden im Strafrecht das Strafmaß festgelegt wird, unterscheidet man zwischen verschobenen und unverschobenen sowie zwischen Einfach- und Mehrfachfrakturen. Dies soll auch in der Krankengeschichte so dokumentiert sein.

Der normale Heilungsverlauf einer Fraktur ist radiologisch meist anhand der **Kallusbildung** zu beobachten: der Frakturspalt und das Periost werden vom Rand zunehmend durch linienförmige Verkalkungen durchbaut. Voraussetzung für eine ungestörte Knochenbruchheilung sind: enger Kontakt der Fragmente, ausreichende Durchblutung der Fragmente sowie ununterbrochene

Ruhigstellung der Fraktur. Es gibt zwei Arten der Frakturheilung:

- primäre oder direkte Frakturheilung: direkte knöcherne Verzahnung der Fragmente ohne den Umweg über ein kallöses Zwischengewebe; Voraussetzung: absolute Ruhigstellung und enger Kontakt der Frakturflächen = bei primär unverschobenen Frakturen Gipsbehandlung oder operative Freilegung und osteosynthetische Versorgung bei primär verschobenen Frakturen.
- sekundäre oder indirekte Frakturheilung: Bruchheilung über eine zumeist spindelförmige **Kallusbildung** (Spontanheilung oder unvollständige Stabilisierung). Naturgegebene Form der Frakturheilung; keineswegs minderwertig gegenüber der primären Frakturheilung.

Tab. 4. Pseudofrakturlinien, durch die eine Frakturlinie vorgetäuscht sein kann

Art und Genese	typische Beispiele
Überlagerungseffekte durch • Weichteile • tangential vom Röntgenstrahl getroffene ossäre Begrenzungslinien • andere Knochen	• Hautoberfläche des Abdomens – Schenkelhalsfraktur • Linea innominata des Schambeins – Beckenfraktur • Canalis nutricius • Überkreuzende Rippen
Normvarianten, Strukturen normalen Knochenwachstums • persistierende Apophysen mit akzessorischen Ossikeln • noch nicht verschlossene oder asymmetrische Epiphysen	• Ringapophyse der Wirbelsäule – Wirbelfraktur • Wachstumsfuge – Epiphyseolyse
Pathologische Deformierung des Knochens: • Osteophyten	• Koxarthrose – Schenkelhalsfraktur • Spondylosis deformans der Wirbelsäule – Wirbelkompressionsfraktur

Störung der Frakturheilung:

- verzögerte Heilung (delayed union): davon spricht man, wenn 3–4 Monate nach dem Trauma noch keine klinischen oder radiologischen Heilungstendenzen erkennbar sind.
- **Pseudarthrose** (non-union): keine knöcherne Konsolidierung nach 6 Monaten. Eine Pseudarthrose ist ein „Falschgelenk“, das durch Ausbleiben der knöchernen Heilung entsteht und mit verbleibender Beweglichkeit an falscher bzw. „atypischer“ Stelle einhergeht. Klinisch äußert sich eine Pseudarthrose häufig auch durch Schmerzen, Schwellung und Belastungsunfähigkeit der betroffenen Extremität. Ursachen sind insuffiziente Ruhigstellung, ausgedehnte Knochendefekte, große Fragmentdiastasen, unzureichende Durchblutung, Infektion oder vorbestehende Knochenerkrankungen. Die Behandlung der hypertrophen (aktiven) Pseudarthrose erfolgt durch eine stabile Osteosynthese, die der atrophen (avitalen) Pseudarthrose durch Débridement und Stabilisierung und Knochentransplantation (Spongiosaplastik).

Tab. 5. Pseudarthrosen

	Ursache
lokal	• große Fragmentdiastasen • unzureichende Ruhigstellung • ausgedehnte Knochendefekte • unzureichende Durchblutung • Infektion
systemisch	• vorbestehende Knochenerkrankung: Osteoporose und andere Osteopathien

Komplikationen: Die Häufigkeit bestimmter Komplikationen hängt von der Lokalisation und der Therapie ab. So ist die Häufigkeit einer **Hüftkopfnekrose** nach kopferhaltender operativer Therapie einer medialen Oberschenkelhalsfraktur hauptsächlich vom Grad der Dislokation abhängig (Klassifikation nach Garden). Wird die Fraktur jedoch mit einem prothetischeN Ersatz des Hüftgelenkes behandelt, sind andere, therapiespezifische Komplikationen zu beachten wie **Infektion,** Luxation, Implantatlockerung, Kopfprotrusion, periprothetische Fraktur.

Systemische Folgen einer Fraktur können der hypovolämische Schock durch Blutverlust oder eine Fettembolie sein.

Lokalfolgen

- Hautverletzung von innen oder außen – offene Frakturen: Infektionsgefahr und als unfallchirurgischer Notfall anzusehen

- Weichteilschaden bei geschlossenen Frakturen in folgenden Formen:
  - oberflächliche Schürfung oder Kontusion durch Fragmentdruck von innen
  - tiefe kontaminierte Schürfung sowie lokalisierte Haut- oder Muskelkontusion aufgrund eines entsprechenden Tangentialtraumas
  - ausgedehnte Hautkontusion, Quetschung oder Zerstörung der Muskulatur, subkutanes **Décollement.** Dekompensiertes Kompartmentsyndrom oder Hauptgefäßverletzung. Schwere Bruchformen und Knochenzertrümmerungen.

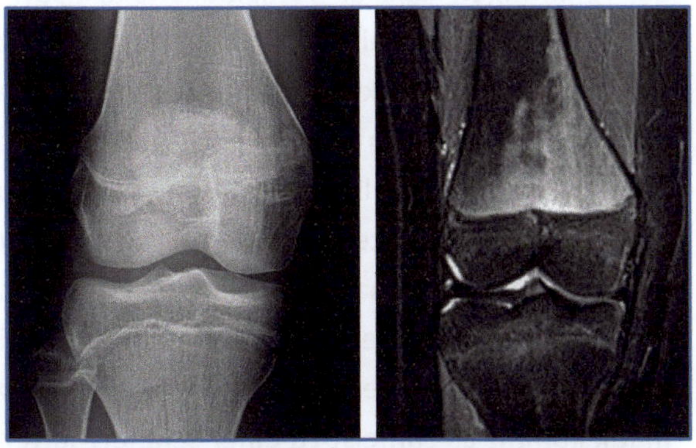

Abb. 3. 14-jährige Patientin nach Sturz mit Schmerzen knapp proximal des Kniegelenks. Radiographisch unauffällig. MR-tomografisch traumatisches Knochenmarködem an der Wachstumsfuge und von dort nach proximal metaphysär reichend als Zeichen einer geringgradigen Epiphyseolyse.

Das **Kompartment-Syndrom** ist die spontane Ausbildung zumeist bei geschlossenen Frakturen nach massiven Traumen, manchmal auch durch direktes Trauma ohne Fraktur oder durch langanhaltenden Druck (Schlaf auf dem Arm in betäubtem Zustand, z. B. Alkohol, Drogen). Prädilektionsstellen sind der Unterschenkel und der Fuß, seltener der Unterarm und die Hand, sehr selten Oberschenkel und Oberarm. Die Pathogenese ist eine Drucksteigerung in einem nicht dehnbaren Raum. Im Falle des Unterschenkels bestehen vier Muskellogen (Kompartimente), die von straffen Bindegewebshüllen (Faszien) umgeben sind. Bei einer Fraktur strömt zunächst Blut aus dem Knochen und der umgebenden Muskulatur in das jeweilige Kompartment. Dies führt zu einer initialen Druckerhöhung und setzt einen Circulus vitiosus in Gang. Ohne Druckentlastung kommt es über ein Ödem zur Verminderung der Kapillardurchblutung und zu einer zunächst noch reversiblen Störung der neuromuskulären Funktion. Bei länger anhaltender Perfusionsstörung kommt es zur ischämischen Nekrose der Muskulatur und zur Druckschädigung von Nerven an physiologischen Engstellen wie dem **N. peroneus.** Beim wachen Patienten ist neben der Schwellung mit gespannter, glänzender Haut ein tiefer, bohrender, **analgetikarefraktärer Schmerz** das Hauptsymptom. Ein motorischer Ausfall (Großzehen- und Fußheberschwäche!) sowie eine Hyposensibilität im 1. Zwischenzehenraum streckseitig (N. peroneus) weisen auf ein bereits fortgeschrittenes Kompartmentsyndrom mit Muskel- und Nervenschädigung hin. Als Erstmaßnahme sind eventuell liegende Verbände im Bereich der betroffenen Extremität bis auf die letzte Faser zu spalten, Gipsverbände sind komplett aufzudehnen. Sollte sich die Symptomatik binnen kurzer Zeit nicht bessern, ist unverzüglich eine chirurgische Eröffnung aller Kompartimente durchzuführen (Dermatofasziotomie). Beim intubierten bzw. postoperativen Patienten mit noch anhaltender Spinalanästhesie kann eine Logendruckmessung mittels Sonde den klinischen Verdacht bestätigen. Als Restzustand nach abgelaufenem Kompartmentsyndrom verbleibt häufig eine **Großzehen- oder Fußheberschwäche bzw. eine fixierte Spitzfußstellung mit Krallenzehen** als Folge der Muskelnekrosen und/oder als Folge der irreversiblen Nervenschädigung. An der Hand wird dieser Zustand nach dem Erstbeschreiber als **Volkmann'sche Kontraktur** bezeichnet.

- Verletzung von Nerven und größeren Gefäßen
- Verletzung von Muskeln und Sehnen
- Verletzung innerer Organe
- Infektion im Frakturbereich: Da avitales Gewebe einen guten Nährboden für jegliche Keime bietet, führt dies häufig zur Infektion in Form einer **Osteomyelitis** und **Infektpseudarthrose).** In diesem Fall wird das avitale Fragment als Sequester bezeichnet. Es

↑ Gewebedruck und die daraus folgende Beeinträchtigung der Mikrozirkulation

zeichnet sich im Röntgen durch eine höhere Dichte aus und ist häufig von einem Lysesaum umgeben („Totenlade"). Die Infektion ist dann – wenn überhaupt – nur durch die radikale Entfernung dieses Sequesters, die Sequestrektomie, erfolgreich zu behandeln. Die Entwicklung einer Infektion des Knochens ist einerseits vom Schweregrad der Fraktur und dem Grad der Kontamination abhängig, andererseits von lokalen und systemischen Faktoren, die die regionale Durchblutung beeinflussen. Bei den Infektionen nach offenen Frakturen handelt es sich um exogene bakterielle Infektionen. Die Häufigkeit einer Infektion nach offener Fraktur beträgt je nach Schweregrad und Lokalisation 5–20 %. Besonders häufig sind der distale Unterschenkel und der Fuß betroffen, da einerseits aufgrund des dünnen Weichteilmantels häufig offene Frakturen auftreten, andererseits in diesem Bereich oft bereits prekäre Durchblutungsverhältnisse vorliegen.

Spezielle Risikofaktoren: Knochen- und Weichteilschaden bei offenen und geschlossenen Frakturen, lokale Faktoren (PAVK, Neuropathie, Lymphödem, venöse Stase, infizierte Hautläsionen), Management der Haut-/Weichteilschädigung, Methode der Frakturstabilisierung.

Allgemeine Risikofaktoren: Diabetes mellitus, Nikotinabusus, Metabolisches Syndrom, Immunschwäche/-supression. Meistens treten die Infektionen nach mittels Implantaten (Platten, Nägel, Endoprothesen) operativ versorgten Frakturen auf. Von einem Frühinfekt spricht man, wenn die Symptome innerhalb von 2 Wochen nach dem Bruch auftreten. Im Wesentlichen handelt es sich dabei um Abszesse, die auf dem Boden eines infizierten Frakturhämatoms unter Einbeziehung der ossären Strukturen entstehen. Die Diagnose des Frühinfektes nach Fraktur wird hauptsächlich klinisch gestellt, die klassischen Symptome entsprechen denen anderer lokaler Infektionen:

Symptome: Rötung (Rubor), Überwärmung (Calor), Schwellung (Tumor), Schmerzen (Dolor), eingeschränkte Funktion (Functio laesa), Temperaturanstieg, Wundheilungsstörung, lokale Sekretion

Labor: Anstieg von Entzündungsparametern (CRP, Leukozyten, Fibrinogen), evtl. Sonografie: Muskelödem, Flüssigkeit um Knochen und Implantate, Punktion: trüb-seröse bis eitrige Flüssigkeit, Keimnachweis im Direktausstrich

Röntgen: keine Zeichen bei Frühinfekten (außer Weichteilaufhellungen bei gasbildenden Bakterien);

Bei frühzeitigem chirurgischem Einschreiten können die Implantate mitunter belassen werden. Meistens sind eine zumindest temporär offene Wundbehandlung, evtl. eine Vacuum-Therapie, das Einbringen lokaler Antibiotikaträger sowie eine gezielte systemische Antibiotikagabe notwendig. Wird die Infektion erst später symptomatisch, spricht man von einer verzögerten Manifestation. Ein Spätinfekt liegt vor, wenn die Infektion 10 Wochen oder später nach dem Bruch auftritt. Der klinisch symptomatische Spätinfekt ist meistens das Zutagetreten einer chronisch schleichenden Infektion. Bei bis dahin milder Symptomatik kommt es zumeist zu einer schmerzhaften, entzündlichen Flüssigkeitsretention im oder um den Knochen bzw. das Implantat, der erst durch eine spontane oder iatrogene Fistelbildung Entleerung und damit Erleichterung für den Patienten folgt. Nach dieser Zeit findet man im Röntgen bereits Hinweise auf die Infektion wie einen Sequester oder eine Osteolyse bzw. Lockerungszeichen um ein Implantat. Auch eine vermehrte, „wolkige" Kallusbildung kann auf eine schleichende Infektion hinweisen, während die Laborparameter oft nur gering erhöht sind. Eine Sanierung des Infektes ist nach dieser Zeit nur unter Entfernung der eingebrachten Implantate möglich. Sollte der Bruch noch nicht geheilt sein, muss auf eine externe, frakturferne Stabilisierung gewechselt werden (Fixateur externe).

Spätfolgen

Fehlstellung: Eine Fehlstellung im Sinne einer Achsabweichung, Rotation oder Verkürzung entsteht bei allen Frakturen im Moment des Einwirkens des initialen Traumas. Diese Fehlstellung kann durch Impaktion des Knochengewebes (z. B. Schienbeinkopfimpressionsbruch) oder durch den Zug der umgebenden Muskulatur (z. B. Schaftbrüche der langen Röhrenknochen) fixiert werden. Es gilt daher, durch die Behandlung diese Fehlstellung zu korrigieren. Während bei Schaftfrakturen zumeist eine achsengerechte Stellung ein funktionell zufriedenstellendes Ausheilungsergebnis zur Folge hat, muss bei Gelenkfrakturen eine anatomische Rekonstruktion angestrebt werden. Eine sekundäre Fehlstellung kann als Folge einer unvollständigen Reposition oder einer nicht ausreichenden Frakturstabilisierung im Laufe der Frakturheilung entstehen (Korrekturverlust). Eine Ausheilung in funktionell relevanter Fehlstellung könnte daher, abhängig vom Verlauf, als nicht unfallkausal bewertet werden. Es ist daher auf regelmäßige Röntgenkontrollen und eine etwaige Adaptation der Therapie (Gipswechsel respektive Reoperation), insbesondere während der Frühphase der Behandlung, zu achten.

Posttraumatische Arthrose: Eine Bewegungseinschränkung ist zumindest temporär nach jeder längeren Ruhigstellung eines Gelenkes zu erwarten. Üblicherweise kann nach Freigabe des Gelenkes bei abgeschlossener Frakturheilung bzw. nach stabiler operativer Versorgung oder prothetischem Ersatz wieder ein (nahezu) voller Bewegungsumfang erreicht werden. Kann jedoch bei Gelenkfrakturen die Kongruenz der Gelenkspartner nicht zur Gänze wiederhergestellt werden (z. B. bei Knorpel- und Knochenverlust), kann daraus eine bleibende Bewegungseinschränkung resultieren. Als weitere Folge kann es dadurch zu einer frühzeitigen, manchmal schmerzhaften, posttraumatischen Arthrose des betroffenen Gelenkes kommen. Bei ausgeprägten Trümmerbrüchen von Gelenken ist eine operative Rekonstruktion oftmals nicht möglich. In Abhängigkeit vom Gesamtzustand des Patienten, seinem Alter und eventuell bestehenden Vorerkrankungen sowie seinem individuellen funktionellen Anspruch ist bereits initial ein derartiger Behandlungsweg einzuschlagen, der entweder eine frühzeitige (primäre/postprimäre/früh-sekundäre) prothetische Versorgung des Gelenkes ermöglicht (Hüfte, Knie, Schulter, evtl. Ellbogen und oberes Sprunggelenk), oder aber eine Versteifung des Gelenkes (Arthrodese) in einer funktionell optimalen Gelenkstellung zulässt (v. a. unteres Sprunggelenk, evtl. oberes Sprunggelenk, seltener Knie-, Ellbogen- und Handgelenk).

Osteonekrose: Bei gestörter oder zerstörter Blutversorgung durch eine Fraktur kann es zum Absterben eines Knochenabschnittes kommen (avaskuläre Nekrose, z. B. Hüftkopf, Kahnbein, Talus). Neben diesen durch ihre spezielle Gefäßversorgung besonders vulnerablen Knochen spielt diese Komplikation auch bei Trümmerfrakturen im Schaftbereich eine Rolle. Vor allem bei Hochrasanztraumen können auch größere Knochenanteile (meist Dreh- oder Biegungskeile) vollkommen aus ihrem Periostmantel gelöst und somit von der Blutversorgung ausgeschlossen werden. Dies kann in weiterer Folge zur Nekrose und zum Ausbleiben der Frakturheilung führen (Pseudarthrose).

Prinzipien der Frakturbehandlung

Nach Lorenz Böhler sind dies Reposition (gedeckt = indirekt oder offen = direkt), Retention (konservativ oder operativ) und Rehabilitation (aktive Bewegungstherapie).

Funktionelle Therapie: stabil impaktierte oder durch einen kräftigen Weichteilmantel ausreichend geschiente Brüche können nach Abklingen der akuten Schmerzphase ohne weitere äußere Ruhigstellung mit einer funktionellen Übungstherapie behandelt werden, z. B. isolierte Wadenbeinfraktur, Patellalängsfraktur ohne Dislokation.

Frakturprävention: Ist in der Arbeitsmedizin von großer Bedeutung.

Konservative Therapie: Reposition der Fraktur, ununterbrochene Ruhigstellung im Gips- oder Extensionsverband und aktive Bewegungsübungen der nicht ruhiggestellten Gelenke; Reposition: Anästhesie lokal oder regional, Narkose; Extension temporär, Manipulation; Retention:

Schiene; Gipsverband; Tapeverband; Extension (Dauerzug). Typische Komplikationen der konservativen Frakturbehandlung sind Drucknekrosen der Haut, Nervenschädigungen (z. B. N. peroneus, N. ulnaris), das Kompartmentsyndrom sowie die Thrombose mit der Gefahr einer Pulmonalembolie bei Gips- oder Extensionsbehandlung. Eine durch dieses Vorgehen evtl. notwendige längere Bettruhe beinhaltet v. a. bei älteren Patienten auch das Risiko der Entwicklung von Aufliegegeschwüren (Decubitalulcera) sowie die Entstehung von Pneumonien und Harnwegsinfekten. Einer generalisierten Muskelatrophie muss durch ein konsequentes Übungsprogramm vorgebeugt werden.

Operative Frakturbehandlung **(Osteosynthese)** in Form von Bohrdrahtung, Cerclage, Zuggurtung, Verschraubung, Verplattung, Fixateur externe oder intramedulläre Osteosynthese (Marknagelung, Verriegelungsnagelung, Markdrahtung). Das Ziel der operativen Frakturbehandlung ist eine im Optimalfall belastungsstabile, zumindest aber übungsstabile innere oder äußere Fixation des frakturierten Knochens.

Physikalische Medizin: Spielt bei der Nachsorge, gegebenenfalls im Rahmen einer Rehabilitation, eine bedeutende Rolle.

Stress-, Insuffizienz-, pathologische und Fragilitätsfrakturen

Definitionen: Nach der Art der Frakturen spricht man von Frakturen bei adäquatem Trauma, von Stressfrakturen (bei Überlastungen), von Insuffizienzfrakturen (bei abnormalem Knochengewebe) oder von pathologischen Frakturen (bei Osteolysen):

- **Ermüdungsfrakturen:** frühe Kallusbildung mit Sklerosierung
- **Insuffizienzfrakturen:** zusätzliche Zeichen einer Osteomalazie oder einer anderen Osteopathie. Andererseits können sie vor Osteonekrosen auftreten bzw. sind deren Frühstadium.

Koochen-qualität / Belastung	normal	abnormal
plötzlich	„klassisch“	pathologisch Fragilitätsfraktur
repetitive: Stressfraktur	Ermüdungs-fraktur	Insuffizienzfraktur subchondrale Form

Abb. 4. Frakturklassifikation nach Ursache und Widerstandsfähigkeit des Knochengewebes (Fx – Fraktur)

Ermüdungs- und Insuffizienzfrakturen werden unter dem Begriff Stressfraktur zusammengefasst.

- **Fragilitätsfrakturen,** d. h. osteoporotische Frakturen

An der Wirbelsäule werden sie auch als Sinterfrakturen bezeichnet.

- **Pathologische Frakturen** bei Knochentumoren, meist in einer Osteolyse

Ätiologie und Pathogenese: Adaptation ist die organische und funktionelle Umstellung eines Gewebes oder eines Systems auf interne oder externe Anforderungen. Die Adaptation als Prozess ist Teil der Evolution; sie erfolgt gesetzmäßig, ist aber reversibel. Sie stellt ein Erfolgsprinzip dar („Survival of the Fittest“) und führt insgesamt zu einer verbesserten Funktion. Mannigfache interne und externe Faktoren lösen Adaptionsprozesse aus und wirken auf sie ein. Um nur ein paar Beispiele zu nennen: Alter, Geschlecht, Trainingszustand, geänderte Belastungen usw. Wenn wir hier vom Knochen sprechen, stehen einerseits Zellen und anderseits die organische Matrix und Mineralien für adaptive Prozesse zur Verfügung. Die beiden Anteile des Knochens (Kortikalis und Spongiosa) sind Ausdruck der Adaptation als unterschiedliche Ausprägung eines Gewebes mit verschiedenen Funktionen. Die Kortikalis ist eher diaphysär lokalisiert, hat eine eher geringe biologische Aktivität, dafür aber große Biegebelastbarkeit, während die Spongiosa im meta- und epiphysären Bereich vorherrscht, eine hohe biologische Aktivität hat und großen Druckbelastungen standhält. Für die Adaptation des Knochens gilt simplifiziert gesagt: „form follows function“.

Die Adaptation des Knochens läuft nach dem **Wolff'schen Gesetz** ab, wonach sich knöcherne Strukturen in Form und Masse so orientieren, dass sie externen und internen Kräften maximal entgegenwirken können. Dabei kennen wir zwei Arten von Adaptationsmechanismen: Bone Modeling und Bone Remodeling. Der Knochen ist so aufgebaut (Knochenarchitektur), dass bei möglichst geringem Materialaufwand die größtmögliche Stärke erzielt werden kann. Die Anordnung der Trabekel erfolgt nach Spannungstrajektoren, die sowohl Zug- als auch Drucktrajektorien sein können. Mechanische Beanspruchung löst am Knochen vielfältige Reaktionen aus, u. a. eine Stammzellrekrutierung und -differenzierung, eine Änderung der Knochenstruktur, der mechanischen Eigenschaften oder der Matrixmineralisation und vieles andere mehr.

Jegliche sportliche Betätigung führt zu Adaptationen. Vom Tennis ist z. B. bekannt, dass die Knochendichte am Spielarm bis zu 30 % höher sein kann. Tanzen verursacht eine Hypertrophie der Kortikalis der Metatarsalia. Unzureichendes Training, d. h. dass der Adaptationsprozess noch nicht abgeschlossen ist bzw. nachhinkt, ist in den meisten Fällen der Grund für Stressfrakturen. 65 % der Stressfrakturen treten im Bereich von Tibia, Fibula und Metatarsalia auf, wobei bei einzelnen Sportarten typische Lokalisationen bekannt sind: beim Laufen sind vorwiegend die distale Tibia und Metatarsalia betroffen, beim Hochspringen die proximale Tibia und, seltener, beim Speerwerfen der Humerus. Weitere Lokalisationen für Stressfrakturen sind am Becken der ischio-pubische Bogen sowie der proximale Femur und der Calcaneus. Prädisponierende Faktoren sind möglicherweise Änderungen im Trainingsverhalten, harte Trainingsunterlagen oder abgelaufenes Schuhwerk.

Anamnese: Um ein Trauma als „inadäquat" einzustufen – dies ist wichtig bei Fragilitätsfrakturen und pathologischen Frakturen – ist es hilfreich, beim Befragen nach dem Hergang der Verletzung einzuschätzen, ob das in gleicher Art und Intensität bei jungen gesunden Menschen nicht zu einer Fraktur geführt hätte (z. B. durch Schleppen eines großen Blumentopfes ausgelöste osteoporotische Fraktur).

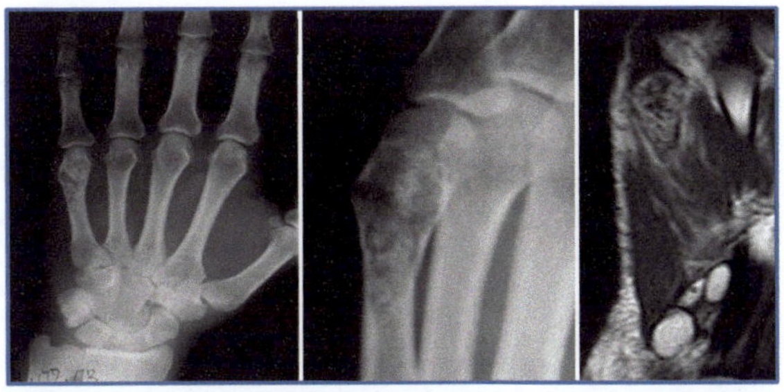

Abb. 5. 36-jähriger Patilent, der beim Rückwärtsausparken seines Autos plötzlich ein unangenehmes Knaxen seines Kleinfingers verspürte. Links und Mitte: Fraktur im distalen Schaft des Os metacarpale 5 mit geringer Dislokation nach radial und ventral. Der Frakturspalt verläuft durch eine Osteolyse mit mehrfachen Verkalkungen. Rechts: MRT (T1-gewichet nach Kontrastmittelgabe): inhomogen anreichernde Knochenläsion. Histologie: benignes Enchondrom.

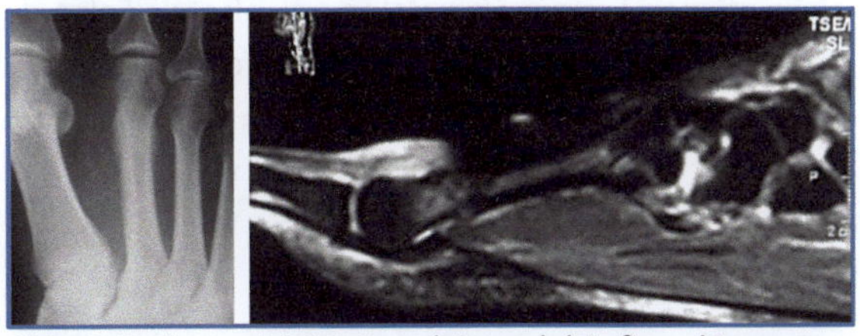

Abb. 6. Patient mit Metatarsalgie nach häufigen längeren Wanderungen in der letzten Zeit. Links: im distalen Os metatarsale 2 umschriebene Verdickung durch Kallusbildung einer Ermüdungsfraktur. Rechts: MRT (T2-gewichtet mit Fettunterdrückung). Im Schaft des Os metatarsale 2 großflächiges Knochenmarködem als Folge der überlastungsbedingten Mikrofrakturen.

Untersuchung: Klinisch sind Stressfrakturen durch einen schleichenden, diffusen Belastungs- bzw. Klopfschmerz, die zunehmende Bewegungseinschränkung (vor allem in der Flexion und der Innenrotation), eine Schonhaltung und ein hinkendes Gangbild charakterisiert.

Imaging: Diagnostisch sind bei Ermüdungsfrakturen im Röntgenbild nach einer zwei- bis dreiwöchigen unauffälligen Periode „Umbauzonen", d. h. ein Kallus, zu erkennen. Nach fünf bis sechs Wochen sieht man einen „grauen Kortex".

Prinzipien der Prävention und Therapie: Ruhigstellung und falls vorliegend die Behandlung der Grunderkrankung.

Medizingeschichte: Lorenz Böhler, der Begründer der Unfallchirurgie in Österreich, teilt in seinem Buch „Die Technik der Knochenbruchbehandlung" die Frakturkomplikationen in solche, die durch den Unfall bedingt sind, und jene, die während der Behandlung oder durch die Behandlung entstanden sind, ein. Die Klärung der Kausalität nach Eintreten einer Komplikation ist eine diffizile Frage. Sie erfordert häufig das Erstellen eines medizinischen Fachgutachtens. So ist zum Beispiel das Vorliegen einer Hautverletzung im Bereich einer Fraktur („Komplikationswunde" → offene Fraktur) per definitionem ein Umstand, der den Heilungsverlauf per se ungünstig beeinflussen kann. Folgekomplikationen reichen von der Wundheilungsstörung über eine verzögerte Frakturheilung bis hin zur chronischen Knocheneiterung (Osteomyelitis), die im schlechtesten Fall zur Amputation oder zur lebensbedrohlichen Sepsis führen kann. Das Einhalten der Regeln der ärztlichen Kunst bzw. der medizinischen Wissenschaft vorausgesetzt („Behandlung lege artis"), kann der beschriebene komplizierte Krankheitsverlauf nach einer offenen Fraktur als unfallkausal, also als Folge der primär durch das Trauma erlittenen Schädigung, gewertet werden.

Dislocatio ad latus = Seitverschiebung Knochenfragmente

Luxationen müssen sofort reponiert werden

Entzündliche Knochenerkrankungen

Florian Sevelda, Peter Pietschmann, Michael Pretterklieber, Franz Kainberger

Lernziele:

- Aus dem anatomischen Aufbau des Knochens und seiner Blutversorgung mit Endarterien an bestimmten Stellen die Genese und die typischen Ausbreitungswege von infektiösen Knochenerkrankungen ableiten können.
- Abwägen können zwischen systemischen Einflussfaktoren durch schlechte Immunabwehr und lokalen Faktoren mit leichtem Eintritt von Erregern in den Organismus.
- Die verschiedenartigen klinischen, laborchemischen und radiologischen Zeichen den Formen und Verläufen ossärer Entzündungen exakt zuordnen und die klassischen Szenarien dieser Erkrankung erkennen können.
- Die Ostitis als nichtinfektiöse Erkrankung des rheumatischen Formenkreises verstehen.
- Die Formen von Entzündungen um Implantate oder Osteosynthesen prinzipiell unterscheiden können.
- Das Krankheitsbild des M. Paget kennen.

Wie alle Entzündungen können auch die des Knochens entweder durch Infektion als **Osteomyelitis** oder durch autoimmunologische Krankheitsmechanismen als **Ostitis** entstehen.

Osteomyelitis

Definitionen: Eine schwere, in ihrer Akutphase potenziell lebensbedrohliche, meist bakterielle Knochenentzündung, die vor allem in Kindesalter als Notfall zu behandeln ist. Als **Spondylitis** bezeichnet man die Osteomyelitis der Wirbelsäule, die bei Kindern oder bei Erwachsenen im fortgeschrittenen Stadium als Spondylodiszitis vorliegt.

Anatomie: Der Entzündungsprozess breitet sich über die Blutgefäße des Knochens und die ihn umgebenden Muskelkompartments, bei der Spondylitis ist es das des M. iliopsoas und am Fuß das der **plantaren Muskulatur,** aus.

Knochendurchblutung: Kleine Blutgefäße treten in den Knochen meist an oberflächlichen „Rauhigkeiten“ unter Bändern oder Sehnen ein bzw. aus, durchlaufen die Kortikalis in einem dünnen Canalis nutricius und verzweigen sich dann innerhalb der kortikalen **Havers'schen Kanäle** und zwischen den spongiösen Trabekeln. Im subdiskalen Knochen der Wirbelsäule und im Kindesalter metaphysär unter den **Wachstumsfugen (Physen),** solange sie nicht verschlossen sind, bilden die arteriellen Knochengefäße **Endarterien,** in denen septische Emboli steckenbleiben können. Das Periost und die Sehnen- und Bandansätze sind sehr gut durchblutet und daher frühzeitig in die Entzündung eingebunden.

Prävertebrale Muskelkompartments: die von den Wirbelkörpern entspringende Muskulatur ist ein charakteristischer Ausbreitungsweg für eine Spondylitis: am Hals unter der **prävertebralen Faszie,** lumbal entlang des **M. psoas** nach kaudal, in dem sich ein **Psoasabszess** entwickeln kann, und präsakral im **M. piriformis.**

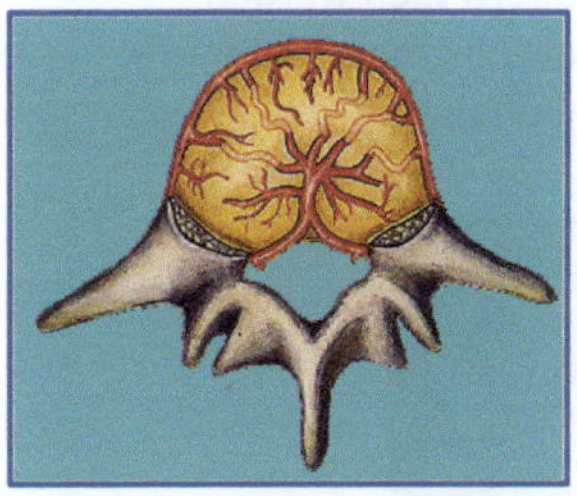

Abb. 1. Ossäre Endarterien sind der bevorzugte Ort, wo septische Emboli, i. e. hängenbleibende Erreger sich vermehren und eine Osteomyelitis auslösen können wie hier subdiskall in Wirbelkörpern im Erwachsenenalter.

Ätiologie und Pathogenese: Betroffen sind neben Gesunden nach Inkorporation entsprechend virulenter Erreger vor allem Menschen mit eingeschränkter Immunabwehr:

- lokal durch schlecht durchblutetes Gewebe oder periphere Neuropathie
- systemisch wie Diabetes mellitus, maligne Erkrankungen, Marasmus, Therapie mit Immunsuppressiva

Die Ausbreitung kann hämatogen als Bakteriämie oder kontinuierlich von einer Eintrittspforte in den benachbarten Knochen erfolgen. Die hämatogene Osteomyelitis ist als Teil einer Sepsis anzusehen.

Verlauf: Bei der akuten oder subakut-schleichend verlaufenden Osteomyelitis kommt es zur:

- intraossären Ausbreitung mit rasch entstehender Periostitis,
- diffusen Entzündung des Knochenmarks, Markphlegmone und später intraossären Abszessen.

Tab. 1. Erreger der Osteomyelitis.

Erreger	Besonderheiten
Staphylococcus aureus	häufigste Ursache
Mycobacterium tuberculosis	Indien, auch dort rückläufig
Salmonellen	• Institutionen mit Versorgung durch Großküchen (Schulen) • Sichelzellanämie
E. coli	häufiger bei Kindern
Brucella abortus	Die Bruzellose (M. Bang) tritt selten in landwirtschaftlichen Betrieben unter schlechten hygienischen Bedingungen auf und kann durch nicht pasteurisierte Milch auf den Menschen übertragen werden
diverse seltene Erreger	bei eingeschränkter Immunabwehr

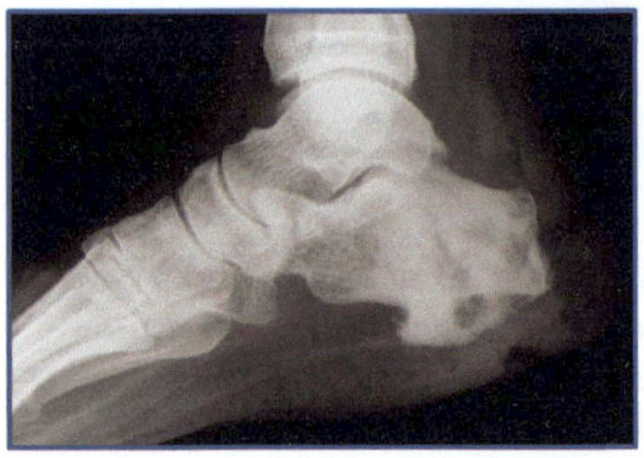

Abb. 2. 55-j. Patient mit jahrelangem Diabetes mellitus Typ II: exogene, sich kontinuierlich ausbreitende Osteomyelitis von einem kraterförmigen plantaren Ulkus an der Ferse, umgebende Weichteilschwellung und deutlich sklerosierende Osteomyelitis des Kalkaneus.

Der Brodie-Abszess ist ein bei Kindern unter der Wachstumsfuge metaphysär gelegener, 1–2 cm großer derartiger Abszess.

In der Präantibiotika-Ära häufig, heute nur mehr selten, kann in einem größeren ossären Abszess ein zentimetergroßes nekrotisches Knochenfragment schwimmen, der Sequester, früher „Totenlade" genannt, der der systemischen Antibiotikagabe nicht mehr zugänglich ist.

- Ausbreitung in die benachbarten Gelenke mit infektiöser (septischer) Arthritis, an der Wirbelsäule mit infektiöser Diszitis.
- Ausbreitung in die periossalen Muskelkompartments mit Phlegmone oder Abszess.

Bei der chronischen Osteomyelitis kommt es zur:

- zunehmenden vom Periost ausgehenden Sklerosierung und Verdickung des entzündeten Knochens.
- Kommt die Entzündung nicht zum Stillstand, können sich schmale Gänge, Fisteln (Sinus tracts) entwickeln, die bis zur Hautoberfläche oder in ein nahes Gelenk durchbrechen können, wobei ihre Flüssigkeit vor allem in chronischen Stadien nicht immer Erreger enthält.

Bei Kleinkindern bis zu einem Alter von 12 Monaten (Säuglingen) treten die metaphysären Blutgefäße durch die Wachstumsfuge und versorgen die Epiphyse. Deshalb kommt es bei Säuglingen häufiger zu einer Schädigung des Gelenkknorpels der Epiphyse, der Wachstumsfuge und Beteiligung des Gelenks. Nach den ersten 12 Lebensmonaten ist die Wachstumsfuge bis zum Abschluss des Wachstums für Erreger undurchdringlich, da die Gefäße die Wachstumsfuge nicht mehr durchdringen. Somit ist im Kindes- und Jugendalter eine Ausbreitung ins Gelenk selten und die Infektion meist auf den diaphysären und metaphysären Knochen beschränkt. Eine Gelenkbeteiligung kann in seltenen Fällen in Gelenken auftreten, wo die Gelenkkapsel bis zur Metaphyse reicht (Hüft-, Schulter-, Sprung- und Ellbogengelenk), durch Penetration aus umliegendem Weichteilgewebe oder direkte hämatogene Streuung.

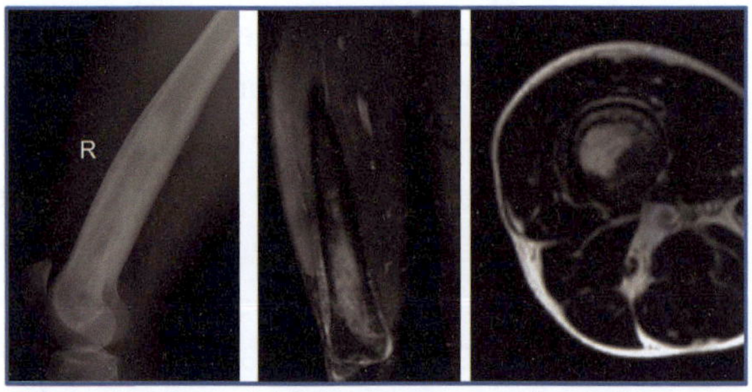

Abb. 3. Rezidiv einer hämatogenen, von der distalen Femurmetaphyse ausgegangenen Osteoymelitis.

Tab. 2. Osteomyelitis: Ausbreitungswege

Typ	Erregerpforte	Ausbreitungsweg und Verlauf
hämatogen (endogen): häufig	• winzige Hautläsionen, Furunkel, Drogenabusus mit infizierten Nadeln • Mundhöhle, Rachen	Erregereintritt – Bakteriämie – septische Embolie in Endarterien des Knochens mit lokalem Bakterienwachstum
Sonderform:		
• Säuglingsosteomyelitis der Hüfte des Neugeborenen	Infekte am Nabel oder den oberen Atemwegen	**Pyarthros** des Hüftgelenks – **deformierende Sekundärarthrose** und Wachstumsstörungen des Beines
„per continuitatem" (exogen): seltener. Eher Neigung zur chronischen Osteomyelitis.	• Kutane Infektionsquelle: Hautulzera offene Frakturen mit mangelhaft durchbluteten Weichteilen, Kriegsverletzungen (Splitter) • Abszess chirurgische Resektionshöhle	Erregereintritt – Infektion der Subkutis – Infektion des Muskelkompartments – schmerzhafte Periostitis – Osteomyelitis
Sonderformen:		
• Osteomyelitis des Kieferknochens	• **Karies** • **Parodonitis**	Molar oder Prämolar der Mandibula – Pulpitis – durch den Canalis apicis dentis **apikale Parodontitis** – phlegmonöse Gesichtsschwellung oder **inzisionswürdiger dentogener Abszess**
• Diabetisches-Fuß-Syndrom (Charcot-Fuß)	meist exogen durch ein plantares Hautulkus, selten hämatogen	Durch Polyneuropathie verspüren Pat. keine Schmerzen und kommen meist erst bei ausgedehnten Knochendefekten. Durch die vorhandene Mikroangiopathie ist dann in vielen Fällen nur noch die Unterschenkelamputation möglich
Protheseninfektion: kurz postoperativ exogen (Frühinfekt) nach Jahren hämatogen (Spätinfekt)	Bei Prothesen oder Osteosynthesen: Bakterienfilm an der Implantatoberfläche	Chirurgische Sanierung mittels Implantatwechsel

Spätschäden: besonders bei Kleinkindern bis zum 12. Lebensmonat kann es durch die septische Arthritis zu einer deformierenden Sekundärarthrose kommen. Möglich sind auch Wachstumsstörungen der betroffenen Extremität als beschleunigtes Wachstum durch die entzündungsbedingte stärkere Durchblutung der Physe oder eine deformierende Wachstumshemmung.

Klinik: Vor allem bei Kindern und bei subakutem Verlauf können die **Zeichen der Sepsis** mit Allgemeinsymptomen, vor allem Fieber in ⅔ der Fälle, als grippaler Infekt fehlgedeutet und auch die **lokalen entzündlichen Kardinalsymptome** unterschätzt werden: Schmerz bzw. Druckschmerz, Bewegungseinschränkung und Schwellung, bei Hautbeteiligung auch Rötung und Erwärmung. Kinder hinken bzw. können auf dem betroffenen Bein nicht stehen, bei Babys findet man eine schmerzhafte Bewegungseinschränkung und die sog. **Scheinlähmung.**

Labor: Klassisch erhöhte Entzündungsparameter. Wichtig ist der **definitive Erregernachweis** mit Bestimmung der Resistenzlage durch eine **Keimgewinnung aus dem infizierten Gewebe** (Punktion von Eiter oder Gewebebiopsie von infiziertem Gewebe und Knochen). Das gewonnene Material wird zur mikrobiologischen Kultivierung ins Labor eingeschickt und sollte dort mindestens für 14 Tage bebrütet werden. Bei septischen Patienten mit Ausschwemmung der Keime in die Blutbahn mit Fieber (> 38 °C) können **Blutkulturen** ebenso zur Keimgewinnung dienen. Primäres Ziel ist aber die Keimgewinnung aus dem primären Infektionsherd.

Bei schleichend oder chronisch verlaufenden Osteomyelitiden wie fistulierenden Formen oder Prothesen-infekten kann der Erregernachweis schwierig sein oder nicht gelingen. Hier ist die Keimgewinnung aus der tiefe wichtig, da Fistelgänge oder chronisch offene Wunden mit einer

Mischflora belegt sind und den ursächlichen Keim verschleiern.

Imaging: Die akuten Entzündungszeichen im hier hypervaskularisierten Knochen entsprechen dem Krankheitsverlauf: benigne **Periostverdickung** und umgebendes Muskelödem mit Weichteilschwellung, **Knochenmarködem** und bei Abszedierung **Osteolyse.** Im chronischen Stadium **Sklerosierung**. Die frühesten Veränderungen findet man mit US (Periostverdickung) und MRT (Knochenmarködem). Zum Erregernachweis kann eine bildgesteuerte Knochenbiopsie, zur Entlastung eines Abszesses eine **bildgesteuerte Drainage** durchgeführt werden.

Prävention: Die antibiotische Abschirmung bei Hochrisikopatienten vor chirurgischen Eingriffen ist sinnvoll.

Konservative Therapie: Ruht auf zwei Prinzipien: Abschirmung mit einem **knochengängigen Antibiotikum** sowie **Ruhigstellung.**

Chirurgische Therapie: Meist ist jedoch die chirurgische Therapie notwendig: komplette Entfernung von Fistelgängen und des infizierten nekrotischen Knochens und lokale sowie systemische Antibiotika. Durch große Defekte ist oft eine plastische Deckung erforderlich.

Die Säuglingsosteomyelitis ist ein orthopädischer Notfall und das betroffene Gelenk **muss** schnellstmöglich entlastet und gespült werden.

Die Infektion einer Endoprothese erfordert meist die **Explantation.** Zur Ausheilung der Infektion ist ein ausgiebiges chirurgisches Debridement mit anschließender Applikation eines lokalen und systemischen Antibiotikums essentiell. Ein Protheseneinbau kann entweder in derselben Operation wie die Explantation erfolgen (einzeitiger Wechsel). Meist ist jedoch ein zweizeitiger Wechsel notwendig, wo zwischen Explantation und Reimplantation (meist 6 Wochen Intervall) ein antibiotikahältiger Knochenzement in das Gelenk appliziert wird. Die Reimplantation erfolgt meist nach 6 Wochen wenn die Entzündungswerte (CRP) im Normbereich sind und keine klinischen Entzündungszeichen (nässende Wunde, Rötung, Überwärmung) der betroffenen Region vorliegen.

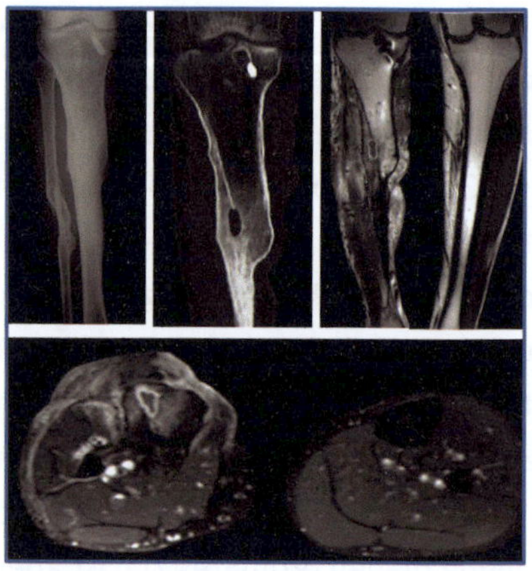

Abb. 4. 37-j. Patient nach Autounfall mit offener Unterschenkelfraktur und seither rezidivierenden Osteomyelitiden. Derzeit wieder Anstieg der Entzündungsparameter. Abszesshöhle mit in der MRT hyperintenser KM-Anreicherung der Abszesswand innerhalb der sonst verheilten Tibiafraktur. Auf den axialen Bildern sind die typische hyperintense Periostitis und eine vor allem ventrale Weichteilentzündung sichtbar.

Ostitis

Definition: Die **rheumatische Ostitis** ist eine nichtinfektiöse ossäre Autoimmunerkrankung, die zu den Spondylarthritiden gezählt wird und oft gemeinsam mit einer Sakroiliitis oder anderen Synovitiden auftritt. Ihr isoliertes Vorkommen, d. h. ohne Synovitis, meist im Kindesalter, ist die chronische rekurrierende multifokale Osteomyelitis (CRMO, Synonym: nichtbakterielle Osteomyelitis).

Sie kann Teil des SAPHO-Syndroms (Synovitis, Acne pustulosa, Hyperostose, Ostitis), ebenfalls eine Form der Spondylarthritiden, sein.

Epidemiologie: isoliert selten, wird wohl immer wieder unterdiagnostiziert.

Ätiologie und Pathogenese: Meist als Teil einer rheumatischen Systemerkrankung kann sie an verschiedensten Knochen auftreten, meist in Wirbeln oder langen Röhrenknochen.

Klinik und Imaging: Die Schmerzen sind, wenn die rheumatische Grunderkrankung noch nicht bekannt ist, vielfach unerklärlich. Radiographisch oder mit MR findet man Knochenmarködeme und später großflächige Sklerosierungen.

Die früher als sklerosierende Osteomyelitis Garrè oder aufgrund einer Knochenbiopsie als Plasmazellosteo-myelitis bezeichneten Entzündung ist meist eine rheumatische Ostitis.

Therapie: wie andere Spondylarthritiden.

Ossäre Fremdkörperreaktionen: nicht-infektiöse (aseptische) Implantatlockerung

Definition: Nichtinfektiöse Entzündungsprozesse um inkorporierte Metalle im Knochen werden als **aseptische Lockerung** bezeichnet, in der Praxis handelt es sich meist um Endoprothesen.

Ätiologie und Pathogenese: Fremdkörperreaktion um die Metalllegierung, die zu einer Entkalkung des angrenzenden Knochens infolge einer Entzündung und weiter zu einer Synovitis des angrenzenden Gelenks führen kann. Die daraus resultierende Lockerung des Implantats oder der Osteosynthese wird durch die biomechanische Überlastung mitbeeinflusst. Schwere Formen sind entzündliche Pseudotumoren um ein Implantat oder eine massive Fremdkörpersynovitis.

Klinik und Imaging: Radiologisch repräsentiert ein „Saum" um das Implantat die Entzündung, mit der Knochenszintigrafie kann eine vermehrte Osteoblastenaktivität nachgewiesen werden.

Therapie: Prothesenwechsel.

Morbus Paget

Definition: Die auch Osteodystrophia deformans genannte Erkrankung ist eine chronische, strähnig strukturierte Sklerosierung eines Skelettabschnitts unklarer Genese.

Epidemiologie: Verbreitet ist der M. Paget vor allem in Westeuropa und Australien, in Österreich mit stark abnehmender Inzidenz.

Ätiologie und Pathogenese: Als Ursache wird neben einer genetischen Disposition eine virale Infektion (Hundestaupe-Virus) vermutet. Trotz Sklerosierung, überschießendem Umbau und Volumenzunahme des betroffenen Knochenabschnitts, meist Becken, Bein oder Wirbelsäule, seltener des Schädels, ist seine Stabilität verringert. Darüber hinaus wird eine Rolle des Osteoklasten-aktivierenden Zytokins Interleukin 6 in der Pathogenese des Morbus Paget diskutiert. Histopathologisch beginnt der Krankheitsprozess mit einem aggressiven Knochenabbau, die Osteoklasten sind deutlich vergrößert, reaktiv ist auch die Osteoblastenaktivität deutlich gesteigert; ein exzessiver, planloser Knochenumbau resultiert daraus.

Folgen sind Deformierungen (Säbelscheidentibia), Schmerzen, Frakturen, sekundäre Arthrosen (Paget-Koxarthrose) bei periartikulärem Befall, Kompressionseffekte durch die Volumenzunahme mit Nervenkompression oder am Felsenbein Schwerhörigkeit, vermehrte Volumenbelastung des Herzens durch die zeitweise massive Hypervaskularisation.

Sehr seltene Komplikation: maligne Entartung zum Paget-Sarkom.

Anamnese: meist keine Beschwerden, eventuell lokalisierte Schmerzen, die Entdeckung erfolgt oft als radiologischer Zufallsbefund.

Labor: typisch ist die Erhöhung der alkalischen Phosphatase.

Imaging: Typisch sind strähnige Verdichtungen und eine Volumenzunahme des Knochens.

Therapie: Bisphosphonate.

Anthropologie: Skelettfunde mit Paget-Befall sind nicht ungewöhnlich. In den isländischen Sagas über den Skalden und Wikinger-Krieger Egil – mit einem massigen Schädelknochen an seinen später analysierten Skelettfunden – ist die Darstellung der charakteristischen Symptome wohl die älteste Beschreibung dieses Krankheitsbildes.

Osteoporose und weitere metabolische Knochenerkrankungen

Peter Pietschmann, Kurt Redlich, Martin Aringer, Franz Kainberger, Katharina Kerschan-Schindl

Lernziele:

- Die verschiedenen Formen der Osteoporosen inklusive Kortikoidosteoporose, Osteomalazie, renale Osteopathie und Hyperparathyreoidismus in Bezug auf das Modelling und Remodelling definieren sowie Patientinnen und Patienten erklären können.
- Die klinischen Beschwerden, typische Befunde von Labor und Bildgebung interpretieren können.
- Die Präventions- und Therapieprinzipien zur physikalischen Therapie und Ernährung empfehlen können und die Prinzipien der medikamentösen sowie orthopädisch-unfallchirurgischen Therapien kennen.

Definitionen: Metabolische Knochenerkrankungen sind durch ein Ungleichgewicht von Knochenaufbau und Knochenabbau des ständigen Adaptationsprozesses (Remodelling) an Belastung und Reparation charakterisiert. Sie führen meist zu einer Reduktion des Kalziumgehalts, zur Demineralisation, seltener auch zu einer Sklerosierung.

Anatomie und Physiologie: **Osteoblasten** sind mesenchymale Zellen. Sie lagern sich reihenweise an Knochenoberflächen an und synthetisieren einerseits Typ I Kollagen und weitere Knochenmatrixbestandteile. Ein Teil (etwa 10 %) der Osteoblasten ist schließlich komplett von Knochen umgeben und wird dadurch zum Osteozyten. Osteoblasten werden direkt von Parathormon (PTH), Vitamin D und TGF-β (Transforming growth factor-beta) beeinflusst. Osteoblasten beeinflussen ihrerseits die **Osteoklasten.** Osteoklasten sind die einzigen Zellen, die intakten Knochen abbauen können. Sie stammen aus der monozytären Reihe und werden unter dem Einfluss von M-CSF (Monocyte colony stimulating factor) und des auf Osteoblasten exprimierten **RANKL** (Receptor activator of nuclear factor kappa B [NF-κB] ligand) erst zu Riesenzellen und dann zu reifen Osteoklasten. Reife Osteoklasten schließen einen Knochenbereich hermetisch ab und sezernieren dann an ihrer gewellten Oberfläche (ruffled border) im direkten Kontakt H^+-Ionen und lysosomale Enzyme. Die dadurch gebildete Resorptionslakune kann in der Folge wieder von Osteoblasten besetzt werden.

Labor: Im Wachstumsalter, aber auch bei Krankheiten wie Osteomalazie und Morbus Paget kann sich ein ausgeprägter Knochenanbau durch eine Erhöhung der knochenspezifischen alkalischen Phosphatase (engl. Bone alkaline phosphatase, BAP) oder auch der Gesamt-Aktivität der Alkalischen Phosphatase (AP) zeigen. Weitere sensitive Parameter für den Knochenanbau sind das P1NP (N-terminales Propeptid des Typ 1-Prokollagens) und das Osteocalcin. Knochenabbau lässt sich direkt über die Messung des C-terminalen Telopeptids des Typ1-Kollagens (CTX) und über die Messung der Tartrat-resistenten sauren Phosphatase (englisch acid phosphatase, TRAP) erkennen.

Osteoporose

Definition: Die Osteoporose – die häufigste metabolische Knochenerkrankung – ist eine systemische Skeletterkrankung, die dadurch charakterisiert ist, dass sie durch eine Störung der Knochenfestigkeit zu einem erhöhten Frakturrisiko führt. Die Knochenfestigkeit wird im Wesentlichen durch die Knochendichte und durch die Knochenqualität bestimmt (JAMA 2001; 285: 185).

Pathophysiologie: Grundsätzlich liegt der Osteoporose ein gestörtes Verhältnis zwischen dem Ausmaß der Knochenresorption und der Knochenneubildung zugrunde, wobei die Knochenresorption überwiegt.

Während der Adoleszenz kommt es zu einem Ansteigen der Knochendichte; die maximale Knochendichte („*peak bone mass*") wird um das 20. Lebensjahr erreicht. Zwischen dem 30. und 40. Lebensjahr beginnt ein zunächst langsamer Knochenabbau, der in späteren Lebensabschnitten deutlich gesteigert sein kann. Die Knochendichte einer Person hängt somit von zwei Größen ab: einerseits dem Ausmaß der maximalen Knochendichte im frühen Erwachsenenalter und andererseits von der Geschwindigkeit des Knochenmasseverlustes in den darauffolgenden Lebensabschnitten. Beide Parameter werden durch ein Zusammenspiel von genetischen, endokrinen, Ernährungs- und Lebensstilfaktoren bestimmt.

Beim Krankheitsbild der Osteoporose kommt es nicht nur zu einem Knochenmasseverlust, sondern auch zu Veränderungen der Architektur und der Materialeigenschaften des Knochengewebes („Knochenqualität"), welche ebenfalls die Bruchfestigkeit des Knochens beeinträchtigen. Zu den Determinanten der Knochenqualität zählen die Knochengeometrie (Form, Größe), die Mikroarchitektur (z. B. die Zahl und der Vernetzungsgrad der Trabekel), die Knochenmineralisationsdichte, die Größe der Apatitkristalle und Materialeigenschaften des Kollagens.

Pathogenetisch werden **primäre** und **sekundäre** Formen der Osteoporose unterschieden. Die primäre Osteoporose wird in die Involutionsosteoporose und die (seltene) juvenile Osteoporose unterteilt.

Tab. 1. Differenzialdiagnose der Osteoporose

Differenzialdiagnose der Osteoporose	
primäre idiopathische Osteoporose	juvenile Osteoporose Involutions-Osteoporose
sekundäre Osteoporose (Beispiele)	glukokortikoid-induzierte Osteoporose Hypogonadismus Hyperthyreose Immobilisation Malabsorption Alkoholismus rheumatoide Arthritis
weitere („nicht- steoporotische") Knochenerkrankungen	primärer Hyperparathyreoidismus Osteomalazie renale Osteopathie Osteogenesis imperfecta Knochenmetastasen Plasmozytom

Tab. 2. Risikofaktoren für osteoporotische Frakturen

Risikofaktoren	
Alter	niedriger Body Mass Index
Sturzneigung	Nikotinabusus
frühere Fragilitätsfraktur	Alkoholabusus
frühe Menopause	

Modell der Involutionsosteoporose nach Riggs, Khosla und Melton: Bereits 1983 haben Riggs und Melton die Involutionsosteoporose in eine postmenopausale (Typ 1) und eine senile (Typ 2) Osteoporose eingeteilt; 1998 wurde dieses Modell im Sinne einer einheitlichen Hypothese für den Knochenverlust bei postmenopausalen Frauen und älteren Männern neu formuliert. Ausgangspunkt dieses Modells ist die Beobachtung, dass bei postmenopausalen Frauen zwei Phasen des Knochendichteverlustes unterschieden werden können: in den ersten 5–10 Jahren nach der Menopause besteht ein beschleunigter Knochendichteverlust. An diese Phase schließt eine Phase mit langsamerem Knochendichteverlust. Im Gegensatz dazu weisen Männer lediglich eine Phase mit langsamem Knochendichteverlust auf.

Der Östrogenmangel stellt einen wichtigen pathogenetischen Faktor für den raschen postmenopausalen Knochendichteverlust dar. In einer Vielzahl von Untersuchungen wurde gezeigt, dass Östrogenmangel zu einer Steigerung der Knochenresorption führt. Östrogene hemmen die Produktion von knochenabbausteigernden Zytokinen, hemmen die Osteoklastogenese und vermindern die Aktivität von reifen Osteoklasten. Die postmenopausale Steigerung des Knochenabbaus kann somit durch den Wegfall der Hemmwirkung der Östrogene auf diese Systeme erklärt werden. Darüber hinaus führt die gesteigerte Kalziummobilisation aus dem Knochen zu einem Anstieg der Kalziumausscheidung und damit zu einer Suppression der Parathormonfreisetzung und einer Verminderung der renalen 1,25 Dihydroxy-Vitamin D-Synthese, was einen negativen Effekt auf die intestinale Kalziumabsorption hat.

In der zweiten, langsamen Phase des Knochenverlustes kommt es zu einem Ansteigen des Parathormonspiegels. Ursachen dafür können eine unzureichende Kalziumaufnahme und/oder ein Vitamin-D-Mangel sein. Darüber hinaus dürfte das Östrogendefizit durch indirekte (extraskelettale) Effekte auch für das Ansteigen der Parathormonspiegel verantwortlich sein. Die durch das Östrogendefizit und das Ansteigen der Parathormonspiegel gesteigerte Knochenresorption kann durch die Knochenformation nicht ausreichend kompensiert werden. Histomorphometrische Untersuchungen sprechen dafür, dass bei älteren Menschen mit Osteoporose die Knochenformation vermindert ist.

Bemerkenswerterweise spielt im Modell von Riggs und Mitarbeitern das Östrogendefizit auch in der Pathogenese des Knochenverlustes bei älteren Männern eine zentrale Rolle. Testosteronmangel und erhöhte Parathormonspiegel (aufgrund von Kalzium- bzw. Vitamin-D-Mangel) sind auch beim Mann wesentliche Faktoren.

Die **Glukokortikoid-induzierte Osteoporose** wird bei Patienten unter einer Langzeit-Glukokortikoidtherapie und beim endogenen Cushing-Syndrom beobachtet. Glukokortikoide hemmen die Osteoblastenaktivität, steigern die Osteoklastenaktivität, hemmen die intestinale Kalziumabsorption und fördern die renale Kalziumexkretion. Darüber hinaus können Glukokortikoide über die Induktion eines Hypogonadismus und die Glukokortikoidmyopathie auch indirekt in den Knochenstoffwechsel eingreifen. Die Steigerung der Osteoklastenaktivität kommt durch eine gesteigerte Expression von RANKL und Hemmung der Expression von Osteoprotegerin durch Glukokortikoide zustande.

Bei Patienten mit **Hyperthyreose** werden ebenfalls Veränderungen des Knochenumbaus wie ein gesteigerter Knochenabbau, eine verminderte intestinale Kalziumaufnahme oder eine Hyperkalziurie beobachtet.

Während bei älteren Männern die altersentsprechend verminderten Testosteronspiegel lediglich einen Teilfaktor in der Pathogenese der Osteoporose darstellen, haben jüngere Männer mit **Hypogonadismus** ein deutlich erhöhtes Osteoporoserisiko. Ein Testosterondefizit führt zu einem erhöhten Knochenumbau mit Überwiegen des Knochenabbaus.

Tab. 3. Klassifikation der Osteoporose bei der postmenopausalen Frau gemäß WHO; T-Score = die Differenz des Patientenwertes vom Mittelwert gesunder junger Erwachsener in Standardabweichungen (SD)

Klassifikation der Osteoporose bei der postmenopausalen Frau gemäß WHO	
Normalbefund	T-Score > -1 SD
Osteopenie	T-Score von -1 bis -2,5 SD
Osteoporose	T-Score < -2,5 SD
manifeste Osteoporose	T-Score < -2,5 SD und eine oder mehrere Frakturen nach inadäquatem Trauma

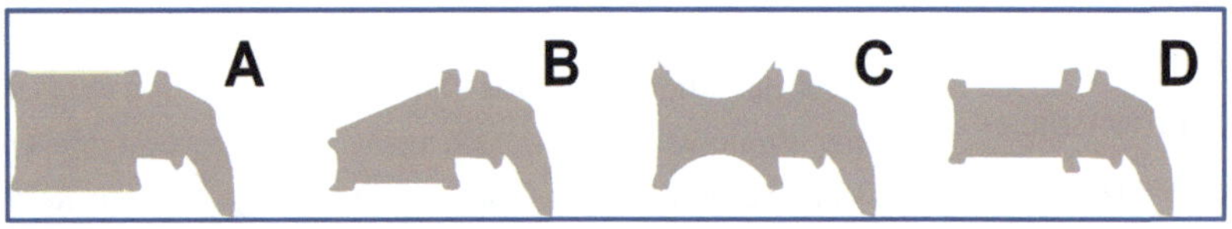

Abb. 1. Wirbelkörpereinbrüche: Osteoporotische Einbrüche verformen normale Wirbelkörper (A) zu Keilwirbeln (B) oder Fischwirbeln (C) und führen selten zur Ausbildung von Plattwirbeln (D).

Klinik: Bis zum Eintreten von Frakturen ist die Osteoporose klinisch stumm; Knochenbrüche führen zu teilweise sehr heftigen Schmerzen. Für Osteoporose-assoziierte Frakturen ist charakteristisch, dass sie aufgrund eines inadäquaten Traumas – manchmal sogar spontan – auftreten. Bei Osteoporosepatienten treten häufig Wirbelkörper-, Radius- und Schenkelhalsfrakturen auf (Abb. 1). Aufgrund von (mehrfachen) Wirbelkörperfrakturen kommt es zu einer Verminderung der Körpergröße, einer BWS-Kyphose und einer Verminderung des Thorax-Beckenabstandes mit scheinbar langen Armen. Sowohl Patienten nach Wirbelkörper- als auch Schenkelhalsfrakturen haben – unter anderem aufgrund einer verminderten Mobilität – eine erhöhte Mortalität. Postmenopausale Frauen haben ein besonders hohes Osteoporoserisiko (beispielsweise hat eine 50 Jahre alte Frau ein Risiko von etwas über 30 %, in ihrem Leben eine Wirbelkörperfraktur zu erleiden). Das Verhältnis von Schenkelhals- bzw. Wirbelkörperfrakturen zwischen Mann und Frau wird auf 1:2–3 geschätzt.

Ziele der Osteoporosediagnostik sind die Bestimmung des Ausprägungsgrades der Osteoporose, die Abschätzung des Frakturrisikos und der Ausschluss sekundärer Osteoporoseursachen bzw. nicht-osteoporotischer Knochenerkrankungen (Tab. 1). Anamnese und klinische Untersuchung können wichtige Hinweise auf ein erhöhtes Frakturrisiko (Tab. 2) und einer Osteoporose zugrunde liegenden Erkrankung geben.

Seit einigen Jahren steht ein von der WHO entwickeltes **Fracture risk assessment tool** (FRAX™; http://www.shef.ac.at/FRAX/) zur Ermittlung des individuellen 10-Jahres-Frakturrisikos aufgrund von sieben klinischen Risikofaktoren zur Verfügung.

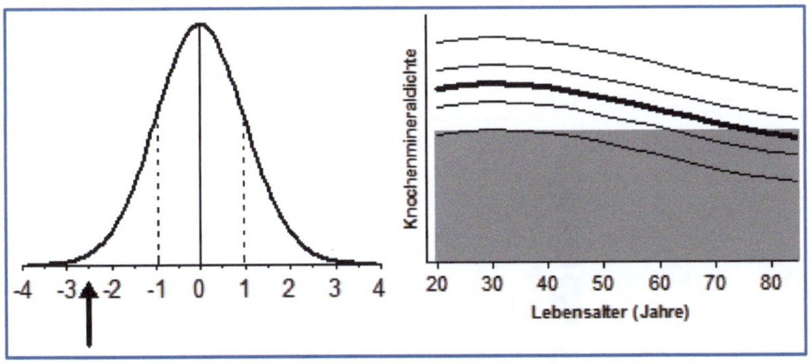

Abb. 2. Knochendichte und Osteoporose in Relation zum Lebensalter. Die Knochenmineraldichte folgt einer Normalverteilung (links). In der Kurve junger gesunder Erwachsener liegt der Großteil im mittleren Bereich (-1,0 bis +1,0 SD), Werte kleiner als -1,0 sind nach der WHO-Definition osteopenisch. Von -2,5 SD nach unten (Osteoporose nach der WHO-Definition) ist der Knochen deutlich brüchiger. Im höheren Alter erreichen viele Menschen diesen Grenzwert (Grau unterlegt auf der rechten Seite; Mittelwert ±1 SD und ±2,5 SD, gezeigt für die LWS von Frauen).

Imaging: Als Standardverfahren zur **Knochendichtemessung** gilt die Dual X-ray absorptiometry (DXA). Die Weltgesundheitsorganisation (WHO) hat (für postmenopausale Frauen) auf Basis der DXA-Knochendichtemessung diagnostische Kategorien empfohlen (Tab. 3).

Die Knochenmineraldichte folgt einer Normalverteilung (Abb. 2). Von gesunden jungen Erwachsenen werden daher die meisten (68 %) Knochenmineraldichten zwischen +1,0 und -1,0 SD (Standardabweichungen) vom Mittelwert entfernt liegen. Knapp 16 % (15,87 %) haben eine geringere Knochendichte, also eine Knochenarmut (Osteopenie). Und nur 0,62 % unterschreiten die in der WHO-Definition mit -2,5 SD festgelegte Grenze zur Osteoporose. Die Grenze zur Osteoporose bei einem t-Wert von -2,5 SD ist nicht willkürlich festgelegt, sondern korreliert klinisch gut mit den Grenzbedingungen zu einem erhöhten Risiko von Frakturen ohne adäquatem Trauma. Obwohl die Knochendichte mit zunehmendem Alter abnimmt, wird daher jeder Knochendichtewert mit der Normalverteilung junger gesunder Erwachsener verglichen (t-Wert). Mehr als die Hälfte aller gesunden 80-Jährigen liegen damit im osteoporotischen Bereich, sie alle haben ein erhöhtes Frakturrisiko. Liegt bereits eine osteoporotische Fraktur vor, spricht die WHO-Definition dann von manifester Osteoporose.

Die DXA-Methode kommt mit einer sehr geringen Strahlenexposition aus. Für beide Regionen wird die Absorption von „weicheren" und „härteren" Röntgenstrahlen („dual energy") gemessen, woraus sich der Gehalt an Kalk ermitteln lässt. Die Methode ist gut standardisierbar, andere kalkhaltige Strukturen im Messbereich (Kalk in großen Gefäßen, Spondylophyten, Längsbandverkalkung) oder die Verformung von Wirbelkörpern durch (osteoporotische) Wirbelkörpereinbrüche können aber zu (fast) normalen Knochendichtewerten trotz vorliegender Osteoporose führen (Abb. 3).

In der klinischen Routine wird die Knochenmineraldichte mittels DXA sowohl an der LWS als auch am Schenkelhals gemessen. Prinzipiell ist die DXA auch in anderen Regionen (Radius) anwendbar, korreliert dort aber weniger gut mit dem klinisch relevanten Frakturrisiko in Wirbelsäule und Schenkelhals. Alternativ wird für die Wirbelsäule die quantitative CT (QCT) verwendet, die das Problem von Kalk im Strahlengang rechnerisch lösen kann (und daher zum Beispiel für Morbus-Bechterew-Patienten mit Bambusstab-Wirbelsäule und zwei Hüft-Totalendoprothesen eine Variante darstellt). Diese Methode ist aber weniger gut standardisiert und verursacht eine weit höhere Strahlenbelastung.

Konventionelle Röntgenuntersuchungen dienen zum Nachweis von bereits eingetretenen Frakturen (Abb. 4) bzw. Abklärung anderer Schmerzursachen, bieten aber lediglich eine sehr eingeschränkte Beurteilbarkeit des Knochenmineralgehalts.

Labor: sind für die Suche nach sekundären Osteoporose-Ursachen bzw. den Ausschluss von nicht-osteoporotischen Erkrankungen als Ursache einer verminderten Knochendichte oder einer Fraktur wesentlich. Die primäre Osteoporose ist eine Ausschlussdiagnose, d. h. dass die Werte des Basislabors (Tab. 4) im Normbereich liegen. In einzelnen Fällen kann die Durchführung weiterer Untersuchungen (z. B. Knochenbiopsie) notwendig sein.

Tab. 4. nach: Initiative Arznei & Vernunft, 2017

Laborparameter für die Basisdiagnostik der Osteoporose	
Kalzium im Serum	Blutbild
Phosphat im Serum	Serum-Eiweißlektrophorese
Serum-Natrium optional	TSH
alkalische Phosphatase	ggf. Testosteron (bei Männern)
γ-Glutamyl-Transferase	ggf. 25-OH-Vitamin D (in Einzelfällen)
Kreatinin-Clearance	ggf. Knochenresorptionparameter (in Einzelfällen)
Blutsenkungsgeschwindigkeit/CRP	

Primär- und Sekundärprävention: Wichtig ist die Sturzprävention, um Frakturen unwahrscheinlicher zu machen. Durch ein individuelles Kraft- und Balancetraining ist eine 23 %ige Sturzreduktion zu erzielen. Das regelmäßige Ausführen von Tai-Chi reduziert dieses Risiko sogar um 35 %. Krafttraining hat außerdem auch einen positiven Effekt auf die Knochendichte.

Die **Osteopenie** stellt eine Indikation für den Einsatz präventiver Maßnahmen wie z. B. Kalzium- und Vitamin D-Supplementation oder Bewegungstherapie dar.

Grundlage jeder Osteoporosetherapie ist die ausreichende Zufuhr von **Kalzium und Vitamin D, diese ist im Rahmen der Ernährungsanamnese zu erheben.** Bei ausgeglichenem Vitamin-D-Status ist eine tägliche Gesamtkalziumzufuhr von 1000 mg Kalzium ausreichend. Experten empfehlen bei Erwachsenen eine Zufuhr von 800–1000 IE Vitamin D pro Tag. Diese „Basistherapie" sollten neben den Patienten mit Osteoporose zumindest auch alle Patienten mit Osteopenie oder Patienten unter Kortikosteroidtherapie erhalten. Bei institutionalisierten Personen (Bewohnern von Pflegeheimen) können höhere Vitamin-D-Dosierungen notwendig sein.

Wenn keine Hyperkalzämie vorliegt, besteht unter Kalzium- und Vitamin-D-Supplementation neben möglichen gastrointestinalen Nebenwirkungen ein geringes Risiko von Nierensteinen. Daher ist die zumindest einmalige Bestimmung der 24-Stunden-Harn-Kalzium-Ausscheidung sinnvoll.

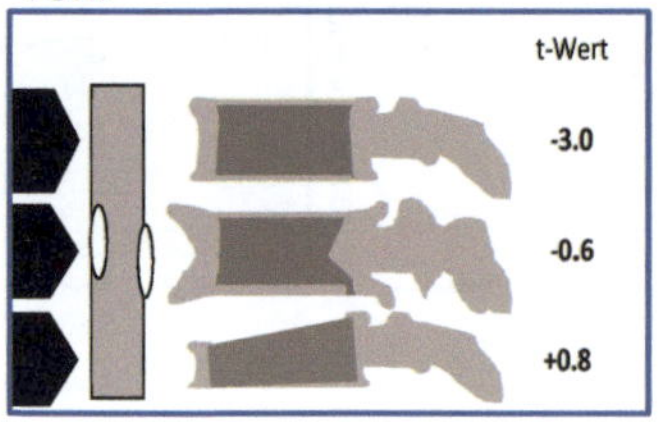

Abb. 3. Mögliche Fehler DXA.
Während die Knochendichtemessung mittels DXA bei Osteoporose unter normalen Bedingungen (oben) korrekt osteoporotische Messwerte angibt, führen Gefäßkalk (Mitte), Spondylophyten (Mitte) und Wirbelkörpereinbrüche (unten) zu falsch „normalen" Werten.

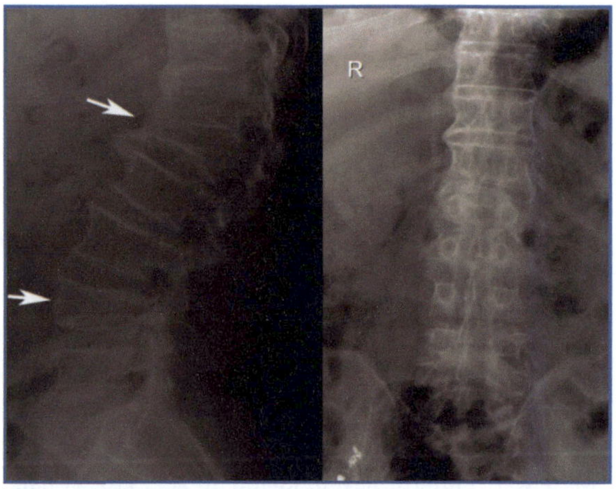

Abb. 4. Osteoporose der Lendenwirbelsäule.
Die Knochenstruktur ist diffus rarefiziert, es bestehen Wirbeleinbrüche von LWK1 und 4 (Pfeile).

Medikamentöse Therapie: Für alle Medikamente zur Behandlung der Osteoporose ist entscheidend, dass sie tatsächlich das Risiko osteoporotischer Frakturen verringern. Nachgewiesen werden konnte der klinische Erfolg für bestimmte Bisphosphonate (Alendronat, Risedronat, Zoledronat), Teriparatid, und Denosumab.

Die derzeit am häufigsten verordnete Therapie der Osteoporose beruht auf der Kombination von Kalzium und Vitamin D mit einem **Bisphosphonat.** Der Wirkmechanismus der Bisphosphonate besteht in einer Verminderung der Osteoklastenaktivität. Für **Alendronat** und **Risedronat** wurde bei postmenopausalen Frauen eine Reduktion des Risikos vertebraler, nicht-vertebraler und von Hüftfrakturen nachgewiesen. Sie werden oral in der Regel einmal wöchentlich (Alendronat 70 mg,

Risedronat 35 mg) eingenommen. Aufgrund ihrer schlechten Resorption ist es wichtig, dass die Medikamente morgens nüchtern mit Wasser und im Abstand von zumindest dreißig Minuten vor anderen Medikamenten oder dem Frühstück eingenommen werden. Während dieser Zeit soll sich der Patient auch nicht mehr niederlegen, sonst besteht die Gefahr von Ösophagus-Erosionen bzw. -Ulcera. Diese sind aber bei korrekter Einnahme und der einmalig wöchentlichen Gabe sehr selten. **Ibandronat** und **Zoledronat** sind Aminobisphosphonate, die zur parenteralen Therapie der Osteoporose zugelassen sind. Während Nebenwirkungen der oral verabreichten Bisphosphonate vor allem den oberen Gastrointestinaltrakt betreffen, wurden nach der parenteralen Gabe von Bisphosphonaten grippeähnliche Symptome beobachtet.

Denosumab ist ein humaner monoklonaler Antikörper gegen RANKL welcher zur Therapie der Osteoporose bei postmenopausalen Frauen und Männern sowie zur Behandlung der Glukokortikoid-induzierten Osteoporose zugelassen ist. Bei Patientinnen mit postmenopausaler Osteoporose wurde eine Reduktion von vertebralen und nicht-vertebralen Frakturen (inklusive Hüftfrakturen) nachgewiesen. Im Gegensatz zu den Bisphosphonaten kommt es nach Absetzen von Denosumab zu einem raschen Anstieg des Knochenumbaus und einem Abfall der Knochendichte („Reboundphänomen").

Der SERM (selective estrogen receptor modulator) **Raloxifen** ist für Patientinnen deutlich nach der Menopause eine mögliche Alternative zu den Bisphosphonaten. Während Östrogene aufgrund ihrer Nebenwirkungen für die Behandlung der Osteoporose nicht indiziert sind, beeinflusst Raloxifen die Östrogenrezeptoren im Knochen positiv, blockiert aber gleichzeitig die Wirkung von Östrogenen in Brust und Genitalbereich, was einerseits sogar zu einer Verringerung des Brustkrebsrisikos führt, andererseits aber bei jüngeren Patientinnen ein Östrogen-Entzugs-Syndrom (Wechselbeschwerden) auslösen würde und dort daher nicht eingesetzt werden kann. Raloxifen sollte auch nicht bei Patientinnen mit erhöhtem Thromboserisiko eingesetzt werden. Sonst ist Raloxifen nebenwirkungsarm, die Erhöhung der Bruchfestigkeit ist aber nur für die Wirbelsäule nachgewiesen.

Während die Bisphosphonate, Denosumab und Raloxifen die Knochenresorption hemmen, stimulieren das **Parathormonfragment 1–34** (Teriparatid) bei einmal täglich subkutaner Verabreichung die Knochenneubildung. Für Teriparatid konnte eine Reduktion des vertebralen Frakturrisikos, und eine Verminderung extravertebraler Frakturen nachgewiesen werden. Diese doch aufwändige Therapie wird hauptsächlich bei Vorliegen eines Therapieversagens und bei sehr schwer betroffenen Patienten eingesetzt.

Wirbelkörpereinbrüche sind akut schmerzhaft; die Patienten benötigen neben der Osteoporosetherapie häufig zusätzlich **Analgetika** (Tramadol, Codein, starke Opiate). Auch **physikalisch medizinische Maßnahmen** kommen zur Schmerzreduktion zum Einsatz. Ziel der Rehabilitation nach Wirbelkörpereinbrüchen ist eine Verbesserung der Statik durch Reduktion des Rundrückens mittels Rückenmuskelkräftigung und eventuell durch das Tragen von Orthesen. Schwere neurologische Ausfälle (zum Beispiel nach traumatischen Frakturen) die Akuteingriffe erforderlich machen, sind selten.

Rachitis und Osteomalazie

Definition: Die Osteomalazie ist als Knochenmineralisationsstörung des erwachsenen Skeletts definiert. Das Auftreten von Mineralisationsstörungen beim noch wachsenden kindlichen Skelett wird als Rachitis bezeichnet; hier treten auch zusätzliche Störungen an der Wachstumsfuge auf, welche zu deformierendem Knochenwachstum führen.

Pathophysiologie: Pathogenetisch können beiden Erkrankungen ein Vitamin-D-Mangel oder eine Vitamin-D-Stoffwechselstörung, ein Phosphat-mangel oder weitere (eher seltene) Ursachen für Mineralisationsstörungen zugrunde liegen.

Rachitis bzw. Osteomalazie aufgrund eines Vitamin-D-Mangels: Die limitierenden Faktoren der Vitamin-D-Versorgung sind einerseits der Vitamin-D-Gehalt der Nahrung, andererseits die Intensität der UV-Strahlung, welche für die Photobiosynthese von Vitamin D notwendig ist. Fehl- bzw. Mangelernährung sowie eine ungenügende UV-Licht-Exposition können daher Ursachen eines Vitamin-D-Mangels sein. Die Intensität der UV-Strahlung ist von der geografischen Breite abhängig, in Mitteleuropa ist diese während der Wintermonate für eine adäquate dermale Vitamin-D-Synthese nicht mehr ausreichend. Eine besondere Risikogruppe für den Vitamin-D-Mangel stellen ältere Menschen dar, v. a. wenn sie in Alten- oder Pflegeheimen untergebracht sind. Gastrointestinale Erkrankungen, welche mit Malabsorption einhergehen (z. B. M. Crohn, Colitis ulcerosa, Sprue) können ebenfalls zu Vitamin-D-Mangel und schweren Mineralisationsstörungen führen.

Vitamin-D-Stoffwechselstörungen: Eine Leberinsuffizienz, aber auch eine Therapie mit bestimmten Antikonvulsiva kann mit einer verminderten Aktivität der 25-Hydroxylase und damit mit einer verminderten Bildung von 25-Hydroxy-Vitamin D_3 einhergehen. Bei höhergradiger Niereninsuffizienz kommt es zu einer Störung der 1α-Hydroxylase und damit zu einer unzureichenden Synthese des aktiven Vitamin-D-Metaboliten 1,25-Dihydroxy-Vitamin D_3 (siehe renale Osteopathie). Bei der Vitamin D-abhängigen Rachitis Typ 1 (VDDR type 1) besteht ein angeborener Defekt der 1-α-Hydroxylase. Bei der Vitamin-D-abhängigen Rachitis Typ 2 (VDDR type 2) liegt eine Endorganresistenz gegenüber den aktiven Vitamin-D-Metaboliten aufgrund eines Vitamin-D-Rezeptor-Defektes vor.

Phosphat-Mangel als Ursache einer Rachitis/ Osteomalazie: Eine Phosphat-Mangelernährung, phosphatbindende Antacida oder ein renaler Phosphatverlust können zu einer Rachitis bzw. einer Osteomalazie führen. Bei **x-linked hypophosphatemic rickets** besteht ein tubulärer Defekt der Phosphat-Rückresorption, aus der eine Hypophosphatämie und eine Mineralisationsstörung des Knochens resultieren. Die **tumorinduzierte Osteomalazie** ist ein erworbenes paraneoplastisches Syndrom, bei dem es ebenfalls zu einem renalen Phosphatverlust kommt. Neuere Untersuchungen sprechen für eine Überproduktion von Fibroblast growth factor-23 durch die Tumoren als Ursache der tumorinduzierten Osteomalazie.

Weitere Ursachen: Seltenere Ursachen von Knochenmineralisationsstörungen können eine Azidose (renal-tubuläre Azidose), medikamentös bedingte Störungen der Knochenmineralisation (Fluorid, Etidonat) sowie die Hypophosphatasie darstellen. Bei der Hypophosphatasie liegt ein angeborener Defekt des Knochenisoenzyms der alkalischen Phosphatase vor.

Klinik: Als Folge der gestörten Mineralisation des Skeletts treten im Kindesalter schwere Deformierungen und Minderwuchs auf. Klassische Manifestationen der Rachitis sind:

Schädeldeformierungen infolge von verspätetem Fontanellenschluss, Trichterbrust, Verkleinerung des thorakalen Durchmessers, Beckendeformierungen („Kartenherzbecken“), Kyphoskoliosen und Deformierung der langen Röhrenknochen („Säbelscheidentibia“). Unter dem „rachitischen Rosenkranz“ versteht man Auftreibungen der costochondralen Übergänge. Bei lange bestehender Osteomalazie können im Erwachsenenalter ebenfalls Skelettdeformierungen entstehen. Sowohl bei der Rachitis als auch bei Osteomalazie findet sich eine diffuse Schmerzhaftigkeit des Skeletts sowie eine Hypotonie der Muskulatur („Watschelgang“).

Labor: Bei Vitamin-D-Mangel-Rachitis/Osteomalazie findet man im Labor meist eine Hypokalzämie, eine Hypophosphatämie sowie eine Erhöhung der alkalischen Phosphatase und des Parathormons; die 25-Hydroxy-Vitamin-D-Spiegel sind meist deutlich erniedrigt. Im Gegensatz dazu liegen bei der x-linked-hypophosphatemic rickets Serumkalzium-, Serumparathormon- und 25-Hydroxy-Vitamin-D-Spiegel im Normbereich.

Imaging: Zusätzlich zu den oben beschriebenen Skelettdeformierungen können sich im Röntgenbild bei Rachitis oder Osteomalazie sog. Looser'sche Umbauzonen (Pseudofrakturen) finden. Im histologischen Bild von Knochenbiopsien findet man verbreiterte Osteoidsäume.

Therapie: Die Therapie der Vitamin-D-Mangel-Rachitis bzw. Osteomalazie besteht in der Substitution von Vitamin D_3. Bei Vitamin-D-Stoffwechselstörungen ist es notwendig, aktive Vitamin-D-Metabolite (z. B. 1,25-Dihydroxy-Vitamin D_3) zu verabreichen. Die Behandlung der x-linked hypophosphataemic rickets besteht in einer Phosphatsubstitution und der Gabe von aktivem Vitamin D_3. Seit kurzem steht zur Behandlung der x-linked hypophosphataemic rickets auch ein Antikörper gegen Fibroblast growth factor 23 zur Verfügung. Insbesondere bei der Gabe von aktiven Vitamin-D-Metaboliten ist eine engmaschige Therapieüberwachung notwendig.

Renale Osteopathie

Der Begriff renale Osteopathie umfasst ein relativ heterogenes Spektrum von Knochenveränderungen, die bei Patienten mit chronischen Nierenerkrankungen auftreten. Im Verlauf einer chronischen Niereninsuffizienz kommt es einerseits zu einer verminderten Synthese von 1,25-Dihydroxy-Vitamin D3 und andererseits zu einer verminderten renalen Exkretion von Phosphat mit der Konsequenz einer Hyperphosphatämie. Diese und die aus dem Mangel an aktiven Vitamin-D-Metaboliten resultierende Hypokalzämie führen zu einem Ansteigen der Parathormonspiegel (sekundärer Hyperparathyreoidismus). Als Folge des Hyperparathyreoidismus ist die Zahl der Osteoklasten und die Knochenresorption gesteigert (renale Osteopathie mit „high turn-over", Fibroosteoklasie). Im Laufe der Erkrankung kann sich auch eine Resistenz des urämischen Skeletts gegen Parathormon, welche den sekundären Hyperparathyreoidismus noch weiter verschlimmert, entwickeln.

Neben der oben beschriebenen renalen Osteopathie mit erhöhtem Knochenumbau steht bei anderen Patienten mit Nierenfunktionseinschränkung die Mineralisationsstörung im Vordergrund, sodass sich das Bild einer Osteomalazie entwickelt. Eine weitere Variante der renalen Osteopathie ist die adynamische Knochenerkrankung, die durch einen deutlich verminderten Knochenumsatz (verminderte Anzahl der Osteoblasten) gekennzeichnet ist. Die Ursachen der adynamischen Knochenerkrankungen sind heterogen: neben einer Aluminiumüberladung kann ein (relativer) Hypoparathyreoidismus eine Rolle spielen.

Wichtige Behandlungsgrundsätze der renalen Osteopathie sind die Normalisierung des Serumphosphatspiegels durch Phosphatbinder und die Verabreichung von aktiven Vitamin-D-Metaboliten (z. B. Calcitriol). Calcimimetika, deren Gabe zu einer erhöhten Empfindlichkeit des Calcium sensing receptors für exogenes Kalzium führt, könnten einen neuen Therapieansatz des sekundären Hyperparathyreoidismus bei chronischer Niereninsuffizienz darstellen.

Morbus Paget

s. Kapitel *Entzündliche Knochenerkrankungen*

Hyperparathyreoidismus, Hypoparathyreoidismus

s. *MCW Block 10: Endokrinologie und Stoffwechsel*

Literatur

Bilezikian JP, Raisz LG, Martin TJ (Eds): Principles of Bone Biology. 3rd Edition, Academic Press, San Diego, 2008.
Rosen CJ (Ed): Primer on the Metabolic Bone Diseases and Disorders of Mineral Metabolism. 8th Edition. American Society of Bone and Mineral Metabolism, John Wiley & Sons, Inc., 2013.
Bartl R, Bartl C: Osteoporose-Manual – Diagnostik, Prävention und Therapie. Springer Verlag Berlin/Heidelberg/New York, 2004.
Arznei & Vernunft: Osteoporose, 2017, www.arzneiundvernunft.at

Knochentumoren

Franz Kainberger, Bernhard Hintner, Joannis Panotopoulos

Lernziele (Entrustable Professional Activities, EPA):

- Für Metastasen, Myelom sowie primäre benigne (Knochenzysten, Osteoidosteom, Fibröse Dysplasie, Enchondrom) und seltene maligne Tumoren wie Osteosarkom, Ewing-Sarkom im Kontext mit einer fundierten Wissensbasis aus Public-Health-Aspekten (vor allem Epidemiologie, Diversity- und Gender-Aspekten, Gesundheitsökonomie), der normalen Anatomie, Physiologie und medizinischen Psychologie sowie der Ätiologie, Pathogenese und Pharmakologie die folgenden Kompetenzen besitzen:
- Anamnese und klinisches Assessment: Die Symptome, die Ergebnisse der klinischen und zusätzlichen Vorinformationen unter Berücksichtigung von Diversity- und Gender-Aspekten erheben, für Prävention und Therapie relevante Informationen extrahieren und daraus erste Schritte zum Patientenmanagement ableiten können: Knochenschmerz, Nachtschmerz, Weichteilschwellung.
- Notfall: Bei diesem Krankheitsbild die Awareness trainieren, um damit zusammenhängende Notfallsituationen erkennen sowie notfall- und erste allgemeinmedizinische Maßnahmen einleiten können, weiters Komplikationen und Folgeerkrankungen kennen, die sich daraus ergeben können: Pathologische Frakturen
- Diagnostik: Diagnostische Maßnahmen inklusive Screening anordnen, interpretieren und differenzialdiagnostische Überlegungen (Clinical Reasoning) anstellen können und in Form einer evidenzbasierten Patientenvorstellung sowie eines Arztbriefs umsetzen können: Osteolyse.
- Prävention und Therapie: Zu diesem Krankheitsbild einen Managementplan entwickeln können und darauf aufbauend entsprechende erste Anordnungen für typische Szenarien treffen sowie einfache Eingriffe durchführen können: Indikation zur Überweisung an ein orthopädisch-onkologisches Zentrum
- Professionelles Handeln: Bei diesem Krankheitsbild die Patienten im Hinblick auf ihre eigenen und die sozial-gesellschaftlichen Outcomes personalisiert führen (inklusive das Einverständnis zu diagnostischen und therapeutischen Maßnahmen einholen), empathisch unter Berücksichtigung der mit diesem Krankheitsbild typischerweise einhergehenden Probleme des Lebens, der Personal- und Patientensicherheit und unter Berücksichtigung von Aspekten der Ethik und anderer Medical Humanities sowie moderner IT-Lösungen betreuen können: Extremitätenerhalt und Amputation.

Definition und Epidemiologie: Knochentumoren sind häufig sekundär, das heißt **Skelettmetastasen,** oder ein **Myelom (Plasmozytom).** Selten sind sie **primär** und diese werden nach dem Gewebetyp sowie der Prognose als benigne, intermediär oder maligne klassifiziert.

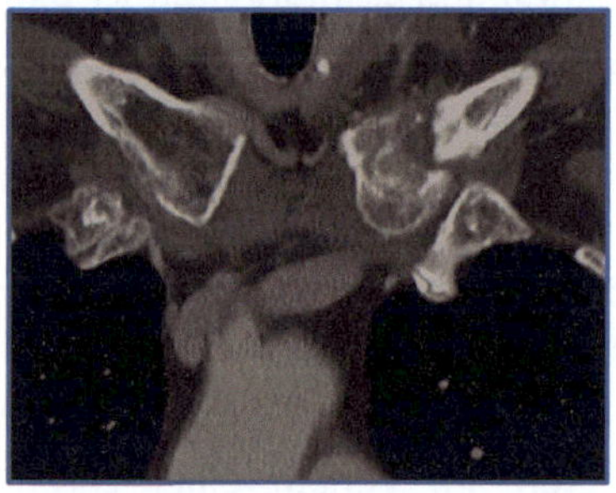

Abb. 1. 72-jährige Patientin: im medialen Drittel der linken Klavikula pathologische Fraktur einer osteolytischen Metastase von einem Schilddrüsenkarzinom.

Skelettmetastasen

Ätiologie und Pathogenese: Die häufigsten Primärtumoren sind Mamma-, Prostata und Bronchuskarzinome, weiters Nieren- und Schilddrüsenkarzinome, seltener Kolonkarzinome.

Die Ausbreitung von malignen Tumorzellen aus dem Primärtumor ins Skelett wird durch die von S. Paget (Sohn von J. Paget, nach dem der M. Paget benannt ist) entwickelte und später vielfach erweiterte Seed-and-soil-Theorie erklärt: Die Tumorzellen verlassen den Primärtumor durch die im Rahmen der Neoangiogenese gebildeten Tumorgefäße, siedeln sich im Knochen in einem hier von ihnen geschaffen Mikro-Environment an und produzieren Zytokine, die die Osteoklastenaktivität steigern, so dass eine Osteolyse entsteht.

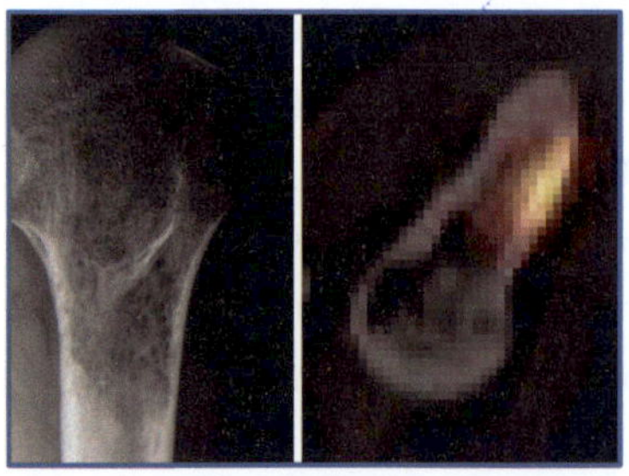

Abb. 2. 81-jähriger Patient mit Pankreaskarzinom: Skelettmetastase mit „mottenfraßartiger“, d. h. hoch maligner destruierender Osteolyse im proximalen Humerus. In der PET-CT deutliche Traceranreicherung.

Anamnese und klinische Untersuchung: typisch ist der persistierende **Knochenschmerz** in tiefer Lokalisation und in Form eines Nachtschmerzes. Auch eine **pathologische Fraktur** oder bei Tumorinfiltration ins periossale Gewebe eine an Größe zunehmende **Schwellung** können die Erstmanifestation darstellen.

Imaging: Radiografisch ist bei der Mehrzahl der Skelettmetastasen die **Osteolyse** mit unterschiedlich starker Destruktion der Kortikalis und unterschiedlich maligner **Periostreaktion** das Leitsymptom, in fortgeschrittenen Fällen mit **pathologischer Fraktur.** Osteolysen sind erst ab einem deutlichen Ausmaß der kortikalen Destruktion radiografisch sichtbar, so dass für die frühe Diagnostik vor allem die MRT eine große Rolle spielt. Selten, vor allem beim Prostatakarzinom sind Metastasen **osteoblastisch,** sie können auch gemischt osteolytisch-osteoblastisch sein. MR-tomografisch ist neben der Destruktion des Knochengewebes ein Einwachsen in die umgebenden Weichteile zu beurteilen.

Zum Staging werden **PET-CT** und in einzelnen Fällen die Skelettszintigrafie sowie die PET-MR eingesetzt.

Labor: Erhöhung der **alkalischen Phosphatase,** des **Serumkalziums** und weitere Parameter in Abhängigkeit vom Primärtumor und dem Krankheitsstadium.

Prävention: Ist durch die entsprechenden Nachsorgeprogramme definiert. Ein schwieriges Problem ist bei einer vorhandenen Osteolyse, das Risiko einer pathologischen Fraktur abzuschätzen und präventiv mit einer Osteosynthese zu versorgen, da dies nicht nur vom Ausmaß der ossären Destruktion, sondern auch der individuell unterschiedlichen Belastung der Betroffenen abhängt.

Das Risiko einer pathologischen Fraktur wird nach Mirel abgeschätzt: anhand der Lokalisation (am Oberarm eher niedriger als an der unteren Extremität), der Art der Destruktion (osteoblastische Metastasen haben ein geringeres Risiko als osteolytische) der Stärke des Tumorschmerzes und des Ausmaßes der Destruktion (ob weniger als ein Drittel, ein bis zwei Drittel oder über zwei Drittel des Knochenquerschnitts).

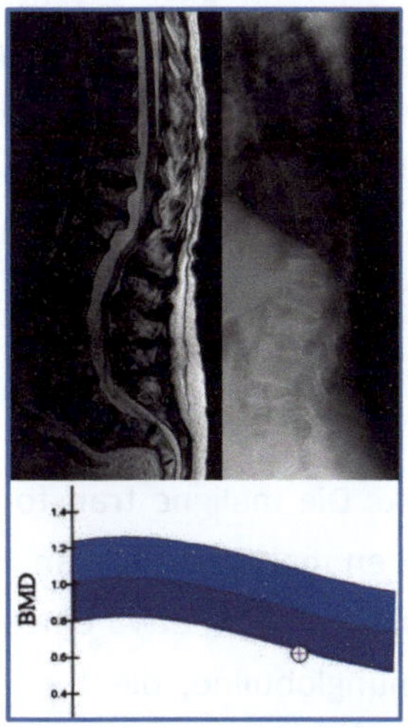

Abb. 3. 49-jährige Patientin nach einem leichten Sturz (harmlos im Schwimmbad ausgerutscht): Frakturen mehrerer Wirbelkörper. DXA, da eine Osteoporose vermutet wurde: deutlich verminderte Knochendichte. Endgültige Diagnose: Multiples Myelom.

Therapie: in Abhängigkeit vom onkologischen Protokoll chirurgische Resektion, Chemo- und Radiotherapie, zusätzlich **palliative Schmerztherapie,** bei Bedarf **interventionelle Schmerztherapie.** Bei drohenden oder vorhandenen pathologischen Frakturen **Osteosynthese.**

Für die physikalische Therapie im Rahmen der **onkologischen Rehabilitation** ist seit kurzem eine positive Wirkung hinsichtlich einer erhöhten Lebensqualität und -verlängerung belegt.

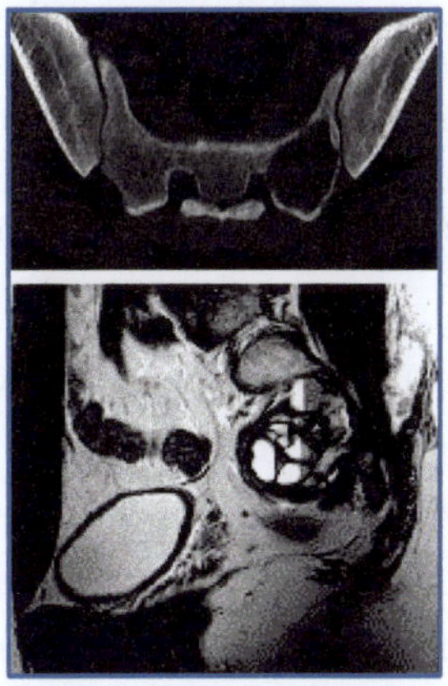

Abb. 4. 16-jähriger Patient mit **Osteolyse** im linken Sakrumkörper durch eine aneurysmatische Knochenzyste, die typisch Blutbestandteile in ihrer Flüssigkeit enthält, die im Liegen auf MR-Bildern absinken und gegenüber der nichtblutigen Flüssigkeit einen Spiegel bilden.

Skelettbefall bei Myelom

Definition: Das **Multiple Myelom,** auch Plasmazellmyelom genannt, ist eine maligne Erkrankung durch monoklonale Vermehrung von Plasmazellen im Knochenmark mit Produktion von **Paraproteinen** und gehört zu den B-Zell-Lymphomen. Eine solitäre Manifestation ist das **Plasmozytom.**

Epidemiologie: Es ist die **häufigste** maligne Tumorerkrankung des Knochenmarks und des Knochens.

Ätiologie und Pathogenese: Die maligne transformierten Plasmazellen bilden meist ein vollständiges monoklonales Immunglobulin, in etwa einem Fünftel inkomplette Immunglobuline, die **freien Leichtketten.** Im Knochengewebe werden die Osteoblasten gehemmt, sodass die Osteoklastenaktivität überwiegt und, je nach Genexpression, fokale Osteolysen eine diffuse, der Osteoporose ähnliche **Demineralisation** oder beides die Folge ist.

Anamnese und klinische Untersuchung: Typisch sind starke **Knochenschmerzen**, oft mit **Bewegungseinschränkung**, sowie Allgemeinsymptome mit Müdigkeit, **Abgeschlagenheit** und eventuell **B-Symptomatik sowie** erhöhte **Infektanfälligkeit** durch Antikörpermangel. Die Symptomatik kann sehr unterschiedlich sein und die Erstmanifestation kann auch eine scheinbare Osteoporose als Zufallsbefund oder eine pathologische Fraktur sein.

Tab. 1. Klassifikation von Knochentumoren.

Dignität	häufige und wichtige Formen
benigne	chondrogen: • **kartilaginäre Exostose:** aus den Metaphysen von Röhrenknochen pilzartig wachsend mit einer Knorpelkappe; bei hereditären Formen mit multiplen Exostosen höheres Entartungsrisiko • **Enchondrom:** meist asymptomatisch und radiologischer Zufallsbefund einer zystenartigen **Osteolyse** mit „Popcorn-artigen" Verkalkungen, typisch an **Händen** und **distalen Femora,** pathologische Fraktur möglich, niedriges malignes Entartungsrisiko osteogen: • Osteom: kleinere, lobuliert begrenzte Sklerosen, typisch in der Stirnhöhle, meist radiologischer Zufallsbefund • **Osteoidosteom:** typisch ist der Nachtschmerz, der sich nach Gabe von Aspirin wegen des von diesem Tumor zirkadian-rhythmisch produzierten Prostaglandins bessert, beste Diagnose mit CT, ab einer gewissen Größe wird dieser Tumor Osteoblastom genannt Tumoren mit unbestimmtem neoplastischem Potential: • **Knochenzysten:** flüssigkeitsgefüllt, als juvenile oder aneurysmatische Knochenzyste • **Fibröse Dysplasie:** entsteht während der Pubertät (hormonelle Einflüsse), wird oft Jahre später als Zufallsbefund radiologisch entdeckt. Bei Frauen erhöhtes Brustkrebsrisiko. • **Riesenzelltumor:** wird eher als gutartig eingestuft, obwohl Neigung zu Rezidiven und sehr selten Lungenmetastasen, typisch epimetapysär in Femur, Becken und distalem Radius lokalisiert
intermediär	• Tumoren mit unbestimmtem neoplastischem Potential: **Histiozytosen**
maligne	• chondrogen: **Chondrosarkome:** oft „Popcorn-artig" verkalkt • osteogen: **Osteosarkome:** besonders häufig ums Knie, metastasieren in die Lunge und in andere Knochenabschnitte • **Ewing-Sarkom** • notochordal und daher nur an der Wirbelsäule und dem Klivus vorkommend: Chordom

Imaging: Typisch sind **Osteolysen** und eine der Osteoporose ähnliche **Demineralisation** mit oder ohne pathologische Frakturen, so dass bei diesen Veränderungen routinemäßig das Myelom in die Differenzialdiagnose einzubeziehen ist.

Der in der Literatur häufig beschriebene „Lückenschädel", d. h. multiple Osteolysen in der Kalvaria, ist äußerst selten.

Labor: **Serumelektrophorese** mit Erhöhung des Gesamteiweiß und ein M-Gradient in der γ-Fraktion, Bestimmung der **freien Leichtketten** im Serum und eventuell im Urin (Bence-Jones-Proteinurie), **Hyperkalzämie, Anämie** und, falls man sie bestimmt, eine oft erhöhte Blutsenkungsgeschwindigkeit („Sturzsenkung").

Histologie: durch Knochenmarkbiopsie oder im Fall eines Plasmozytoms durch eine Biopsie der Raumforderung.

Medizingeschichte: Das Myelom wird nach dem Wiener Internisten Otto Kahler (1849–1893) auch als Morbus Kahler bezeichnet. Kahler hat auch die Syringomyelie beschrieben.

Primäre Knochentumoren

Definitionen: Nach dem Gewebetyp unterscheidet man chondrogene und osteogene Tumoren, weiters die Gruppe der Tumoren mit unbestimmtem neoplastischem Potential, das **Ewing-Sarkom** und eine große Zahl seltener anderer Entitäten.

Viele Begriffe wie Tumor-like-Lesions (für Knochenzysten und die Fibröse Dysplasie), PNET (als Synonym für das Ewing-Sarkom) oder Malignes Fibröses Histiozytom sind veraltet.

Epidemiologie: es sind typisch Erkrankungen junger Menschen im Kindes- bis jungen Erwachsenenalters, können sehr selten auch im höheren Lebensalter vorkommen. Die **Fibröse Dysplasie** ist bei Jugendlichen der häufigste benigne Knochentumor. Der **Riesenzelltumor** tritt vor allem in der dritten bis fünften Lebensdekade auf. Benigne chondrogene Tumoren gibt es in jedem Lebensalter, das **Chondrosarkom** ist fürs höhere Lebensalter typisch. Das **Osteosarkom** und das **Ewing-Sarkom** sind häufig im Jugendalter.

Ätiologie und Pathogenese: Die große Mehrzahl primärer Knochentumoren ist benigne (weil die Enchondrome, fibrösen Dysplasien u. a. häufig sind), hat aber ein meist niedriges malignes Entartungsrisiko. Meist treten sie spontan auf, einige Entitäten sind familiär gehäuft oder sind Teil eines Syndroms, oft ist eine genetische Disposition bekannt. Maligne Knochentumoren wachsen früh destruierend durch die Kortikalis in die Weichteile, können sich andererseits aus vorbestehenden benignen Läsionen entwickeln und histologisch aus verschiedenen Komponenten (mit unterschiedlichem Malignitätsgrad, manchmal benignen Anteilen) bestehen.

Sehr selten sind Strahlensarkome oder durch andere Noxen verursachte Malignome sowie Paget-Sarkome.

Der fibröse Kortikalisdefekt (wenn größer, dann nichtossifizierendes Knochenfibrom genannt) ist nicht ein Knochentumor, sondern eine oft selbst heilende metaphysär und subkortikal gelegene benigne Knochenläsion im frühen Jugendalter.

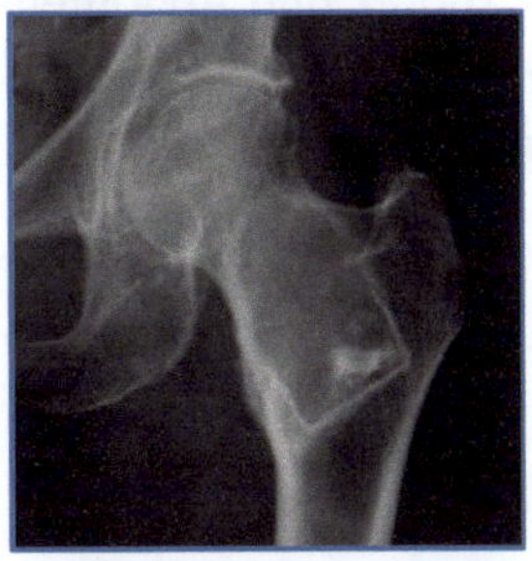

Abb. 5. 56-jähriger Patient mit **Osteolyse** im linken Schenkelhals, Zufallsbefund bei einer wegen Hüftgelenkschmerzen angefertigten radiografischen Aufnahme: milchglasartige, sklerotisch berandete Osteolyse und fokaler Verkalkung als Zeichen einer benignen fibrösen Dysplasie.

Anamnese und klinische Untersuchung: Das Vollbild besteht aus der Trias **Knochenschmerzen, Schwellung** und **Allgemeinsymptomen.** Knochenschmerzen können allerdings in Intensität und Lokalisation individuell sehr variieren. Die Schwellung tritt auf, wenn der Tumor durch die Kortikalis und das Periost die Weichteile infiltriert oder ins benachbarte Gelenk einwächst. Bei stärkerer Knochendestruktion kann es zur **pathologischen Fraktur** kommen.

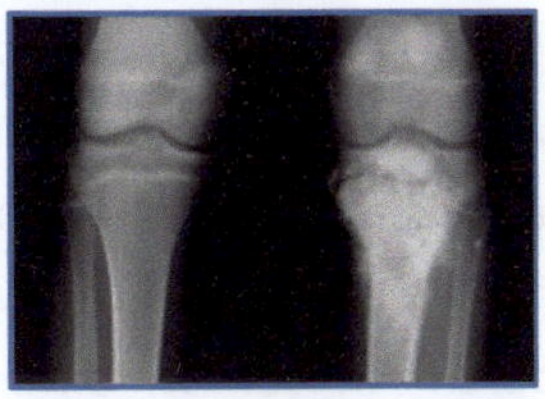

Abb. 6. 14-jährige Patientin mit Osteosarkom in der linken proximalen Tibia.

Imaging: Typisch ist die **Osteolyse** und falls der Tumor die Kortikalis durchbricht eine maligne **Periostreaktion,** die vor allem beim Ewing-Sarkom charakteristisch sein kann. Bei osteoblastisch wachsenden Tumoren kommt es zur Osteosklerose, es gibt auch gemischt osteolytisch-osteoklerotische Malignome. Besondere Erscheinungsbilder gibt es für das **Osteoidosteom** mit einem zentralen, meist punktförmig verkalkten Nidus und für die **fibröse Dysplasie** mit einer radiografisch „milchglasartigen" Struktur. Zum Staging und zur orthopädisch-chirurgischen Therapieplanung werden den entsprechenden Leitlinien folgend eine CT des Thorax und Abdomens oder eine MRT, in einzelnen Fällen eine Skelettszintigrafie durchgeführt.

Histologie: zur Diagnosesicherung und mit Grading zur Therapieplanung an einem orthopädisch-onkologischen Zentrum.

Therapie: Benigne Knochentumoren werden chirurgisch mit Herdausräumung auf Auffüllung behandelt. Maligne Tumoren je nach aktueller Leitlinie mit chirurgischer Resektion, möglichst weit im Gesunden und anschließender meist endoprothetischer Versorgung, adjuvanter oder neoadjuvanter Chemotherapie und selten Radiotherapie.

Die in früheren Jahrzehnten hohen Amputationsraten bei Knochentumoren, die oft Jugendliche betrafen, sind dank der Fortschritte in der rascheren Diagnostik, der interdisziplinären Betreuung an spezialisierten Zentren und der Endoprothetik massiv zurückgegangen. In Wien wurden modulare endoprothetische Systeme und für Kinder eine Wachstumsprothese, die durch einen speziellen Steuerungsmechanismus mit dem Bein an Länge zunimmt, entwickelt.

Patientenmanagement: Knochenschmerzen im Kindes- und Jugendalter sind ein häufiger Grund zur ärztlichen Konsultation und es ist wichtig, bei seltenen malignen Tumoren so rasch als möglich eine zielgerichtete Diagnostik und Therapie zu beginnen. Dies gelingt durch Awareness, differenzierte Anamnese und Untersuchung sowie die rasche Indikation zur radiologischen Untersuchung.

Medizingeschichte: Jakob Erdheim (1874–1937) war ein österreichischer Knochenpathologe, auf den eine Reihe von Erstbeschreibungen zurückgehen, unter anderem die Erdheim-Chester-Disease, eine Form der Histiozytose. Seine Wirkungsstätte im Krankenhaus Hietzing trägt den Namen Jakob-Erdheim-Institut für Pathologie und Klinische Bakteriologie.

Osteonekrose und Knocheninfarkt

Florian Sevelda

Lernziele (Entrustable Professional Activities, EPA):

- Für **Osteonekrosen** im Kontext mit einer fundierten Wissensbasis aus Public-Health-Aspekten (vor allem Epidemiologie, Diversity- und Gender-Aspekten, Gesundheitsökonomie), der normalen Anatomie, Physiologie und medizinischen Psychologie sowie der Ätiologie, Pathogenese und Pharmakologie die folgenden Kompetenzen besitzen:
- Anamnese und klinisches Assessment: Die Symptome, die Ergebnisse der klinischen und zusätzlichen Vorinformationen unter Berücksichtigung von Diversity- und Gender-Aspekten erheben, für Prävention und Therapie relevante Informationen extrahieren und daraus erste Schritte zum Patientenmanagement ableiten können: **unterschiedlich starke Schmerzen durch die Mangeldurchblutung des subchondralen Knochens bei den entsprechenden Risikogruppen und die Betroffenen möglichst zielsicher von solchen mit arthrotischen Beschwerden differenzieren können.**
- Notfall: Bei diesem Krankheitsbild die Awareness trainieren, um damit zusammenhängende Notfallsituationen erkennen sowie notfall- und erste allgemeinmedizinische Maßnahmen einleiten zu können, weiters Komplikationen und Folgeerkrankungen kennen, die sich daraus ergeben können: **Erstmaßnahmen bei dadurch ausgelösten starken Gelenkschmerzen.**
- Diagnostik: Diagnostische Maßnahmen inklusive Screening anordnen, interpretieren und differenzialdiagnostische Überlegungen (Clinical Reasoning) anstellen können und in Form einer evidenzbasierten Patientenvorstellung sowie eines Arztbriefs umsetzen können: **effiziente bildgebende Diagnostik.**
- Prävention und Therapie: Zu diesem Krankheitsbild einen Managementplan entwickeln können und darauf aufbauend entsprechende erste Anordnungen für typische Szenarien treffen sowie einfache Eingriffe durchführen können: **Präventionsmaßnahmen setzen können.**
- Professionelles Handeln: Bei diesem Krankheitsbild die Patienten im Hinblick auf ihre eigenen und die sozial-gesellschaftlichen Outcomes personalisiert führen (inklusive das Einverständnis zu diagnostischen und therapeutischen Maßnahmen einholen), empathisch unter Berücksichtigung der mit diesem Krankheitsbild typischerweise einhergehenden Probleme des Lebens, der Personal- und Patientensicherheit und unter Berücksichtigung von Aspekten der Ethik und anderer Medical Humanities sowie moderner IT-Lösungen betreuen können: **Risikofaktoren, vor allem die Nebenwirkung von Medikamenten, bei den entsprechenden Risikogruppen berücksichtigen können.**

Definition: Es handelt sich um vaskuläre Knochenerkrankungen, die abhängig von der Lokalisation und Pathogenese unterschiedlich sind:

- Die aus einer Kombination von Ischämie und Überlastung sowie systemischen Faktoren entstehende **Osteonekrose,** seltener plötzlich, meist über den Weg einer **subchondralen Insuffizienzfraktur** (SIF) oder einem abgelösten osteochondralen Fragment, der **Osteochondritis dissecans** oder Osteochondralen Läsion entstehend. Eine Sonderform ist die meist medikamentös induzierte **Osteonekrose des Kiefers.**
- Der **Knocheninfarkt,** eine heute seltene, meist diaphysär lokalisierte Nekrose von trabekulärem Knochengewebe.

Etymologie: Osteonekrosen werden auch als aseptisch bezeichnet, um sie von den schweren Formen einer Osteomyelitis abzugrenzen, wenn in einer flüssigkeitsgefüllten Höhle nekrotisches Knochenmaterial schwimmt.

Für zahlreiche dieser Krankheitsbilder sind Benennungen nach den Erstbeschreibern in Verwendung, zu den bekannteren zählen: M. Kienböck für die Lunatummalazie, M. Köhler-2 (angloamerikanisch Köhler-Freiberg'sche Erkrankung) für die Osteonekrose des Kaput des Os metatarsale 2 (der M. Köhler 1 ist die Osteonekrose des Os naviculare im Jugendalter), M. Ahlbäck (angloamerikanisch Spontaneous Osteonecrosis of the Knee, SONK). Die manchmal noch gebräuchliche Bezeichnung Osteochondrosen für Osteonekrosen sollte vermieden werden.

Anatomie: Die Epiphysen werden beim Erwachsenen durch Gefäße, die durch die verschlossene Wachstumsfuge durchtreten, und in Einzelfällen wie an der Hüfte durch die A. ligamenti capitis femoris, zusätzliche Gefäße versorgt. Im subchondralen Knochen unter der tiefen, kalzifizierten Schicht des hyalinen Knorpels kommunizieren die Arteriolen über Sinusoide mit den Venolen. Diaphysär erfolgt die Durchblutung des Knochens über die Vasa nutricia, vom gut durchbluteten Periost, das die Kortikalis der Diaphyse in schmalen Kanälen durchbohrt und sich innerhalb der **Havers-Kanäle** der Kortikalis sowie im trabekulären Knochen verteilt.

Osteonekrose

Ätiologie: Das Krankheitsbild ist multifaktoriell und entwickelt sich an den betroffenen Gelenken aus unterschiedlich zusammenwirkenden Parametern:

- Lokale **Mikro- oder Makrotraumen** mit einer frakturbedingten Ruptur der Gefäße oder einer Überlastung, die zu Endothelschäden und im Rahmen des Arthroseprozesses zu Sklerosierungen der Sinusoide führt.
- **Systemische Erkrankungen** mit besonderer Beteiligung der subchondralen Gefäße durch Thromboseneigung, Mikroluftembolien und Gefäßwandveränderungen. Vielfach spielen metabolisch-endokrinologische Erkrankungen eine Rolle, vor allem die hochdosierte **Kortisongabe** in der onkologischen Therapie, andere Immunsuppresiva und onkologische Präparate sowie **alkoholische Lebererkrankungen,** seltener die **Sichelzellanämie** und andere Hämoglobinopathien sowie die auch heute noch bei einzelnen Betroffenen (Taucher, Arbeiter im Untertagebergbau) subklinisch verlaufende **Caisson-Krankheit.** Negative Einflussfaktoren sind Rauchen und Adipositas.
  Selten sind schwangerschaftsassoziierte Osteonekrosen an der Hüfte und solche im Rahmen eines M. Gaucher. Auch beim Diabetischen Fuß kann es vor allem am Os metatarsale 2 zu einer Osteonekrose in Form eines M. Freiberg-Köhler kommen.
- idiopathisch.

Tab. 1. Ätiologie der Osteonekrose und der Osteochondritis dissecans juvenilis in Abhängigkeit von der häufigeren anatomischen Lokalisation. Neben den gelisteten Gelenken gibt es zahlreiche seltene Lokalisationen.

	Ätiologie
Femurkopf	• meist **systemisch** bedingt, selten infolge Fraktur • der **M. Perthes** des Kindesalters ist eine den Osteonekrosen ähnliche Erkrankung
Knie: Femurkondylen	• chronische Stressreaktion, vor allem ab Mitte des 6. Lebensjahrzehnts
	• chronische Stressreaktion im Adoleszentenalter als **Osteochondritis dissecans iuvenilis**
Skaphoid	meist nach **postttraumatischer Pseudarthrose** durch Mangeldurchblutung des proximalen Fragments
Os lunatum	meist posttraumatisch oder idiopathisch
Ellbogen, Humerus:	überlastungsbedingt im Adoleszentenalter als **Osteochondritis dissecans iuvenilis**
Talusrolle (Trochlea): **Osteochondrale Läsion**	• posttraumatisch: typisch Impression und Abschermechanismus nach Subluxation • selten idiopathisch

Die **Osteonekrose des Kiefers** ist als Subform der Osteonekrosen anzusehen und medikamentös induziert, vor allem durch Bisphosphonate, sehr selten auch durch Denosumab. Aus der Tatsache, dass sie vorwiegend am Unterkiefer, seltener am Oberkiefer vorkommt, lässt sich vermuten, dass auch hier mehrere ätiologische Faktoren wie Mundhygiene mit chronischen Gingivitiden und lokal toxische Effekte durch ingestierte Substanzen eine Rolle spielen. Es entstehen in der Mundhöhle kleine Areale oder große mutilierende Defekte des ohne Schleimhaut freiliegenden Knochens, die die Kaufunktion beeinträchtigen und die Lebensqualität weitaus stärker beeinträchtigen können als durch die Erkrankung, deretwegen die Behandlung durchgeführt wird.

Als Entstehungsmechanismus wird angenommen, dass nicht nur der Knochenabbau, sondern auch die Neubildung von Blutgefäßen im generell schlechter durchbluteten Knochen mit einem vielfach höheren Turnover gehemmt wird.

Eine andere Form ist die strahlenassoziierte Osteonekrose des Kiefers, Folge einer Radiochemotherapie von ausgedehnten oropharyngealen Karzinomen. Auch sie entsteht nicht nur durch die Bestrahlung, sondern multifaktoriell durch Infektionen und die bei diesen Patienten häufig toxischen Wirkungen von Rauchen und Alkohol. Reine Osteoradionekrosen sind sehr selten geworden, einige wurden nach dem Reaktorunfall in Tschernobyl beobachtet.

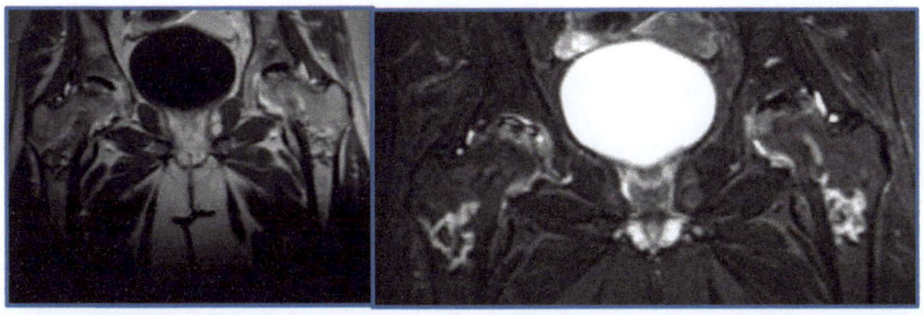

Abb. 10. Patientin nach ALL mit Chemotherapie und infolgedessen diaphysäre Knocheninfarkte beidseits an den Femora intertrochantär (mit girlandenförmiger fibrovaskulärer Demarkation) sowie Osteonekrosen, ebenso beidseits, an den Femurköpfen, rechts mit deutlicher Deformierung des Hüftkopfes (MRT oben T1-gewichtet ohne, unten T2-gewichtet mit Fettunterdrückung). In beiden Hüftgelenken mäßig Ergüsse.

Tab. 2. morphologische Stadien der Osteonekrose und des Knocheninfarkts

Stadium	
1	Nekrose des Knochengewebes
2	Demarkation vom umgebenden normalen Gewebe durch eine fibrovaskuläre Membran
3	Ersatz durch (gegenüber rotem minderwertigem) Fettmark

Pathogenese: In Abhängigkeit von Ausprägung und Therapie ist der Krankheitsverlauf unterschiedlich und kann in jedem Stadium sistieren. Die formalen pathogenetischen Übergänge zwischen subchondraler Insuffizienzfraktur und Arthrose sind fließend: einerseits sind beides ossäre Stressreaktionen, die Arthrose langsam und fast immer über Jahre, die SIF meist innerhalb von Wochen. Andererseits kann durch die Deformierung des Gelenkkörpers sekundär eine Arthrose entstehen.

Neben der vorwiegend vaskulären Genese mit oft plötzlicher Durchblutungsstörung gibt es oft Verläufe mit vorwiegend stressbedingten Veränderungen des Knochens. Bei diesen nichttraumatischen Formen an der Hüfte und am Kniegelenk kommt es initial zu Knochenmarködemen mit einem deutlich erhöhten intraossären Druck und in weiterer Folge zu einer verminderten Belastbarkeit des subchondralen Knochens mit umschriebener Osteoporose und subchondralen Insuffizienzfrakturen. Erst im nächsten Stadium entwickelt sich eine Knochennekrose mit Demarkation des nekrotischen Areals vom übrigen Knochen. Weniger an der Hüfte, wo der Femurkopf einbricht mit einem Konturdefekt, aber am Knie, Talus und bei den juvenilen Osteochondritiden kann sich das nekrotische Fragment ablösen und als freier Gelenkkörper (Corpus librum oder „Gelenkmaus") im Gelenkerguss schwimmen, zurück bleibt ein konkaver Knochendefekt („Mausbett").

Klinik und Diagnostik: Die Patienten sind zu Beginn oft beschwerdefrei. Im fortgeschrittenen Stadium Bewegungsschmerzen, Gelenkschmerzen, Knochenschmerzen. Bei foudroyanten Verläufen, meist ist die Hüfte betroffen, schwere „infarktartige" Gelenkschmerzen.

Imaging: Radiographische Aufnahmen dienen zur Übersicht über das Stadium und das Ausmaß des Krankheitsgeschehens. Die MRT ist wegen des sensitiven Nachweises des Knochenmarködems zur Frühdiagnostik geeignet.

Prävention: Reduktion von Risikofaktoren. Bei der Kieferosteonekrose regelmäßige zahnärztliche Kontrollen.

Medikamentöse Therapie: Die Meinungen zur Gabe durchblutungsfördernder Medikamente sind nicht einheitlich.

Physikalische Therapie: In leichten Stadien Ruhe und Entlastung, gefolgt von moderater Physiotherapie.

Orthopädisch-chirurgisch: Wenn konservative und medikamentöse Therapie versagen, dann Entlastungsbohrung zur Druckminderung und Verbesserung der Durchblutung im Knochen. Bei der Osteochondritis dissecans kann das Fragment refixiert werden. Bei ausgedehnten Defekten (z. B. Hüftkopfnekrose): künstlicher Gelenksersatz.

Knocheninfarkt

Knocheninfarkte haben meist eine metabolische Ursache, in erster Linie nach höherdosierter Applikation von **Kortikosteroiden** oder nach Chemotherapie; oft sind sie idiopathisch und radiologische Zufallsbefunde.

Muskel- und Sehnenrupturen

Bernhard Hintner, Franz Kainberger

Lernziele:

- Diagnostische Strategien zur Unterscheidung verschiedener traumatischer Muskel- und Sehnenverletzungen entwickeln können.
- Die häufigsten Komplikationen – insbesondere das Kompartment-Syndrom – kennen und notwendige Maßnahmen zur Erstversorgung durchführen können.
- Akute Verletzungen mittels PECH-Schema behandeln können.

Definition, Einteilung: Muskelverletzungen sind, in Abhängigkeit von der Überbeanspruchung, mikro- und makroskopische Läsionen. Je nach Verletzungsgrad, bzw. den betroffenen Strukturen werden Muskelkater, -verhärtung, -zerrung, -faserriss, -faserbündelriss oder komplette Risse der Muskulatur und zugehöriger Faszie mit vollständigem Funktionsverlust unterschieden.

Beim **Muskelkater** handelt es sich um **Mikrorisse in den Z-Scheiben der Sarkomere.** Bei anhaltenden Tonuserhöhungen spricht man von Verhärtungen und Verspannungen. **Muskelzerrungen** (Distension), weisen bereits mikroskopische Veränderungen wie im MRT erkennbare Ödeme auf.

Bei den Sehnen unterscheidet man Verletzungen, die den Muskelbauch, den Muskel-Sehnen-Übergang, die Sehne selbst oder den Sehnen-Knochen-Übergang, den in Form eines Ausrisses, der **Avulsion,** betreffen

Anatomie: Wegen der stärkeren, meist indirekten Krafteinwirkung sind meist die großen mehrköpfigen Muskeln der unteren Extremität, der **M. quadriceps** und die ihn lateral umhüllende **Fascia lata** sowie die dorsale Ober- und Unterschenkelmuskulatur betroffen. Am Arm ist es vor allem der **M. biceps brachii.**

Ätiologie: Meist handelt es sich bei Muskel- und Sehnenrissen um **Sportverletzungen.** Risse, Quetschungen oder Schnittverletzungen des Weichteilgewebes können auch die Folge offener Verletzungen sein. Eine **abrupte Maximalbelastung,** meist in Kombination mit einer Fehlfunktion des Muskels ist aber der wesentliche Verletzungsmechanismus. Diese basiert auf einer relativen Minderdurchblutung durch **mangelhaftes Aufwärmen** und damit fehlender Aktivitätsbereitschaft der Muskel und Gelenkrezeptoren, sowie Überbelastung, Übermüdung, Vorschädigung etc.

Neben der altersbedingten Degeneration sind Grunderkrankungen wie Diabetes mellitus oder Steroid- und Anabolikamissbrauch oft an der Pathogenese beteiligt.

Tab. 1. Muskelverletzungen: Komplikationen

Komplikation	Pathogenese
Kompartment-Syndrom	Druckerhöhung innerhalb des Faszienschlauchs eines Muskels, wenn der Druck im Kompartment höher ist als der der venösen Gefäße und es zur Abflusstörung kommt, die arterielle Durchblutung sinkt und eine Muskelnekrose folgt.
Rhabdomyolyse, Crush-Niere	Freigesetztes Kalium und Myoglobin schädigt die Nierentubuli, zusätzlich durch Schocksymptomatik akutes Nierenversagen

Pathogenese und Komplikationen: Bei einem Muskelkater tritt durch entzündliche Prozesse Wasser in die betroffene Region ein. Neben der Schwellung kann dies, durch die Kompression der Kapillaren und der daraus resultierenden Minderdurchblutung, weitere Schmerzen auslösen.

Oft treten die Schmerzen erst ein bis zwei Tage nach der Belastung auf (delayed-onset muscle soreness, DOMS). Der Grund dafür ist, dass sich die Risse auf bis zu 30 % der Sarkomere beschränken und nicht ganze Muskelfasern betreffen. Dadurch müssen die beim Abbau der geschädigten Strukturen entstandenen Schmerzmediatoren erst durch die Zellmembran diffundieren, um die extrazellulären Nozizeptoren zu erreichen.

Minderdurchblutung und Entzündung resultieren bei der Muskelverhärtung aus der längerfristigen Tonuserhöhung mit Abklemmung der intramuskulären Kapillaren. Bei makroskopischen Rissen kann es zu Blutungen, dem Muskelhämatom, kommen. Heilungsprozesse geschädigter Muskulatur enden in einer Narbe. Beim **Kompartment-Syndrom** kommt es, wenn ausgeprägt, ohne eine rasche **Fasziotomie** in diesem akuten Stadium zu **irreversiblen Nekrosen.** Neben diesen Ursachen kann das Kompartment-Syndrom auch durch Infektionen oder iatrogen bedingt sein. Exzessivstes Training kann zu einer **Rhabdomyolyse** führen.

Die damit einhergehende intrazelluläre Kaliumfreisetzung kann zu **lebensbedrohlichen Arrhythmien** führen, die rasch, als erstes mit einem EKG, abgeklärt gehören.

Eine Rhabdomyolyse kann als Folge einer Überdosierung von Kokain auftreten, indem die Muskelzellen durch die Droge derart aktiviert werden, dass sie zerfallen.

Reißt eine Faszie ein, treten je nach Lokalisation der Ruptur Teile der Muskulatur bei der Kontraktion und/oder Relaxation hervor. Solche Muskelhernien können leicht getastet und bei Bedarf chirurgisch verschlossen werden.

Sehnenverletzungen entstehen meist als Folge einer Vorschädigung durch Degeneration, der **Tendinose.**

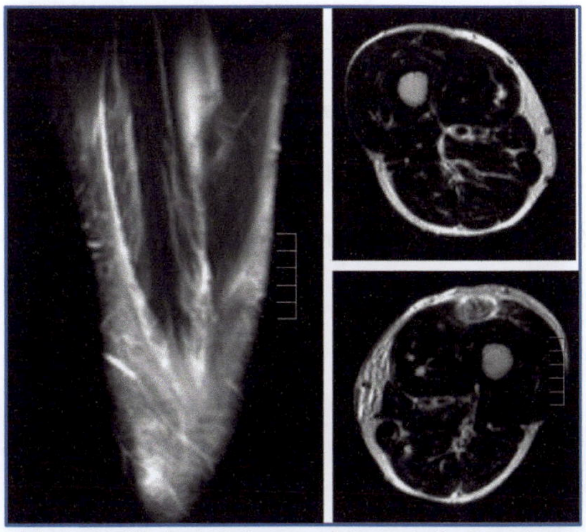

Abb. 1. 51-jähriger Patient nach Sturz beim Tennisspiel: MRT mit am Querschnitt deutlich verdicktem, weil verkürztem M. rectus femoris, umgeben von T2-gewichtet hellem faszialem und subfaszialem Ödem (unteres Bild, linkes oberes Bild: gesunder rechter Oberschenkel).

Anamnese: Muskelverhärtungen werden von Betroffenen in der Anamnese typischerweise mit einem ziehenden und stechenden Schmerz, sowie mit einem zunehmenden Spannungsgefühl im betroffenen Muskel beschrieben. Distensionen äußern sich in der Regel durch ein plötzliches Auftreten derselben Symptomatik bis hin zu krampfartigen Schmerzen. Im Gegensatz dazu werden Risse spitzer und stechender empfunden. Bei steigendem Druck beim **Kompartment-Syndrom** sprechen die Schmerzen auch auf adäquate Analgetika nicht mehr an und passiver Muskeldehnungsschmerz, deutliche, prallelastische Schwellung, sowie Druckschmerz treten auf.

Alarmierend sind **neurologische Ausfälle.** Diese reichen von Hypästhesie distal der Läsion bis hin zur motorischen Parese.

Sehnenverletzungen gehen oft mit einem schlagähnlichen dumpfen Schmerz und entsprechendem Funktionsverlust einher.

Klinische Untersuchung: Bei der physikalischen Untersuchung wird die Funktion des Muskels geprüft. Im Gegensatz zur passiven nimmt die aktive Beweglichkeit bis zum kompletten Funktionsverlust hin ab. Bei entsprechend großen Verletzungen können Dellen mit einer Schwellung der Umgebung palpatorisch festgestellt werden.

Labor: Der **CK-Anstieg** (Kreatinkinase) ist ein Maß für die Ausdehnung des Muskelschadens.

Tab. 2. Muskelhämatom: Differenzialdiagnose

Ursache
traumatisch
Gerinnungsstörung
Einblutung in einen vaskularisierten Tumor

Imaging: Ultraschall und MRT, um das Ausmaß der Ruptur zu quantifizieren, auch um eventuelle Kombinationsverletzungen der Knochen nicht zu übersehen.

Bei Verdacht auf ein Kompartment-Syndrom sind Messungen des intrakompartimentellen Drucks indiziert.

Beträgt die Druckdifferenz zum diastolischen Blutdruck weniger als 30 mmHg so spricht man von einem beginnenden Kompartment-Syndrom.

Prävention: Gezieltes Aufwärmen und Dehnen der jeweiligen Muskelgruppen zu Beginn, sowie ein adäquates Training dienen der Prophylaxe.

Therapie: Initial wird die verletzte Region möglichst schnell nach dem PECH-Schema behandelt. Muskelfaser- und -faserbündelrisse können, solange die Verletzung nicht mit einem kompletten Funktionsverlust einhergeht, konservativ behandelt werden.

Antianalgetische Maßnahmen, wie etwa NSARs, bei Bedarf. Zusätzlich kann eine antiinflammatorische Injektionstherapie angedacht werden. Die Reduktion des entstandenen Hämatoms sowie die Detonisierung des verletzten Muskels können dadurch ebenfalls erreicht werden. Um die sekundäre Destruktion weitestgehend zu verhindern und die anschließende Aufbauphase zu fördern, sollte möglichst früh mit entsprechender, durch Tapeverbände unterstützter Physiotherapie begonnen werden. Dies geschieht im Normalfall ab dem vierten Tag.

Tab. 3. PECH-Schema

P	Pause	Ruhigstellen
E	Eis	Kühlen zum Abschwellen und Schmerzstillen
C	Kompression	Anlegen eines straffen, elastischen Verbandes zur Eindämmung der Ausbreitung des Hämatoms
H	Hochlagerung	Erhöhte Lagerung zum Erleichtern des Abtransportes extrazellulärer Flüssigkeit und zum Verringern der Blutzufuhr

Dies erklärt den besseren Outcome im Vergleich zum früher angeratenen längerfristigen Schonen der verletzten Region.

Bis zu etwa sechs Wochen sollte auf Maximalbelastung verzichtet werden. Zuvor ist das Aufbautraining schmerzabhängig zu gestalten.

Bei persistierenden Schmerzen und eingeschränkter Bewegungsfähigkeit nach mehr als fünf Tagen müssen operative Rekonstruktionen angedacht werden. Bei einem vollständigen Funktionsverlust, Dehiszenz, begleitenden Faszienrupturen oder Sehnenrupturen ist eine operative Therapie indiziert. Auf degenerativen Prozessen basierende Sehnenrupturen ohne stärkere Funktionsverluste können ggf. konservativ behandelt werden. Postoperative Physiotherapie führt meist zu einem positiven Ergebnis.

Literatur und Links zur forschungsgeleiteten Lehre

Niethard F U, Pfeil J, Biberthaler P. 2009. Duale Reihe Orthopädie und Unfallchirurgie. 6 Auflage. Stuttgart. Georg Thieme Verlag KG; S. 319–322.

Partenheimer A. Konservative Behandlung von Muskelverletzungen. Trauma und Berufskrankheit. 2013; Sonderheft 1/2013: 75–80.

Grifka J, Kuster M. 2011. Orthopädie und Unfallchirurgie Für Praxis, Klinik und Facharztprüfung. Berlin Heidelberg. Springer-Verlag GmbH; S. 372–375.

Degenerative Erkrankungen der Sehnen und Faszien

Franz Kainberger, Gerhard Hobusch, Gerd Bodner, Alfred Engel, Richard Crevenna

Lernziele (Entrustable Professional Activities, EPA):

- Für degenerative Sehnen- und Faszienerkrankungen im Kontext mit einer fundierten Wissensbasis aus Public-Health-Aspekten (vor allem Epidemiologie, Diversity- und Gender-Aspekten, Gesundheitsökonomie), der normalen Anatomie von Sehnen und des Sehnengleitgewebes, des histologischen Aufbaus sowie der Ätiologie, Pathogenese und Pharmakologie die folgenden Kompetenzen besitzen:
- Anamnese und klinisches Assessment: Schmerzen, Schwellung und Bewegungseinschränkung sowie die Ergebnisse der klinischen und zusätzlicher Vorinformationen unter Berücksichtigung von Diversity- und Gender-Aspekten erheben, für Prävention und Therapie relevante Informationen extrahieren und daraus erste Schritte zum Patientenmanagement ableiten können: Achillodynie, Epikondylitis, Impingement an Schulter und anderen Gelenken.
- Notfall: Bei diesem Krankheitsbild die Awareness trainieren, um damit zusammenhängende Notfallsituationen erkennen sowie notfall- und erste allgemeinmedizinische Maßnahmen einleiten zu können, weiters Komplikationen und Folgeerkrankungen kennen, die sich daraus ergeben können: Rupturen und neuropathische Schmerzen durch Engpasssyndrome.
- Diagnostik: Diagnostische Maßnahmen inklusive Screening anordnen, interpretieren und differenzialdiagnostische Überlegungen (Clinical Reasoning) anstellen können und in Form einer evidenzbasierten Patientenvorstellung sowie eines Arztbriefs umsetzen können: Ultraschall und MRT.
- Prävention und Therapie: Zu diesem Krankheitsbild einen Managementplan entwickeln können und darauf aufbauend entsprechende erste Anordnungen für typische Szenarien treffen sowie einfache Eingriffe durchführen können: Betreuung von Sportlern mit Sehnenbeschwerden besonders im Hinblick auf einfache physikalisch-therapeutische Maßnahmen.
- Professionelles Handeln: Bei diesem Krankheitsbild die Patienten im Hinblick auf ihre eigenen und die sozialgesellschaftlichen Outcomes personalisiert führen (inklusive das Einverständnis zu diagnostischen und therapeutischen Maßnahmen einholen), empathisch unter Berücksichtigung der mit diesem Krankheitsbild typischerweise einhergehenden Probleme des Lebens, der Personal- und Patientensicherheit und unter Berücksichtigung von Aspekten der Ethik und anderer Medical Humanities sowie moderner IT-Lösungen betreuen können: Den historischen Hintergrund für das Zustandekommen von Sehnenschäden kennen.

Definitionen: Abnützungen der Sehnen oder Faszien sind degenerative **Tendopathien** und sog. **Fasziitiden,** die in zwei Formen auftreten können:

1. Durch ein **Impingement** (vorwiegend infolge Friktion und Kompression) bedingte Entzündungen als **Bursitis** (Schleimbeutelentzündung), **Tendovaginitis** (Sehnenscheidenentzündung) oder **Peritendinitis.** In weiterer Folge kommt es unter Wirkung starker Zugkräfte zur **Tendinose,** der Degeneration des Sehnengewebes.
2. Die degenerative **Enthesiopathie** – bei der noch nicht verschlossenen Apophyse als Apophysitis bezeichnet – und die **Fasziitis** entwickeln sich an der knöchernen Ursprungs- oder Ansatzzone von Sehnen oder Faszien durch übermäßige Zugkräfte.

Degenerative Sehnenerkrankungen laufen an den einzelnen Sehnen vom Prinzip immer gleich ab, sind jedoch hinsichtlich Erscheinungsbild und Schweregrad stark von der jeweils anatomischen Situation geprägt.

Mit Fasziitis, Tendinitis, Tendovaginitis usw. wird im klinischen Jargon Bezug auf die Zeichen der Entzündung genommen, formal korrekt sind die Erkrankungen als Überlastungssyndrom (Overuse) oder, wenn morphologische Schäden vorliegen, als Degeneration definiert.

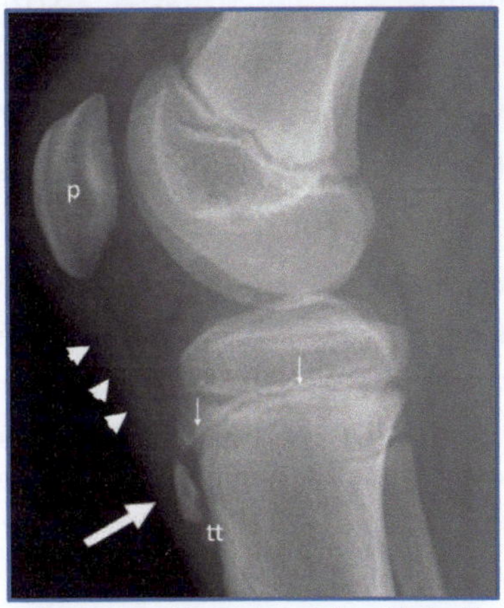

Abb. 1. 11-j. Patient, Leichtathlet mit rezidivierenden Knieschmerzen nach mehreren Stürzen: radiologisch zwar keine Fraktur, aber eine Ossifikation (Pfeil) der noch nicht verschlossenen Apophyse am Ansatz des Lig. patellae (Pfeilspitzen) der Tuberositas tibiae (tt) als Zeichen eines M. Osgood-Schlatter. Patella (p), noch offene Wachstumsfuge (Physe) der Tibia (schmale Pfeile).

In Bezug auf die myofasziale Release-Therapie (wie Foam-Rolling oder andere Formen der Faszientherapie) geht man davon aus, dass Degenerationen mit einer Verkürzung bzw. Schrumpfung des Gewebes einhergehen, allerdings sind die Zusammenhänge komplex und Gegenstand wissenschaftlicher Forschung.

Epidemiologie: Sie sind stark vom **Lebensstil** abhängig und haben eine typische Alters- und Geschlechtsverteilung:

Tendinosen werden mit zunehmendem Lebensalter häufiger, ihr Auftreten wird zusätzlich von Art und Ausmaß sportlicher Aktivität beeinflusst.

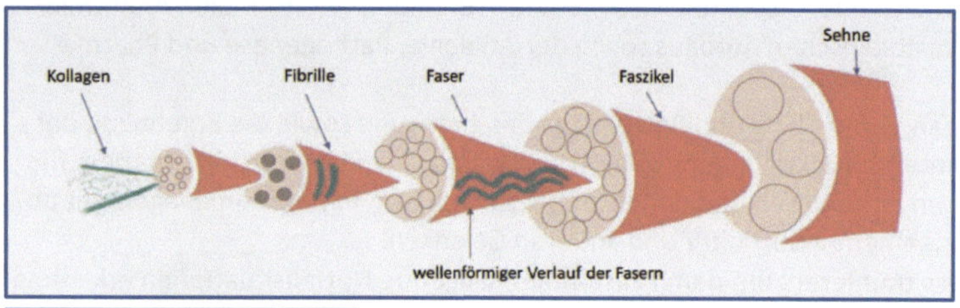

Abb. 2. Aufbau der Sehnen.

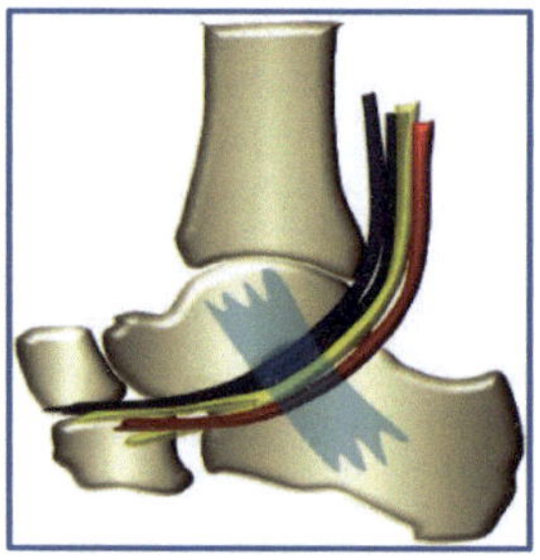

Abb. 3. Tarsaltunnel, einer der großen osteofibrösen Kanäle des Menschen, A, Vv. und N. tibialis unter dem Retina-kulum (hellblau): die in ihm laufenden Strukturen sind von ventral nach dorsal: Sehne des M. tibialis post., des M. flexor digitorum longus, A. tibialis, Vv. tibiales, N. tibialis und Sehne des M. flexor hallucis longus (mnemotechnischer Satz: **T**om, **D**ick **A**nd **V**ery **N**ervous **H**arry.)

An der Achillessehne betrifft es vorwiegend Männer mit einer Verschiebung des Altersgipfels von vor 40 Jahren im 3. (Militärdienst) zu heute im 5.–6. Jahrzehnt (Zunahme von Lauf- und Ballsport, sog. „Boomeritis" der Babyboomer).

(Traktions-)Apophysitiden sind mit bestimmten Sportarten wie dem **M. Osgood-Schlatter** assoziiert, der besonders bei Fußball spielenden Buben am Beginn der Pubertät mit charakteristischen Schmerzen und lokaler Schwellung an der Tuberositas tibiae nach Belastung auftritt.

Ursache ist der Wachstumsschub (Growth spurt) mit vorübergehend stärkerem Muskelzug an der Tuberositas tibiae infolge dysproportionalen Wachstums von Muskulatur und Knochen, kombiniert mit einer Verkürzung der Oberschenkelmuskulatur und intensiver Ausübung von Sprung- und Laufbelastung bei Ballsportarten oder Leichtathletik.

Tab. 1. Tendinosen: Ursachen

extrinsische Faktoren	Fehlerhafte Ausstattung (Kleidung, Sportgerät) Trainingsfehler
intrinsische Faktoren: konstitutionelle, traumatische, degenerative Achsenfehler	Achillessehne: **Hyperpronation** des Rückfußes oder erworbener **Plattfuß** (Überdehnung der M.-tibialis-posterior-Sehne) Schulter: Fehlhaltung mit Verkleinerung des **Subakromialraums** Patella: **Subluxation** (Problem der Beinachse, asymmetrische Zugwirkung der Oberschenkelmuskulatur)

Tab. 2. Tendinopathien: stadienhafter Verlauf

Stadium 1	Entzündung des Sehnengleitgewebes durch Friktion: **Tendovaginitis, Bursitis** od. **Peritendinitis** **Degenerative Enthesiopathie** am Sehnenansatz durch zu starke Zugwirkung.
Stadium 2	Tendinose infolge Mikrorupturen, die je nach weiterer Belastung wieder vernarben oder die Faszikel reißen

Histologie: Faszien, Sehnen, Retinakula und Ligamente sind Formen des straffen Bindegewebes. Sie bestehen aus von **Fibroblasten** produzierten **Kollagenfasern,** in geringem Ausmaß elastischen Fasern und einer **Proteoglykanmatrix.** Die Kollagenfibrillen sind durch Zug in einem gesunden Spannungszustand leicht wellig konfiguriert und durch Crosslinks (Seitenketten) untereinander verknüpft.

Die Gestalt und Aktivität der Fibroblasten werden durch Dehnung beeinflusst, d. h. diese Zellen reagieren nicht nur auf Zytokine, sondern auch auf mechanische Reize: eine physiologische Grundlage des Effekts von Dehnungsübungen.

Das Crimping, d. h. die wellig angeordneten Kollagenfasern, ist in den einzelnen Sehnen großer Variabilität unterworfen und wird zusätzlich vom Trainingszustand, dem

Lebensalter, degenerativen oder traumatischen Vorschäden sowie einer Reihe von Erkrankungen wie Diabetes mellitus beeinflusst.

Anatomie: **Faszien** umhüllen die Muskelfasern als Endomysia und Perimysia sowie den gesamten Muskel und Muskelgruppen. Fehlende Dehnung des straffen Bindegewebes und der Muskulatur führt zur Verkürzung, starke Überdehnung führt an den Sehnen zu **Mikrorupturen,** die an den Crosslinks beginnen. Kräftige intermuskuläre Faszien fassen die sie umhüllende Muskelgruppe zu einem **Kompartment** zusammen.

Tab. 3. Tendinopathien: Komplikationen und Folgeerkrankungen

Sehnenruptur: partiell oder komplett, oft ausgelöst durch ein indadäquates Trauma	
Engpass-Syndrome: Kompression von benachbarten Nerven in osteofibrösen Kanälen.	Tarsal- oder Karpaltunnelsyndrom, Sulcus-nervi-ulnaris-Syndrom des Ellbogens
Kalzifizierende Tendinitis: Sekundäre Entzündung mit kristallinen Kalkdepots und später eventuell Ossifikation (bei niedrigem pH-Wert des degenerierten oder rupturierten Gewebes)	Rotatorenmanschette, Sehnen um den Trochanter maior

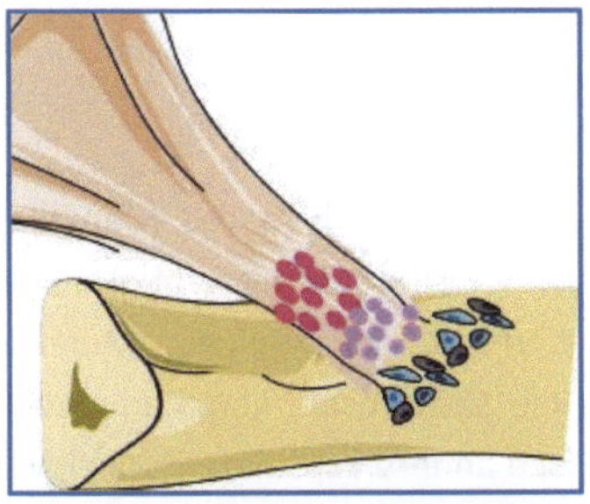

Abb. 4. Normale Enthese einer größeren Sehne mit zonalem Übergang von Sehnen-, in Knorpel- und Knochengewebe mit Tenozyten (Fibroblasten [rot], Chondrozyten [blau] und ossären Zellen [schwarz].

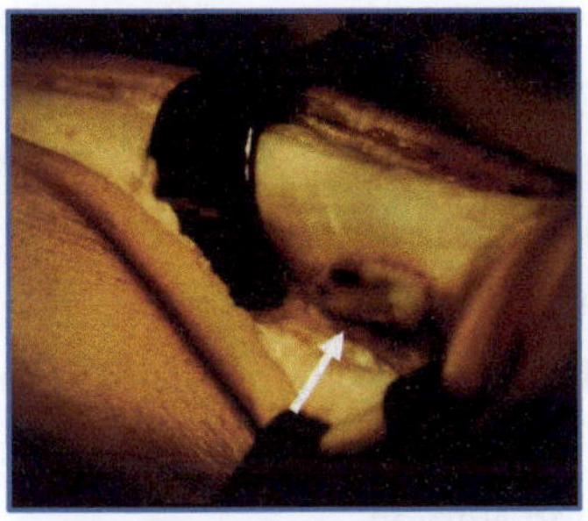

Abb. 5. Patient, Langstreckenläufer, mit Partialruptur der Achillessehne (Pfeil).

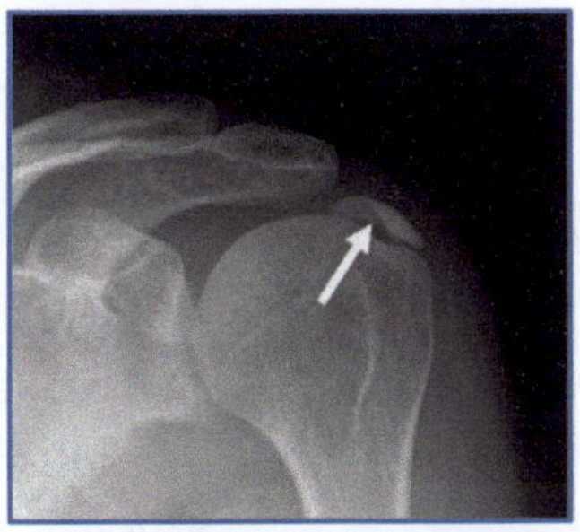

Abb. 6. 46-j. Patientin mit starkem ziehendem Schulterschmerz: kalzifizierende Tendinitis der Supraspinatussehne (Pfeil).

Biomechanisch sind es drei Arten von Kräften, die auf straffes Bindegewebe wirken: Zug, an Stellen mit einer Richtungsänderung, Druck- und Scherkräfte, sowie bei Kompression Druck. Faszien und Muskeln können als die elastischen Elemente, Knochen als die stabilen Elemente des unter Spannung stehenden muskuloskeletalen Systems angesehen werden (Tensegrity-Modell).

Sehnen werden in ihrem Verlauf über **Hypomochlien** – wo neben Zug- auch Druckwirkungen entstehen – von einem Gleitgewebe umgeben, meist ist es eine Bursa oder Sehnenscheide. Typisch sind die Knöchel des Fußes und die Processus styloidei an den Handgelenken. Sehnenscheiden können mit dem darunter liegenden Knochen und oft zusätzlich einem superfizial fixierenden Retinakulum einen **osteofibrösen Kanal** bilden, in dem vielfach Blutgefäße und Nerven verlaufen. An Stellen besonderer Druck- und Scherkraftbelastung enthalten Sehnen kleine Knorpelinseln oder auch Ossikel, die **Sesambeine.**

Tab. 4. Häufige durch Überlastung oder Degeneration von Sehnen und Faszien verursachte Syndrome

Lokalisation	anatomische Schwachstellen	Syndrom oder Folgeerkrankung
obere Thoraxapertur	Skalenuslücke Achsellücken	Thoracic-Outlet-Syndrom
Rotatorenmanschette	Subakromialraum	**Impingement** **kalzifizierende Tendinitis**
Ellbogen	Epicondylus radialis/ulnaris Sulcus nervi ulnaris	**Epikondylitis (Golfer- bzw. Tennisarm)** **Sulcus-nervi-ulnaris-Syndrom**
Handgelenke	erstes Strecksehnenfach Karpaltunnel Guyon'scher Kanal	Tendovaginitis De Quervain **Karpaltunnelsyndrom (CTS)** distales N.-ulnaris-Kompressionssyndrom
Hüfte	Trochanteren Tuber ischiadicum	Periarthropathia coxae (Bursitis trochanterica, kalzifizierende Tendinitis) Schnappende Hüfte N.-cutaneus-femoris-posterior-Syndrom
Knie	Tuberositas tibiae Tractus iliotibialis	**M. Osgood-Schlatter** Runner's knee
Fuß	Achillessehne Plantaraponeurose Innenknöchel Außenknöchel	**Achillodynie,** Haglund-Ferse **Plantarfasziitis** Tarsaltunnelsyndrom Tendovaginitis der Peroneussehnen

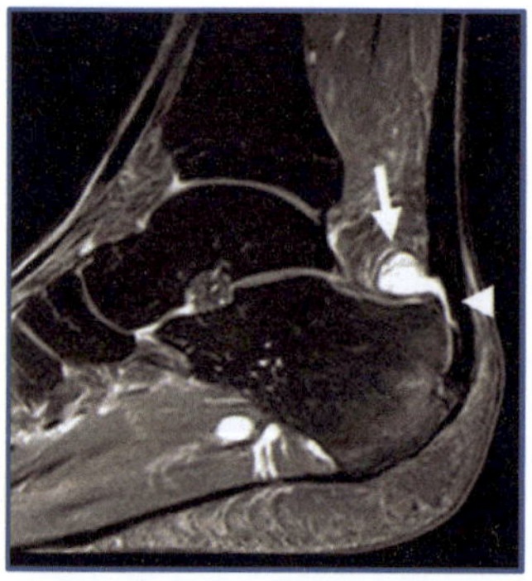

Abb. 7. 76-j. Patientin mit jahrelanger Achillodynie: Haglund-Ferse durch Kompression der Achillessehne und der Bursa subachillea zwischen Tuber calcanei und Schuh („wo der Schuh drückt"). MR (T2-gew.): hyperintense Bursitis (Pfeil) und Partialruptur der distalen Achillessehne (Pfeilspitze).

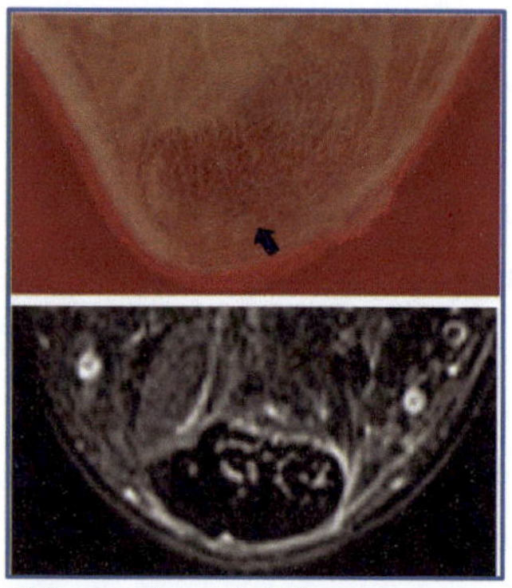

Abb. 8. Oben: Achillessehne, anatomisches Präparat mit fokalen Tendinoseherden (Pfeil) und verdickten intratendinösen Septen. Unten: 44-j. Patientin mit Peritendinitis und mäßiger Tendinose der Achillessehne: mit dem anatomischen Schnittbild korrespondierendes MRT-Bild (T2-gew.) mit manschettenförmig hyperintenser Entzündung um die Sehne und darin hyperintense Tendinoseherde zwischen hypointensen Kollagenfasern.

Die Patella kann als größtes Sesambein des Menschen angesehen werden, andere sind die Sesambeine der Großzehengrundgelenke und der radialseitigen Metakarpophalangealgelenke. Viele Sesambeine kommen inkonstant vor und sind, wie auch andere kapsuläre Ossikel, von ossären Frakturfragmenten abzugrenzen.

Manche Sehnen, wenn in einem größeren Abstand zum Knochen verlaufend wie die **Achillessehne** oder das **Lig. Patellae,** gleiten auf einem aus lockerem Bindegewebe bestehendem **Fettkörper.** Auch Faszien können osteofibröse oder fibröse Kanäle bilden oder Öffnungen in Form eines Hiatus oder einer Lücke zum Durchtritt von Muskeln, Gefäßen und Nerven.

Am Sehnenansatz, der **Enthese,** geht Sehnengewebe kontinuierlich in Knochengewebe über, bei größeren Sehnen in oft komplexer Form.

Sehnen sind bradytrophes Gewebe, werden somit nur von wenigen Blutgefäßen und vor allem durch Diffusion versorgt. Faszien enthalten zahlreiche Blut- und Lymphgefäße sowie Nerven. Die sensible und vegetative Nervenversorgung wird in Zusammenhang gebracht mit den zahlreichen myofaszialen Schmerzsyndromen und damit zusammenhängenden, teils auch psychosomatisch beeinflussten Krankheitsbildern.

Ätiologie und Pathogenese: Tendinosen entstehen durch Kompression, und/oder abnorme Zugwirkung. Ein Impingement, also die Kompression mit oder ohne Überdehnung straffen Bindegewebes, wird verursacht durch Faktoren, die das Gleiten der Glieder einer Bewegungskette stören.

Beispiele für inadäquate Ausstattung sind schlechte Bodenbeschaffenheit (Laufen auf Asphalt), schlechtes Schuhwerk, Tragen schwerer Aktentaschen oder falsch adjustierte Sportgeräte. Typisch ist das Auftreten von sportbedingten Überlastungssyndromen im Frühjahr durch Ortswechsel (von Indoor nach Outdoor) und Motivationsschübe. Vor allem am Fuß können sich durch chronischen Druck neue, erworbene Bursen im Rahmen einer adventitiellen Bursitis bilden.

Klinik: Leitsymptome sind lokalisierter und bewegungsabhängiger **Schmerz,** manchmal fortgeleitet entlang der Bewegungskette, **Bewegungseinschränkung** mit positiven Funktionstests sowie, wenn oberflächlich lokalisiert, eine **Schwellung.**

Imaging: Mit US und mit der MRT sind die vermehrte Flüssigkeit in Bursen und Sehnenscheiden sowie reparative Entzündungen der Mikrofaserrisse und Vernarbungen zu erkennen.

Degenerativ verkalkte Enthesiopathien werden als „Sporn" bezeichnet (oberer oder unterer Patellasporn, hinterer oder vorderer Fersensporn).

Prävention: Vermeidung extrinsischer sowie Vermeidung und Behandlung intrinsischer Risikofaktoren. In erster Linie **Training,** wobei die Abläufe der Bewegungsketten als Ganzes zu betrachten sind und für jede anatomische Region eine Vielzahl von Dehn- und Kraftübungen entwickelt wurden. Vermeidung von sehr früher Sportspezialisierung.

Der Einfluss des weit verbreiteten Stretchings oder Aufwärmens zur Vermeidung von Sportschäden mag, wenngleich bisher nicht wissenschaftlich belegt, durchaus wirksam sein. Erklärungen für die Wirksamkeit des Faszientrainings sind vielfach hypothetisch.

Therapie

- symptomatisch: antiphlogistische und physikalische Therapie (Training u. a.). Die deutlich eingeschränkte Compliance bei Sportlern vor allem vor Wettkämpfen ist zu berücksichtigen durch Entwicklung realistisch umsetzbarer Therapiepläne. Für Sportverbote, die oft nicht eingehalten werden, fehlen meist belegbare Auswirkungen auf die Prognose.
  Bei Achillodynie ist ekzentrisches Krafttraining (Dehnung unter Belastung) wirksam. Lokale Kortikosteroide („fit spritzen") sind nur eingeschränkt indiziert, da die Hemmung der Kollagensynthese zu Nekrosen v. a. des Sehnengewebes führt.
- chirurgisch: Bursektomie, bei Kompressionssyndromen Dekompression ossärer Strukturen wie des Akromions oder des Tuber calcanei.

Medizingeschichte: In der mythischen Beschreibung des antiken Achilleus durch Homer ist die Problematik der Sehnenruptur in vorgeschädigtem Gewebe literarisch verarbeitet. Der „schnellfüßige" Achill (weil ein guter Läufer) wurde durch ein plötzliches, für ihn unvorhersehbares Bagatelltrauma außer Gefecht gesetzt, und zwar an seiner Ferse, an der Thetis ihn als Baby beim Bad im Fluss Styx festhielt, so dass sie nicht von Wasser benetzt werden konnte). Nach anderer Darstellung wurde die durch ein Bagatelltrauma ausgelöste Ruptur mit einem Pfeiltreffer des Paris, den Apoll abgelenkt hatte, erklärt.

Mit den Wachsmodellen des Josephinums in Wien sind viele Sehnen und Faszien instruktiv dargestellt.

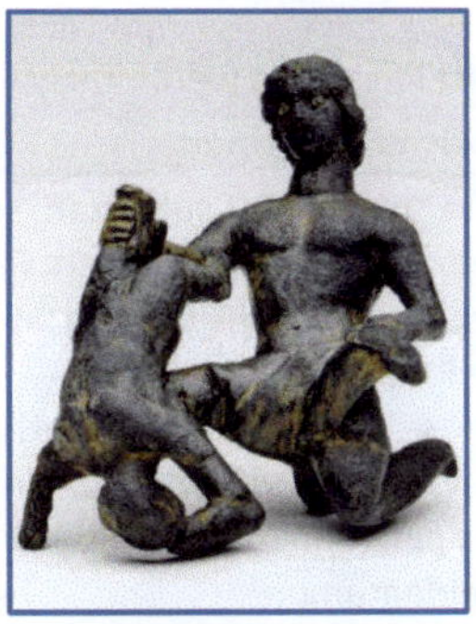

Abb. 9. Bei Neumarkt/Wallersee im Jahr 2017 gefundene und in dieser Form einzigartige antike Bronzefigur des Achill, der von seiner Mutter, ihn an der Ferse haltend, gebadet wird (Foto Salzburg-Museum).

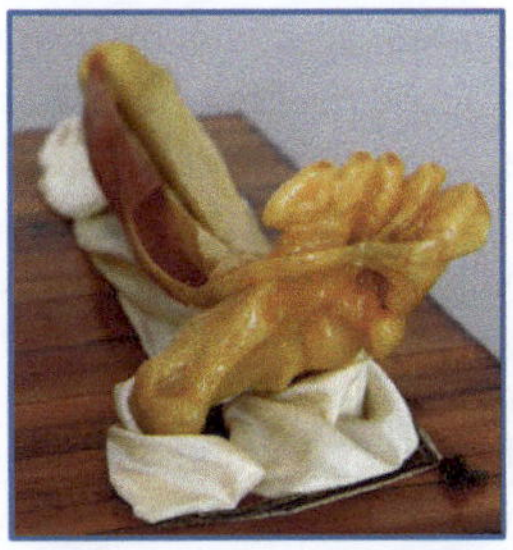

Abb. 10. Wachsmodell des Josephinums/Wien: Darstellung der Sehne des M. peroneus longus in ihrem Verlauf um den Außenknöchel und danach durch einen osteofibrösen Kanal im lateralen Fußgewölbe bis zu ihrem Ansatz an der Großzehe. Anschauliche Demonstration der Bedeutung dieser Sehne für die Stabilität des Fußgewölbes.

Literatur und Links

AWMF-Leitlinie Rotatorenmanschette (Stand 31.1.2017; http://www.awmf.org/leitlinien/detail/ll/033-041.html
Josephinum – Institut für Geschichte und Sammlungen der Medizin. www.josephinum.ac.at

Weichteiltumoren

Franz Kainberger, Joannis Panotopoulos

Lernziele:

- Das Konzept der an anatomischen Kompartments orientierten Entstehung und Ausbreitung von benignen und malignen Weichteiltumoren verstehen.
- Eine effiziente diagnostische Strategie zur frühzeitigen Differenzierung der sehr häufigen benignen von den seltenen malignen Weichteiltumoren bei Erwachsenen und Kindern vornehmen können.

Definition: Weichteiltumoren sind eine heterogene Gruppe von Tumoren des Muskel-, Fett-, Binde-, Gefäßwand- oder Nervenscheidengewebes, die vor allem an den proximalen Extremitäten auftreten, aber prinzipiell im gesamten Körper und hier vor allem an der Rumpfwand und im Retroperitoneum vorkommen können.

Epidemiologie: Die benignen Weichteiltumoren sind rund 100-mal häufiger als die malignen. Die Inzidenz der Sarkome, in Österreich sind es einige Hundert pro Jahr, steigt mit dem Alter an. Die Gesamtletalität beträgt 33 %. Unter den benignen Tumoren sind **Lipome** die mit Abstand häufigsten. Von den malignen Tumoren treten an den Extremitäten am häufigsten **Liposarkome** auf, sie findet man auch im Retroperitoneum. Bei Kindern ist das **Rhabdomyosarkom** der häufigste maligne Tumor.

Anatomie: Die Ausbreitungswege sind meist innerhalb eines Muskelkompartiments, intermuskuläre Faszien stellen eine gewisse Barriere dar.

Ätiologie und Pathogenese: Weichteiltumoren entstehen meist primär. Die zahlreichen histologischen Subtypen werden in drei Dignitätsgruppen unterteilt: **benigne, intermediär** (lokal aggressiv wachsend und metastasierend) und **maligne.** Maligne Weicheiltumoren können metastasieren, vor allem in die Lunge.

Tab. 1. Klassifikation von Weichteiltumoren (vereinfachte synoptische Darstellung der WHO-Klassifikation).

Dignität	häufige und wichtige Formen
benigne	• Adipozytär: **Lipom:** meist subkutan, seltener subfaszial, kann auch viele Kollagenfasern enthalten mit eher derbem, nicht teigig-weichem Palpationsbefund • Fibroblastisch und fibrohistiozytär: – noduläre Fasziitis – **Myositis ossificans** (nichttraumatische Form) – tenosynovialer Riesenzelltumor (früher als pigmentierte villonoduläre Synovitis, PVNS, oder Riesenzelltumor der Sehnenscheide bezeichnet) • Nervenscheidentumoren: – **Schwannome** (Neurinom) – **Neurofibrome:** Teil der **Neurofibromatose** (M. Recklinghausen), **Entartung** zu einem malignen peripheren Nervenscheidentumor möglich
intermediär	• Adipozytär: hochdifferenziertes **Liposarkom:** oft über 10 cm • Fibroblastisch und fibrohistiozytär: **Fibromatose:** von Faszien ausgehend, oft lokal-aggressives Wachstum mit Neigung zu Rezidiven, heterogene Familie von infantilen und adulten Formen. Sonderformen: – **Dupuytren'sche Kontraktur** der Hand – M. Ledderhose der Fußsohle – Desmoidtumor der Rumpfwand, typisch bei Frauen nach der Schwangerschaft
maligne	• Adipozytär: dedifferenziertes oder myxoides **Liposarkom** (enthält kein normales Fettgewebe) • Fibroblastisch und fibrohistiozytär: Fibrosarkom, tenosyovialer Riesenzelltumor (diese Entität kann benigne oder maligne sein) • Nervenscheidentumoren: maligner peripherer Nervenscheidentumor • Undifferenzierte oder nichtklassifizierbare Sarkome

Eine selten bei älteren Menschen an der thorakalen Rumpfwand unter und kaudal der Skapula, oft bilaterale benigne muskuläre Schwellung ist das Elastofibroma dorsi. Seine Genese ist unklar, möglicherweise degenerativ oder mikrotraumatisch. Unter den sekundär verursachten malignen Weichteiltumoren sind die Strahlensarkome heute selten geworden. Pathologisch-anatomisch werden Weichteiltumoren nach der makroskopischen und histologischen Morphologie sowie immunhistochemisch klassifiziert.

Neben diesen Weichteiltumoren, wie sie im engeren Sinn nach WHO-Kriterien in sehr komplexer Weise definiert sind, gibt es die **arteriovenösen Malformationen** (oft Hämangiome genannt) mit einem eigenen Klassifikationssystem.

Bei den von Nervengewebe ausgehenden Tumoren sind die **Schwannome** (Neurinome) von nicht-neoplastischen Schwellungen abzugrenzen, den **Neuromen.** Dies sind mechanisch-mikrotraumatisch entstandene Pseudotumoren, meist als Morton-Neurom in den Interdigitalspalten der Zehen oder als Amputationsneurom am Ende des Stumpfes.

Anamnese: Typisch beschreiben die Patienten eine selbst entdeckte **Schwellung.** Oft wird ein Zusammenhang mit einem Trauma hergestellt und diese Information kann bei malignen Weichteiltumoren zur irreführenden Einschätzung eines benignen Hämatoms führen.

Klinische Untersuchung: Lipome, wenn, wie oft der Fall, subkutan gelegen, sind typisch teigig-weich. Fibromatöse Tumoren sind derb. Maligne Raumforderungen sind derb und schlecht verschieblich, meist – aber nicht immer! – subfaszial gelegen, oft ist auch ein Größenwachstum feststellbar: eine **Sensitivität von etwa 90 % hat die Trias** aus derbem, schlecht verschieblichem Palpationsbefund, Größenwachstum oder Tumorgröße von mehr als 5 cm sowie subfasziale Lokalisation. **Pseudotumoren** sind palpable Weichteilschwellungen, denen meist eine raumfordernde chronische Entzündung oder ein Hämatom zugrunde liegt, dazu gehören die **traumatische Myositis ossificans** und die **Neurome.** Gut vaskularisierte Weichteiltumoren können nach einem Bagatelltrauma oder spontan einbluten, derartige **Hämatome** dürfen nicht als benigne eingeschätzt werden.

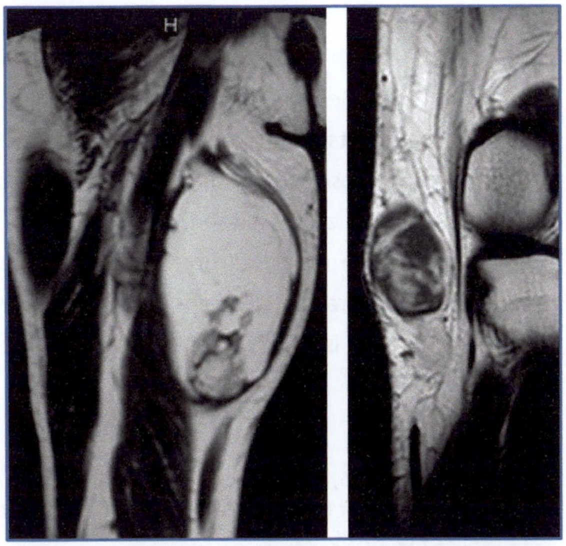

Abb. 1. Links: Voluminöser lipomatöser Weichteiltumor am Oberschenkel, der größtenteils aus Fettgewebe besteht mit gleicher Signalcharakteristik wie gesundes subkutanes Fett. Allerdings: distal solide nicht-fettige Gewebeanteile. Rechts: Subkutan gelegenes Liposarkom, dessen Struktur völlig anders ist als die des gesunden subkutanen Fettgewebes.

Imaging: Um die seltenen Malignome nicht zu übersehen, ist bei jedem nicht zweifelsfrei benignen klinischen Befund eine Bildgebung durchzuführen.

Die Sonografie ist gemeinsam mit der Radiografie die Basisuntersuchung. Als weiterführendes Verfahren dient die MRT zur Abklärung und Klassifikation verdächtiger Läsionen (DD: posttraumatisches Hämatom). Als Faustregel gilt, dass Fett in einem Tumor ein Benignitätskriterium ist. Wenn radiologisch nicht klar entschieden werden kann, ob die Raumforderung benigne oder maligne ist, ist sie als „intermediär" zu klassifizieren und diese Einschätzung so lange als maligne zu behandeln, bis eine Malignität an einem orthopädisch-onkologischen Zentrum ausgeschlossen ist (diese diagnostische Bedeutung des Begriffes „intermediär" ist somit eine andere als die pathologisch-anatomische).

Prävention: Die **frühe Differenzierung** der seltenen malignen von den häufigen benignen Weichteiltumoren ist essenziell für eine möglichst geringe Letalität.

Chirurgische Therapie: Die Resektion ist die Methode der Wahl. Bei malignen Tumoren wird sie an Zentren mit entsprechender Erfahrung durchgeführt. Fibromatosen und maligne Läsionen sind weit im Gesunden zu resezieren, um ein Lokalrezidiv zu vermeiden („der Chirurg soll den Tumor während der Operation nie sehen"). Sollte dies nicht der Fall sein, ist die Gefahr der lokalen Zellverschleppung, und damit die Rezidivgefahr, groß.

Von „Whoops-Tumoren" oder „Whoops Surgery" – und diese in England eingeführte Bezeichnung ist mittlerweile Bestandteil der wissenschaftlichen Literatur – spricht man, wenn ein Chirurg in der Annahme eines benignen Weilteiltumors diesen exstirpieren will, jedoch, sobald er den malignen Charakter des Gewebes erkennt, überrascht „whoops" sagt und den Eingriff abrupt beenden muss, damit ein suffizientes onkologisches Prozedere gestartet werden kann.

Nichtchirurgische Therapie: Chemotherapie, evtl. kombiniert mit Strahlentherapie.

Literatur

Brodowicz T, Amann G, Leithner A, Sztankay A, Kainberger F, Eisterer W, Liegl-Atzwanger B, Rachbauer F, Rath T, Bergmann M, Funovics PT, Ploner F, Windhager R. [Consensus diagnosis and therapy of soft tissue sarcoma]. Wien Klin Wochenschr. 2012 Feb; 124 (3–4): 85–99.

Fletcher CDM, Bridge JA, Hogendoorn PCW, Mertens F (Hrsg) (2013) WHO classification of tumours of soft tissue and Bone. Pathologyand genetics of tumours of soft tissue and bone, 4. Aufl. IARCPress, Lyon.

Fibromyalgie, chronisch-regionales Schmerzsyndrom und andere substratarme Schmerzsyndrome

Wolfgang Spiegel, Manfred Maier

Lernziele:

Nach aktiver Teilnahme an dieser Lehrveranstaltung sollen Studierende

- die wichtigsten Wegbereiter für substratarme Schmerzsyndrome des muskuloskelettalen Systems benennen können.
- den Unterschied zwischen einem myofaszialen Schmerzsyndrom und Projektionssymptomen erklären können.
- den Begriff eines muskulären Triggerpunktes erklären können.
- Beispiele für auffällige Palpationsbefunde nennen können.
- jene Symptome und Probleme benennen können, die häufig mit der Fibromyalgie vergesellschaftet sind.
- die wichtigsten diagnostischen Kriterien für eine Fibromyalgie benennen können.
- Charakteristika von Patienten (Patientenkarrieren) mit Fibromyalgie beschreiben können.
- typische Befunde der körperlichen Untersuchung von Patienten mit „Bodily stress syndrome" und Fibromyalgie benennen können.
- empfohlene Therapiestrategien für Patienten mit Fibromyalgie aufzählen können.

Allgemeines

Schmerzen des Stütz- und Bewegungsapparates sind häufig nicht an konkreten organischen Substraten wie degenerativen, entzündlichen, neoplastischen oder traumatischen Veränderungen festzumachen. Diese sind dann häufig die Folge mehrerer Faktoren, die sich in Summe in einer **funktionellen Störung** oder in einem **substratarmen Schmerzsyndrom** auswirken. Substratarme Schmerzsyndrome können, sofern keine manifesten Pathomorphologien oder biochemischen Marker nachweisbar sind, als *„Sonderfall einer funktionellen Störung mit dem Leitsymptom Schmerz"* gesehen werden. Der menschliche Bewegungsapparat basiert auf einem subtilen Zusammenspiel unterschiedlichster Organe und Gewebe (Knochen, Muskeln, Sehnen, Bänder, Faszien, Nervengewebe), dessen Biomechanik und biologische Regelkreise leicht aus dem Gleichgewicht geraten können. Wegbereiter für Störungen der körpereigenen Regulation können sein:

- Fehlbelastungen oder statische/dynamische Überlastungen der Wirbelsäule oder einzelner Strukturen
- muskuläre Imbalance (z. B. Hypo- oder Hypertrophie von Muskeln oder Muskelgruppen, Verkürzungen)
- reflektorische Muskelverspannungen (chronischer Muskel-Hypertonus)
- Überlastung oder Insuffizienz des Kapsel-Band-Apparates von Gelenken
- segmentale Mobilitätsstörungen einzelner Intervertebralgelenke
- Restzustände nach Zerreißung des Kapsel-Band-Apparates, Knochenbrüchen, Weichteilverletzungen, Operationen (Narbenbildungen) mit Störwirkung auf den Gesamtorganismus
- sogenannte Belastungsfaktoren (z. B. Umwelteinflüsse, chronische Vergiftungen, oxidativer Stress, Lärm, psychische Belastung, zivilisatorisch-technische und geobiologisch bedingte elektromagnetische Felder)

Klassifikation substratarmer Schmerzsyndrome

Schmerzsyndrome werden abhängig von der Körperregion und der zugrunde liegenden Funktionsstörung zumeist deskriptiv benannt. So werden diese im HWS-Bereich nach Schöps und Hildebrand beispielsweise **zervikales Überlastungssyndrom, zervikales myofasziales Syndrom**[1], **zervikales Irritationssyndrom**[2], **zervikale segmentale Funktionsstörung** und **zervikogener Kopfschmerz** genannt. Die Internationale statistische Klassifikation der Krankheiten und verwandter Gesundheitsprobleme (ICD-10) bietet mit offen lassenden Klassifikationen wie „Rückenschmerzen, nicht näher bezeichnet (M54.9)" und „segmentale und somatische Funktionsstörungen (M99.0)" suboptimale Voraussetzungen, um substratarme Schmerzsyndrome zu klassifizieren. Die WHO hat zur Klassifikation in der primärmedizinischen Versorgung den von der Weltorganisation für Allgemeinmedizin (Wonca) entwickelten Kode „ICPC-2" anerkannt. Dieser erlaubt die Klassifikation von Symptomen, Symptomgruppen und Beschwerden[3], die in der Allgemeinmedizin häufig nicht eindeutig sind und nicht sofort einem Krankheitsbild zugeordnet werden können bzw. müssen.

Bodily stress syndrome

In der in Vorbereitung befindlichen ICD-11-PHC (Primary Health Care-Version) wird voraussichtlich die neue Krankheitsentität „Bodily stress syndrome" eingeführt, die es erlauben wird, Patienten mit persistierenden unklaren muskuloskelettalen Beschwerden und psychischen Symptomen zweckmäßiger zu klassifizieren. Bisher wurden die Symptome dieser Patienten häufig als „Somatisationsstörung", „Somatoforme Störung" oder gar als „Medically unexplained symptoms" klassifiziert. Letztere Klassifikation suggeriert dem Patient, dass seine/ihre Beschwerden medizinisch unerklärt (und damit „nicht so ernst zu nehmen") sind.

Bodily stress syndrome[4] inkludiert die folgenden muskuloskelettalen Beschwerden fakultativ (Lam et al., 2013):

> Schmerzen in den Armen und Beinen, Muskelschmerz, Gelenksschmerzen, Gefühl der Muskellähmung oder lokaler Muskelschwäche, Rückenschmerzen, Schmerzen mit wechselnder Lokalisation, unangenehme „Taubheistgefühle" und Kribbeln.

Als Beispiele generalisierter unspezifischer Symptome werden angegeben (Lam et al., 2013):

> Konzentrationsstörungen, mnestische Störungen, übermäßige Müdigkeit, Kopfschmerz, Schwindelgefühl.

Das Leitsymptom der substratarmen Schmerzsyndrome ist der Schmerz oder auch eine veränderte Schmerzschwelle (Hyperalgesie, Allodynie[5]). Zur Abklärung und Differenzierung der Beschwerden ist der Bewegungsapparat genau zu untersuchen. Neben der funktionellen Untersuchung der Wirbelsäule und der Gelenke ist die **Erhebung von Tastbefunden der Haut/Unterhaut und der Muskulatur erforderlich (Palpation).** Die resultierenden **Befunde** können z. B. Sehnenansatzveränderungen (Insertionstendopathie), Schmerzen ausgehend von Bändern (Ligamentosen), Verquellungen der Haut (Ausdruck einer Störung im Segment/Dermatom), hyperalgetische Zonen der Haut (Hyperalgesie), Hartspann eines Muskels, umschriebene Verhärtungen im Muskel oder Schmerzen im Bereich von Muskeltriggerpunkten sein.

Begriffsbestimmungen

Triggerpunkte sind auf Palpation schmerzhafte Muskelareale, die einen übertragenen Schmerz (referred pain) auslösen.

Übertragener Schmerz (referred pain) tritt im Verlauf der kinetischen Muskelketten oft an weit entfernter Stelle durch Reizung von muskulären Maximalpunkten auf.

Myofasziale Schmerzsyndrome beschreiben ein empirisch gefundenes System von in einzelnen Muskeln lokalisierten Triggerpunkten mit einem jeweils zugehörigen Ausstrahlungsmuster des Schmerzes. Es handelt sich dabei um eine klinische Diagnose, basierend auf Anamnese und klinischer Untersuchung.

Projektionssymptome sind reflektorische Krankheitszeichen bei Affektionen des Stütz- und Bewegungsapparates und bei Erkrankungen von inneren Organen. So kann durch die Schädigung eines inneren Organs eine tastbare Verquellung der Haut oder eines Muskels **im zugehörigen spinalen Segment** verursacht werden. Nach der Segmentregel erscheinen die Reflexsymptome primär immer in jenem Dermatom und Myotom, das vom gleichen **Segmentregulatorischen Komplex** angespeist wird (Konvergenz-Regel).

Neuraltherapie ist eine ärztliche Untersuchungs- und Behandlungsmethode, die durch Inspektion und Palpation nach regulationsmedizinisch auffälligen Befunden wie Bindegewebsverquellungen, Muskelhartspann, hypersensiblen oder hyperalgetischen Zonen, vegetativen Befunden wie Durchblutungsstörungen, Hyperhidrosis, Asymmetrien der Weichteile, Narbenbildungen, Funktionseinschränkungen am Bewegungsapparat u. a. sucht, um daraus diagnostische und therapeutische Schlüsse zu ziehen. Die neuraltherapeutische Behandlung besteht in verschiedenen Injektionstechniken, wobei als Injektionsmittel das Lokalanästhetikum Lidocain oder Procain verwendet wird.

Schmerzen des muskuloskelettalen Systems ohne klar zuordenbare Pathologie sollten den Arzt immer zur Suche nach reflektorischem Krankheitsgeschehen veranlassen. Theoretische und praktische Grundkenntnisse der Palpation sind leicht zu erwerben und können laufend durch klinischen Einsatz verfeinert werden. Wenn schmerzhafte Muskeldruckpunkte nach einem bestimmten Muster am ganzen Körper verteilt sind, sollte die Diagnose des Fibromyalgie-Syndroms bedacht werden.

Untersuchungsgang

Um bei Verdacht auf Bestehen eines substratarmen Schmerzsyndroms des Stütz- und Bewegungsapparates im Rahmen der körperlichen Untersuchung etwaige vorhandene reflektorische Befunde erheben zu können, empfiehlt sich die Einhaltung folgender Reihenfolge beim Untersuchungsgang[6]: Inspektion, dann Strichpalpation, dann Kibler'sche Hautfalte, dann Schichtpalpation; daran anschließend Erhebung vegetativer Befunde und Funktionsprüfung.

Das Fibromyalgie-Syndrom

Das Fibromyalgie-Syndrom wird als chronisches, komplexes Schmerzsyndrom definiert, welches mit multiplen Schmerzarealen im Bereich des Muskel- und Skelettsystems, chronischer Müdigkeit und Schlafstörungen einhergeht und dessen Ursache derzeit unbekannt ist. Fibromyalgie ist der häufigste Grund für generalisierte Schmerzen im Muskel- und Skelettsystem. Seine Prävalenz wird mit 0,5–5 % angegeben; Frauen sind etwa doppelt so häufig betroffen wie Männer. Die Fibromyalgie tritt häufig familiär auf, sodass eine genetische Prädisposition oder familiäre Verhaltensweisen als Ursache möglich erscheinen. In den meisten Fällen entwickelt sich das Syndrom ausgehend von chronischen Schmerzen im Muskel- und Skelettsystem, wobei häufig psychosozialer Stress auslösend sein dürfte. Patienten mit Fibromyalgie können schlecht mit chronischem Stress umgehen. In der Lehrveranstaltung werden die wichtigsten Hypothesen über die Ätiologie und die Pathophysiologie des Syndroms besprochen.

Patienten mit Fibromyalgie-Syndrom klagen über chronische, polytope Muskelschmerzen und Spannungsgefühl in der Schulter- und Beckenregion, der Wirbelsäule sowie der oberen und unteren Extremität. Manchmal sind auch die Kaumuskeln betroffen. Während der Schmerz gewöhnlich vom Muskel ausgeht, klagen manche Patienten auch über Gelenkschmerzen oder das Gefühl, geschwollene Gelenke zu haben. Meist sind ein oder zwei Körperstellen ganz besonders betroffen, der Schmerz kann jedoch in Lokalisation und Charakter variieren, ist in Ruhe vorhanden, verstärkt sich bei Bewegung und erreicht seinen Höhepunkt nach längerer physischer Belastung. Im Gegensatz zu entzündlichen Gelenkerkrankungen hält eine Morgensteifigkeit nur kurz an und lässt sich durch Bewegung oder Massage häufig bessern.

Die genaue Befragung des Patienten nach Lokalisation und Qualität des Schmerzes, nach Schmerzausstrahlung, Auslösung, Verstärkung etc. ist überaus wichtig. Gezielt ist auch nach zusätzlichen Symptomen wie Müdigkeit, Kopfschmerzen, Schlafstörungen, Colon irritabile oder anderen vegetativen Symptomen zu fragen. Auch Fragen zur Lebensqualität und persönlichen Zufriedenheit sind wichtig. Bei der physikalischen Untersuchung sind die Schmerzstellen und Spannungsareale gezielt manuell zu untersuchen; typischerweise führt die Palpation dieser Areale nicht zu einer Schmerzausstrahlung und -weiterleitung wie bei anderen myofaszialen Schmerzsyndromen, sondern bleibt lokalisiert.

Bei der Diagnostik der Fibromyalgie handelt es sich um eine Ausschlussdiagnose, d. h. es werden bekannte Krankheitsbilder, die als Ursache für die Symptome in Frage kommen, ausgeschlossen; unter anderem sind Laborbefunde und Röntgenbilder der Sakroiliakalgelenke meist unumgänglich notwendig.

Die Fibromyalgie geht häufig mit Symptomen einher, die auch bei anderen Krankheitsbildern anzutreffen sind. Dazu gehört das chronische Ermüdungssyndrom (chronic fatigue syndrome), bei dem die Patienten über Konzentrationsmangel, Störungen des Kurzzeitgedächtnisses, Schlafstörungen und Schmerzen im muskoloskelettalen System klagen. Auch hier müssen andere bekannte Ursachen der Symptome ausgeschlossen werden. Etwa 75 % der Patienten, die die diagnostischen Kriterien des Ermüdungssyndroms erfüllen, erfüllen auch jene für die Fibromyalgie.

Praktisch alle Patienten mit Fibromyalgie klagen auch über gestörten und wenig erholsamen Schlaf, obwohl die Schlafdauer nicht reduziert ist.

Etwa ⅓ der Patienten mit Fibromyalgie zeigen auch Symptome des „Restless Leg Syndroms". Darunter versteht man parästhesieähnliche Sensationen in der unteren, aber auch der oberen Extremität, die sich nach Bewegung oder Dehnung bessern.

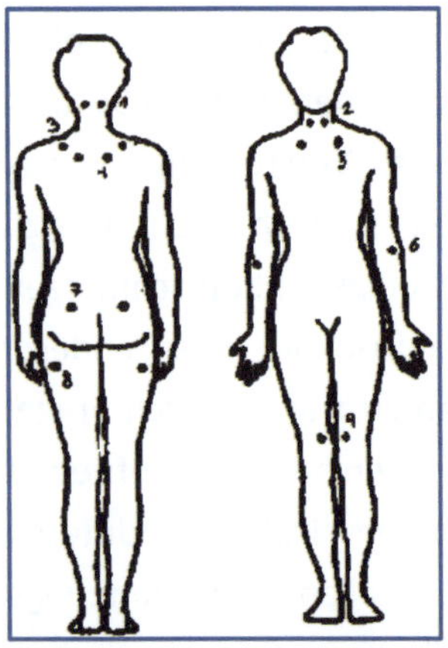

Abb. 1. Lokalisation der Schmerzpunkte beim Fibromyalgie-Syndrom

Darüber hinaus treten mit der Fibromyalgie auch eine Reihe von anderen funktionellen Störungen auf. Dazu gehören depressive Störungen oder auch Angststörungen, Kälteintoleranz, Migräne, Spannungskopfschmerz, kognitive Störungen und Konzentrationsprobleme, Colon irritabile etc.

Die Behandlung der Fibromyalgie ist ein Prozess, der sich am individuellen Patienten orientiert und eine gute Arzt-Patient-Beziehung voraussetzt. Das therapeutische Ziel ist die Erhaltung der Lebensqualität sowie die soziale und berufliche Integration. Dazu ist es wichtig, dem Patienten einen erholsamen Schlaf zu ermöglichen und ihn möglichst schmerzfrei/schmerzarm zu halten. Ein wesentliches Werkzeug ist die Patientenberatung und Schulung, um ihm geeignete Coping-Strategien in die Hand zu geben. In der pharmakologischen Behandlung hat sich Amitriptylin (trizyklisches Antidepressivum) bewährt, welches auch mit einem selektiven Serotonin-Reuptake-Inhibitor (SSRI, z. B. Fluoxetin) kombiniert werden kann. Benzodiazepine, Kortikosteroide oder nichtsteroidale Antirheumatika sind zu vermeiden. Bei zwischenzeitlichen Schmerzspitzen kann Tramadol eingesetzt werden. Allen Patienten sollte ein angemessenes Bewegungs- und Fitnesstraining inklusive Muskeldehnung und Muskelkräftigung empfohlen werden. Neben einer Reduktion von familiärem und beruflichem Stress haben sich auch die Neuraltherapie und psychotherapeutische Ansätze (z. B. medizinische Hypnose) bewährt.

[1] Im Gegensatz zum Überlastungssyndrom, bei dem der Nackenschmerz eher diffus und nicht eindeutig lokalisierbar ist (Folge einer muskulären und/oder ligamentären Überbeanspruchung), dominieren beim myofaszialen Syndrom eindeutig palpable Muskelverspannungen, -verhärtungen bzw. -verkürzungen mit Bewegungseinschränkungen. Die digitale Stimulierung von Triggerpunkten führt zum ausstrahlenden Schmerz.

[2] Intensive, diffuse, durch geringe Bewegungen der HWS auslösbare und anhaltende Bewegungs- und Ruheschmerzen. Druckschmerzhaftigkeit der Gelenkskapsel und des umgebenden Gewebes.

[3] Im Gegensatz zum Überlastungssyndrom, bei dem der Nackenschmerz eher diffus und nicht eindeutig lokalisierbar ist (Folge einer muskulären und/oder ligamentären Überbeanspruchung), dominieren beim myofaszialen Syndrom eindeutig palpable Muskelverspannungen, -verhärtungen bzw. -verkürzungen mit Bewegungseinschränkungen. Die digitale Stimulierung von Triggerpunkten führt zum ausstrahlenden Schmerz.

[4] Intensive, diffuse, durch geringe Bewegungen der HWS auslösbare und anhaltende Bewegungs- und Ruheschmerzen. Druckschmerzhaftigkeit der Gelenkskapsel und des umgebenden Gewebes.

[5] Schmerzauslösung durch einen Reiz, der für gewöhnlich keinen Schmerz verursacht.

[6] Die Nichteinhaltung dieser Reihenfolge – z. B. Voransetzung der funktionellen Untersuchung – kann aufgrund der mit der manuellen Untersuchung verbundenen Stimulation zur Verfälschung reflektorischer Befunde führen.

Weiterführende Literatur

Bergsmann O, Bergsmann R: Projektionssymptome. 4. Aufl., Wien: Facultas 1997.

Borg-Stein J, Stein J: Trigger points and tender points: one and the same? Does injection treatment help? Rheum Dis Clin North Am 1996; 22: 305–22.

Lam TP, Goldberg DP, Dowell AC, Fortes S, Mbatia JK, Minhas FA and Klinkman MS (2013): Proposed new diagnoses of anxious depression and bodily stress syndrome in ICD-11-PHC: an international focus group study, Fam Pract 2013; 30: 76–87.

Schöps P, Hildebrand J: Schmerzsyndrome des Halsbereichs. In: Zenz M, Jurna I: Lehrbuch der Schmerztherapie: Grundlagen, Theorie und Praxis für Aus- und Weiterbildung. 2. Aufl. Stuttgart: Wiss. Verl.-Ges.; 2001, 593–609.

Spiegel W, Grösel A: History Taking, Principles and Functional Examination in Musculoskeletal Care. In: Bisconcin M, Maso G, Mathers N (eds). European Textbook of Family Medicine, Milano:Passoni, 2006, 215–227.

Travell JG, Simons DG: Handbuch der Muskel-Triggerpunkte Band 1. Obere Extremität, Kopf und Rumpf. 2. Aufl., Urban & Fischer, München, Jena, 2001.

Travell JG, Simons DG: Handbuch der Muskel-Triggerpunkte. Untere Extremität. Urban & Fischer, München, Jena, 2000.

Fibromyalgie-Syndrom

Biasi G, Manca S, Manganelli S, Marcolongo R: Tramadol in the fibromyalgia syndrome: a controlled clinical trial versus placebo. Int J Clin Pharmacol Res 1998; 18:13–19.

Branco JC, Bannwarth B, Failde I, Carbonell JA, Blotman F, Spaeth M, Saraiva F, Nacci F, Thomas E, Caubère JP, MD, Le Lay K, Taieb C, Matucci-Cerinic M: Prevalence of Fibromyalgia: A Survey in Five European Countries. Seminars in Arthritis and Rheumatism 2009.

Goldenberg D, Mayskiy M, Mossey C, Ruthazer R, Schmid C: A randomized, double-blind crossover trial of fluoxetine and amitriptyline in the treatment of fibromyalgia. Arthritis Rheum 1996; 39:1852–1859.

Peyer C, Spiegel W. Fibromyalgia Syndrome: A Challenge for Family Medicine. In: Bisconcin M, Maso G, Mathers N (eds): European Textbook of Family Medicine, Milano:Passoni, 2006, 236–240.

Schafranski MD, Malucelli T, Machado F, Takeshi H, Kaiber F, Schmidt C, Harth F: Intravenous lidocaine for fibromyalgia syndrome: an open trial. Clinical Rheumatology 2009; 28: 853–855.

Gelenkverletzungen

Gerhild Thalhammer, Johannes Leitgeb, Manfred Greitbauer

Definition: Gelenkverletzung ist ein Überbegriff für traumatische Schäden der Kapsel-Band-Strukturen, Frakturen mit Gelenkbeteiligung und der hyalin- und faserknorpeligen Strukturen, die je nach Art und Schwere der Gewalteinwirkung isoliert oder kombiniert auftreten. Die Übergänge zu mikrotraumatischen Schädigungen sind fließend.

Anatomie und Biomechanik: Zum Verständnis bestimmter Verletzungsfolgen ist es notwendig, sowohl die topografische als auch die funktionelle Anatomie und die Biomechanik der einzelnen Gelenke zu analysieren, da je nach Art der mechanischen Beanspruchung und abhängig vom Angriffspunkt der einwirkenden Kräfte typische Verletzungsmuster entstehen:

Pathogenese: Die **Kontusion (Prellung)** entsteht durch stumpfe Gewalteinwirkung auf eine oder mehrere gelenkbildende Knochen- oder Knorpelstrukturen.

Die **Distorsion (Zerrung)** und in schwerer Form die **Luxation (Verrenkung)** entstehen durch indirekte Gewalteinwirkung wie Drehung oder Biegung. Bei der Distorsion kommt zur reversiblen Dehnung der elastischen Fasern, ohne dass ein nachweisbarer Schaden der Kapsel-Bandstrukturen vorliegt. Die Luxation resultiert in einem partiellen – der **Subluxation** – oder kompletten Kontaktverlust der gelenkbildenden Knochen, dadurch entsteht eine Inkongruenz des Gelenks. Bei einer **Gelenkfraktur** bricht dieser Knochen ohne relevante Beteilung der Kapselbänder, die Frakturlinie reicht an die artikulierende Knochenoberfläche, sodass es durch Dislokation eines Knochenfragments zu einer Stufenbildung kommen kann. Die **Luxationsfraktur** (Verrenkungsbruch) ist die Kombination von Gelenkfraktur und Ruptur der Kapselbänder.

An den Binnenstrukturen des Gelenks kann es zu Verletzungen der faserknorpeligen Strukturen, der Meniszi, Diszi oder Labra, kommen. Eine Verletzung des hyalinen Knorpels ist die **Flake-Fracture,** eine Abscherverletzung, oder die **osteochondrale Läsion,** wenn der Knorpel gemeinsam mit dem subchondralen Knochen verletzt wird. Das betroffene Knorpel-Knochen-Stück kann bei leichteren Formen im Knochen integriert bleiben, sich teilweise („Maus im Mausbett") oder komplett ablösen und dann im Gelenkraum frei bewegend (als „Gelenkmaus") zu einer **posttraumatischen Synovitis,** gelegentlich auch zu plötzlichen Bewegungsblockaden führen.

Folgen der Luxation, v. a. der Luxationsfraktur, können Verletzungen der benachbarten Gefäße und Nerven, der Sehnen und Muskeln, selten auch durch Anspießung der Haut eine offene Fraktur sein.

Prinzipiell kann jedes Gelenk luxieren, die am häufigsten betroffenen Gelenke sind jedoch das Schulter-, das Ellbogen- und das Femoropatellargelenk (Kniescheibenluxation) sowie die Fingergelenke. Bei massiver Gewalteinwirkung (z. B. Hochrasanztrauma) kann es auch zu Luxationen im Hüft- oder Kniegelenk kommen. Im Gegensatz dazu führen anatomische Normvarianten zu sog. habituellen Luxationen ohne wesentliche Gewalteinwirkung, z. B. an der Schulter oder im Femoropatellargelenk. Zunehmend häufiger werden Hüftgelenksluxationen bei Hüftendoprothesen beobachtet, die auch bei geringer Krafteinwirkung in bestimmter Stellung des künstlichen Gelenks entstehen können.

Klinik: Bei allen Verrenkungen müssen immer die periphere Durchblutung, Motorik und Sensibilität der betroffenen Extremität geprüft werden, da es zu Irritationen (Druck- oder Traktionsschaden) oder Verletzungen der angrenzenden Nerven und

Gefäße kommen kann. Ebenso kann eine Schädigung am umgebenden Sehnen- und Muskelgewebe, den knorpeligen Strukturen (z. B. Rotatorenmanschettenruptur und Labrumläsion nach Schulterluxation) sowie des Kapsel-Bandapparates (z. B. Seitenbandrupturen) entstehen.

Knorpelverletzungen

Andere Knorpelschädigungen entstehen durch direkten Anprall, durch Degeneration oder durch chronische Über- und/oder Fehlbelastung bei Achsfehlstellungen der Extremitäten. Die Genese der sog. Osteochondrosis dissecans (OD, z. B. am Talus) ist umstritten (idiopathisch/mikrovaskulär posttraumatisch).

Luxationen können auch zur Absprengung führen

Kapsel-Bandverletzungen

Durch Abduktions-, Adduktions- und Rotationstraumen kann es zu Zerreißungen des Kapsel-Bandapparates kommen. Eine komplette Kontinuitätsunterbrechung eines Bandes nennt man Ruptur. Diese führt zur mechanischen Instabilität des Gelenks und kann bei inkomplettem Ausheilungsergebnis Sekundärschäden des Gelenks zur Folge haben (Knorpelschäden, Meniskusschäden, Arthrose, Überlastungsschäden der angrenzenden Sehnen).

Weichteilverletzungen

Treten alleine oder begleitend zu oben genannten Verletzungsmustern auf.

Zu den Weichteilverletzungen in der Umgebung von Gelenken zählen Einblutungen oder traumatische Eröffnungen von Schleimbeuteln, Muskelverletzungen und Sehnenverletzungen.

Schleimbeutelverletzungen

Zu einer Schleimbeutelentzündung (Bursitis) kommt es entweder in der Folge eines einmaligen direkten Traumas oder durch eine chronische mechanische Überbeanspruchung eines Gelenks. Beim Sturz auf ein (zumeist gebeugtes) Gelenk kann eine Wunde über dem Schleimbeutel entstehen und diesen eröffnen. Solche Wunden müssen akut chirurgisch behandelt werden (Bursektomie), da sie ein sehr hohes Infektionsrisiko darstellen. Typisch sind diese Verletzungen über dem Ellenhaken und über der Kniescheibe.

Muskelverletzungen

Verletzungen der Skelettmuskel (Fasereinrisse, Teilrupturen, Rupturen) entstehen durch plötzliche Überdehnung, entweder durch abrupte passive Bewegung eines Gelenks oder durch eine exzentrische Kontraktion (Abbremsen des Körpergewichtes entgegen der Zugrichtung des betroffenen Muskels). Häufig ist auch ein direkter Schlag oder Stoß bzw. ein Anprall auf eine Kante ursächlich. Weiters sind Muskelverletzungen immer auch im Rahmen von Frakturen und Luxationen mit deutlicher Dislokation zu beobachten.

Sehnenverletzungen

Zu Sehnenverletzungen kommt es meist durch indirekte Krafteinwirkung bei extremer und plötzlicher Muskelanspannung. Aufgrund der hohen mechanischen Beanspruchung bzw. der speziellen Durchblutungssituation entstehen diese Verletzungen zumeist am knöchernen Ansatz einer Sehne (Sehnenaus- oder -abriss) oder am Übergang eines Muskelbauches zur Sehne (typisch an der Wadenmuskulatur). Die Achillessehnenruptur stellt eine Sonderform dar, da diese Sehne typischerweise 4–6 cm proximal ihres Ansatzes am Fersenbein reißt.

Eine eigene Entität stellt die Ansatztendopathie (Insertionstendopathie) dar. Dabei kommt es durch ein einmaliges relevantes Trauma oder wiederholte Mikrotraumen am Ansatz einer Sehne am Knochen zu einer Überlastungsreaktion der Sehne, was zu chronischen Schmerzen und Schwellung sowie in weiterer Folge zu Funktionseinschränkungen führen kann.

Anamnese: Häufig ist eine bestimmte Verletzung bereits aus der Anamnese heraus zu vermuten. Hierzu muss der Patient zum genauen Unfallhergang befragt werden, da die Unfallmechanik schon Rückschlüsse auf bestimmte Verletzungen erlaubt. Die Anamnese kann z. B. bei Sehnenverletzungen bereits einen deutlichen Hinweis auf die Diagnose geben, da der Patient im Augenblick der Ruptur zumeist einen starken Schmerz verspürt, der sofort von einem stechenden Funktionsverlust abgelöst wird (Beispiel Achillessehne, Fußballenstand nicht möglich).

Klinik: Zur klinischen Symptomatik von Gelenksverletzungen zählen Schmerzen, Schwellung und das Auftreten eines Blutergusses (Hämatom). Bei intraartikulären Frakturen oder Verletzungen der knorpeligen Strukturen und/oder des Kapsel-Bandapparates kommt es zu Flüssigkeits- oder Blutansammlungen im Gelenk (intraartikulärer Erguss, Hämarthrose) sowie zur Bewegungseinschränkung des betroffenen Gelenks. Zudem können fixierte Fehlstellungen oder aber eine abnorme Beweglichkeit mit Krepitation festgestellt werden. Bei Luxationen sind die Fehlstellungen des Gelenks durch den veränderten Muskelzug zumeist federnd fixiert und die angrenzenden Knochen deutlich prominent sicht- und tastbar.

Bei kompletten Sehnenrupturen ist häufig eine Delle im Verlauf der betroffenen Sehne tastbar (typisch bei Achillessehnenrissen). Eine komplette Ruptur führt zumeist zu einem vollständigen Funktionsverlust des Muskels und somit zur aktiven Bewegungsunfähigkeit des Zielgelenks.

Bei Muskelverletzungen ist das Ausmaß der mechanischen Schädigung durch die klinische Untersuchung nur ungenau zu quantifizieren. Das Leitsymptom ist eine schmerzhafte Bewegungseinschränkung bei zumeist noch vorhandener, aber abgeschwächter Funktion des betroffenen Muskels. Nur im Falle eines oberflächlich gelegenen Muskels bei schlanken Individuen kann bei einer partiellen Ruptur eine Delle getastet werden. Komplette Muskelrupturen können klinisch zumeist eindeutig diagnostiziert werden, da es im Regelfall zu einer Verlagerung des Muskelbauches und damit zu einer veränderten Konturierung der äußeren Form des Weichteilmantels kommt.

Diagnostik: Die klinische, manuelle Untersuchung ist eines der wichtigsten Mittel zur Diagnosefindung bei Gelenksverletzungen. Sie muss für jede Verletzung am Bewegungsapparat neben der Inspektion und Palpation (Lokalisation von Hämatomen, Schwellungen etc.) die Untersuchung der mechanischen Stabilität des Gelenkes, der beteiligten knöchernen Strukturen sowie der aktiven und passiven Stabilisatoren beinhalten. Durch spezielle Belastungstests, die jene Bewegungen nachahmen, gegen welche die einzelnen Bänder mechanischen Schutz bieten, kann eine Bandinstabilität erkannt werden. Darüber hinaus müssen zusätzlich funktionelle Untersuchungen der angrenzenden Muskeln („Muskelprovokationstests") durchgeführt werden, um Schädigungen der betreffenden Sehnen und Muskeln zu verifizieren und funktionelle Störungen zu erfassen. Diese Belastungstests erfolgen im Regelfall im Seitenvergleich, wobei das Ausmaß der Beweglichkeit (aktiv und passiv) sowie eine Beurteilung der Kraft im Seitenvergleich (z. B. Bewegung gegen den Widerstand des Untersuchers) erhoben werden. Für die klinische Untersuchung ist es essenziell, den Patient so zu lagern, dass eine möglichst schmerzfreie Evaluierung bei maximal entspannter Muskulatur durchgeführt werden kann, um nicht falsch negative oder falsch positive Befunde zu erhalten.

Bei Sehnenverletzungen kann bei der Untersuchung entweder eine Delle im Sehnenverlauf getastet oder ein Funktionsverlust beim Versuch der aktiven Bewegung beobachtet werden. Weiters kann u. U. eine Verlagerung des entsprechenden Muskelbauches beobachtet werden (typisch bei Bizepssehnenverletzungen am Oberarm).

Ergänzend muss eine **Standard-Röntgenuntersuchung (Nativröntgen)** in mindestens 2 Ebenen durchgeführt werden, mittels der knöcherne Bandausrisse, Brüche und Fehlstellungen der Gelenke festgestellt werden können.

Zur genaueren Beurteilung stehen anschließend noch die **Computertomografie (CT)**, die **Sono-**

grafie (Ultraschall) und die Magnetresonanztomografie (MRT) zur Verfügung, wobei erstere zur exakten Beurteilung der Stellung von Brüchen, Gelenkstufen und des Gelenks selbst dient. Die Sonografie ist besonders gut zur Beurteilung eines Schadens an Muskeln und Sehnen geeignet. Neben der Beurteilung von hämatomgefüllten Diastasen von Muskeln, die auf eine Ruptur oder Teilruptur hinweisen, können Sehnen in ihrem Verlauf auch dynamisch untersucht und dargestellt werden. Der Kapsel-Bandapparat und die knorpeligen Strukturen lassen sich am besten mittels MRT, z. T. unter Anwendung eines intraartikulär injizierten Kontrastmittels (z. B. MR-Arthrografie der Schulter), darstellen.

Therapie

Die Behandlungsmöglichkeiten sind vielfältig und im Wesentlichen vom betroffenen Gelenk, der Verletzungsart und ihrem Ausmaß, aber auch vom (biologischen) Alter des Patienten abhängig.

Allgemein gilt, dass eine Gelenkverletzung möglichst funktionell behandelt werden soll, da eine lange Ruhigstellung zu einer bleibenden Bewegungseinschränkung oder gar zum Einsteifen eines Gelenks führen kann. Prinzipiell liegt bei Luxationsfrakturen eine Operationsindikation vor.

Bei Auftreten eines intraartikulären Ergusses muss unter sterilen Bedingungen eine Punktion des Gelenks durchgeführt werden. Neben einer Schmerzreduktion für den Patienten kann die Beurteilung des Punktates zusätzliche Informationen über die Verletzung geben:

- serös: Reizerguss
- blutig: Kapsel- oder Bandruptur
- blutig mit Fettaugen: Knorpel-Knochenbeteiligung, Gelenkfraktur

Prellungen und Zerrungen

Werden initial durch Schonung, Kühlung, Hochlagerung der Extremität und analgetische Therapie behandelt. Bei starken Schmerzen kann eine Ruhigstellung mittels Schiene oder Gipsverband für 5–7 Tage erfolgen. Bei Verletzungen der unteren Extremität ist häufig auch eine Entlastung unter Anwendung von Stützkrücken indiziert.

Verrenkungen

Sollen so schnell wie möglich unter adäquater Schmerzausschaltung reponiert werden. Im Anschluss an die Reposition erfolgt eine neuerliche Röntgenkontrolle zur Überprüfung und Dokumentation der vollständigen Reposition (Wiederherstellung der Gelenkskongruenz) und zum Ausschluss einer knöchernen Beteiligung. Ebenso müssen die Stabilität des Gelenks sowie die periphere Durchblutung, Motorik und Sensibilität nach der Reposition überprüft und dokumentiert werden. Bei stabilem Gelenk erfolgt die Ruhigstellung für 2–3 Wochen. Bei vorliegender Instabilität oder/und weiter bestehender Inkongruenz, muss eine weiterführende Diagnostik unter Anwendung geeigneter radiologischer Verfahren eingeleitet werden. In den meisten Fällen ist eine operative Therapie mit Rekonstruktion der entsprechenden verletzten Strukturen (Bänder, Kapsel) erforderlich.

Knochenbruch (Fraktur) und Verrenkungsbruch (Luxationsfraktur)

Gelenkbrüche können **konservativ** behandelt werden, sofern keine Stufenbildung über 2 mm oder relevante Begleitverletzungen an Knorpel, Sehnen und Bändern vorliegen. Die konservative Therapie von Gelenkbrüchen erfolgt prinzipiell durch Ruhigstellung, wobei an der oberen Extremität eher frühfunktionell, d. h. ohne Ruhigstellung weiterbehandelt werden kann als an der unteren Extremität, da hier die Gefahr von sekundären Dislokationen durch Einwirkung der Körperlast besteht. Bei erheblichen Vorerkrankungen des Patienten können Gründe vorliegen, die eine konservative Behandlung auch bei größeren Dislokationen und damit prinzipiell gegebener Indikation zur operativen Therapie notwendig machen.

Ziel der **operativen** Versorgung ist die stufenfreie, anatomische Wiederherstellung der Gelenkfläche bzw. eine achsgerechte Gelenkflächenstellung, um Bewegungseinschränkungen und Sekundärschäden (Arthrose) zu verhindern. Kapsel-Bandverletzungen und Knorpeldefekte müssen unbedingt in gleicher Sitzung mitversorgt werden. Ist eine Sofortversorgung des Gelenks z. B. bei polytraumatisierten Patienten nicht möglich oder liegen begleitende schwere Weichteilschäden vor, wird zunächst eine geschlossene Frakturreposition und Ruhigstellung mittels Gipsverband (konservativ) oder Fixateur externe (operativ) durchgeführt. Bei vollständiger Gelenkszerstörung oder in Sonderfällen kann die Indikation zum endoprothetischen Gelenksersatz gegeben sein. Abhängig von verschiedenen Faktoren erfolgt diese Versorgung entweder primär oder sekundär. Alternativ bietet auch die operative Gelenksversteifung (Arthrodese), z. B. am oberen und/oder unteren Sprunggelenk, gute Ergebnisse.

Besondere Aufmerksamkeit sollte auch dem das Gelenk umgebenden Weichteilmantel gelten, da es bei massiver Krafteinwirkung zu Quetschungen und Weichteilschwellungen und in weiterer Folge zum Absterben der Weichteile (Nekrosen), Infektionen oder ausbleibender Bruchheilung kommen kann. Offene Frakturen oder Luxationsfrakturen stellen immer eine absolute Operationsindikation dar.

Knorpelverletzungen

Bei isolierten Knorpelverletzungen ist die Behandlung abhängig vom Ausmaß des vorliegenden Knorpelschadens.

Frische Abscherungen von Knorpel-Knochenfragmenten (flake fractures) sollten möglichst frühzeitig operativ refixiert werden, um eine Anheilung zu ermöglichen.

Bei nicht frischen Verletzungen oder degenerativen Schäden stehen vielfältige Behandlungsmöglichkeiten wie die Knorpelzelltransplantation, die Mikrofrakturierung oder die Achskorrektur von Extremitäten mittels Umstellungsosteotomie zur Verfügung.

Kapsel-Bandverletzungen

Je nach Grad der Instabilität des betroffenen Gelenkes können Bandverletzungen funktionell oder konservativ behandelt werden (Ruhigstellung mittels Gipsverband oder Schiene), bei höhergradiger Instabilität müssen sie operativ versorgt werden (Bandnaht bzw. Bandersatzplastik). In der klinischen Untersuchung sind Bandzerrungen von Teilrupturen oft nur schwer differenzierbar, während komplette Rupturen meist als deutliche Instabilität imponieren. Häufige Bandrupturen sind Rupturen des vorderen Kreuzbandes des Kniegelenks, der lateralen Seitenbänder des oberen Sprunggelenks, der Seitenbänder der Fingergelenke, des ulnaren Daumenseitenbandes (Schidaumen) sowie Läsionen der ventralen glenohumeralen Bänder bei Schultergelenksluxationen.

Weichteilverletzungen

Eine durch Unfall eröffnete Bursa wird immer operativ entfernt (Bursektomie), eine Drainage eingelegt und das betroffene Gelenk mit Gips oder Schiene ruhiggestellt, es erfolgt zusätzlich eine kurzzeitige, aber hochdosierte Antibiotikatherapie.

Bei Schleimbeutelentzündungen sollten im akuten Stadium eine Ruhigstellung und antibiotische Abschirmung erfolgen, die Bursektomie kann bei Anhalten der Beschwerden nach Abklingen der Entzündungszeichen im Intervall durchgeführt werden. Sollte jedoch eine akute Infektion mit ihren typischen lokalen Zeichen *Calor*, *Rubor* und *Dolor* vorliegen, oder bereits eine systemische Symptomatik mit erhöhter Temperatur und laborchemischen Infektzeichen bestehen, ist eine akute Operation nach den Prinzipien der septischen Chirurgie mit radikaler Bursektomie und Nekrosektomie erforderlich.

Bei Sehnenverletzungen können Sonografie und MRT wertvolle Zusatzinformationen liefern. Komplette Sehnenrupturen sind zumeist operativ zu behandeln, da durch den verbleibenden Muskelzug ein fehlender Kontakt (Dehiszenz) der rupturierten Sehnenanteile entsteht. Selten, wie

z. B. bei Ausrissen der Strecksehnen der Langfinger, gelingt durch konsequente Ruhigstellung in maximaler Streckstellung über mehrere Wochen eine Ausheilung ohne Operation.

Häufig betroffene Sehnen sind die Achillessehne, die Quadrizepssehne, die Patellarsehne, die Strecksehnen der Finger, die lange Bizepssehne sowie die Supraspinatussehne (Rotatorenmanschette).

Partialrupturen von Muskeln können selbst bei sonografischer Untersuchung oft nur schwer von intra- und intermuskulären Hämatomen unterschieden werden. Muskelrupturen sind eine Domäne der konservativen Therapie. Nur im Falle von Läsionen ganzer Muskelgruppen oder im Falle von offenen Verletzungen wie z. B. bei Schnittverletzungen wird eine operative Rekonstruktion angestrebt.

Zusammenfassung

Gelenkverletzungen erfordern sowohl in der Diagnose als auch in der Therapie eine besondere Sorgfalt des Untersuchers bzw. des Behandlers, da es im Falle schwerer Verletzungen ohne adäquate Therapie zu gravierenden Funktionseinschränkungen des betroffenen Gelenks und somit zum Funktionsverlust der gesamten Extremität kommen kann. Das Therapieziel muss in allen Fällen eine möglichst frühzeitige funktionelle Behandlung sein, um Folgeschäden hintanhalten zu können. In vielen Fällen ist dafür eine operative Behandlung notwendig, um durch die Wiederherstellung der Gelenkanatomie die Beweglichkeit und die Stabilität der Funktionseinheit „Gelenk“ zu gewährleisten.
Verletzungen des Kapsel-Bandapparates sowie des aktiven Bewegungsapparates können bei Kenntnis der funktionellen Anatomie und im Speziellen der Patho-Biomechanik durch die klinische Krankenuntersuchung im Regelfall erfasst werden. Weiterführende Untersuchungen wie CT, Sonografie oder MRT erlauben eine Verifizierung der Diagnose und stellen eine wichtige Hilfe zur Entscheidungsfindung der weiteren therapeutischen Schritte dar. Bei gegebener Stabilität und wenn es das Verletzungsmuster erlaubt, sollte eine frühfunktionelle Therapie erfolgen.

VO sollte es dann an eine geben!

Degenerative Erkrankungen der peripheren Gelenke

Klaus Bobacz, Stefan Tögel, Franz Kainberger

Lernziele:

- Das biomechanische Wechselspiel zwischen vermehrter Belastung und verminderter Belastbarkeit von Gelenken und anderen Knochenverbindungen in der Pathogenese der verschiedenen degenerativen Erkrankungen verstehen und gemeinsam mit Patientinnen und Patienten personalisierte Präventionsmaßnahmen erarbeiten können.
- Die epidemiologischen und gesundheitsökonomischen Aspekte degenerativer Gelenks- und Wirbelsäulenerkrankungen sowie die in diesem Zusammenhang relevanten Präventionsmaßnahmen kennen.
- Klinische Symptome und radiologische Befunde von anderen Erkrankungen der Gelenke und Wirbelsäule abgrenzen können.
- Akutsituationen in Form plötzlicher Bewegungsblockaden und starker Schmerzen richtig erkennen und Erstmaßnahmen setzen können.
- Anwendung der Prinzipien von Diagnose und Therapie der Arthrose bei folgenden Krankheitsbildern: Erkrankungen der Rotatorenmanschette, Fingerpolyarthrose und Rhizarthrose, Hallux valgus, Hüftdysplasien, Coxa valga und vara sowie andere konstitutionelle Hüftgelenkserkrankungen, Genu valgum, Genu varum, patellofemorales Schmerzsyndrom, posttraumatische Gonarthrose.

Definitionen: Die Degeneration von Gelenken und anderen Knochenverbindungen ist eine Abnützung aller anatomischen Komponenten aufgrund einer zu hohen chronischen biomechanischen Belastung, einer normalen Belastung von dafür nicht geeigneten oder vorgeschädigten anatomischen Strukturen oder beidem. Die Degeneration eines Gelenks wird als **Arthrose** bezeichnet. An der nichtartikulären Symphysis pubis spricht man von einer Symphysitis.

Mechanische Überlastung mit unzureichender Durchblutung des subchondralen Knochens kann zu anderen artikulären Stressreaktionen führen, ihre formalen pathogenetischen Beziehungen zur Arthrose sind fließend.

Die englische Übersetzung von Arthrose ist Osteoarthritis (OA), wobei mit der Endung -itis auf die das klinische Bild dominierenden Zeichen der reaktiven Gelenkentzündung Bezug genommen wird. Auch im Deutschen setzt sich der Begriff Osteoarthritis immer mehr durch, analog wird in einzelnen Fällen wie bei der Degeneration der Symphysis pubis von Symphysitis gesprochen.

Etymologie: Die Bezeichnungen für degenerative Erkrankungen enden generell mit -ose (von einer altgriechischen Endung eines Attributs, das dazugehörige Substantiv ist in der Fachsprache später verloren gegangen). Seine Bedeutung ist „voll von" wie es auch bei Worten wie Siderose der Fall ist.

Public Health: Degenerative Gelenk- und Wirbelsäulenerkrankungen sind mit zunehmendem Alter häufiger und gesundheitsökonomisch sehr relevante Erkrankungen in hochzivilisierten Ländern mit Bewegungsmangel und Überernährung. **Frauen** sind deutlich häufiger betroffen.

Anatomie und Biomechanik: Die Kraftübertragung an Gelenken und nichtartikulären Knochenverbindungen, den Synchondrosen, Syndesmosen und der Symphyse, erfolgt aktiv über die Muskulatur, die den normalen Ablauf der Bewegung sichert und vom Kapsel-Bandapparat unterstützt wird. Die passive Kraftübertragung geschieht über den subchondralen Knochen, den hyalinen Knorpel und in einigen Gelenken den Faserknorpel von Meniszi oder Diszi.

An Gelenken mit einem hohen Anteil an **Muskelsicherung** – dazu gehören die Schulter, das Knie und die Wirbelsäule – ist lebenslanges Training zur Vermeidung von Arthrosen nötig.

So kann eine übermäßig hohe Zahl von Liegestützen bei einem Untrainierten zu einer Überdehnung der glenohumeralen Gelenkkapsel und zur Mikroinstabilität führen. Durch eine Muskelatrophie oder asymmetrisch starke und somit unterschiedlich kräftige, verkürzte oder überdehnte Muskelgruppen wird der normale Bewegungsablauf eines Gelenks beeinträchtigt.

Durch die Muskel- und Bandsicherung werden die Strukturen der passiven Kraftübertragung beeinflusst. Ist sie gering, kommt es zu einer Atrophie des Knochens und einer Mangelernährung des hyalinen Knorpels. Ist sie höher, sklerosiert der subchondrale Knochen in Abhängigkeit von den einwirkenden Kraftvektoren. Bei übermäßiger Kraftübertragung und vor allem asymmetrischen Scherkräften bilden sich erst oberflächliche und später tiefe Risse des hyalinen und Faserknorpels.

Ätiologie: Eine verminderte Belastbarkeit eines Gelenks kann primär-konstitutionell oder sekundär, d. h. aufgrund von Vorerkrankungen, verursacht sein. Dem gegenüber steht als Ursache die vermehrte chronische Belastung. Aber auch Bewegungsmangel ist ein Risikofaktor, da dadurch die Muskelsicherung der Gelenke und möglicherweise die Durchblutung und Diffusion der Knorpel sowie die Festigkeit der gelenknahen Knochen herabgesetzt werden.

Tab. 1. Risikofaktoren zur Entstehung einer Arthrose

Ätiologie	Pathogenese	häufige Formen
intrinsisch: verminderte Belastbarkeit	konstitutionelle Disposition (primäre Arthrosen)	• Übergewicht • allgemeiner Körperbau • seltene Kollagenopathien, angeborene Syndrome wie Achondroplasie
	Malalignment	• Genu varum und Genu valgum, Hüftdysplasie und andere Deformierungen der Hüftgelenke, Insuffizienz der Rotatorenmanschette • Posttraumatisch nach Fraktur, die in Fehlstellung verheilt ist, aus Makro- oder Mikrotraumen resultierende Kapsel-Band-Insuffizienz • entzündlich vorgeschädigte Gelenke: infektiös, rheumatisch
	Metabolische und hormonelle Erkrankungen	• Diabetes mellitus: Übergewicht in Kombination mit beschleunigter Degeneration durch Entzündungsprozesse in den artikulären Fettkörpern • Rauchen • medikamentös
extrinsisch: vermehrte chronische Belastung	Sport	• Fußball (Sprunggelenke, Großzehengrundgelenk)
	Arbeit (Berufsunfähigkeit)	

Pathogenese: Die übermäßige mechanische Beanspruchung führt zum Verschleiß aller anatomischen Komponenten eines Gelenks:

- Der fibröse Kapselbandapparat verliert an Spannung, es kommt zur **Mikroinstabilität** und weiter zur **Subluxation.** Verstärkt wird dies durch eine Atrophie der umgebenden Muskulatur, andererseits kann ein Muskeltraining oder eine passive Stabilisierung die Beschwerden lindern.
- Bei der **degenerativen Chondropathie,** manchmal auch als Chondromalazie bezeichnet, verliert der hyaline Knorpel an Dicke, bis schließlich Knochen auf Knochen reibt („Knochenglatze“) und in schweren Fällen Defekte des subchondralen Knochens in Form von subchondralen Zysten (auch Pseudozysten oder Geröllzysten genannt, in die Ergussflüssigkeit eindringt) oder Erosionen, als **erosive Arthrose** bezeichnet, entstehen.
- An Meniszi, Diszi oder Labra entstehen Risse ihres Faserknorpels.

Tab. 2. Klinische Symptome der Arthrose

Symptom	Formen
Gelenkschmerz: **Arthralgie**	• **Anlauf-, Ermüdungs- und Belastungsschmerz** (Frühtrias der Arthrose) • Manchmal forgeleitet und deshalb schwer einem Gelenk zuzuordnen • Ruheschmerz, auch nachts (bei stärkerer Synovitis) • wetterabhängig (pathogenetisch schwer erklärbar)
Gelenkschwellung	Erguss, Synovitis
Krepitation	Inkongruenz der Gelenkkörper
Bewegungseinschränkung	dynamisch: • schonende Bewegung, **Hinken** • Bewegungsblockade: **Einklemmungssymptomatik:** eingerissenes oder abgelöstes Knorpelfragment, Plica-Syndrom (stark geschwollene Plicae) statisch: • Fehlhaltung oder Fehlstellung, z. B. O- oder X-Bein

Als Reaktion auf die chronisch-repetitive Überlastung entwickeln sich

- eine schubweise und dann chronische Kapsulo-Synovitis mit **Gelenkerguss** (der Interleukine und andere Entzündungsmediatoren enthält) mit einer Entzündung des periartikulären Gewebes, die anfänglich, wenn noch keine Abnützung vorliegt, als **reaktive oder überlastungsbedingte (Begleit-)Synovitis** bezeichnet wird, später als **aktivierte Arthrose,**
- eine fibrovaskuläre Entzündung des subchondralen Knochens, die dann als Sklerose vernarbt.
- an den knöchernen Gelenksockeln ein der Stabilisierung dienender subchondraler Knochenanbau in Form von **Osteophyten.**

Die Abnützung im Rahmen der Arthrose ist **irreversibel,** während sich die schmerzhafte reaktive Entzündung im Rahmen der aktivierten Arthrose zumindest in frühen Stadien bessern kann.

Klinik: Erstes Symptom ist der **Anlaufschmerz** bei Belastung und eine dadurch charakteristische Art wie die Patienten das Gelenk schonend bewegen, dann kommt es infolge der Synovitis zu **Gelenkschmerzen,** einer **Gelenkschwellung** und einer **Bewegungseinschränkung** mit je nach betroffenem Gelenk speziellen positiven Funktionstests. Da der Schmerz primär das Ausmaß der reaktiven Synovitis wiedergibt und nur indirekt mit dem Grad der Arthrose korreliert, können Arthrosen klinisch stumm oder im Vergleich zum radiologischen Erscheinungsbild geringer oder stärker verlaufen.

Imaging: Während die Knorpelschädigung und die Entzündung des subchondralen Knochens auch bei entzündlichen oder metabolischen Gelenkerkrankungen vorkommen, sind **Osteophyten** ein für die Arthrose hochspezifisches Zeichen.

Labor: Keine spezifischen Veränderungen.

Tab. 3. Radiologische Zeichen der Arthrose

Zeichen	Pathogenese
Subluxation	Schwäche des Kapsel-Band-Apparates
verschmälerter Gelenkraum, meist asymmetrisch	Chondropathie, Ausdehnung entsprechend der biomechanischen Überlastung
Ergüsse, verdickte Synovialis subchondrales degeneratives Knochenmarködem, später subchondrale Sklerosierung	subchondrale reaktive fibrovaskuläre Entzündung, die später in Form einer Sklerose vernarbt
Osteophyten	zur Abstützung der deformierten Gelenkkörper
degenerative Erosionen und/oder Zysten	Defekte des subchondralen Knochens

Prävention und Physikalische Therapie: zur Reduktion von Risikofaktoren, in erster Linie des zu hohen Körpergewichts

- Sportarten, Physio- und Ergotherapie mit runden Bewegungsabläufen wie Schwimmen (Balneotherapie, Radfahren mit geringer Wattzahl und optimal eingestelltem Sattel, Nordic Walking, in Maßen Yoga und Pilates. Zu vermeiden ist Sport mit mechanischen Druck- und Zugspitzen (Tennis und andere Ballsportarten, Kampfsport, übermäßiges Krafttraining).
- Aktivierte Arthrose: Elektrotherapie, Massagen.
- Nicht aktivierte Arthrose: Wärmebehandlungen (Thermalbäder).

Tab. 4. NSAR: Dosierungsregeln bei Arthrose

	Applikation
Dauer	• nur während Schmerzperioden, keine Dauerbehandlung
Kombination	• keine Kombination von NSAR untereinander • ggf. Ulkusprophylaxe
Pharmakokinetik	• Bevorzugung von Substanzen mit kurzer Halbwertszeit • Reduktion der Tagesdosis bei Älteren

Medikamentöse Therapie

- NSAR: Seit Jahren sehr erfolgreich ist dagegen die symptomatische Therapie mit konventionellen NSAR und in den letzten Jahren mit Coxiben, vor allem für Patienten mit aktivierter Arthrose.
- Chondroitin, Glucosamin, Hyaluronsäure: Die Möglichkeiten, den Krankheitsvorgang der Arthrose selbst medikamentös zu beeinflussen, sind begrenzt. Für intraartikulär applizierte Hyaluronsäurepräparate und für die orale Gabe von Chondroitinsulfat und Glukosaminsulfat konnte eine symptomatische Besserung gezeigt werden. Weniger eindeutig ist die Faktenlage in Bezug auf die tatsächliche Beeinflussung des Knorpelabbaus, immerhin gibt es aber erste Hinweise, dass eine solche Beeinflussung möglich sein könnte. Das größte Problem der häufiger durchgeführten intraartikulären Gabe von Hyaluronsäureprodukten sind lokale Komplikationen, vor allem das Risiko einer septischen Arthritis. Chondroitinsulfat und Glukosaminsulfat sind hingegen bis auf geringe gastrointestinale Reizerscheinungen im Wesentlichen nebenwirkungsfrei. Etwas besser gesichert ist der therapeutische Effekt der oralen Gabe von Diacerein. Diese Substanz und ihr Metabolit Rhein reduzieren die IL-1-Produktion. Diacerein wirkt nicht auf die Symptomatik, dürfte aber tatsächlich die Knorpelschädigung bremsen. Ausgeprägte Diarrhoen sind eine relativ häufige Nebenwirkung.
- Lokale Applikation von Glukokortikoiden: Die unter exakt sterilen Kautelen (und möglichst selten) durchgeführte Instillation von Kortikosteroid-Kristallsuspensionen kann eine sehr erfolgreiche Maßnahme sein.

Orthopädisch-chirurgische Therapie

- Fußbettung mit Pufferabsätzen, Pronationskeil bei Varusgonarthrose, gelenkstabilisierende Orthesen.
- Arthroskopie und Endoprothetische Versorgung: Eine schwere Arthrose, welche sehr schmerzhaft ist und den Patienten in seiner Lebensqualität einschränkt, kann operativ, z. B. durch die Implantation einer totalen Endoprothese behandelt werden.

Geriatrie: Auch wenn Arthrosen im höheren Lebensalter häufiger sind, sind sie nicht als Alterungsprozess zu verstehen. Sehr wohl ist der reduzierte Stoffwechsel der Chondrozyten bei der Aufrechterhaltung der Knorpelmatrix als Alterung anzusehen, der das Fortschreiten einer Arthrose begünstigt.

Sportmedizin: Bestimmte Sportarten sind mit einem extrem hohen Risiko zur Entwicklung einer Arthrose assoziiert und in diesem Sinne als ungesund anzusehen: Basketball führt bereits nach wenigen Jahren zu asymptomatischen degenerativen Chondropathien des Femoropatellargelenks, Marathon beschleunigt immer das Fortschreiten einer degenerativen Chondropathie oder Arthrose des Kniegelenks und Profifußball führt nach mehreren Jahren zu Arthrosen der Sprunggelenke.

Literatur und Links (forschungsgeleitete Lehre)

Bobacz K. Pharmacologic treatment of hand-, knee- and hip-osteoarthritis. Wien Med Wochenschr. 2013 May; 163 (9–10): 236–42.

Degenerative Erkrankungen der Wirbelsäule: Diskopathien, Spondylarthrose, interspinöse Osteoarthrose und degenerative Lumbalskoliose, Sakroiliakalgelenksarthrose, Atlantodentalarthrosen

Andreas Gruber, Christian Dorfer, Engelbert Knosp

Degenerative Wirbelsäulenerkrankungen können neurologische Reiz- und Ausfallserscheinungen, sog. vertebragene Syndrome, hervorrufen, wobei degenerative Veränderungen der Wirbelkörperkanten (Spondylose, Osteochondrose) und der Zwischenwirbelgelenke (Spondylarthrose) sowie degenerative Bandscheibenerkrankungen (Discusprotrusion, Discusprolaps) von besonderem Interesse sind.

Degenerative Wirbelsäulenerkrankungen sind sehr häufig. Rückenschmerz als häufigstes Symptom bei degenerativen Wirbelsäulenerkrankungen ist der zweithäufigste Grund, warum Patienten einen Arzt aufsuchen, und etwa 15 % aller Krankenstände sind auf degenerative Wirbelsäulenerkrankungen zurückzuführen. Außerdem sind sie der häufigste Grund für Patienten über 45 Jahren, eine Frühpension zu beantragen. Die Prävalenzangaben dafür, einmal im Leben unter Rückenschmerzen zu leiden, schwanken zwischen 60 % und 90 %.

Die klinische Beschwerdesymptomatik vertebragener Syndrome wird durch die Lokalisation des degenerativen Prozesses bestimmt, da in verschiedenen Abschnitten der Wirbelsäule unterschiedliche nervale Strukturen (Medulla spinalis, Conus medullaris, Cauda equina, Spinalnervenwurzeln) betroffen sein können. Bandscheibenerkrankungen sind in allen Segmenten der Wirbelsäule möglich, wobei thorakale Läsionen selten sind (Abb. 1).

Die Bandscheibe besteht aus einem faserigen Ring (Anulus fibrosus), welcher den gallertigen Kern (Nucleus pulposus) einfasst (Abb. 2). Als erstes Anzeichen degenerativer Veränderungen können im spinalen MR asymptomatische Dehydratationen der Bandscheibe beobachtet werden, durch die dadurch veränderten mechanischen Eigenschaften der Bandscheibe können sekundär degenerative Veränderungen auftreten, von denen die reaktive Spondylose der Kanten der angrenzenden Wirbelkörper und Risse im Anulus fibrosus von besonderer Bedeutung sind. Durch Anulus fibrosus-Läsionen können Anteile des Nucleus pulposus nach außen „hernieren" und durch direkte mechanische Kompression der angrenzenden Strukturen die unterschiedlichen für das Bandscheibenleiden charakteristischen Beschwerden hervorrufen. Abhängig von der Schwere des Bandscheibenschadens unterscheidet man Bandscheibenvorwölbungen (Discusprotrusion, Abb. 3) und Bandscheibenvorfälle (Discusprolaps, Abb. 4–7). Bei Bandscheibenvorfällen können Anteile des Nucleus pulposus aus dem Bandscheibenraum über die Bruchpforte im Anulus fibrosus nach intraspinal „sequestrieren" (Abb. 5). Luxiert ein Discusprolaps nach dorsal in den Wirbelkanal, so kann es oberhalb von L1/2 (Conus) zu einer direkten Rückenmarkskompression bzw. einem Conus-medullaris-Syndrom, darunter zu einer mechanischen Läsion der Spinalnervenwurzeln bzw. einem Caudasyndrom kommen. Abhängig von der Luxationsrichtung des Bandscheibenvorfalles unterscheidet man intraspinale und extraspinale (Abb. 7) Sequester, unter den intraspinalen Sequestern wiederum mediane (Abb. 6) und mediolaterale (Abb. 4).

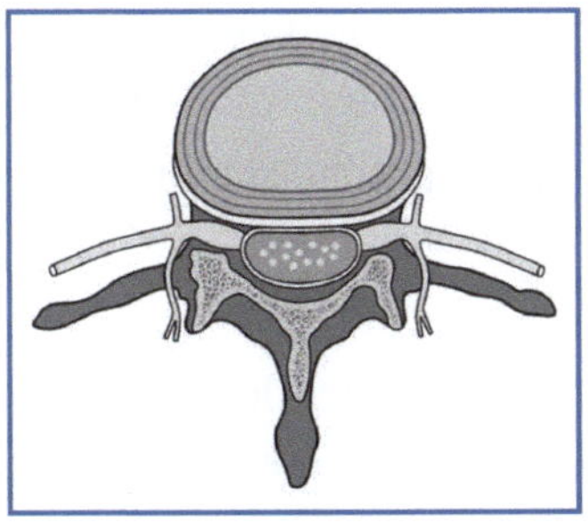

Abb. 1

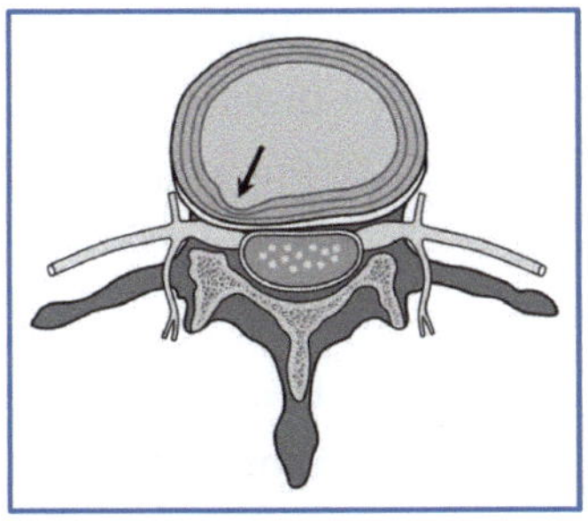

Abb. 2

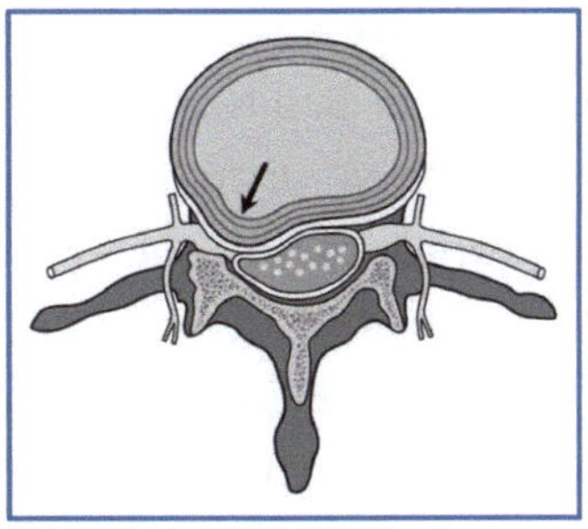

Abb. 3

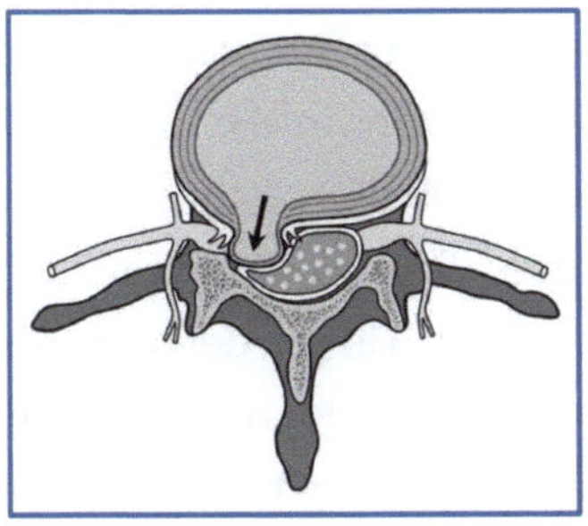

Abb. 4

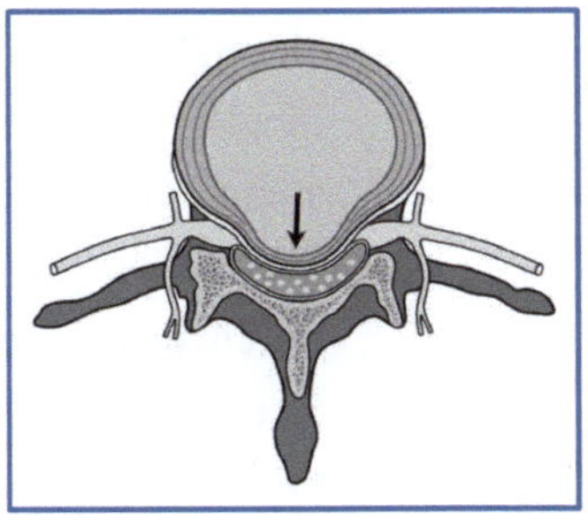

Abb. 5

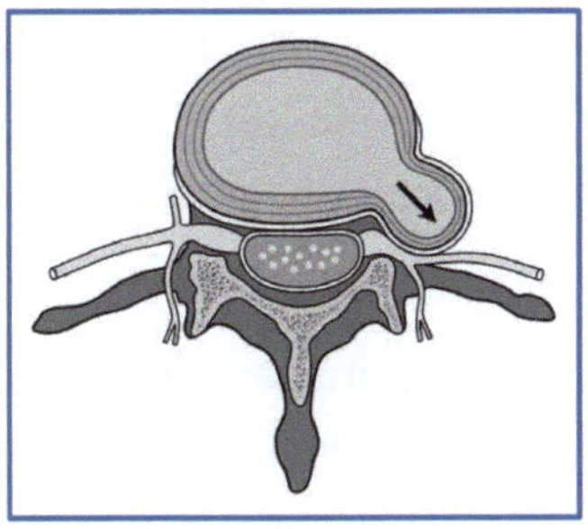

Abb. 6

Die für das Bandscheibenleiden charakteristischen Beschwerden sind:

Lokaler Wirbelsäulenschmerz (Cervicalgie, Lumbago)

Der lokale Wirbelsäulenschmerz ohne radikuläre Schmerzausstrahlung ist häufig durch Bandscheibenprotrusionen mit lokaler Reizung des hinteren Längsbandes erklärbar, wobei solche Protrusionen durch Dehydratation teilweise spontan rückbildungsfähig sind. Während im Bereich der Lendenwirbelsäule Bandscheibenprotrusionen progredient zu Bandscheibenvorfällen mit radikulärer Symptomatik führen können, spielen im Bereich der Halswirbelsäule zusätzlich sekundäre osteophytäre Veränderungen der Processus uncinati mit progredienter Stenose der Neuroforamina in der Entstehung radikulärer Symptome eine wichtige Rolle. Der lokale Wirbelsäulenschmerz alleine ohne zusätzliche radikuläre Läsion und ohne kompressive Myelopathie stellt auch bei Nachweis eines Bandscheibenvorfalles in der spinalen Bildgebung keine Operationsindikation dar.

Radikuläre Symptome

Die charakteristischen Symptome der Läsion spinaler Nervenwurzeln sind

- Schmerzen und Sensibilitätsstörungen entsprechend dem segmentalen Innervationsbereich (Dermatom) des Spinalnervens.
- Die Kompression der motorischen ventralen Spinalnervenwurzel führt zu Paresen gemäß der radikulären Innervation der Kennmuskeln.
- Die Kompression der sensiblen dorsalen Spinalnervenwurzel unterbricht den spinalen Reflexbogen, sodass die entsprechenden Eigenreflexe abgeschwächt oder erloschen sind.

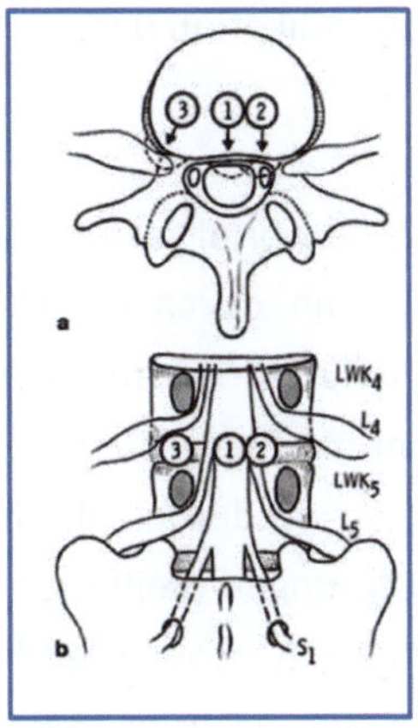

Abb. 7

Aufgrund der Lagebeziehung der Bandscheiben zu den vorbeiziehenden Spinalnervenwurzeln wird bei einem lumbalen intraspinalen mediolateralen Bandscheibenvorfall die auf dem nächstunteren Niveau austretende Wurzel komprimiert (z. B. Wurzel L5 bei Bandscheibenvorfall L4/5), bei einem lumbalen extraspinalen lateralen Bandscheibenvorfall die im selben Niveau austretende Wurzel (Wurzel L4 bei Bandscheibenvorfall L4/5). Ein Bandscheibenvorfall mit durch Kompression der Spinalnervenwurzel bedingtem motorischem Defizit stellt eine akute Operationsindikation dar, während radikuläre Schmerzen und Sensibilitätsstörungen auch bei Nachweis eines Bandscheibenvorfalles in der spinalen Bildgebung meistens konservativ behandelt werden können.

Myelopathie

Die Beschwerdesymptomatik entwickelt sich in der Regel langsam und ist durch progrediente symmetrische Querschnittssyndrome mit Para- und Tetraparesen, gesteigerten Muskeleigenreflexen, positiven Pyramidenbahnzeichen, Sensibilitätsstörungen und Störungen der Sphinkterfunktion charakterisiert. Zusätzlich können radikuläre Symptome entsprechend dem Segment der Myelonkompression bestehen. In der MR-Bildgebung findet sich häufig auf T2 gewichteten Schichten eine intra-medulläre Hyperintensität als Ausdruck des strukturellen Myelonschadens. Ein Bandscheibenvorfall mit kompressiver Myelopathie und progredienter Querschnittsymptomatik stellt eine absolute Operationsindikation dar.

Conus-Caudasyndrom

Ein großer medianer Bandscheibenvorfall (s. Abb. 5) auf dem Conus medullaris kann durch direkte Kompression des Conus ein durch Störung von Miktions- (denervierte autonome Blase), Defäkations- und Sexualfunktionen sowie durch sakrale bzw. kokzygeale Sensibilitätsstörungen (Reithosenanästhesie) charakterisiertes Beschwerdebild hervorrufen. Die Motorik an den unteren Extremitäten kann dabei intakt sein. Bei lumbalen „Massenvorfällen" überlappt diese Symptomatik häufig mit der des Caudasyndroms, welches im Gegensatz zur reinen Conusläsion unter heftigem radikulärem Schmerz zu einer schlaffen Lähmung der unteren Extremitäten mit Störung aller sensiblen Qualitäten führt. Ein lumbaler Massenprolaps mit Conus- bzw. Caudasymptomatik stellt eine akute absolute Operationsindikation dar.

Claudicatio spinalis

Dieses Syndrom ist durch intermittierende belastungsabhängige Beschwerden mit beidseitiger Ischialgie, Parästhesie und Schwäche der unteren Extremitäten („Verkürzung der Gehstrecke") charakterisiert. Im Gegensatz zur vaskulär bedingten Claudicatio intermittens ist die Claudicatio spinalis durch lumbale Spinalkanalstenose (Vertebrostenose) und/oder Spondylolisthesis, d. h. durch direkte mechanische Läsion der nervalen Strukturen und nicht durch Minderdurchblutung der unteren Extremitäten bedingt. Ähnlich wie bei der Claudicatio intermittens kommt es beim Stehenbleiben oder Hinsetzen zur Schmerzlinderung.

Die lumbale Spinalkanalstenose ist bedingt durch die Abnützung der Gelenke und/oder Verdickung des Ligamentum flavum. Diese degenerativen Veränderungen können natürlich auch im Halswirbelsäulenbereich zu einer Spinalkanalstenose führen und hier durch die Kompression des Rückenmarks ursächlich für eine langsam progrediente Querschnittssymptomatik sein.

Therapie

Konservative („nicht-chirurgische") Therapie

Ein initial konservatives Management ist die Therapie der Wahl, außer bei den oben genannten absoluten OP-Indikationen (Blasen-Mastdarmstörungen; Reithosenhyp/-anästhesie; schwere, frische Paresen, Myelopathie). Eine relative Indikation zur OP ohne vorangegangenen vollständigen konservativen Therapiezyklus stellen trotz adäquater medikamentöser Therapie resistente Schmerzen dar. Wenn nach Abschluss der konservativen Therapie bei gleichzeitig eindeutigem und passendem Befund im MRT keine Verbesserung der Symptomatik bzw. Lebensqualität des Patienten erzielt werden kann, kann eine operative Therapie in Erwägung gezogen werden. Ist im

MRT keine spezifische und zur Symptomatik passende Pathologie zu sehen, sollte das konservative Management fortgeführt werden.

Empfehlungen

A: Bettruhe

- Das theoretische Ziel ist es, die Symptomatik zu reduzieren, indem der Druck auf die Bandscheibe und damit die Nervenwurzel reduziert wird.
- Die Bettruhe länger als 4 Tage scheint von Nachteil für die Genesung zu sein, da sie eine zunehmende Schwäche, Verspanntheit und damit Schmerzverstärkung mit sich bringen kann.
- Der Großteil der Patienten mit Rückenschmerzen braucht keine Bettruhe, wobei dies bei schwerer radikulärer Symptomatik für 2–4 Tage eine Option darstellt.

B: Aktivitätsmodifikation

- Ziel ist eine tolerierbare Schmerzschwelle zu erreichen und die Einschränkung im täglichen Leben zu minimieren.
- Vermeiden von Heben schwerer Lasten, langem Sitzen, Drehbewegungen in der Wirbelsäule.

C: physikalische Therapie

D: suffiziente Analgesie

E: (Muskelrelaxanzien)

F: Epidurale Injektionen

Es gibt keine Klasse-1-Evidenz, dass epidurale Kortisoninjektionen bei akuter Lumboischialgie effektiv sind. Einige prospektive Studien berichten allerdings über einen positiven Effekt nach 3+6 Wochen, allerdings ohne Benefit nach 3 Monaten.

Es gibt auch keine Klasse-1-Evidenz, dass epidurale Injektionen von Kortison, Lokalanästhetika oder Opioiden bei Patienten mit reinem Lumbago eine deutliche Verbesserung bringen.

Chirurgische Therapie

Indikation zur Operation bei Patienten mit einer Discusherniation.

A: bei Patienten mit Symptomen < 4–8 Wochen

- akute OP-Indikation bei Blasen-Mastdarmstörungen (sofort), schwerer oder progredienter Parese
- therapieresistente Beschwerden trotz suffizienter konservativer Therapie mit passendem Befund im MRT

B: bei Patienten mit Symptomen > 4–8 Wochen, die sowohl schwer als auch die Lebensqualität beeinflussend sind, mit einem passenden Befund im MRT

Kristallarthropathien

Peter Mandl, Klaus Bobacz

Lernziel:

- Den formalen Unterschied in der Pathogenese dieser Krankheitsgruppe kennen und daraus Therapieprinzipien ableiten können.

Definition: Kristallarthropathien sind formal metabolische Gelenkerkrankungen, wobei durch Ablagerung von Urat-, Pyrophosphat-, Hydroxylapatit oder anderen selteneren Kristallen eine Arthritis ausgelöst wird. Das klinische Erscheinungsbild der Kristallarthropathien ähnelt oft dem von autoimmunologisch bedingten rheumatischen Erkrankungen, es handelt sich aber hinsichtlich der Ätiologie um eine davon getrennte Krankheitsgruppe, die auch grundsätzlich anders behandelt werden muss.

Die Diagnose von Kristallarthropathien beruht auf der Visualisierung von pathognomonischen Kristallen (negativ doppelbrechende, nadelförmige Kristalle) in Synovialflüssigkeit oder Weichgewebe mit einem Polarisationsmikroskop oder ähnlichen Techniken. In diesem Kapitel werden die beiden häufigsten Formen der Kristallarthropathien behandelt, nicht die selteneren Formen wie Hydroxylapatit, Cholesterin oder Oxalat-Ablagerungskrankheiten.

Gicht (Arthritis urica)

Ätiologie und Pathogenese: Die Gicht verursacht eine granulozytäre Entzündung, wobei Harnsäurekristalle opsonisiert und von neutrophilen Granulozyten phagozytiert werden. Die Löslichkeit der Harnsäure wird durch die Temperatur bestimmt, wobei die Löslichkeit mit fallender Temperatur abnimmt und sich vermehrt Kristalle formieren.

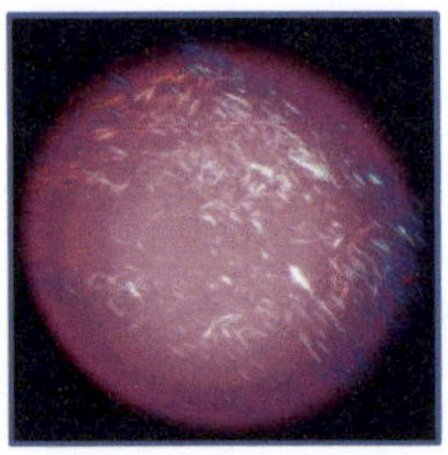

Abb. 1. Gichtkristallformation im Polarisationsmikroskop. Gelenkpunktat eines Kniegelenkes

Deshalb manifestiert sich die Gicht v. a. in den körpermitte-fernen Gelenken. Die akute Arthritis urica tritt anfangs meist als Monarthritis auf und betrifft eben v. a. das Großzehengrundgelenk, Handgelenk, oder Kniegelenk (Podagra, Chiragra, Gonagra), später kann sich die Gicht bisweilen auch in Fußwurzel- und Sprunggelenken festsetzen und nach wiederholten Gichtanfällen im chronischen Stadium bildet sich gelegentlich auch eine Polyarthritis aus. Das arthritische Gelenk ist klassischerweise stark gerötet, überwärmt und extrem schmerzhaft, vor allem auf Berührung (sogar der Druck der Bettdecke führt zu starken Schmerzen über den Gelenken) und Erschütterung. Der Patient ist in der Regel subfebril, die Laborwerte zeigen eine akute Entzündungsreaktion und oftmals erhöhte Harnsäure-Serum-spiegel. Hier muss betont werden, dass der Harnsäurspiegel im akuten Gichtanfall auch normal sein kann, da die Harnsäure aus der Zirkulation entweicht und eben in den Geweben ausfällt. Der typische Gichtanfall dauert einige Tage an und die Intensität klingt im Verlauf langsam ab. Die Therapie mit NSAR und/oder Kortikosteroiden und/oder Colchicin verkürzt die Anfallsdauer. Ohne adäquate Therapie (Anfallsprophylaxe, Senkung der Serum-Harnsäure) können sich die Anfälle aber in der Folge häufen, bis hin zur chronischen polyartikulären Gicht (eine chronische Polyarthritis ohne Intervalle). Neben der Gelenkentzündung können sich sogenannte Gicht-Tophi ausbilden. Tophi sind Fremdkörpergranulome, die sich um Harnsäurekristalle formieren. Diese Tophi können einerseits Gelenke selbst destruieren und zu tastbaren Läsionen in Bursen, über Gelenken und in Sehnen werden; sie können aber auch in der Subkutis oder im Knorpel wie z. B. an den Ohrläppchen auftreten und radiologisch durch Nativröntgenaufnahmen (z. B. „ausgestanzte“ Knochendefekte), MRT- und Ultraschall (Gicht-Tophi, Kristalablagerungen, „Schneesturm“ oder „Doppel-Kontur“ Zeichen) erkennbar sein.

Die Uratnephropathie eine heute doch seltene Harnsäure-Ablagerungserkrankung in der Niere endet unbehandelt tödlich.

Harnsäure ist das Endprodukt der Purine, die vor allem das Grundskelett für Adenin und Guanin darstellen. Purine werden daher mit jeder zellkernhaltigen Nahrung zugeführt (unter anderem mit Innereien, Rindsuppe, Hülsenfrüchten, Bier), daneben aber auch im Körper synthetisiert. Die Ausscheidung der Harnsäure erfolgt renal, zwei Drittel davon durch aktive Sekretion. Neun von zehn Patienten mit Gicht haben ein renales Harnsäure-Exkretionsproblem, das sich durch die 24-h-Harnsammlung beweisen lässt (verminderte Harn-Harnsäure bei erhöhter Serum-Harnsäure). Naturgemäß führt auch eine Niereninsuffizienz zum Anstieg der Harnsäurewerte. Nur bei jedem Zehnten wird Harnsäure überproduziert. Diese Überproduktion kann auf einem erhöhten Zellumsatz (zum Beispiel bei Psoriasis oder bei Malignomen, noch verstärkt durch Strahlen- oder Chemotherapie) oder auf Enzymdefekten (selten) beruhen. Die Patienten mit Überproduktion haben zusätzlich das Problem von Harnsäuresteinen. Interessanterweise ist Gicht bei den meisten anderen Säugetieren selten, da sie die Fähigkeit haben, Urikase zu produzieren, die Harnsäure abbauen kann. Evolutionstechnisch dürften Mensch, Menschenaffe und Vogel diese Fähigkeit zugunsten des aufrechten Ganges und damit verbundener adaptierter Blutdruckregulation verloren haben.

Prävention und Therapie: Kommt es über lange Zeit zu einer Übersättigung des Körpers mit Harnsäure, kann ein weiterer Anstieg die Gicht auslösen. Häufig sind Auslöser anamnestisch erhebbar. Neben der Zufuhr mit der Nahrung spielen Alkohol und Diuretika eine wesentliche Rolle, weil sie die Harnsäuresekretion hemmen. Während diätetische Maßnahmen allen Patienten mit erhöhter Harnsäure zu empfehlen sind, sollte eine medikamentöse Therapie auf Patienten nach Gichtanfall oder Harnsäure-Stein und Patienten mit sehr hohen Werten oder zu erwartender rascher Steigerung (Chemotherapie, Nierenversagen) beschränkt bleiben. Die vormals als Kunstfehler gehandelte Harnsäuresenkung im Gicht-Anfall verlängert lt. neuesten Erkenntnissen nicht den Anfall und kann durchaus gemeinsam mit einer anti-inflammator. Therapie begonnen werden. Das Medikament der ersten Wahl zur Harnsäuresenkung ist der Xanthin-Oxidase-Inhibitor Allopurinol, der einmal täglich oral verabreicht wird (die Dosierung kann bei Bedarf auf bis zu 900 mg täglich titriert werden, bei Patienten mit Niereninsuffizienz muss die Dosierung an die Nierenfunktion angepasst werden. Als Nebenwirkungen kommen Juckreiz, Hautausschläge, Kopfschmerzen und gastrointestinale Beschwerden vor. Interstitielle Nephritis, Hepatitis und Knochenmarkstoxizität sind sehr selten, Allopurinol und Azathioprin dürfen aber keinesfalls in voller Dosierung kombiniert werden, da dies zu einem Anstieg der Azathioprin-Serumspiegel und damit zu erhöhter Toxizität führen würde.

Bei milderen Formen der Allopurinol-Allergie ist eine orale Desensibilisierung möglich, die gefürchtete toxische epidermale Nekrolyse ist sehr, sehr selten.

Febuxostat ist eine kürzlich eingeführte Xanthin-Oxidase-Inhibitor-Alternative zu Allopurinol, das den Vorteil hat, auch bei Patienten mit Niereninsuffizienz in fixer Dosierung verabreicht zu werden. Die meisten alternativen Substanzen (vor allem Uricosurica) werden wegen (meist hepatalen) Nebenwirkungen nicht mehr vertrieben. Wenn Allopurinol oder Febuxostat begonnen wurde, sollte der Harnsäurespiegel dauerhaft gesenkt werden, eine Beendigung der Therapie ist in der Regel nicht sinnvoll. Das neueste Medikament zur Beeinflussung des Harnsäure-Stoffwechsels ist Lesinurad, ein Urat-Transporter-

Hemmer zur Behandlung von hohem Harnsäuregehalt im Blut im Zusammenhang mit Gicht. Es wird nur zusammen mit Allopurinol oder Febuxostat empfohlen, wenn diese Medikamente nicht ausreichen.

Die Therapie des akuten Gichtanfalls erfolgt nach Berücksichtigung von bestehenden Komorbiditäten und Kontraindikationen mit Colchicin, Glukokortikoiden oder nicht-steroidalen Antirheumatika (NSAR). Die Therapie sollte so früh wie möglich eingesetzt und nach dem Abklingen der klinischen Symptome als Anfallsprophylaxe über 6 Monate fortgeführt werden. Canakinumab, ein vollständig humaner monoklonaler Antikörper gegen IL-1β, ist zur Behandlung schwer zu behandelnder Gichtkrankheiten zugelassen. Dem IL-1β-Rezeptorantagonisten Anakinra fehlt hier die Zulassung der Arzneimittelbehörde, die klinischen Daten bestätigen aber die Wirksamkeit dieses Präparates zur Behandlung der akuten Gicht.

Pyrophosphatarthropathie (Pseudogicht oder Kalziumpyrophosphat-Ablagerungskrankheit)

Ätiologie und Pathogenese: Auch Kalziumpyrophosphat-Dihydrat-(CPP) Kristalle können in ähnlicher Art eine Arthritis auslösen, die meist nicht ganz so akut verläuft und mehrere Tage dauert. Die Pseudogicht tritt am häufigsten im Knie-, Handgelenk- und Schulterbereich oder anderen großen Gelenken auf. In der Regel finden sich bei den Patienten eine Chondrokalzinose (Verkalkungen in Gelenkknorpel, Disci, Menisci, Symphyse). Bei radiologischen Untersuchungen von Knie, Becken und Handgelenk, zeigte sich eine Verdoppelung der Prävalenz von radiologischen CPP-Ablagerung mit jedem Jahrzehnt jenseits des 60. Lebensjahres und erreicht etwa 50 % bei Individuen im Alter von 84 Jahren. Die Chondrokalzinose ist jedoch nur bei ca. 40 % der Patienten mit symptomatischer CPPD-Krankheit vorhanden und lässt sich bei Patienten mit schwerem Knorpelverlust besonders schwer auf der Röntgenaufnahme visualisieren. Umgekehrt kann Chondrokalzinose, insbesondere im Knorpelgewebe des Knies, bei Patienten ohne Arthritis auftreten und aus anderen Mineralen, vor allem Dikalziumphosphat-Dihydrat bestehen. Die Kalziumpyrophosphat Ablagerungskrankheit (CPPD) ist überwiegend eine Erkrankung der älteren Menschen, die ihren Höhepunkt im Alter von 65–75 Jahren erreicht. Im Gegensatz zu Gicht, von der mehr Männer als Frauen betroffen sind, ist CPPD bei Frauen häufiger anzutreffen. Anfälle akuter Arthritis können bei Männern häufiger auftreten, während CPPD in Kombination mit Arthrose bei Frauen häufiger auftritt. Es wird geschätzt, dass CPPD in etwa 5–8 % der erwachsenen Bevölkerung in Europa/USA, vorkommt, was sie zu einer der häufigsten rheumatologischen Erkrankungen nach Arthrose macht. Es erscheint im Allgemeinen idiopathisch im Zusammenhang mit dem Altern, kann aber auch als Komplikation einer primären Arthrose oder als Langzeitfolge eines mechanischen Kniegelenktraumas oder einer Kniemeniskektomie auftreten. Selten kann es als familiäre Erkrankung oder im Zusammenhang mit systemischen Stoffwechselerkrankungen (Hyperparathyreoidismus, dialyseabhängiges Nierenversagen, Hämo-Chromatose, Hypomagnesiämie) auftreten. Ähnlich wie Urat-, induzieren CPP-Kristalle die Bildung und Aktivierung von „Inflammosomen“ und haben biochemische Effekte auf die Knorpelmatrix, die die Produktion von Prostaglandin E2 und Matrix-Metalloproteinasen stimulieren, was zur Zerstörung von Knorpel führt. Im Gegensatz zu Urat sind CPP-Kristalle positiv doppelbrechend und rhomboid- oder zapfenförmig. Die seltene familiäre Form der Erkrankung ist autosomal-dominant, beginnt in einem früheren Alter und ist auf Mutationen des ANKH-Gens zurückzuführen, das ein transmembranes Protein kodiert, das anorganisches Pyrophosphat aus der Zelle transportiert. Der klinische Phänotyp von CPPD ist variabel und reicht von einer akuten, typischerweise monoartikulären entzündlichen Arthritis, die große Gelenke wie das Knie betrifft, bis hin zu einer polyartikulären Form, die an chronische rheumatoide Arthritis erinnert. Sie kann sich aber auch als asymptomatische Chondrokalinose, schwere Arthrose oder sogar als Halswirbelsäulenbeteiligung, das so genannte „Crowned Dens Syndrom" (CT-Diagnose), äußern.

Prävention und Therapie: Im Gegensatz zu Gicht fehlen bei CPPD meist prophylaktische Medikamente. Die Therapie besteht in der Regel aus einer symptomatischen Behandlung und umfasst NSAR und Glukokortikoide, letztere vorzugsweise lokal in Form von intraartikulären Injektionen. Studien mit krankheitsmodifizierenden Antirheumatika (DMARDs) wie Methotrexat oder Hydroxychloroquin haben zu negativen Ergebnissen geführt.

Infektiöse (septische) Arthritis

Martin Aringer, Hans Kiener

Lernziel:

- Die septische Arthritis als Notfall erkennen und Erstmaßnahmen einleiten können.

Definition: Die eitrige Entzündung von Gelenken ist ein lebensbedrohender Notfall. Bei Verdacht auf eine septische Arthritis muss das Gelenk umgehend punktiert werden, Gramfärbung und Kulturen sind von entscheidender Bedeutung, um die bestmögliche antimikrobielle Therapie zu finden. Keime können hämatogen in ein Gelenk gelangen, häufiger werden sie jedoch iatrogen („Infiltrationen", Punktionen, Operationen) oder traumatisch eingebracht. Immunsupprimierte Patienten, Diabetiker, alte Menschen und Kinder sind besonders gefährdet. Am häufigsten wird eine septische Arthritis von Staphylokokken oder auch Streptokokken verursacht. Gramnegative Keime treten eher bei älteren Patienten und Kindern (dort vor allem Haemophilus) auf. Candida-Arten und viele andere, bei immunsupprimierten Patienten auch normalerweise nicht pathogene Erreger, können eine septische Arthritis hervorrufen.

Prinzipien der Therapie: Eine gezielte, hoch dosierte (parenterale) und lang dauernde systemische Antibiotika-Therapie, je nach (vermutetem) Keim mit Zweit- oder Drittgenerations-Cephalosporinen, Aminopenicillinen, Clindamycin oder Vancomycin, ist entscheidend. Daneben muss das Gelenk so gut wie möglich von Detritus befreit werden, um erhaltene Gelenkstrukturen vor den hochkonzentrierten Enzymen der granulozytären Entzündung zu schützen. Meist erfolgt eine Spül-Saug-Drainage, notfalls lediglich häufige Punktionen. Insbesondere beim Kniegelenk gibt es gute Argumente für eine rasche Synovektomie. Endoprothesen und Osteosynthesematerial müssen in der Regel entfernt werden. Die Gonokokken-Sepsis mit meist wandernden (migrierenden) Arthritiden ist ein relativ häufiges, wesentlich gutartigeres Krankheitsbild, das rasch auf Penicillin (wenn kein Resistenzproblem) oder Drittgenerations-Cephalosporine anspricht.

Rheumatoide Arthritis (Chronische Polyarthritis)

Helga Radner

Die Rheumatoide Arthritis (RA), früher als Chronische Polyarthritis (CP) bezeichnet, ist mit einer Prävalenz von bis zu 1 % die häufigste chronische Gelenkerkrankung. Im Schnitt liegt das Erstmanifestationsalter um das 50. Lebensjahr, obwohl die Erkrankung in jedem Lebensalter auftreten kann. Frauen sind mit einer Verteilung von 3:1 häufiger betroffen als Männer. Charakteristischerweise führt die RA zu einer symmetrischen, destruierenden Gelenkentzündung, die fast alle peripheren Gelenke inklusive der oberen HWS (Atlantodentalgelenk) betreffen kann. Am häufigsten kommt es zu einer Beteiligung der proximalen Interphalangeal-gelenke (PIP-Gelenke), der Metacarpophalangealgelenke (MCP) und der Handgelenke sowie der Metatarsophalangealgelenke (MTP), seltener sind auch Knie-, Sprung- und Ellbogengelenke synovitisch geschwollen. Im Gegensatz zur Fingerpolyarthrose, einer wichtigen Differenzialdiagnose der RA, sind die distalen Interphalangealgelenke (DIP-Gelenke) praktisch nie betroffen. Als chronisch-autoimmune Erkrankung kann die RA derzeit nicht geheilt, durch entsprechende Basistherapie die Krankheitsaktivität aber kontrolliert werden.

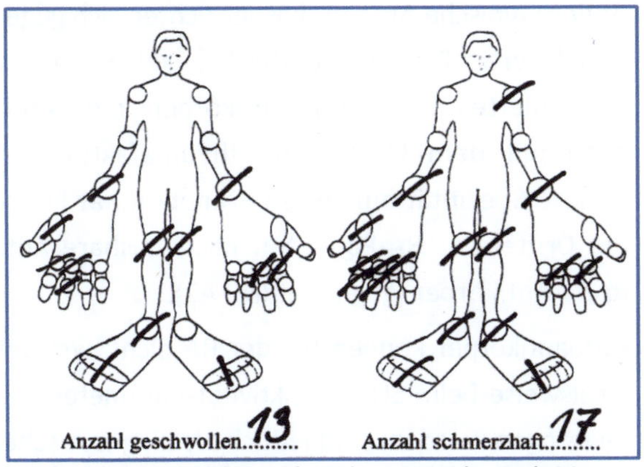

Abb. 1. Gelenkbeteiligung bei Rheumatoider Arthritis. Typischerweise präsentiert sich die chronische Polyarthritis als symmetrische Gelenkserkrankung mit Beteiligung von Hand-, MCP- und PIP-Gelenken der Finger sowie häufig Knie-, Sprung- und MTP-Gelenken. Eine Beteiligung der DIP-Gelenke kommt praktisch nicht vor. Die Erkrankung ist gekennzeichnet durch eine geschwollene und druckschmerzhafte Beteiligung der hier schematisch dargestellten Gelenke, obwohl Schwellung und Schmerzhaftigkeit nicht immer Hand in Hand gehen müssen.

Klinik und pathologische Anatomie

Die RA ist durch entzündliche Schwellungen von Gelenken und Sehnen gekennzeichnet; diese machen sich morgens stark bemerkbar, wodurch die Patienten oft stundenlang keine Faust machen können und somit bei den alltäglichen Tätigkeiten behindert sind. Dies wird als Morgensteifigkeit bezeichnet und ist ein typisches Merkmal der Erkrankung.

Durch Schmerz, Schwellung und Steifigkeit kommt es zu eingeschränkter Funktionsfähigkeit und starker Einschränkung der Produktivität und Lebensqualität der Patienten. Ein sehr frühes Zeichen der Erkrankung, oft noch vor Auftreten von klinisch beurteilbaren Gelenksschwellungen, ist das sogenannte **Gaenslen-Zeichen** – Schmerzen, ausgelöst durch seitlichen Druck auf die MCP- oder MTP-Reihe, ähnlich einem festen Händedruck. Dadurch kann man eine subklinische Schwellung im Bereich dieser Gelenke frühzeitig detektieren. Bei weiterer Ausprägung der Erkrankung kann der Untersucher eine sogenannte ‚synovitische' (teigige, weiche) Schwellung der betroffenen Gelenke durch bimanuelle Palpation der Gelenke feststellen. Variablen wie Anzahl der geschwollenen und druckschmerzhaften Gelenke, Einschätzung der Krankheitsaktivität durch Arzt und Patient auf einer visuellen Analogskala sowie Zeichen der Akutphase werden in diversen Summenscores zusammengefasst, welche eine objektive Messung der Krankheitsaktivität ermöglichen. Anhand dieser Scores ist es möglich, sinnvolle Therapiekonzepte zu erstellen und Therapieerfolge zu beurteilen.

Durch Persistieren von Schwellung und Entzündung der betroffenen Gelenke kommt es in weiterer Folge zu radiologischen Veränderungen als Zeichen der Knorpel- und Knochendestruktion. Im Röntgenbild können Usuren und Erosionen sowie eine gelenksnahe Osteoporose beobachtet werden. Bei völliger Destruktion des betroffenen Gelenks kann es zu Ankylosierungen (Versteifung) kommen. Durch Lockerung der Bänder- und Muskelatrophie kann es zusätzlich zu Achsenfehlstellungen (Ulnardeviation der Finger, volares Absinken der ulnaren Handkante) kommen, ein Phänomen, das durch konsequentes Tragen von Schienen verhindert werden soll.

Im kraniozervikalen Übergangsbereich kann es durch Usuren am Dens axis und durch Auflockerung des Ligamentum transversum atlantis zu einer lebensbedrohlichen Instabilität mit Kompression des Myelons/der Medulla beim Kopfnicken kommen. Im Handgelenkbereich kann der Nervus medianus durch die Synovitis im Karpaltunnel relativ rasch beeinträchtigt werden (sekundäres Karpaltunnel-Syndrom). Im Kniegelenkbereich können bei chronischen Ergüssen oder chronischer Synovitis Aussackungen der elastischen Gelenkskapsel entstehen, sogenannte Bakerzysten. Sie können die Venen komprimieren und tiefe Venenthrombosen verursachen oder auch nur (durch die Schwellung) vortäuschen; äußerst schmerzhaft ist die (seltene) Ruptur.

Extraartikuläre Manifestationen

Als chronisch systemische Erkrankung können bei der Rheumatoiden Arthritis neben den Gelenken noch andere Organe betroffen sein:

- **Rheumaknoten:** typischerweise bei Rheumafaktor-positiven Patienten kann es zum Auftreten von derben, gut beweglichen, subkutanen Knoten, vor allem im Bereich von Streckseiten von Gelenken kommen. Rheumaknoten können aber auch pulmonal vorkommen und dort zu Pleuraergüssen führen.
- **Gefäßbeteiligung:** sehr viel seltener sind Gefäßentzündungen (Vaskulitis) im Rahmen der Erkrankung, meist im Bereich kleinster Haut-, Muskel- oder Nervengefäße, die zu Ulzerationen, Muskelschmerzen oder Lähmungserscheinungen führen können.
- **Lungenbeteiligung:** bei schwerem Verlauf kann es zu Lungenfibrose, Pleuritis oder Knotenbildung (Rheumaknoten) in der Lunge kommen.
- **Herzbeteiligung:** selten kann es zu Myokarditis oder Perikarditis kommen
- **Amyloidose** und andere Folgen der chronischen Entzündung: ebenfalls selten ist die Ablagerung des im Rahmen der chronischen Entzündungsreaktion in großen Mengen gebildeten Serum-Amyloids A (SAA) in Organen: die Amyloidose führt unbehandelt zum Nierenversagen und kann andere Organe (Herz, Leber, Darm) schwer schädigen. Die chronische Entzündungsreaktion fördert zudem systemische Folgeschäden wie Anämie, Osteo-porose und frühe Atherosklerose und führt, wahrscheinlich über deutlich vermehrte Zellteilungen, zu einer Häufung maligner Lymphome.

Autoantikörper bei der Rheumatoiden Arthritis

Klassischerweise sind im Serum von RA-Patienten Rheumafaktoren nachweisbar. Dabei handelt es sich um Immunglobuline, die gegen Immunglobuline gerichtet sind. Vor allem die Rheumafaktoren der Immunglobulinklassen IgA und IgM sind dabei von pathogener Relevanz. Bis zu ⅔ der Patienten mit RA sind Rheumafaktor-positiv, umgekehrt hat jeder zehnte gesunde 80-Jährige Rheumafaktoren im Blut.

Andere typische Autoantikörper richten sich gegen citrullinierte Proteine (anti-CCP, anti-Sa gegen citrulliniertes Vimentin), Antikörper, die verglichen mit dem klassischen Rheumafaktor eine höhere Spezifität aufweisen. Daneben hat knapp ein Drittel der RA-Patienten nachweisbare anti-RA33-Antikörper (gegen hnRNP A2).

Autoantikörper können bei der RA nicht, wie beispielsweise beim SLE, als Aktivitätsparameter herangezogen werden, sind jedoch als diagnostischer und prognostischer Faktor wichtig. So scheint es, dass vor allem hochtitrig seropositive Patienten einen radiologisch aggressiveren Verlauf der Erkrankung zeigen.

Therapie

Oberstes Ziel der Behandlung ist früher Therapiebeginn und das Erreichen von Remission, einem Zustand, in dem keine Krankheitsaktivität mehr vorhanden ist, um etwaige Spätfolgen wie radiologische Zerstörung der Gelenke und daraus resultierende funktionelle Einschränkung und Abnahme der Lebensqualität zu verhindern.

Die medikamentöse Behandlung der Rheumatoiden Arthritis besteht aus 3 wesentlichen Säulen:

1) Nicht-steroidale Antirheumatika (NSAR)

Vor allem am Beginn der Erkrankung oder beim Auftreten eines sogenannten ‚Schubs' (Zunahme der Krankheitsaktivität, gekennzeichnet durch Schmerzen und Schwellung) ist eine adäquate Schmerztherapie mit NSAR sinnvoll, da diese neben analgetischer auch antiphlogistische Wirksamkeit besitzen. Wichtig ist es, Rücksicht auf etwaige Magen-, Darm- oder Nierenschäden zu nehmen.

2) Glukokortikoide

Steroide sind stark antiinflammatorisch wirksam und entfalten schon nach kürzester Zeit ihre Wirkung. Neben einer systemischen Gabe ist auch eine intraartikuläre Verabreichung sinnvoll, um systemische Nebenwirkungen wie steroidinduzierten Diabetes, Osteoporose oder Wundheilungsstörungen zu vermindern. Steroide sollten nur so kurz wie möglich und v. a. zu Beginn der Erkrankung oder im akuten Schub verwendet werden.

3) Basistherapeutika (DMARDs for disease modifying anti-rheumatic drugs)

Zur Kontrolle der Krankheitsaktivität soll möglichst früh mit einer Basistherapie begonnen werden. Als Goldstandard gilt der Therapiestart mit sogenannten ‚konventionellen DMARDS'; dazu gehören Methotrexat, Leflunomid und Sulfasalazin. Bei nicht ausreichender Kontrolle der Krankheit werden in weiterer Folge sogenannte Biologika eingesetzt, welche eine stärkere Immunsuppression bewirken. Wichtig ist jedoch ein sorgsamer Umgang mit den Medikamenten, da durch Unterdrückung des Immunsystems die Patienten infektanfälliger sind und es zudem v. a. bei TNF-Blockern zum Ausbruch einer latenten Tuberkulose kommen kann. (Eine genauere Darstellung der Immunsuppressiva erfolgt im Kapitel Medikamentöse Therapie rheumatischer Erkrankungen.)

Zusätzlich zur medikamentösen Therapie kommen physikalische Therapie (im akuten Stadium am ehesten milde Kälte und Iontophorese) und Heilgymnastik zum Einsatz. Darüber hinaus kann die Ergotherapie, insbesondere durch Versorgung mit Nachtlagerungs- und Funktionsschienen sowie Hilfestellungen mit speziell adaptierten Gegenständen des täglichen Lebens (Kämme, Besteck, Schreibwaren) den Patienten das Leben deutlich erleichtern.

Von orthopädischer Seite können dem Patienten mit RA zusätzlich neben Einlagenversorgung und Synovektomien vor allem rekonstruierende Eingriffe angeboten werden, die von der Abtragung von Bakerzysten über die Rekonstruktion von Sehnen und den Gelenkersatz bis zur Arthrodese (Versteifung) in einer funktionell günstigen Position reichen.

Durch engmaschige Kontrolle der Krankheitsaktivität sowie Adaptierung des Therapieschemas soll ein sinnvolles Behandlungskonzept erstellt werden, dessen Ziel es ist, durch alleinigen Einsatz von DMARDs (ohne Steroide und NSAR) Remission zu erreichen und radiologische Veränderungen zu verhindern.

Symptome die typisch sind:
Morgensteifigkeit
Symmetrische Gelenksschwellung
Befall der kleinen Fingergelenke
Druckschmerzhaftigkeit der Gelenke

Spondylarthritis

Harald Leiss

Lernziele:

- Die „seronegativen Spondylarthritiden“ (SpA) bilden eine Gruppe von chronisch entzündlichen rheumatischen Erkrankungen mit gemeinsamem Hintergrund und klinischen Manifestationen.
- Die frühe Erkennung und Therapieeinleitung wird immer besser möglich und erlangt damit Wichtigkeit. Wesentlich ist die DD gegenüber einer Rheumatoiden Arthritis und degenerativen Erkrankungen der Wirbelsäule.

Definition: Die „seronegativen Spondylarthritiden“ (SpA) bilden eine Gruppe von chronischen entzündlichen rheumatischen Erkrankungen mit gemeinsamem immunologischem **und** genetischem Hintergrund und klinischen Manifestationen. Bei diesen Krankheiten ist der Rheumafaktor typischerweise negativ (seronegativ). Die Patienten können sowohl eine Beteiligung des Achsenskeletts (v. a. die Sakroiliakalgelenke) als auch der peripheren Gelenke als asymmetrische Gelenksbeteiligung im Sinne einer Oligoarthritis (häufiger an den unteren Extremitäten), eine Daktylitis (Wurstfinger/-zehen) und eine Enthesitis (Entzündung der Enthesis oder Ansatz der Sehnen im Knochen) präsentieren. Zusätzliche Manifestationen an der Haut (genital oder gastrointestinal), an den Schleimhäuten und den Augen (Uveitis) sind ebenfalls häufig.

Zum Spektrum der SpA gehören klassisch die ankylosierende Spondylitis (AS) früher auch „Morbus Bechterew“, die undifferenzierte Spondyloarthritis (USpA), die Psoriasisarthritis (PsoA), die Reaktive Arthritis sowie Arthritiden, die mit chronisch-entzündlichen Darmerkrankungen (inflammatory bowel diseases: IBD) Morbus Crohn oder Colitis ulcerosa einhergehen können.

Seit 1995 beschäftigt sich eine Gruppe von Experten, die ASAS-Gruppe (Assessment of Spondyloarthritis International Society), sehr intensiv, um ein evidenzbasiertes Management (Diagnose, Therapieempfehlungen, Evaluierung des Ansprechens an medikamentöse Therapien) dieser Pathologien zu entwickeln.

Die SpA werden in zwei Gruppen unterteilt:

- Die vorwiegend periphere SpA: Vor allem bei der reaktiven Arthritis, PsoA, USpA und IBD-assoziierte SpA zu sehen.
- Die vorwiegend axiale SpA, welche die AS und auch die nativ-radiologisch nichtweisbare SpA umfassen.

Bei ca. 20–40 % der Patienten liegt eine Überlappung zwischen axialer und peripherer Beteiligung vor.

Epidemiologie: Die Prävalenz der Spondylarthritis unter Kaukasiern liegt zwischen 0, 5 und 2 % der Bevölkerung, und somit gehören sie zu den häufigsten chronischen rheumatologischen Krankheitsbildern. Die ankylosierende Spondylitis und die undifferenzierte Spondyloarthritis sind die Diagnosen mit der höheren Prävalenz.

Die AS tritt gehäuft unter jungen Männer (m:f etwa 3:1) in der 3. und 4. Lebensdekade auf.

Pathogenese und genetischer Hintergrund: Alle diese Krankheiten sind mit HLA-B27 assoziiert. Ca. 90–95 % der Betroffenen sind Träger des HLA-B27-Antigens (aber nur ein Bruchteil aller HLA-B27-positiven Menschen, ca. 7–8 % der Bevölkerung bekommt die Erkrankung). Bei der AS, USpA und bei der IBD-Arthritis ist die Diagnose bei HLA-B27-negativen Patienten unwahrscheinlich, aber möglich. Auch Psoriasisarthritis und Reaktive Arthritis sind bei HLA-B27-positiven Personen gehäuft, und letztere hat bei HLA-B27-positivem Hintergrund eine höhere Tendenz zu chronifizieren.

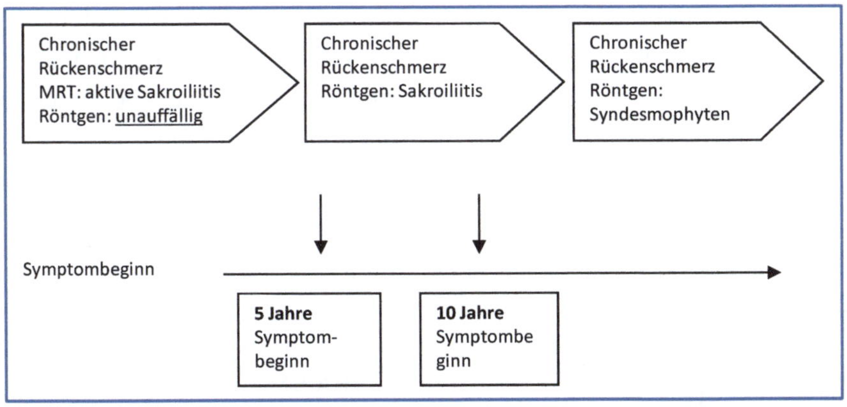

Abb. 1. Möglicher Verlauf einer aSpA bis hin zu einer AS.

Tab. 1

Merkmal	
entzündliche Rückenschmerzen	gutes Ansprechen auf NSAR
Arthritis	positive Familienanamnese
Enthesitis	HLA-B27-positiv
Uveitis	erhöhtes CRP
Daktylitis	
Psoriasis	
IBD (M. Crohn, C. ulcerosa)	

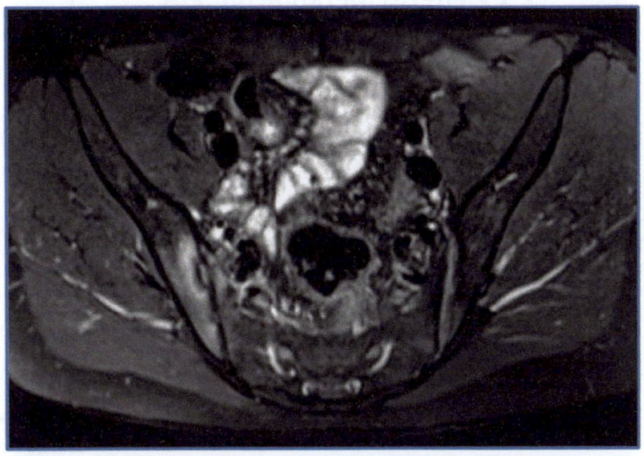

Abb. 2. 25-jähriger Patient: Bilaterale Sakroiliitis mit multiplen älteren Usuren und Knochenmarködem rechts.

Anamnese und klinische Untersuchung: Ein ganz wichtiges Frühsymptom der axSpA sind entzündliche Rückenschmerzen. Dabei handelt es sich um starke nächtliche oder frühmorgendliche, tiefsitzende Schmerzen mit einem schleichenden Beginn vor dem 40. Lebensjahr, meist im Bereich des Gesäßes angegeben. Diese werden von einer Morgensteifigkeit der Wirbelsäule länger als 30 Minuten begleitet. Diese Symptome bessern sich üblicherweise bei Bewegung. Typischerweise kommt es im Laufe einiger Jahre zu einer progressiven Versteifung der Wirbelsäule.

Imaging: Für die Frühdiagnose ist die konventionelle radiologische Untersuchung ungeeignet, da radiologische Veränderungen erst nach 5–10 Jahren sichtbar sind und bereits die irreversiblen Folgen der langbestehenden entzündlichen Aktivität (z. B. Erosionen der Sakroiliakalgelenke) darstellen.

Ein unauffälliges natives Röntgen schließt eine axSpA nicht aus.

Bei hochgradigem Verdacht ist die Anwendung der Magnetresonanztomografie (MRT) mit Kontrastmittel zu empfehlen. Diese kann aktive entzündliche Läsionen der Sakroiliakalgelenke oder der Wirbelsäule (z. B. Knochenmarködem bzw. Osteitis) darstellen und damit die Diagnose bestätigen (Abb. 2). Gegebenenfalls kann auch mittels Knochenszintigrafie (geringere Spezifität als MRT) die Diagnose gesichert werden.

Ca. 35–60 % der Fälle von nr-axSpA entwickeln im Laufe von 10 Jahren AS (Abb. 1).

Differenzialdiagnose: Differenzialdiagnostisch stehen in erster Linie die degenerativen Erkrankungen der Wirbelsäule im Vordergrund. Bei ca. 5–10 % der chron. Rückenschmerzen bei Patienten unter 45 Jahren liegt eine axSpA zugrunde. Diese wird immer noch mit einer Verzögerung von mehr als 5 Jahren diagnostiziert. Eine frühere

Einleitung der Therapie, noch in der nicht-radiologischen SpA-Phase, kann den Verlauf mildernd beeinflussen und somit die Lebensqualität der Patienten und die persönlichen und sozioökonomischen Kosten reduzieren.

Die Diagnose einer nr-axSpA wird anhand des Alters des Patienten, der Anamnese und der Untersuchung gestellt. Bei seit länger als 3 Monaten bestehenden entzündlichen Rückenschmerzen können klinische Tests, die Schmerz bei Druck auf das Iliosakralgelenk oder Scherung des Gelenks (Menell-Test) auslösen, den Verdacht unterstützen.

Sakroiliitis im Rö oder MRT
+
≥ 1 weiteres Merkmal für SpA

oder

HLA-B27
+
≥ 2 weitere Merkmale für SpA

Abb. 3. Die ASAS-Gruppe empfiehlt folgende Klassifikationskriterien zur Erfassung der aSpA in der Frühphase.

Ankylosierende Spondylitis (Morbus Bechterew)

Definition: Die ankylosierende Spondylitis (AS) oder Morbus Bechterew ist eine chronische entzündliche Erkrankung des Achsenskeletts (Sakroiliitis oder Spondylitis), die durch entzündlichen Rückenschmerz charakterisiert ist. Zusätzlich sind bei einem Teil der Betroffenen Symptome (Schwellung, Schmerzen, Steifigkeit) an den peripheren Gelenken, meist den großen Gelenken, und eine Beteiligung innerer Organe (Augen, Herz) möglich.

Diagnose: Die Diagnose der AS erfolgt in erster Linie nach klinischen und radiologischen Kriterien (siehe oben). Die Entzündungsparameter (CRP und Blutsenkung) sind nur bei 50–70 % der Patienten mit aktiver AS erhöht.

Klinik: Zusätzlich zur Beteiligung der Sakroiliakalgelenke (Sakroiliitis, Erosionen, periartikuläres Knochenmarködem) kann es in der gesamten Wirbelsäule zu äußerst schmerzhaften entzündlichen Vorgängen und in der Folge zur Versteifung der betroffenen Wirbelsäulenabschnitte kommen. Klassisch verknöchert das vordere Längsband, im Röntgenbild werden Syndesmophyten erkennbar, die die Wirbelkörper miteinander verbinden, und auch die kleinen Wirbelgelenke können verlöten. Als Spätfolge dieser Verknöcherung erfolgt die Ankylosierung der betroffenen Gelenke, die dann meist schmerzfrei sind.

Die Entzündung führt zudem häufig zu einer Osteoporose, mitunter mit Wirbelkörpereinbrüchen. Darüber hinaus sind extraartikuläre Manifestationen an Augen (anteriore Uveitis bei bis ca. 30 % der Patienten, posteriore Uveitis, Makulaödem), Herz (Aorteninsuffizienz, Aortitis der Aorta ascendens) und/oder Lunge (rezidivierende Infektionen, extrapulmonale restriktive Störung, Oberlappenfibrose) möglich. Durch eine sekundäre postentzündliche Amyloidablagerung kann eine chronische Niereninsuffizienz auftreten.

Therapie: Die frühzeitige, therapeutische Einleitung einer Kombinationstherapie mit nicht-medikamentösen (Physiotherapie, Wirbelsäulengymnastik, Sport, ...) und medikamentösen Maßnahmen können sowohl die Krankheitsaktivität als auch die Schmerzintensität – bereits im Frühstadium – signifikant verbessern.

Die NSAR-Therapie (als Dauertherapie) scheint bei der Achsenskelettbeteiligung wesentlich zu sein, nachdem einigen Studien den Einfluss dieser Medikamente über den Verlauf der entzündlichen Veränderungen bestätigt haben. Bei unzureichendem Ansprechen auf eine maximal dosierte NSAR-Therapie soll jedoch umgehend die Optimierung der Therapie mittels eines Biologikums (TNF-alpha-Blocker oder IL-17 Blocker) evaluiert werden. Durch eine adäquate Therapie lässt sich gerade bei schweren Verlaufsformen eine schlagartige und weitgehende Besserung der Entzündung und der daraus resultierenden Schmerzen erzielen. Ein Kriterium bei der Wahl des Präparates kann auch dessen Wirkung auf extraskelettale Manifestationen (Augen, Darm) sein.

Absolute Indikation für operative Eingriffe sind neurologische Defizite z. B. nach Wirbelkörperfrakturen.

Psoriasisarthritis

Definition: Seronegative Arthritis der peripheren und/oder axialen Gelenke ist mit einer Psoriasis der Haut oder Nägel assoziiert.

Epidemiologie: Die Psoriasisarthritis kommt bei etwa 5–8 % der Patienten mit Psoriasis vor, kann aber auch bis in 10 % der Fälle vor dem Ausbruch von Hauterscheinungen oder sogar bei Patienten ohne Psoriasis der Haut auftreten. Ca. 80 % der Psoriasispatienten mit Nagelbeteiligung leiden an PsoA, gegenüber 46 % der Patienten mit unauffälligen Nägeln. Die Prävalenz zwischen männlichen und weiblichen Patienten ist gleich.

Klinik: Typischerweise findet sich im Gegensatz zur Rheumatoiden Arthritis (RA) bei bis zu 50 % der Patienten eine Arthritis im Bereich der distalen Interphalangealgelenke. Die Gelenke sind häufig strahlenförmig (longitudinal) betroffen, zum Beispiel distales und proximales Interphalangealgelenk und Metacarpophalangealgelenk von einem oder mehreren Fingern und eventuell Hand- und Ellbogengelenk. Alternativ gibt es den transversen Verteilungstyp in Reihen, der zum Beispiel alle proximalen Interphalangealgelenke einer Hand betrifft. Die möglichen Verteilungsmuster der PsoA sind folgende:

- ähnliches Muster wie bei der RA: symmetrischer Befall der Fingergrund-, Mittelgelenke und distalen Interphalangealgelenke
- asymmetrische Oligoarthritis (< 5 Gelenke, nicht die gleichen Gelenke an beiden Körperhälften betroffen)
- Arthritis mutilans: typischerweise rascher destruktiver Verlauf
- Spondylitis und Sakroiliitis in ca. 50 % der Fälle, v. a. beim HLAB27-pos. Patienten

Die Tendenz zur Gelenkszerstörung ist bei der PsoA geringer als bei der RA. Es kann aber durchaus zu einem ähnlich destruierenden Verlauf kommen, v. a. beim RA-ähnlichen Muster.

Sehnenscheiden sind fast immer mitbetroffen und die Daktylitis, die Entzündung eines ganzen Fingers oder einer ganzen Zehe über die Gelenke hinaus, führt zum charakteristischen Bild eines „Wurstfingers" oder einer „Wurstzehe".

In ca. 20 % der Patienten findet sich eine Enthesitis, d. h. Entzündung der Sehnen am Knochenansatz, welche zur schmerzhaften Schwellung der Achillessehne oder zur Fasciitis plantaris führen kann.

Diagnose: Bei der PsoA gibt es keinen diagnostischen Laborwert, weder immunologisch (Rheumafaktor negativ) noch laborchemisch (Entzündungswerte eher nur geringer erhöht als bei RA, v. a. bei mildem Hautbefall).

Radiologisch unterscheidet sich die Psoriasisarthritis von der RA durch gleichzeitige Destruktion und Knochenneubildung (Appositionen). Die Gelenkszerstörung kann ein erhebliches Ausmaß annehmen, bis zum Pencil-in-cup-Phänomen (nur ein zugeschärfter Rest der Phalanx ragt in den Gelenkpfannenbereich) oder „Teleskop-Fingern"/ „Opernglas-Fingern" (reversible Fingerverkürzung durch fehlende Gelenkabschnitte).

Therapie: Wie bei der RA ist neben rein symptomatischen Behandlungsmaßnahmen (wie eine NSAR-Therapie oder Ergotherapie) auch eine immunsuppressive Medikation, welche die Pathogenese beeinflusst, möglich.

Bei der oligoarthritischen und polyarthritischen Verlaufsform sind konventionelle synthetische Basistherapeutika (csDMARDs/Methotrexat, Sulfasalazin, Leflunomid) meist gut wirksam. Methotrexat wirkt sowohl gegen den Gelenk- als auch den Hautbefall sehr gut und ist daher meistens das Mittel der Wahl, wenn eine NSAR-Therapie nicht ausreichend hilft.

Bei fehlendem Ansprechen, ausgeprägter Enthesitis und bei der Arthritis mutilans soll die Notwendigkeit des Einsatzes von Biologika rechtzeitig evaluiert werden.

Bei Achsenskelettbefall, wie bei AS, soll die NSAR-Therapie in maximaler Dosierung eingeleitet werden, bei Wirkungslosigkeit dann sofort ein Biologikum. csDMARDs zeigen hier keine Wirkung.

Undifferenzierte Spondyloarthritis (USpA)

Diese Diagnose wird angewendet bei Patienten, die die Klassifikationskriterien von AS, PsoA, reaktiver Arthritis oder IBD-assoziierter Arthritis *nicht* erfüllen. Bei Patienten mit USpA zeigt sich typischerweise ein unauffälliger nativ-radiologischer Befund des Achsenskeletts. Der MRT-Befund kann aber bereits Zeichen der entzündlichen Aktivität (Knochenmarködem) darstellen.

Meistens handelt es sich um junge Männer mit entzündlichen chronischen Kreuzschmerzen, einige davon mit zusätzlicher peripherer Gelenksbeteiligung (Arthritis/Enthesitis). Fast alle sind HLA-B27-positiv.

IBD-Arthritis

Gut 10 % der Patienten mit Morbus Crohn oder Colitis ulcerosa bekommen zusätzlich zu ihren gastrointestinalen Erscheinungen eine seronegative Arthritis meist großer Gelenke mit oder ohne Sakroiliitis. Häufig gehen Verschlimmerungen der gastrointestinalen Beschwerden mit der Arthritis/Arthralgie einher. Sulfasalazin bietet sich als Basistherapeutikum an, gastrointestinale Lokaltherapien beeinflussen die Arthritis naturgemäß nicht direkt.

Therapie: Therapeutisch sind – ähnlich der PsoA – bei der oligoarthritischen und polyarthritischen Verlaufsform csDMARDs (Methotrexat, Sulfasalazin, Leflunomid) indiziert. Bei axialer Beteiligung sind Biologika die Therapie der Wahl.

Reaktive Arthritis und Reiter-Syndrom

Definition: Die reaktive Arthritis ist in der Regel eine selbstlimitierte Oligoarthritis großer Gelenke, manchmal mit (meist einseitiger) Sakroiliitis, die aus einer Reaktion des Körpers auf Mikroorganismen entsteht, ohne dass diese in den Gelenken selbst nachzuweisen sind (DD: septische Arthritis). Sie betrifft meist junge Patienten.

Epidemiologie: Die Inzidenz beträgt 30–40 Fälle pro 100.000 Einwohner. Die wesentlichen Erreger sind Chlamydien, Mykoplasmen (und vermutlich Ureaplasmen), Erreger infektiöser Durchfallerkrankungen (Salmonellen, Yersinien, Campylobacter, Shigellen) und Streptokokken. Welche Rolle Erreger wie Chlamydia pneumoniae, Ureaplasma urealyticum oder Mykoplasmen in der Entstehung der reaktiven Arthritis spielen, wird derzeit diskutiert.

Genetik: Etwa die Hälfte der Patienten mit reaktiver Arthritis ist HLA-B27-positiv, wobei die Rolle von HLA-B27 in der Pathogenese noch nicht vollkommen geklärt ist.

Klinik: Die Gelenkschwellung tritt wenige Tage bis Wochen nach einer primär gelenkfernen Infektion auf. Die Infektionen treten im Urogenital-, Intestinal- oder Respirationstrakt auf und können auch subklinisch verlaufen (z. B. asymptomatische Urethritis). Das Krankheitsbild ist nicht mit einer septischen Arthritis (Gelenkinfektion) vergleichbar, bei der Erreger im Gelenkspunktat feststellbar sind. In Kombination mit Urethritis und Regenbogenhautentzündung wird vom *Reiter-Syndrom* gesprochen.

Auch nach Infektionen mit Viren (Röteln, Parvoviren), Neisserien und beta-hämolysierenden Streptokokken sowie nach Impfungen können Arthritiden auftreten. Diese werden aber nicht der Spondylarthritis oder reaktiven Arthritis zugeordnet.

Typischerweise findet sich eine Monoarthritis oder asymmetrische Oligoarthritis mit Steifigkeit und Bewegungseinschränkung, vor allem im Bereich der großen Gelenke (Sprung-, Knie-, Hüftgelenke). Eine weitere mögliche Erscheinung ist die Daktylitis. Der Befall der iliosakralen Gelenke – hier findet sich eine augenscheinliche Gemeinsamkeit mit anderen Spondylarthritiden wie dem Morbus Bechterew – findet eher im fortgeschrittenen Stadium der Erkrankung statt.

Auch die Weichteile sind in der Regel betroffen: Häufig sind eine Enthesiopathie/Enthesitis mit Druckempfindlichkeit über den Sehnenansätzen und Bewegungseinschränkung oder eine Tendovaginitis. Ebenfalls möglich sind eine Peritendinitis der Achillessehne oder eine Fasciitis plantaris.

Als extraartikuläre Manifestationen können auch Fieber, Abgeschlagenheit und ein allgemeines Krankheitsgefühl auftreten. Unter den Hauterscheinungen sind das Keratoma blennorrhagicum und die Pustulosis palmoplantaris am häufigsten zu finden. Diese gleichen sowohl klinisch als auch histopathologisch Psoriasis-Läsionen. Das Erythema nodosum ist nur nach einer Yersinien-Infektion zu erwarten.

Die Augen können uni- oder bilateral befallen sein. Bei einer Konjunktivitis kommt es zu Rötung, Schmerzen, Photophobie und Sehstörungen, Keime lassen sich nicht isolieren. In manchen Fällen kann die Erkrankung bis zur Episkleritis und Keratitis fortschreiten und sogar korneale Ulzera hervorrufen. Eine akute Uveitis ist selten. Selten, aber möglich ist eine kardiale oder renale Beteiligung.

Diagnose: Laut klassischer Definition ist bei der reaktiven Arthritis die Synovialflüssigkeit steril. Diese Definition könnte allerdings bald revidiert werden, da im Rahmen neuerer Untersuchungen in den Gelenken betroffener Patienten mikrobielle DNA und RNA nachgewiesen wurde. Nicht ausreichend etabliert im klinischen Alltag sind sensiblere Nachweismethoden wie die Analyse der Synovialflüssigkeit mittels Polymerase-Kettenreaktion (PCR) oder die Immunfärbung des synovialen Gewebes. Auch die Bestimmung von HLA-B27 hat geringen diagnostischen Wert.

Für die Diagnose einer Urethritis, die asymptomatisch verlaufen kann, ist der Harnröhrenabstrich die einzige brauchbare Methode und sollte daher bei jedem Patienten mit Verdacht auf reaktive Arthritis durchgeführt werden. Die Bestimmung der Antikörper-Titer ist in diesem Fall eine obsolete Methode.

Differenzialdiagnostisch kommen in Frage:

- Bei Durchfall und Arthritis: Colitis ulcerosa, Morbus Crohn, Morbus Whipple, Zöliakie, Morbus Behçet oder Enterovirale.
- Bei Urethritis mit Arthritis: Infektion mit Gonokokken.
- Bei isolierter, akuter Monoarthritis: Gicht, Pseudogicht oder septischer Arthritis, die mittels Untersuchung der Gelenkflüssigkeit (Kristalle, Gram-Färbung, Kultur) die notwendige Abgrenzung ermöglichen.

Auch die Sarkoidose ist eine wesentliche Differenzialdiagnose, eine granulomatöse Erkrankung unklarer Genese, die neben einer meist bihilären (mediastinalen) Lymphadenopathie und evtl. einem Erythema nodosum eine Arthritis verursachen kann. Meist kommt es zu einer nicht-erosiven Oligoarthritis vor allem der Sprunggelenke.

Therapie: Gelingt der direkte Nachweis eines Erregers, ist eine antibiotische Therapie sinnvoll. Für die Urethritis werden in der Regel Doxycyclin oder Makrolide verwendet und naturgemäß auch eine Partner-therapie veranlasst.

In der Regel ist eine antibiotische Therapie bei gastrointestinalen Infektionen nicht indiziert. Allerdings sollte sie bei schweren Durchfällen, älteren oder immunsupprimierten Patienten eingeleitet werden. Dann bieten sich Chinolone für Streptokokken, Penicilline oder Cephalosporine an. Ein besserer Effekt von Langzeittherapien mit Antibiotika konnte bis jetzt nicht gezeigt werden.

In Anbetracht des selbstlimitierenden Verlaufs (Dauer aber bis zu einem Jahr) und der nicht-erosiven Art der Arthritis sind NSAR meist ausreichend. Diese sollten, sobald die Patienten eine synovitische Schwellung oder Arthralgien angeben, eingeleitet werden. Bei fehlendem Ansprechen auf NSAR oder schwerer Krankheitsaktivität kann nach Ausschluss einer septischen Arthritis eine intraartikuläre – manchmal auch systemische – Steroidtherapie hilfreich sein. Wenn nach einer Dauertherapie mit NSAR über zwei Monate noch Symptome einer reaktiven Arthritis bestehen, ist, vor allem bei HLA-B27-positiven Patienten, eine Therapie mit Salazopyrin indiziert. Es ist eines der wenigen csDMARDs, über deren Wirksamkeit bei reaktiver Arthritis Placebo-kontrollierte Studien vorliegen. Bei Unverträglichkeit, Kontraindikationen gegenüber Salazopyrin oder ausgeprägter Enthesitis ist eine Biologika-Therapie in Erwägung zu ziehen.

Kollagenosen

Thomas Karonitsch, Georg Stummvoll, Martin Aringer

Lernziele:
Die komplexe Thematik der systemischen Autoimmunerkrankungen „Kollagenosen" kennenlernen. Sie sind eine heterogene Gruppe von Krankheiten, die durch immunologische Phänomene (Auto-Antikörper) und einen variablen Befall innerer Organe, des muskuloskelettalen Systems und der Haut gekennzeichnet sind. Sie können unbehandelt rasch tödlich verlaufen.

Einleitung und allgemeine Definition: Bei aller Unterschiedlichkeit ist den Kollagenosen eine Erhöhung von **anti-nukleären Antikörper (ANA)** im Serum gemeinsam, die daher als Suchtest geeignet sind. Weitere Auto-Antikörper können für die Diagnose und Differenzialdiagnose verwendet werden, treten aber in der Regel seltener auf als ANA. Bei einer Kollagenose können Gelenke und/oder Haut, aber auch innere Organe betroffen sein. Der Befall innerer Organe kann unterschiedlich stark ausgeprägt sein. Besonders eine Beteiligung der Nieren, der Lungen oder des Zentralnervensystems stellt oft eine lebensbedrohende Situation dar.

Die typischen Auto-Antikörper sind zum Teil direkt (organ-)pathogen. Andere Antikörper bilden Immunkomplexe. Diese lagern sich an Gefäßwänden oder Basalmembranen ab und führen über Aktivierung des Komplementsystems zu Entzündung („indirekt pathogen") und Gewebszerstörung.

Die Diagnose (und Differenzialdiagnose) der Kollagenosen ist oft schwierig und wird durch genaue Anamnese, klinisch-physikalische Untersuchung und Blutuntersuchungen (Blutbild, Autoantikörper, Akutphaseparameter etc.) gestellt.

Labor: Die ANA-Bestimmung dient als globaler Suchtest bei Verdacht auf eine Kollagenose. Bei ANA handelt es sich um Antikörper gegen Zellenkernbestandteile. Fast alle Kollagenose-Patienten sind ANA positiv. ANA kommen aber auch bei anderen Erkrankungen, wie Schilddrüsenentzündungen (Hashimoto-Thyreoiditis), Virusinfekten, Hepatopathien oder Lymphomen vor. Mittels **extrahierbarer nukleärer Antigene (ENA)** können, falls positiv, Kollagenosen spezifiziert werden. So finden sich bei SLE-Patienten häufig Antikörper gegen doppelsträngige DNA oder gegen Histone, bei der systemischen Sklerose häufig anti-Scl-70 Antikörper oder anti-centromer Antikörper. Die Nomenklatur folgt leider keinem einheitlichen System und ist historisch gewachsen. Diese Auto-Antikörper sind ein wertvoller Baustein in der Diagnosefindung (und Differenzialdiagnose) bei entsprechender Klinik. Autoantikörper sind jedoch weder beweisend für das Vorliegen einer Kollagenose, noch kann ihr Fehlen eine solche ausschließen.

Imaging: Bei Verdacht auf Organbeteiligung sind bildgebende Verfahren (CT, MRT, Szintigrafie der Speicheldrüsen, Cinematografie des Ösophagus etc.) und andere Untersuchungsverfahren (z. B. Lungenfunktion, Echokardiografie) indiziert.

Systemischer Lupus erythematodes (SLE)

Epidemiologie: Der SLE betrifft fast jede tausendste Frau (Verteilung weiblich:männlich etwa 10:1).

Pathogenese: Bei der Erkrankung entstehen Antikörper gegen Antigene, die direkt oder indirekt als Immunkomplexe (Antigen + Antikörper-Komplex) entzündliche Vorgänge in Organen auslösen. Dabei wird das Komplementsystem aktiviert und Bestandteile des Komplementsystem werden verbraucht. Das Absinken von Komplement-Komponenten (C3 und C4) im Serum kann gemessen werden und ist ein Aktivitätshinweis für die Erkrankung. Neben der Haut und den Gelenken, können auch innere Organe und das ZNS von der Entzündung betroffen sein.

Tab. 1. Auswahl typischer Auto-Antikörper bei Kollagenosen

Antikörper gegen	sind typisch für
dsDNA, Histon, Sm	SLE
Ro, La	SLE, Sjögren
SCL-70	SSc (diffuse Form)
Centromer	SSc (limitierte Form)
Jo-1	Polymyositis
Mi-2	Dermatomyositis
U1RNP	MCTD
Cardiolipin, β2-Glykoprotein	APS (APLAS)

Tab. 2

Erkrankungen mit ANA
Kollagenosen
Hashimoto- und andere Thyreoiditiden
Virusinfekte
Hepatopathien
Lymphome

Haut: Die Hauterscheinungen sind oft auffällig, aber meist relativ ungefährlich. Es kommt zu UV-Empfindlichkeit, Schmetterlingserythem, subakut kutanem (SCLE) und chronisch-diskoidem Lupus (CDLE).

Schädigungen innerer Organe: Besonders häufig sind die Nieren von verschiedenen Formen einer Immunkomplex-Glomerulonephritis betroffen. Der genaue Ort der Immunkomplexablagerung hängt dabei von Größe und Antigen-Spezifität der Auto-Antikörper ab und führt entsprechend zu verschiedenen Formen der Lupus-Glomerulonephritis, die in einer Klassifikation (früher WHO, heute ISN/RPS) definiert sind und mit Licht-, Immunfluoreszenz- und Elektronenmikroskopie unterschieden werden können. Da davon die Therapie und Prognose abhängen, ist die Nierenbiopsie bei Verdacht auf Lupus-Nephritis (Proteinurie, pathologisches [nephritisches] Harnsediment) entscheidend.

Gefürchtet sind auch die Beteiligung des ZNS bei zerebralem SLE und des Lungenparenchyms im Rahmen der Lupus-Pneumonitis. Letztlich können praktisch alle Organe betroffen sein. Die Lupuspneumonitis ist eine lebensbedrohliche, oft intensivpflichtige Erkrankung. Die akute Pneumonitis ist klinisch schwer von einer Infektion mit atypischen Erregern abzugrenzen. Sie ist durch Therapie potentiell reversibel.

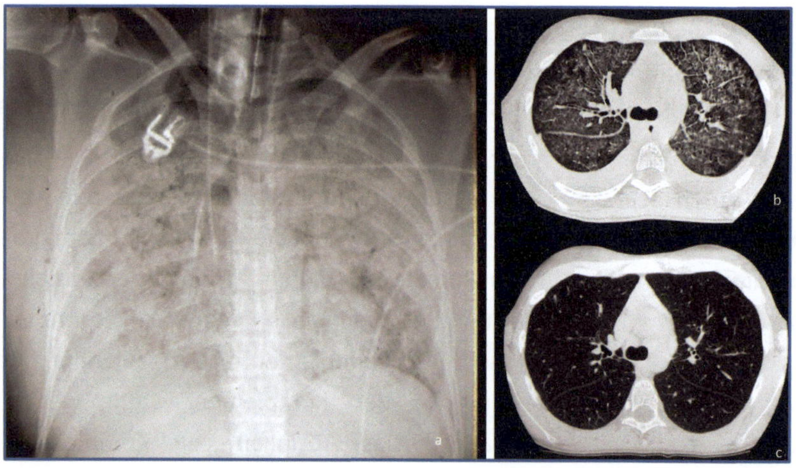

Abb. 1. Schwere Lungenbeteiligung bei SLE im Sinne einer Lupus-Pneumonitis. (a) Im Lungenröntgen zeigen sich diffuse Verschattungen, die differenzialdiagnostisch auch einer atypischen Pneumonie entsprechen könnten, die Diagnose erfolgte mittels Biopsie. (b) HR-CT Bild einer akuten Alveolitis. (c) Dieselbe Patientin, dieselbe Schnittebene nach erfolgreicher Therapie.

Gelenke: Gelenkschmerzen ohne Gelenkentzündung (Arthralgien) sind die Regel und jeder fünfte SLE-Patient bekommt eine (Poly-)Arthritis, die klinisch der chronischen Polyarthritis (CP) gleichen kann, im Röntgen aber meist keine Erosionen aufweist.

Seröse Häute: Häufig ist auch eine **Polyserositis,** die sich durch Schmerzen beim Atmen, Pleurareiben/Pleuraergüsse oder auch durch eine Perikarditis mit Perikarderguss zeigen kann.

Labor: Relativ häufig sind Veränderungen des Blutbildes, wie Lymphopenie, Leukopenie, Thrombopenie oder hämolytische Anämie. Blutbild („Penien"), serologische Untersuchungen (Nierenfunktionsparameter etc.), Harnsediment (z. B. dysmorphe Erythrozyten bei v. a. Glomerulonephritis) und Protein/Kreatinin-Ratio im Spontanurin (Proteinurie).

Imaging: Lungenröntgen und Echokardiografie bei v. a. Serositis, weiterführende Untersuchungen bei Verdacht auf Organbeteiligung (hochauflösende CT [HR-CT], Nierenbiopsie etc.).

Therapie: SLE-Patienten werden in der Regel mit **Glukokortikoiden** und **Malariamedikamenten** (Hydroxychloroquin) und je nach aktuellem Schweregrad und Art der Organerkrankung mit Biologika (Belimumab) oder anderen immunsuppressiven Substanzen, wie Azathioprin, Mycophenolat-Mofetil (MMF) oder Methotrexat (MTX) behandelt. Bei lebensbedrohlichem Organbefall oder ZNS-Beteiligung oder schweren Glomerulonephritiden kommt Cyclophosphamid (CYC) zum Einsatz. Alle diese Medikamente und natürlich auch Glukokortikoide können zu Nebenwirkungen (z. B. Infektionen) führen. V. a. CYC ist dosisabhängig mit z. T. deutlichen Nebenwirkungen behaftet (ovarielles Versagen, Harnblasen-Tumore).

Medizingeschichte: Der Wiener Dermatologe Moriz Kaposi (der auch das Kaposi-Sarkom erstbeschrieben hat) war 1872 der erste, der die Beteiligung innerer Organe beim SLE beschrieben und somit die Trennung in reinen Hautlupus und systemischen Lupus vorgenommen hat.

Anti-Phospholipid-Syndrom

Sekundär (im Rahmen des SLE) oder ohne Grunderkrankung (primär) können Autoantikörper gegen Phospholipide entstehen, die an Gefäß- und Thrombozytenwänden sitzen. Dadurch kann es zu einer Endothel- und/oder Thrombozytenaktivierung und zu einem hyperkoaguablen Zustand kommen. Die Patienten erleiden vermehrt Thrombosen und Thromboembolien, arterielle Verschlüsse und Frauen auch Fehlgeburten. Nachweisbar sind erstens IgG- und IgM-Antikörper gegen Cardiolipin **(Anti-Cardiolipin-Antikörper,** ACLA) und/oder β2-Glykoprotein 1 und andererseits eine Verlängerung der aPTT in der Gerinnungsanalyse. Diese ist nicht durch einen Gerinnungsfaktormangel, sondern durch Hemmkörper (Lupus-Antikoagulans) bedingt. Deshalb kommt es zum scheinbar paradoxen Bild, dass die aPTT zum Teil deutlich verlängert ist, während gleichzeitig eine Thromboseneigung besteht!

Therapie: Die wichtigste therapeutische Maßnahme ist bereits nach dem ersten Gefäßereignis (z. B. Thrombose oder Pulmonalembolie) die lebenslange Antikoagulation mit Vitamin-K-Antagonisten.

Primäres Sjögren-Syndrom (PSS)

Definition: Das PPS zeichnet sich durch chronische Entzündungen von Tränen und Speicheldrüsen aus. Es können aber auch andere exokrine Drüsen (z. B. Pankreas) oder innere Organe, wie Lunge (Lungenfibrose) oder Niere (interstitielle Nephritis), betroffen sein. Wichtig ist die Assoziation mit **MALT (mucosa-associated lymphatic tissue)-Lymphomen,** die vorher oder im Rahmen der Erkrankung auftreten können.

Pathogenese:

Haut/Schleimhaut/Drüsen: Aufgrund einer Entzündung der exokrinen Drüsen kommt es zur zunehmenden Sicca-Symptomatik (Trockenheit), besonders im Bereich der Augen (Conjunctivitis sicca bei Tränendrüsenbeteiligung) und des Mundes (Speicheldrüsen), aber auch im Genitalbereich, und eventuell zur exokrinen Pankreasinsuffizienz.

Die Augentrockenheit ist unter anderem durch Einlegen von Filterpapierstreifen in den Tränensack (Schirmer-Test) objektivierbar, die Speicheldrüsenentzündung ist sonografisch darstellbar.

Organbeteiligung: Interstitielle Lungenerkrankung und interstitielle Nephritis sind relativ selten, aber kritisch. Da sie schleichend verlaufen, sind regelmäßige Untersuchungen der Lungenfunktion und der venösen Blutgase (die interstitielle Nephritis führt aufgrund des Rückgangs der Bikarbonat-

Produktion zunächst nur zu einer metabolischen Azidose) erforderlich.

Gelenke: Arthralgien sind häufig; relativ selten ist eine Polyarthritis im Rahmen des PSS.

Diagnostik: Eine augenärztliche Untersuchung (Testung der Tränensekretion, Tränenfilm-Aufreißzeit usw.) ist zur Diagnose und im Verlauf wichtig. Die Speicheldrüsenentzündung ist sonografisch darstellbar. Interstitielle Lungenerkrankung und interstitielle Nephritis sind relativ selten, aber kritisch. Da sie schleichend verlaufen, sind regelmäßige Untersuchungen der Lungenfunktion (ggf. auch einer HR-CT) und der venösen Blutgase (die interstitielle Nephritis führt aufgrund des Rückgangs der Bikarbonat-Produktion zunächst nur zu einer metabolischen Azidose) erforderlich.

Therapie: Therapeutisch werden neben Lokalmaßnahmen zur Befeuchtung am ehesten Hydroxychloroquin oder niedrig dosierte Kortikosteroide eingesetzt.

Systemische Sklerose (Sklerodermie, SSc)

Bei der Sklerodermie kommt es einerseits zu einer vermutlich autoimmun bedingten Schädigung der Gefäßinnenwand, andererseits führen die resultierende Hypoxie und bei der diffusen kutanen Systemischen Sklerose vermutlich die Aktivierung von Fibroblasten durch Antikörper zur Verdickung und Sklerosierung der Haut, aber auch innerer Organe.

Haut: Das Raynaud-Syndrom, eine durch Vasospasmen (Gefäßkrämpfe) bedingte Minderdurchblutung der Finger und Zehen mit protrahierter Weiß- oder Blaufärbung bei und nach Kälte, ist das klassische Erstsymptom von Patienten mit SSc, tritt aber auch bei anderen Kollagenosen (SLE, Sjögren, MCTD) oder primär auf. Anders als beim primären Raynaud kommt es beim Raynaud im Rahmen der SSc oft zu Nekrosen und Ulzerationen an den Fingerspitzen (Rattenbissnekrose).

Typisch für die SSc ist die Verdickung der Haut. Die Hautveränderungen führen zu einer spitzen Nase, einem faltenarmen Gesicht mit perioraler Fältelung und geringer Mundöffnung („Tabaksbeutelmund"), einem verdickten Zungenbändchen und zu kaum beweglichen, dünnen, faltenfreien „Madonnenfingern".

Organbeteiligung: Der Fibrosierungsprozess beschränkt sich oft nicht nur auf die Haut, sondern kann eine weitgehende Funktionsunfähigkeit innerer Organe mit Schluckstörungen und Reflux (Ösophagusbeteiligung), Völlegefühl (Magenbeteiligung), Durchfällen und Malabsorption (Darm- und/oder Pankreasbeteiligung) oder respiratorischer Insuffizienz (Lungenfibrose) zur Folge haben. Besonders die interstitielle Lungenbeteiligung kann letztlich zur Fibrose führen (typisches Bild des Endstadiums ist eine bi-basale Lungenfibrose, die wie Honigwaben aussieht („honey-combing"). Die Sklerosierung der inneren Organe folgt dem Grundprinzip der Narbenbildung; letztlich wird lebensnotwendiges Organparenchym in funktionell wertloses Narbengewebe umgewandelt.

Gelenke: Auch bei der SSc können die Gelenke beteiligt sein. Eine echte Synovitis kommt vor, ist aber klinisch schwer zu diagnostizieren. Zudem kann die Sklerosierung der Haut mit der resultierenden Kontraktur den Verlust der Gelenksfunktion bedingen.

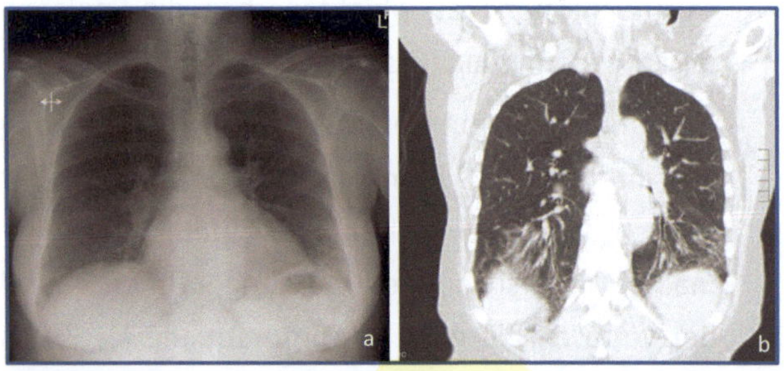

Abb. 2. Lungenfibrose bei SSc. a) Relativ unspezifische Veränderungen im konventionellen Lungenröntgen, aber b) Zeichen einer Lungenfibrose in der HR-CT in beiden Unterfeldern mit Erweiterung der Bronchien (Bronchiektasien) bei derselben Patientin. Es kommt bei der SSc zur Vermehrung von Bindegewebe in den alveolären Septen, was die Diffusionswege für O_2 aus den arteriellen Kapillaren erhöht. Außerdem wird funktionelles Lungengewebe abgebaut. Letztlich entsteht ein Bild, das Honigwaben ähnelt (engl. „honey combing"), man kann es hier bi-basal erkennen. Die Lungenfibrose gilt als nicht reversibel und führt bei Progression schließlich zum Tod.

Es gibt zwei Grundtypen der Sklerodermie. Die diffuse kutane (proximale) Form verläuft rasch und schubweise, beteiligt die gesamte Haut, führt häufig zu einer Alveolitis mit rascher Verschlechterung der Lungenfunktion und ist häufig mit anti-SCL-70-Antikörpern assoziiert. Die limitierte cutane (distale) Form verläuft schleichend, betrifft nur die Haut im Gesicht, sowie distal von Ellbogen und Kniegelenken. Die limitierte Form der SSc führt eher zu einer schleichenden Lungenfibrose oder einem isolierten Lungenhochdruck (sekundäre pulmonal-arterielle Hypertension, PAH) und ist am ehesten mit anti-Centromer-Antikörper assoziiert. Als limitierte SSc wird auch das früher getrennt angeführte CREST-Syndrom gezählt; dieses (englische) Akronym umfasst typische Manifestationen der SSc: Calcinosis cutis, Raynaud, Ösophagusbeteiligung (engl. esophagus), Sklerodaktylie, Teleangiektasien.

Diagnostik: Klinische Untersuchung in Kombination mit bildgebenden Verfahren, wie Lungenröntgen, HR-CT der Lunge (Fibrose? Alveolitis?), Echokardiografie (Vorliegen einer PAH?), Ösophagus-Cinematografie, sowie Lungenfunktion und Blutuntersuchungen (ähnlich wie beim SLE).

Therapeutisch sind die Möglichkeiten limitiert. Bei der schweren Organbeteiligung kommt Cyclophosphamid und Stammzelltransplantation in Frage. Zur Therapie der Lungenbeteiligung werden auch B-Zell-Depletion und MMF eingesetzt. Der Endothelin-Rezeptor-Blocker Bosentan hat relevante Effekte bei vasospastisch dominierten Situationen (PAH, schwerer Raynaud mit Nekrosen). Wichtig sind Protonenpumpenhemmer (Refluxösophagitis) und ACE-Hemmer (Prophylaxe und in sehr hohen Dosen Therapie der seltenen schweren Nierenkrise „scleroderma renal crisis", die mit extrem hohen Blutdruckwerten einhergeht). ACE-Hemmer und Kalziumkanalblocker helfen manchmal gegen die Raynaud-Symptomatik. MTX kann bei Arthritis und Hautbeteiligung helfen.

Poly- und Dermatomyositis (PM/DM)

Pathogenese: Haut: Dermatomyositis und Polymyositis sind inflammatorische Myopathien. Die Dermatomyositis zeigt krankheitsspezifische Hauterscheinungen (z. B. livid-rotes Lilac-Phänomen der Oberlider, Gottron-Papeln). Die Polymyositis hat keine Hautveränderungen.

Muskeln/innere Organe/Gelenke: Poly- und Dermatomyositis führen aufgrund der zunehmenden, vor allem proximalen Muskelschwäche zu wesentlichen Behinderungen im täglichen Leben. Typischerweise fällt den Patienten das Aufstehen aus einer sitzenden Position besonders schwer, während Muskelschmerzen eher ungewöhnlich sind.

Eine myokardiale Beteiligung und Schluckstörungen (Entzündung der quergestreiften Ösophagusmuskulatur) sind nicht selten. Polyarthritis und interstitielle Lungenerkrankung kommen ebenfalls vor.

Diagnostik: Die Myositis zeigt sich durch Zeichen des Muskelzerfalls im Labor (CK, Aldolase erhöht), im MRT des betroffenen Muskels durch Ödem und/oder Atrophie und elektrophysiologisch im EMG. Beweisend und daher unbedingt anzustreben ist die Muskelbiopsie.

Therapie: Therapeutisch werden meist Kortikosteroide, MTX, Azathioprin oder hoch dosierte intravenöse Immunglobuline (IVIG) verwendet. Bei schweren oder therapierefraktären Fällen kommen MMF, Rituximab oder Cyclophosphamid zum Einsatz.

Mischkollagenose (MCTD)

Die MCTD ist durch Autoantikörper gegen U1RNP definiert und hat klinisch Züge sowohl des SLE (Autoantikörper, oft milde Myositis) als auch der Systemischen Sklerose (Raynaud, meist milde Sklerodaktylie, Ösophagusbeteiligung, eventuell interstitielle Lungenerkrankung). Häufig findet sich auch eine erosive Polyarthritis, gelegentlich eine Myositis. Die Therapie folgt dem Organbefallsmuster.

Vaskulitiden

Stephan Blüml

Lernziele:

- Bei den verschiedenartigen damit zusammenhängenden Beschwerden die primären und sekundären Formen von Vaskulitiden als Ursache in Betracht ziehen können.
- Akutmaßnahmen bei Komplikationen rasch und sicher durchführen können.
- Mögliche Komplikationen und Folgeerkrankungen in ihrer klinischen Relevanz einschätzen können und die Therapieprinzipien zu deren Vermeidung sowie Behandlung kennen.

Allgemeine Einleitung

Systemische Vaskulitiden sind eine klinisch heterogene Mischung verschiedener Erkrankungen, deren Gemeinsamkeit eine Infiltration der Gefäßwand mit Entzündungszellen ist. Dies führt in Abhängigkeit der Art des Gefäßes bzw. dessen Lokalisation zu den klinischen Symptomen der Erkrankung.

Small vessel vasculitis

Morbus Wegener und Mikroskopische Polyangiitis

Diese beiden Formen einer Systemvaskulitis sind mit Antikörpern gegen Zytoplasma-Bestandteile von neutrophilen Granulozyten (ANCA, für anti-neutrophil cytoplasmic antibodies) assoziiert: der Morbus Wegener mit gegen die Proteinase-3 (PR3) gerichteten (zytoplasmatischen) cANCA, die mikroskopische Panarteritis nodosa (Mikro-PAN) mit gegen die Myeloperoxidase (MPO) gerichteten perinukleären pANCA. Deshalb werden diese beiden Entitäten, auch weil die Therapie ident ist, als ANCA-assoziierte Vaskulitiden (AAV) zusammengefasst. Die Assoziation bei beiden Krankheiten mit den jeweiligen ANCAa ist sehr hoch, ca. 90 % der Patienten mit M. Wegener und Mikro-PAN weisen die respektiven ANCA auf. Es scheint, als wären ANCA selbst pathogen, obwohl genaue Mechanismen der Entstehung der Vaskulitis durch ANCA bislang nicht bekannt sind. Die Ursache der AAV ist letztlich nicht bekannt, obwohl infektiöse Prozesse den Ausbruch der Vaskulitis zu präzipitieren scheinen. Vor allem bei M. Wegener ist ein Zusammenhang mit Infektionen, vor allem im HNO-Bereich, sehr wahrscheinlich, und es gibt Daten, die eine schlechtere Prognose im Sinne einer höheren Relapse-Wahrscheinlichkeit nach Therapie für Patienten mit nasalem Befall durch Staphylokokkus aureus nahelegen.

Klinisch können sich Morbus Wegener und Mikro-PAN im HNO-Bereich, der Niere und der Lunge manifestieren, betreffen aber oft auch Nerven (Mononeuritis multiplex) und Gelenke (Arthritis) und sind schwerste Erkrankungen (unbehandelt, also vor dem Aufkommen potenter immunsuppressiver Medikamente, hatte eine generalisierte AAV eine Mortalität von 90 % in den ersten 2 Jahren!).

Die Diagnose wird in Zusammenschau mit den Antikörperbefunden histologisch gestellt. In der Niere verursachen beide Krankheitsbilder wie alle Systemvaskulitiden eine Glomerulonephritis ohne größere Immunkomplexdepots (daher Pauci-Immun-Glomerulonephritis), in der Lunge verursacht der Morbus Wegener meist noduläre Läsionen, Lungenblutungen sind bei der Mikro-PAN typischer. Der Morbus Wegener betrifft zusätzlich häufiger als die Mikro-PAN den HNO-Bereich, wo er zu entstellenden Defekten (Sattelnase, Fisteln) oder laryngealen Atemwegsproblemen führen kann, und er kann als Arthritis imponieren. Die Behandlung richtet sich nach dem Befallsmuster der Erkrankung. Eine auf den HNO-Bereich limitierte Form der AAV kann mit einer vergleichsweise milden immunsuppressiven Therapie (Methotrexat mit begleitender Kortisontherapie) behandelt werden. Bei Befall lebenswichtiger Organe wie der Lunge oder der Nieren sollte eine zweistufige Therapie durchgeführt werden, initial mit Cyclophosphamid als sogenannte Remissionsinduktion, gefolgt von einer Erhaltungstherapie nach Erreichen der Remission mit Azathioprin. Begleitend soll Kortison verabreicht werden. Kürzlich wurde auch eine Therapie mit Rituximab (einem Anti-CD20-Antikörper) als Remissionsinduktion erfolgreich eingesetzt. Zusätzlich sollten alle Patienten mit M. Wegener zur Rezidivprophylaxe Trimethoprim/Sulfamethoxazol bekommen (gegen Staphylokokkenbesiedelung). Die Behandlungsstrategien sind trotz der Schwere der Erkrankung mittlerweile sehr erfolgreich, sodass in den meisten Fällen (ca. 90 %) initial eine Remission erzielt werden kann. Rückfälle (relapse) sind allerdings trotz adäquater Erhaltungstherapie häufig (30–50 % der Fälle).

Churg-Strauss-Syndrom

Das Churg-Strauss-Syndrom ist eine Vaskulitis der kleinen Gefäße, dessen hervorstechendstes Merkmal eine Assoziation mit Asthma bronchiale mit peripherer Eosinophilie ist. Asthma ist meistens schon vor Beginn der Vaskulitis bekannt. Es können eine Reihe von Organsystemen betroffen sein, unter anderem Lunge, Haut, Herz, Niere, Gelenke sowie der GI-Trakt. Die Assoziation mit ANCA ist geringer als bei M. Wegener oder Mikro-PAN, es sind jedoch 40–60 % der Patienten positiv (meist p-ANCA). Therapeutisch sind oft Glukokortikoide ausreichend, in schwereren Fällen sollte eine Therapie mit Endoxan erwogen werden, ähnlich wie bei anderen AAV.

Purpura Schönlein-Henoch

Meist gutartig ist die vor allem bei Kindern auftretende und meist selbst-limitierend verlaufende Schönlein-Henoch'sche Erkrankung, die mit einer palpablen Purpura als Zeichen der Hautvaskulitis, mit Gelenkschmerzen oder einer Polyarthritis und mit gastrointestinalen Beschwerden einhergeht. Ätiologisch wie alle Vaskulitiden ungeklärt, scheint aber auch hier ein infektiöser Auslöser eine wichtige Rolle zu spielen, da in etwa der Hälfte aller Fälle eine Infektion der Erkrankung vorausgeht. IgA-Ablagerungen sind das immunhistochemische Korrelat, dazu kommt eventuell eine IgA-Nephritis. Außer in Fällen einer schweren Glomerulonephritis, die dann mit Cyclophosphamid behandelt werden muss, sind NSAR oder Kortikosteroide meist ausreichend, die Krankheit ist selbstlimitierend.

Medium sized vessel vasculitis

Klassische Panarteritis nodosa

Die Panarteritis nodosa (PAN) führt in klassischer Ausprägung über die perlschnurartige Beteiligung von Mesenterialgefäßen zu Nekrosen im Magen-Darm-Trakt. Ähnliche Nekrosen können an der Haut auftreten. Daneben gibt es im Rahmen der PAN Pauci-Immun-Glomerulonephritiden und relativ häufig eine Mononeuritis multiplex, ebenso ist eine Arthritis oder Muskelbeteiligung möglich, es kann im Prinzip jedes Organsystem betroffen sein. Interessanterweise betrifft sie praktisch nie die Lungen. Hepatitis-B- und C-Infektionen sind prädisponierende Faktoren und spielen bei der Pathogenese in manchen Fällen eine Rolle. Die PAN ist nicht mit ANCAs assoziiert. Therapeutisch kann in leichten Fällen mit einer alleinigen Glukokortikoidtherapie begonnen werden, wie bei den meisten systemischen Vaskulitiden ist Cyclophosphamid bei schwereren Fällen notwendig.

Riesenzellarteritis und Polymyalgia rheumatica

Anders als die typischen Systemvaskulitiden verhalten sich die Riesenzellarteritiden, die durch den Verschluss großer Gefäße zu Infarkten im Endorgan führen. Die Arteritis regionalis (früher temporalis) tritt bei Patienten jenseits des 50. Lebensjahres auf und betrifft vor allem Hals- und Kopfgefäße. Die Patienten haben meist ausgeprägte einseitige Schläfenkopfschmerzen, die betroffenen Gefäße sind verdickt und druckempfindlich, die Entzündungszeichen im Labor (besonders die Blutsenkungsgeschwindigkeit) stark erhöht, oft treten leichtes Fieber, Abgeschlagenheit und eine Polymyalgie auf. Eine sofort begonnene, sehr langsam (über mehrere Jahre) ausgeschlichene Kortikosteroidtherapie kann schwerwiegende Folgen (Erblindung, Zungen- oder Skalp-Nekrose) verhindern. Oft assoziiert mit der Arteritis temporalis und in Labor und Therapie ähnlich (wenn auch niedrigere Kortisondosierungen ausreichen) ist die Polymyalgia rheumatica. Schmerzen und Morgensteifigkeit im Schulter- und Beckengürtel stammen von einer Synovitis im Schulterbereich, auf Kortison verschwinden die Beschwerden über Nacht. Beide Erkrankungen kommen auch paraneoplastisch vor.

Takayasu Arteriitis

Die Takayasu-Arteritis tritt an den Abgängen großer Gefäße aus dem Aortenbogen auf und betrifft zu 80–90 % Frauen jüngeren Alters. Die Pathogenese ist nicht bekannt. Als „pulseless disease" führt diese Form der Riesenzellarteritis zur Symptomatik einer peripheren oder zervikalen arteriellen Verschlusskrankheit, ohne dass dafür eine Atherosklerose verantwortlich wäre. Therapeutisch kommen hier in der Regel Glukokortikoide zum Einsatz. Bei mangelhaftem Ansprechen sind alternative Therapien mit Methotrexat oder Azathioprin oft effektiv. TNF-Antagonisten dürften bei den meisten entzündlichen Gefäßerkrankungen ebenfalls wirken.

Tab. 1. Names for vasculitides adopted by the 2011–2012 International Chapel Hill Consensus Conference

1. Large Vessel Vasculitis (LVV)

a. Takayasu Arteritis (TAK)
b. Giant Cell Arteritis (GCA)

2. Medium Vessel Vasculitis (MVV)

a. Polyarteritis Nodosa (PAN)
b. Kawasaki Disease (KD)

3. Small Vessel Vasculitis (SVV)

a. ANCA-Associated Vasculitis (AAV)
 – Microscopic Polyangiitis (MPA)
 – Granulomatosis with Polyangiitis (Wegener's) (GPA)
 – Eosinophilic Granulomatosis with Polyangiitis (Churg Strauss) (EGPA)
b. Immune Complex SVV
c. Anti-GBM Disease
d. Cryoglobulinemic Vasculitis (CV)
e. IgA Vasculitis (Henoch-Schönlein)(IgAV)
f. Hypocomplemententemic Urticarial Vasculitis (Anti-C1q Vasculitis)

4. Variable Vessel Vasculitis (VVV)

a. Behçet's Disease (BD)
b. Cogan's Syndrome (CS)

5. Single Organ Vasculitis (SOV)

a. Cutaneous Leukocytoclastic Angiitis
b. Cutaneous Arteritis
c. Primary CNS Vasculitis
d. Isolated Aortitis
e. Others

6. Vasculitis Associated with Systemic Disease

a. Lupus Vasculitis
b. Rheumatoid Vasculitis
c. Sarcoid Vasculitis
d. Others

7. Vasculitis Associated with Probable Etiology

a. Hepatitis C Virus-Associated Cryoglobulinemic Vasculitis
b. Hepatitis B Virus-Associated Vasculitis
c. Syphilis-Associated Aortitis
d. Drug-Associated Immune Complex Vasculitis
e. Drug-Associated ANCA-Associated Vasculitis
f. Cancer-Associated Vasculitis
g. Others

Differenzialdiagnose, Therapiekonzepte und Erstmaßnahmen

Hier geht es zu den passenden Fragen in der App:
(Download der App siehe S. 345)

beschw. von Thorax u. Rumpfwand:

- Thoracic - outlet - Syndrom

- interkostalneuralgie

Rückenbeschwerden

Josef Georg Grohs, Franz Kainberger

Lernziele:

Bei Schmerzen, Funktionseinschränkungen und Krümmungsabweichungen der Wirbelsäule, konkret für die Szenarien unspezifischer Nacken- und Kreuzschmerz, plötzlicher Schmerz und Bewegungseinschränkung nach Trauma, Schmerzen in Kombination mit peripherer Neuropathie, Einschätzen demineralisierender Osteopathien und Wirbelfrakturen, Erkennen des inflammatorischen Kreuzschmerzes, Palliativtherapie bei Skelettmetastasen

- eine klinische Arbeitshypothese auf der Basis der Differenzierung möglicher zugrunde liegender Krankheitsbilder erstellen, einen Diagnoseplan erstellen, die Untersuchungsergebnisse interpretieren und einen Behandlungsplan einleiten können,
- dies anhand pathophysiologischer, anatomischer und medizinpsychologischer holistischer Konzepte den Patienten erklären können,
- Notfallsituationen erkennen und notfall- sowie erste allgemeinmedizinische Maßnahmen einleiten können,
- sozialmedizinische Aspekte aus der Epidemiologie, Diagnostik und Therapie integrieren können.

Schmerzen und Bewegungseinschränkungen des Rückens sind danach zu differenzieren, ob sie aus einer oder mehreren von vier möglichen Ursachen resultieren.

Krümmungsabweichungen

Definitionen: **Skoliosen** sind eine Seitwärtskrümmung mit Rotation der Wirbelsäule. Ist die Rotation ausgeprägt, spricht man von **Torsionsskoliose.** Im Gegensatz dazu findet sich die temporäre Skoliosierung, wie es bei schmerzhaften Zuständen der LWS oder bei Erkrankungen der Niere der Fall ist. Skoliosen werden als eigenständige Krankheitsbilder angesehen: die primären und sekundären Skoliosen, aus denen mit zunehmendem Lebensalter oder auch de novo die **degenerative Lumbalskoliose** entsteht.

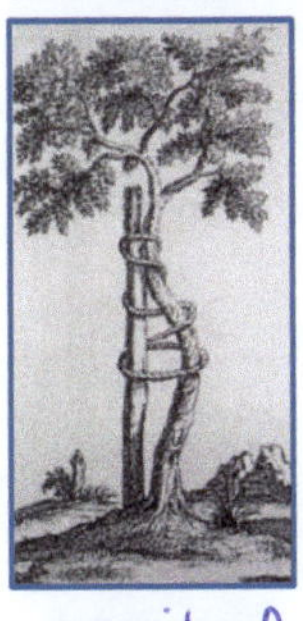

Abb. 1. N. Andry's „Krummer Baum“, Symbol des Faches Orthopädie (© public domain).

Hyperkyphosen (auch als „Witwenbuckel“ bezeichnet) und **Hyperlordosen:** eine Buckelbildung der BWS führt in jungen Jahren zur Hyperlordose der HWS und LWS. Im höheren Alter wird die Hyperkyphose der BWS gemeinsam mit der Entlordosierung der LWS als Teil der Degeneration der Wirbelsäule angesehen. Diese Zusammenhänge von Kyphose und Lordose werden als die **sagittale Balance** der gesamten Wirbelsäule bezeichnet und beziehen auch die Beckenkippung mit der Position der Hüftgelenke (in Form der spinopelvinen Parameter) mit ein, denn all dies ermöglicht dem Menschen eine energie-effiziente Haltung. Pathologische Veränderungen des sagittalen Profils korrigieren die Betroffenen durch ihre Körperhaltung, wobei jüngere Menschen dies wegen ihrer generell besseren Beweglichkeit erfolgreicher tun können.

Tab. 1. Ursachen für Wirbelsäulenbeschwerden

Ursache	
Wirbelsäule und ihre Muskulatur	auch pseudoradikulär genannte Symptomatik (um sie von radikulären Beschwerden zu differenzieren)
Rückenmark und abgehenden Nerven	oft radikuläre („von den Nervenwurzeln ausgehende“) Symptomatik
	benachbarten Strukturen der Rumpfwand, des Mediastinums und Retroperitoneums: auch „fortgeleitet“ oder „referred pain“ genannt
	psychosomatische Komponenten

Tab. 2. Ursachen sagittaler Krümmungsabweichungen der Wirbelsäule

Erkrankung	Genese
degenerativ	Insuffizienz der Rückenmuskulatur
traumatisch, osteoporotisch	Keilwirbel
kongenital: Kyphoskoliose	ev. kombiniert mit Halb- oder Blockwirbeln

Quantifiziert werden die sagittale Balance und die Skoliosen mit radiographischen Ganzwirbelsäulenaufnahmen.

Der Tortikollis (Schiefhals) ist eine meist im Kindesalter auftretende Schiefhaltung des Kopfes.

Patientenmanagement: Die klinische Früherkennung und darauf aufbauende präventive Maßnahmen sind – vor allem bei der schulärztlichen Untersuchung – entscheidend: besonders die **Prävention von Skoliosen im Jugendalter** im Rahmen der schulärztlichen Untersuchung.

Arts and Science: In Victor Hugos Roman ist Quasimodo, der „Glöckner von Notre Dame" als Krüppel dargestellt: das ursprünglich in neutralem Sinn verwendete Wort (etymologisch von der „Gekrümmte"), z. B. für „Krüppelheime", wurde durch Bedeutungsverschlechterung zum Synonym für einen missliebigen Menschen.

Der französische Arzt Nicolas Andry (1658–1742), der den Namen „Orthopädie" schuf, entwickelte das dieses Fach charakterisierende Symbol des „krummen Baumes", der angebunden an einen geraden Stamm regelrecht wachsen soll.

Nackenschmerz, Nackensteifigkeit

Definition und Systematik: **Zervikalsyndrom** (auch HWS-Syndrom, engl. tension neck syndrome) ist ein Sammelbegriff für Nackenschmerzen und andere Beschwerden der Nacken-Schulter-Regionen. Nach der Höhe differenziert man ein oberes (mit Schmerzausstrahlung in den Kopf) von einem unteren Zervikalsyndrom (mit **Zervikobrachialgie).**

Anatomie: Für die Entstehung der Zervikobrachialgie sind die Halswirbelsäule und der Schultergürtel als funktionelle Einheit zusehen, die vor allem durch den **M. trapezius** und den M. levator scapulae stabilisiert oder im Rahmen der Entstehung von Schmerzen überstrapaziert wird.

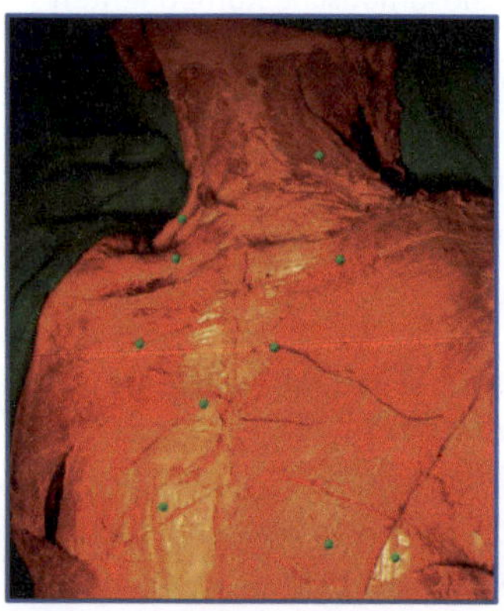

Abb. 2. Der **M. trapezius** fixiert die Skapula und Klavikula am Schultergürtel, hebt und dreht sie kranialwärts beim Hochziehen der Schultern.

Patientenmanagement: Prävention durch reflektierten Lebensstil (Rückenschule). Orale Analgetikatherapie. Therapeutische Lokalanästhesie, aufgrund der flächigen Verbreitung des Lokalanästhetikums als **Infiltration** bezeichnet.

Sportmedizin: Bei bestimmten Sportarten auf fortgeschrittener Ebene wie beim Tanzen oder bei Yoga wird die Überdehnung und damit Überlastung der Wirbelsäule als attraktiv und als zu erreichendes Leistungsziel empfunden. Beim Rudern und vor allem bei Leichtathletik kann die Überlastung des lumbosakralen Übergangs ein Problem werden.

Die beim American Football auftretenden, als „Burners and Stingers" bezeichneten Parästhesien entstehen durch traumatische Distorsionen des Plexus brachialis.

Rücken- und Kreuzschmerz

Definitionen: Je nach Höhe spricht man von **Dorsalgie, Lumbalgie** oder, wenn in ein Bein ausstrahlend, von **Lumboischialgie** (in der Laiensprache „Ischias" oder, wenn akut „Hexenschuss" genannt), **Kreuzschmerz** (tiefsitzender Rückenschmerz) und **Kokzygodynie.** Dieser Schmerz am Steißbein ist ein häufig chronisches Schmerzempfinden, der das Sitzen, den Stuhlgang oder den Geschlechtsverkehr negativ beeinflussen kann und diagnostisch sowie therapeutisch schwierig sein kann.

Tab. 3. Zervikalsyndrom: Ursachen und Formen

Ursachen	Formen
von der Wirbelsäule: • funktionell-überlastungsbedingt degenerativ • posttraumatisch • postoperativ selten: Neoplasien	**Myogelosen** („Verspannungen") **Peitschenschlagsyndrom**
von Rückenmark, Grenzstrang od. Nerven: • **Meningitis,** andere intrathekale Prozesse • den Grenzstrang einbeziehend • Neuropathien	**Nackensteifigkeit, Meningismus zervikogener Schwindel, Tinnitus** od. Sehstörung Parästhesien od. Hypästhesien des Plexus brachialis, **Thoracic-outlet-Syndrom**
von benachbarten Strukturen: • Kiefergelenk	
psychosomatische Komponenten	

Tab. 4. Kokzygodynie

Formen	Ursachen
funktionelle Störungen der Beckenboden-muskulatur (häufig)	• nach **Fraktur des hinteren Beckenrings** • kongenitale Anomalien
von den Beckenorganen weitergeleiteter Schmerz	• **Obstipation,** funktionelle Störung des **M. levator ani** mit Irritation des Plexus coccygeus • **Geburtstrauma, Endometriose, Dyspareunie**
Pudendusneuralgie	• mechanische Irritation bei langem Radfahren, Lagerung bei langen Operationen, Beckenfrakturen • nichttraumatische periphere Neuropathie

Nach dem zeitlichen Verlauf werden Rücken- und Kreuzschmerzen als akut (< 6 Wochen, 90 % aller Lumboischialgien), subakut (6–12 Wochen) oder chronisch (> 12 Wochen) differenziert. Langjährige, den Spinalkanal und die Neuroforamina einengende Prozesse können zur **Claudicatio spinalis** führen: intermittierende Rückenschmerzen während des Gehens, die bei entlordosierter Haltung (gebücktes Gehen, Bergaufgehen) besser werden, oft werden sie begleitet von Kribbelparästhesien der unteren Extremität.

Zur Spezifizierung der klinischen Diagnostik wurde das Konzept der „Red Flags" eingeführt: bei unspezifischen Kreuz- und Rückenschmerzen ist, wenn akut, keine weitere Bildgebung indiziert, im Gegensatz zu sog. spezifischen Schmerzen, bei denen zusätzliche Veränderungen (Red Flags) hinweisen auf: neurologische Erkrankung, infektiöse oder rheumatische Entzündung, Fraktur, Tumorerkrankung. Der häufigste Grund für Red-flags-Szenarios ist die osteoporotische Fragilitätsfraktur.

Das nächtliche Auftreten von Rückenschmerzen, auch wenn dauerhaft, ist kein Red-Flag-Indikator.

Das „Yellow-Flags"-Konzept dient zur Spezifizierung **psychosomatischer oder somatoformer Rückenbeschwerden:** Krankheitsverhalten (langes Liegen), Einschätzen der Schmerzen und von Bewegung als belastend, positive Schmerzanamnese, sozialer Rückzug und depressive Verstimmung, hohe Erwartungshaltung an die Therapie, Jobprobleme, Familie zu fürsorglich (overprotective) oder zu fordernd.

Arbeitsplatzbezogene Risikofaktoren werden unter den „blue flags/black flags" zusammengefasst.

Public Health: Epidemiologie: 90 % Lebenszeitprävalenz.

Gesundheitsökonomie: häufigster Anlass für ärztliche Beratung und häufigste Ursache von Behinderung über dem 45. Lebensjahr.

Tab. 5. Canadian C-spine Rule: Klinische Parameter nach einem HWS-Trauma zur Indikation einer bildgebenden Diagnostik und Immobilisation der Wirbelsäule

Risiko	Kriterien
Hochrisikofaktoren: sind diese Kriterien erfüllt, dann Imaging und Immobilisation	• Lebensalter > 65 Jahre • gefährlicher Unfallmechanismus (Sturz aus > 2 m Höhe, Sturz oder Schlag auf den Kopf) • Parästhesien an den Extremitäten
Niedrigrisikofaktoren: sind diese Kriterien erfüllt, dann **Rotationsprüfung der HWS (45 Grad)** und wenn positiv, dann Imaging und Immobilisation	• einfacher Auffahrunfall • ambulanter Aufnahmestatus, sitzende Position in der Ambulanz • verzögerter Schmerzbeginn • kein Druckschmerz

Differenzialdiagnose und Patientenmanagement

- unspezifischer Rückenschmerz: Zur „Befreiung aus der Schmerzspirale", d. h. zur Reduktion akuter Schmerzen und gleichzeitig Prävention der Chronifizierung des Schmerzes ist eine Kombination aus medikamentöser Schmerztherapie, physikalisch-medizinischer Therapie mit **Entlordosierung,** Manualtherapie wie Lumbar-Roll, Muskeltraining) und Patient Empowerment (keine Rucksäcke o. Ä.).
  Für spinale Manipulationen („Einrenken von Gleitwirbeln") gibt es laut Vergleichsstudien mit Sham-Manipulationen keine Evidenz. Gleiches gilt für die bis ins 19. Jahrhundert zurückgehende Streckdehnung der Wirbelsäule in speziell konstruierten Betten.
- rezentes Trauma: an der Halswirbelsäule Canadian-C-Spine-Rule (oder NEXUS-Kriterien, National Emergency X-Radiography Utilization Study), Imaging: CT.

spindle Manipulationen: keine Evidenz

- **Spondylitis:** ggf. Zeichen der Sepsis, Labor: **„Entzündungsblute"**„ bei Hinweis auf Infektion **Blutkulturen.** Imaging: MRT.
- **Inflammatorischer Kreuzschmerz:** Anamnese ist sensitiv, Imaging: MRT.
- **Osteoporose** mit oder ohne Wirbelfraktur: Differenzierung von **Myelom, Skelettmetastasen, Osteomalazie.**
- **Periphere Neuropathie** mit Nacken- oder Rückenschmerz: Abgrenzung der Neuropathie von zentralen Ursachen
- Knochentumoren: effiziente **palliative Schmerztherapie** inklusive interventionell-radiologischer Verfahren.

Arts and Science: Rückenschmerzen wurden vielfach künstlerisch verarbeitet. Bekannte Beispiele sind Leo Tolstois Erzählung „Der Tod des Iwan Iljitsch" mit nach lateral ausstrahlenden Tumorschmerzen oder Frieda Kahlo, die „Malerin der Schmerzen" mit ihrem Selbstporträt „Die gebrochene Säule" (1944), das ihren Körper geöffnet mit Blick auf die mehrfach gebrochene Wirbelsäule zeigt. Auch der Wiener Neurochirurg Heber Ferraz-Leite hat Schmerzen künstlerisch verarbeitet.

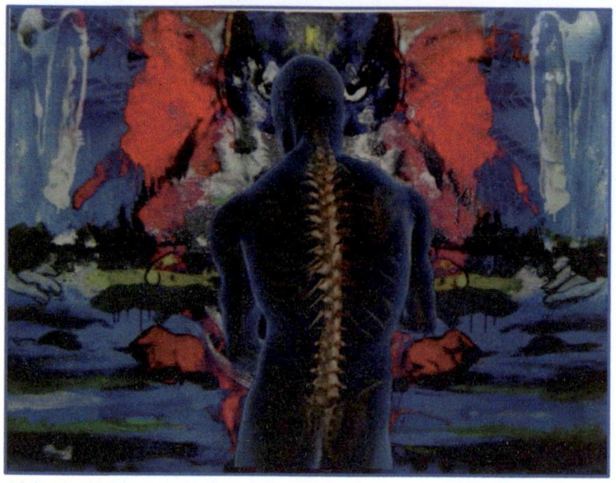

Abb. 3. H. Ferraz-Leite: Die Bedrohung von Rückenschmerzen. Collage auf Akrylbild.

chronischer Rückenschmerz
→ Bildgebung! bei Verdacht
auf spezif. Ursache
(prognostische Faktoren)
keine Infiltration!!

Literatur

Deutsche AWMF-Leitlinie Kreuzschmerz (https://www.awmf.org/leitlinien/detail/ll/nvl-007.html)

Deutsche AWMF-Leitlinie Verletzungen der subaxialen Halswirbelsäule (https://www.awmf.org/uploads/tx_szleitlinien/012-032l_S1_Verletzungen-der-sububaxialen-HWS_2018-01.pdf)

Red Flags bei Rückenschmerzen
→ Tumor
→ Infektionen (i.v. Drogen, Immunsuppression, Tuberkulose ↗ WS)
→ Trauma
→

unspezifischer Rückenschmerz: Injektionen unterlassen!
spezifischen Rückenschmerz (hypotensive Veränderung → lang!)

europäische Guidelines (empfohlen, nicht empfohlen, unterlassen)
→ Daher, nichtspezif. Rückenschmerz
→ keine Bildgebung!

Gliederschmerzen, Arthralgie, Muskel- und Knochenschmerz

Catharina Chiari, Franz Kainberger

Lernziele (Entrustable Professional Activities, EPA):

Bei Gelenkbeschwerden, konkret für die Leitsymptome Gliederschmerzen, unspezifische Arthralgien und Periarthralgien sowie den spezifischeren Formen von degenerativen, posttraumatischen und entzündlichen Gelenkschmerzen, Gelenkschwellungen, Muskel- und Knochenschmerzen:

- eine klinische Arbeitshypothese anhand der regelhaft durchgeführten der Schmerzanamnese auf der Basis der Differenzierung möglicher zugrunde liegender Krankheitsbilder erstellen, die Abgrenzung von vaskulären und neuropathischen Schmerzen, einen Diagnoseplan erstellen, die Untersuchungsergebnisse interpretieren und einen Behandlungsplan einleiten können,
- dies anhand pathophysiologischer, anatomischer und medizinpsychologischer holistischer Konzepte den Patienten erklären können,
- Notfallsituationen, vor allem Gelenkinfektionen und maligne Knochentumoren erkennen sowie notfall- und erste allgemeinmedizinische Maßnahmen einleiten können,
- sozialmedizinische Aspekte aus der Epidemiologie, Diagnostik und Therapie integrieren können.

Gliederschmerz

Definitionen: Gliederschmerz ist ein Sammelbegriff für akute oder nach einigen Monaten chronische, meist beidseitige und nicht einer bestimmten anatomischen Struktur zuzuordnende generalisierte oder multiple Schmerzen als (Peri-)Arthralgien, in der Muskulatur und den Extremitäten im Allgemeinen.

Tab. 1. Gliederschmerzen: Differenzialdiagnose

Ursache	Pathogenese
generelle Überlastung	• schwere Arbeit, Sport • Überlastung atropher und verkürzter Muskulatur
Systemerkrankungen	• entzündlich: Grippe, grippale Infekte oder andere Infekte Impfreaktion Rheumatische Systemerkrankungen mit Muskelbeteiligung, v. a. **Fibromyalgie** • konstitutionelle Erkrankungen des Bindewebes • maligne Erkrankungen: systemisches Endstadium • metabolisch: Nebenwirkung von **Medikamenten,** Drogenentzug, Addison-Krise

Epidemiologie: Sie sind ein häufiger Beratungsgegenstand in der Allgemeinmedizin. **Frauen** sind häufiger betroffen als Männer.

Pathogenese: Neben biomechanischer Überbelastung spielen **psychosomatische** Faktoren eine Rolle.

Differenzialdiagnose

- **Vaskulär bedingte Schmerzen,** insbesondere die Claudicatio intermittens und der leicht ziehende oft umschriebene Schmerz bei Thrombosen oder anderen venösen Erkrankungen.
- **Neuropathische Schmerzen** als Differenzialdiagnose muskuloskeletaler Schmerzen: Eine Form des neuropathischen Schmerzes ist der **projizierte Schmerz** (referred pain), d. h. wenn der Ort der Schmerzentstehung nicht dem des subjektiv empfundenen Schmerzes entspricht. Das **chronisch-regionale Schmerzsyndrom (CRPS, M. Sudeck)** ist ein pathogenetisch komplexes, oft posttraumatisch auftretendes und von psychosomatischen Faktoren beeinflusstes Geschehen.

Tab. 2. Neuropathischer Schmerz: Differenzialdiagnose

Ursache	Pathogenese
Polyneuropathie: einzeln oder kombiniert mit **Charcot-Fuß** als Komplikation	• **Diabetes** • **Alkoholismus**
projizierter Schmerz (referred pain)	• **radikuläre Ausstrahlung** nach distal • Phantomschmerz nach Amputation
mechanische Schädigung des Nerven durch muskuloskeletale Erkrankung	• Nervenverletzung infolge Fraktur oder iatrogen • Engpass(Kompressions)Syndrom • **Morton-Neuralgie** des Interdigitalnerven des Fußes • **chronisch-regionales Schmerzsyndrom (CRPS, M. Sudeck)**

Patientenmanagement: In der klinischen Praxis ist die Differenzierung lokaler Schmerzen von einem projizierten Schmerz oft relevant, gerade bei älteren Menschen mit hoher Prävalenz von degenerativen Wirbelsäulenerkrankungen, da die Therapie dann oft eine andere ist.

Gelenkschmerzen

Definitionen: **Arthralgien** sind ein Leitsymptom muskuloskeletaler Erkrankungen. Im klinischen Sprachgebrauch wird der Begriff oft für unspezifische, einem Krankheitsbild nicht direkt zuordenbare Schmerzen verwendet und sollte, wenn immer möglich, durch spezifischere Definitionen ersetzt werden. Gelenkschmerzen können nach zeitlichem Bezug, Bezug zur Bewegung, Intensität und vor allem der Lokalisation spezifiziert werden.

Tab. 3. Gelenkschmerz: Subformen in Abhängigkeit zur Bewegung: die Übergänge zwischen den einzelnen Formen sind fließend, vor allem weil Degenerationen zur aktivierten Arthrose mit Entzündung führen und Arthritiden eine sekundäre Degeneration zur Folge haben können

Form	typische Ursache
Bewegungsschmerz: entw. aktiv od. passiv ausgelöst	• degenerativ, traumatisch
• Belastungsschmerz *): wenn durch Gewicht verstärkt	
• **Anlaufschmerz:** im Anfangsstadium eines Bewegungsablaufs wie beim Aufstehen nach längerem Sitzen	• degenerativ
• **Morgensteifigkeit**	• degenerativ, rheumatisch
Ruheschmerz *)	• rheumatisch • aktivierte Arthrose
(artikulärer) **Nachtschmerz**	• entzündlich • kalzifizierende Tendinitis

*) Diese Bezeichnungen werden auch als Symptom einer Myokardischämie und teilweise einer pAVK verwendet.

Hinsichtlich der Lokalisation ist zwischen artikulärem und **periartikulärem,** auch in die Gelenkumgebung ausstrahlendem Schmerz zu differenzieren. Periartikuläre Schmerzen sind meist auf Sehnenerkrankungen zurückzuführen, d. h. ein Impingement, degenerative Enthesiopathien, selten auf Enthesitiden (Achillodynie, diverse Formen des Impingements der Schulter, Hüfte u. a.). Seltener sind gelenknahe Knochenschmerzen infolge von **Stress-** oder **Insuffizienzfrakturen,** bei Kindern und Jugendlichen als wichtiges Zeichen einer **Osteomyelitis** oder eines **Knochentumors** zu deuten.

Der Befall eines oder mehrerer Gelenke ist zur Differenzierung des **entzündlichen Gelenkschmerzes,** eine Konstellation mit zusätzlichen klinischen oder anderen diagnostischen Zeichen der Entzündung (Rötung, Schwellung, Erwärmung, Bewegungseinschränkung), von Relevanz: **Monarthritis, Oligo-** oder **Polyarthritis.** Von einer Mon- oder Oligoarthritis spricht man dann, wenn an eine noch nicht gesicherte rheumatische Systemerkrankung inklusive einer peripheren Spondylarthritis gedacht wird, man dies aber von Arthrosen mehrerer Gelenke oder einer Kristallsynovitis (noch) nicht abgrenzen kann. Bei der Monarthritis ist auf jeden Fall an eine **infektiöse Arthritis** zu denken und dies laborchemisch oder eventuell durch weitere diagnostische Maßnahmen auszuschließen, beim Hüft- und Kniegelenk ist auch an eine vaskulär bedingte **subchondrale Insuffizienzfraktur** bzw. Osteonekrose zu denken. Die Polyarthritis, v. a. wenn sie symmetrisch vorliegt, ist ein spezifisches Zeichen einer Rheumatoiden Arthritis oder einer ihr ähnlichen Erkrankung, meist einer Psoriasisarthritis.

Tab. 4. Entzündlicher Gelenkschmerz: Differenzialdiagnose

Ursache	Pathogenese
aktivierte Arthrose	Begleitsynovitis
Trauma	• durch den hämorrhagischen Erguss verursachte Synovitis • Instabilität infolge Kapsel-Band-Insuffizienz Sonderformen durch repetitive Einklemmung verdickter synovialer Plicae: **Plica-Syndrom des Kniegelenks** oder, wegen der Form der eingeklemmten Synovialfalte, Pseudo-Meniskoid des oberen Sprunggelenks
Kristallarthropathie	Kristalle verursachen eine chemisch-mechanische Reizung der Synovialis
infektiöse (septische) Arthritis	**Gelenkempyem** (Pyarthros)
rheumatisch	Autoimmunerkrankungen

Eine sog. Panarthritis, der Schmerz praktisch aller Gelenke und der Wirbelsäule, ist oft psychosomatisch bedingt, die Übergänge zum Gliederschmerz sind fließend.

Spezielle Aspekte der Schmerzdifferenzierung an Gelenken betreffen:

Gelenkschmerzen der Hüfte, wo zusätzlich noch Überlastungen der Bauchwand in Form von Leisten- und anderen Hernien sowie die **Sportlerleiste,** weiters Lymphknotenveränderungen und pädiatrische Krankheitsbilder (Coxitis fugax, Epiphyseolyse, M. Perthes, Neugeborenenosteomyelitis) in Betracht zu ziehen sind, **Schmerzen des Großzehengrundgelenks** als typische Manifestation hier vorkommender Arthrosen infolge Hallux valgus und Hallux rigidus, der Gicht, der Psoriasis im Rahmen einer „Wurstzehe" und – formal immer auszuschließen – der septischen Arthritis.

Beim zeitlichen Bezug ist auf **para-** oder **postinfektiöse Arthralgien** zu achten. Sie treten während oder nach verschiedenen viralen oder bakteriellen Infektionen auf und sind als passagere, d. h. Tage bis Wochen dauernde immunmodulierte Synovitiden anzusehen. Klassisch sind sie bei der **Lyme-Borreliose,** der **Hepatitis** oder bei **Streptokokkeninfektionen** – der für letztere hauptsächlich früher verwendete Begriff des Rheumatischen Fiebers ist bezeichnend dafür. In einzelnen Fällen können sich aus solchen Arthralgien rheumatische Autoimmunerkrankungen entwickeln, vor allem die Übergänge zur Reaktiven Arthritis und zu den frühen Stadien der Rheumatoiden Arthritis sind fließend.

Anatomie und Pathologie: Fast alle Strukturen der Gelenke enthalten Schmerzfasern mit Ausnahme des hyalinen Knorpels. Die Schmerzquelle ist prinzipiell eine Synovitis, vor allem infolge einer lokalen Degeneration des Knorpels oder der Meniszi mit einem Schmerzmaximum nahe diesen Veränderungen an palpierbaren Druckpunkten. Verstärkt wird dies durch je nach Ursache verschiedenartige fibrovaskuläre, ebenso schmerzhafte Entzündungsreaktionen wie die Begleitsynovitis bei der aktivierten Arthrose oder der Pannus bei der Rheumatoiden Arthritis.

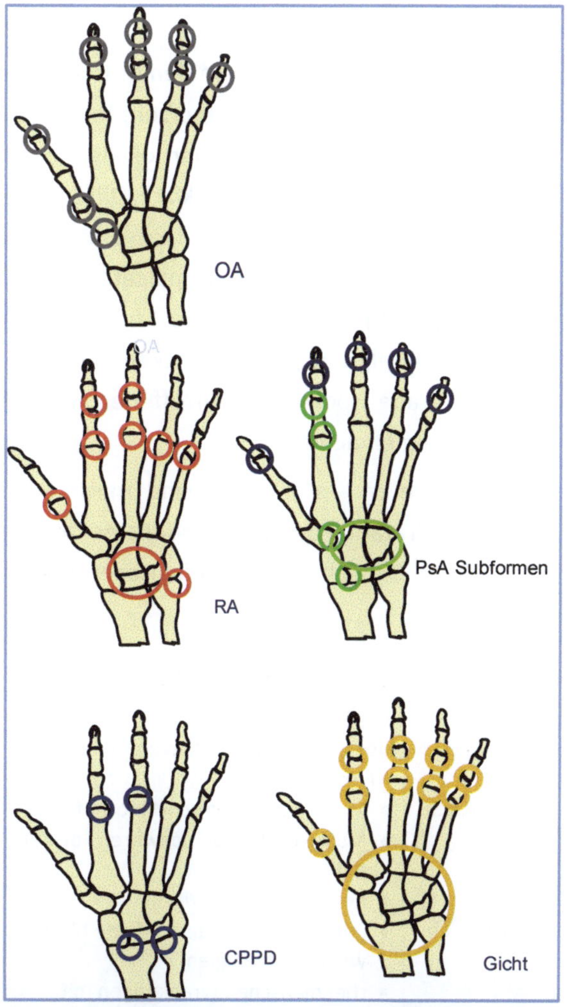

Abb. 1. Verteilungsmuster rheumatischer Entzündungen an der Hand.
OA – Osteoarthritis (Arthrose), RA – Rheumatoide Arthritis, PsA – Psoriasisarthritis, CPPD – Pyrophosphatarthropathie.

Patientenmanagement: Diagnostisch können artikuläre und periartikuläre Schmerzen klinisch meist gut spezifiziert werden. Hinsichtlich der Dringlichkeit sind septische Arthritiden und die seltenen malignen Knochentumoren auszuschließen. Bei rheumatischen Erkrankungen, an die vor allem bei einer **Oligo-** und einer **Polyarthritis** zu denken ist, ist ein Assessment zur Festlegung des weiteren Managements durchzuführen.

Erstversorgung: Die medikamentöse Schmerztherapie ist entsprechend den üblichen Regeln, meist beginnend mit nichtsteroidalen Antirheumatika durchzuführen. Ergänzt wird sie meist mit **physikalischer Therapie.**

Muskelschmerz

Definitionen: **Myalgien** sind von den Muskeln und ihren Faszien ausgehende Schmerzen, im Gegensatz zu den anatomisch nicht klar lokalisierbaren Gliederschmerzen, wobei eine klare Differenzierung oft nicht möglich ist. **Myogelosen** sind schmerzhafte Verspannungen, palpatorisch als Verhärtungen tastbar, an für die Körperhaltung nötigen Muskelgruppen des Nackens, Rückens oder der Wade, sodass die Betroffenen oft eine Schonhaltung einnehmen.

Schmerzhafte **Muskelkrämpfe** sind meist Folge einer Dehydratation aus verschiedenster Ursache oder treten im Rahmen neurologischer Erkrankungen auf.

Tab. 5. Muskelschmerzen: Differenzialdiagnose

Ursache	Pathogenese
funktionell	überlastungsbedingt, eventuell als **Myogelosen**
traumatisch	• Muskelkater infolge Mikrorupturen • Muskelruptur, bei schweren Formen mit **Crush-Syndrom** • **Kompartmentsyndrom**
entzündlich	• grippale oder andere Infekte (ähnlich wie bei Arthralgien) • rheumatische Erkrankungen mit Muskelbeteiligung: **Fibromyalgie** Vaskulitiden: **Polymyalgia rheumatica** Kollagenosen: **Dermatomyositis, Polymyositis**
vaskulär	Ischämie
toxisch	**Rhabdomyolyse**

Knochenschmerz

Definitionen: Knochenschmerzen, wenn ausgeprägt, gehören zu den stärksten Schmerzen überhaupt. Es sind im Prinzip Schmerzen des Periosts, da vor allem hier die Nozizeptoren liegen. Sie können initial, scharf sein (wie bei einem Schlag auf die Tibia), wenn die Übertragung über myelinisierte Fasern erfolgt oder es ist ein dumpfer Dauerschmerz, weitergeleitet über marklose C-Fasern.

Eine Sonderform ist der ossäre **Nachtschmerz,** der durch Gabe von Aspirin gebessert werden kann als Hinweis auf ein Osteoidosteom. Andere Ursachen nächtlicher Knochenschmerzen sind Knochentumoren und eine Osteomyelitis.

Patientenmanagement: Die symptomatische Therapie basiert auf NSAR. Die Therapie schwerer Knochenschmerzen ist ein relevantes Thema in der Palliativmedizin mit Opioiden und **invasiven Maßnahmen** wie Plexusblockaden und interventionell-radiologischen Verfahren.

Tab. 6. Knochenschmerzen: Differenzialdiagnose

Ursache	Pathogenese
traumatisch	• Frakturen inkl. Stress-, Insuffizienz, Fragilitäts- und pathologischen Frakturen und ihrer Vorstufen (Knochenmarködeme infolge überlastungsbedingter Mikrofrakturen der Spongiosa) **Metatarsalgie:** häufig ossäre Stressreaktion
entzündlich	• **Osteomyelitis** • Ostitis
vaskulär	**Osteonekrosen und Knocheninfarkte**, wenn plötzlich entstehend (bei langsamer Entwicklung oft schmerzarm)
maligne	**Myelom, Skelettmetastasen,** primäre Knochentumoren, **ossärer Nachtschmerz mit Besserung auf Aspirin:** Hinweis auf Osteoidosteom

Gelenkschwellung, Weichteilschwellung, Weichteilödem

Klaus Bobacz, Franz Kainberger

Lernziele:

- Schwellungen der Extremitäten und der Rumpfwand in Zusammenhang mit orthopädisch-traumatologischen sowie rheumatologischen Erkrankungen und damit auch im Kontext mit anderen Bindegewebserkrankungen zielsicher differenzieren und Erstmaßnahmen einleiten können.

Gelenkschwellung

Definitionen: Eine **Gelenkschwellung** ist eine Volumenzunahme meist durch einen Gelenkerguss und bzw. oder eine Schwellung der periartikulären Weichteile. Das periartikuläre Gewebe kann

- im Rahmen der Gelenkerkrankung geschwollen sein, typisch bei der **infektiösen Arthritis** in Form eines umgebenden Ödems, oder
- isoliert ohne Veränderungen im Gelenk geschwollen sein, typisch bei einem subkutanen Hämatom, einer gelenknahen Bursitis oder Tendovaginitis sowie einer seltenen zystischen oder soliden Raumforderung wie: Varixknoten, vergrößerter Lymphknoten oder ein von den vorbeiziehenden Nerven ausgehender Tumor.

Klinik: Die **infektiöse** oder **septische Arthritis** ist durch die Kardinalzeichen der Entzündung charakterisiert, wobei die Schwellung eher ödematös ist und die Bewegung in allen Bewegungsrichtungen schmerzhaft eingeschränkt ist.

Selten ist eine scheinbare Gelenkinfektion mit Rötung und starken Schmerzen, aber nur geringer Schwellung beim Familiären Mittelmeerfieber, vor allem an den Sprunggelenken von Menschen, die oder deren Familien aus dem östlichen Mittelmeerraum stammen.

Bei rheumatischen Erkrankungen sind Schwellungen vor allem an den Fingern und Zehen zu differenzieren. Einerseits nach der Lokalisation, ob eine **Monarthritis, Oligoarthritis** oder **Polyarthritis** und ob symmetrisch oder nicht, andererseits nach dem Typ der Schwellung:

- knotig umschrieben und hart: Arthrose
- fusiform und ödematös, artikulär und periartikulär: Arthritis
- diffus den gesamten Finger oder die Zehe betreffend: Daktylitis (Wurstfinger od. -zehe) im Rahmen einer Psoriasis und oft, aber nicht immer, mit anderen krankheitstypischen kutanen Veränderungen.

Differenzialdiagnose: Die Ursache kann ein Gelenktrauma sein als Folge einer **Kontusion, Distorsion, Luxation** oder einer **Fraktur** mit Einblutung ins Gelenkkavum. Als Folge kann sich eine **posttraumatische Synovitis** entwickeln (durch den Reiz der Blutabbauprodukte auf die Synovialils, durch Instabilität oder die sich selbst durch immunologische Prozesse erhaltende Entzündung) oder eine **sekundäre Arthrose.**

Nichttraumatische Gelenkschwellungen sind meist bedingt durch eine **Arthrose** oder eine der verschiedenen Formen von **Gelenkentzündungen,** nur selten durch einen artikulären Tumor wie der pigmentierten villonodulären Synovitis (tenosynovialer Riesenzelltumor).

Weichteilschwellung

Definition: Die **Weichteilschwellung** der Extremitäten oder der Rumpfwand im engeren Sinn ist extraartikulär und mehr umschrieben. Häufige Formen sind die popliteale Schwellung und die Wadenschwellung.

Klinik und Differenzialdiagnose

- Bei einem **Hämatom** ist formal immer neben einer traumatischen Genese an eine Koagulopathie und an einen eingebluteten Tumor zu denken. Hämatome mit oder ohne offene Wunde sind ein **indirektes Frakturzeichen.**
- Entzündliche Weichteilschwellungen können eher kutan und subkutan, eher subkutan und subfaszial oder eher tief-muskulär oder ossär lokalisiert sein. Schwellungen mit kutanen Symptomen sind typisch für das **Erysipel** oder die **Borreliose** nach einem Insektenstich oder

-biss. Beim **Erythema nodosum** ist eine rheumatische Grunderkrankung obligat abzuklären.

Die Schwellung durch eine **Phlegmone,** eine extraartikuläre vorwiegend subkutane Infektion der Weichteile, ist vor allem schmerzhaft durch den erhöhten Gewebedruck im betroffenen Kompartment. Die Übergänge von der Phlegmone zum **Weichteilabszess** sind fließend. Infektionen haben oft ihre Eintrittspforte an der Hand oder dem Fuß und können in Abhängigkeit vom auslösenden Kontakt, vor allem mit Tieren (Seeigel und andere Meerestiere, Griff ins Aquarium oder den Vogelkäfig usw.) ungewöhnliche Erreger – dazu gehört die **Katzenkratzkrankheit** – als Ursache haben und dementsprechend nicht immer die typischen Entzündungszeichen aufweisen. Daran ist bei unklaren Tendovaginitiden, Lymphadenopathien o. ä. zu denken.

Nichtinfektiöse subkutane Schwellungen sind meist Folge einer überlastungsbedingten, seltener einer rheumatischen Tendovaginitis, Bursitis oder um die Achillessehne einer Peritendinitis.

- Eine seltene rheumatische Erkrankung des subkutanen Gewebes ist das bei Älteren auftretende RS3PE-Syndrom (Remitting Seronegative Symmetric Synovitis with Pitting Edema).
- Tiefe Infektionen sind die **nekrotisierende Fasziitis** mit Beteiligung der Muskulatur, oft durch anaerobe Erreger und typisch bei Diabetikern und anderen Ursachen einer Sepsis. Auch die **akute Osteomyelitis** ist oft mit einer Weichteilschwellung verbunden.
- Raumfordernde Schwellungen sind meist **Lipome,** die wenn subkutan gelegen, typisch teigig-weich sind. **Fibromatöse Tumoren** sind derb. **Maligne Weichteiltumoren** sind derb und schlecht verschieblich, meist – aber nicht immer! – subfaszial gelegen, oft ist auch ein Größenwachstum feststellbar. Palpable Schwellungen können weiters durch **Pseudotumoren** verursacht sein. Dies ist eine heterogene Gruppe von meist entzündlichen oder posttraumatischen Veränderungen mit raumforderndem Charakter, zu denen Fremdkörpergranulome, alte Hämatome, der thrombosierte Varixknoten und das Neurom gehören.

  Spezielle Formen von Pseudotumoren sind die Morel-Lavallée-Läsion, ein chronisches Hämatom meist am lateralen Oberschenkel als Folge einer ausgedehnten Zerreißung des subfaszial unter dem Tractus iliotibialis gelegenen Gewebes nach einer Verletzung, weiters die Myositis ossificans (mit traumatischer oder nicht-traumatischer Genese), idiopathische entzündliche Pseudotumoren sowie vaskuläre Veränderungen; zu ihnen gehört neben dem Varixknoten das das heute selten gewordene und meist inguinal gelegene iatrogene Pseudoaneurysma.
- Lymphknotenschwellungen können entzündlicher oder neoplastischer Genese sein.
- Eine neurogen bedingte Schwellung durch eine Störung des autonomen Nervensystems ist beim **diabetischen Fuß** zu beobachten oder im Stadium 1 und 2 des **komplex-regionalen-Schmerzsyndroms** (CRPS, M. Sudeck).

Tab. 1. Popliteale Schwellung und Wadenschwellung: Differenzialdiagnose

Ätiologie	Spezielle Symptome und Zeichen der klinischen Untersuchung
vaskulär	
• **tiefe Beinvenenthrombose, postthrombotisches Syndrom**	• meist an der Stelle des Thrombus fokale leichte Druckdolenz, Schwellung kann fehlen
• **Thrombophlebitis**	• kutane Entzündungszeichen
• **Varixknoten, Varikositas**	• manchmal pseudotumoröser Tastbefund möglich
• **popliteales Aneurysma**	• meist mit Aortenaneurysma kombiniert
degenerativ oder entzündlich	
• **Baker-Zyste**	• **medial,** chronische Formen können bis in die distale Wade reichen
• **Achillessehne:** Tendinose, Tendinitis, Peritendinitis	• distale Wade
traumatisch	
• **Hämatom, Muskelruptur**	• **Differenzialdiagnose jedes Hämatoms:** Koagulopathie, eingebluteter Tumor
neoplastisch	
• **Weichteiltumor**	• typischer Palpationsbefund

Weichteilödem

Definition: Im Gegensatz zur Weichteilschwellung ist das Weichteilödem diffuser, unscharf begrenzt und ausgedehnter. Eine spezielle Form ist die **einseitige Beinschwellung,** die zum Formenkreis dermatologischer Erkrankungen gehört, im Gegensatz zur **beidseitigen Beinschwellung** mit systemischen Ursachen, vor allem kardial und als Folge einer Nierenerkrankung. Eine Sonderform, bei vielen dieser Erkrankungen eine Frühform, sind die **Knöchelödeme.**

Als Komplikation kann es bei Weichteilödemen zur **Superinfektion** kommen.

Klinik und Differenzialdiagnose: Venös bedingte Weichteilödeme können Folge einer **Beinvenenthrombose** im ausgeprägten Stadium oder eines **postthrombotischen Syndroms** sein.

Tab. 2. Vergrößerte Lymphknoten: Differenzialdiagnose

Ätiologie	
unspezifisch (oft auch als „reaktive Lymphknotenvergrößerung" oder Lymphadenopathie bezeichnet)	ätiologisch nicht zuordenbar, meist bei geringer Vergrößerung ohne weitere spezifische Veränderungen
entzündlich: Lymphadenitis • infektiös • rheumatische und andere Autoimmunerkrankungen	• **purulente (suppurative) Lymphadenitis** • **Pfeiffer'sches Drüsenfieber** • seltene Erreger, meist durch Eintrittspforte an den Händen: Mykobakterien, **Katzenkratzkrankheit,** Tularämie, Zytomegalie, HIV • Sarkoidose • Vaskulitis
hämatologisch, neoplastisch	• **Lymphom, Metastase** • Castleman-Erkrankung (angiofollikuläre Lymphknotenhyperplasie) • Sinushistiozytose (Rosai-Dorfman-Erkrankung)
verkalkte Lymphknoten	• postentzündlich: granulomatöse Entzündung • Metastase eines kalzifizierenden Tumors (sehr selten)

Seltene Ursachen einer vaskulär bedingten Beinschwellung ist die Angiodysplasie im Rahmen eines Klippel-Trenaunay-Syndroms und die Phlegmasia coerulea dolens, ein dramatisches mit zum Teil erheblicher Beinschwellung einhergehendes Krankheitsbild.

Das **Lymphödem** ist eine Abflussstörung durch eine Erkrankung der Lymphgefäße und Lymphknoten. Die Ursache ist meist sekundär posttraumatisch (Verletzung, Verbrennung, postoperativ oder nach Strahlentherapie, eine Abflussstörung kann auch in der Schwangerschaft, bei morbider Adipositas oder durch Medikamente ausgelöst vorkommen. Ist der Lymphabfluss umschrieben besonders stark gestört – dies tritt meist postoperativ im Retroperitoneum und am proximalen Oberschenkel auf, kann die zurückgestaute Lymphe zu einer **Lymphozele** konfluieren, die sich meist von selbst zurückbildet, auch wenn dies immer wieder länger dauern kann.

Selten ist es angeboren und vor allem bei Frauen in Form des Nonne-Milroy-Meige-Syndroms mit Beginn in der Pubertät oder des in späteren Jahren manifest werdenden Lymphödema tardum. Ebenso selten ist eine infektiöse Filariasis (Elephantiasis).

Das Lipödem ist ein eigenes Krankheitsbild, tritt beidseitig auf und wird vielfach als Sonderform des Lymphödems angesehen. Eine Sonderform ist die Lipomatosis dolorosa (Morbus Derkum).

Schmerz

Physiologie und Pathophysiologie
Pharmakologie
Schmerz als Syndrom und Therapieprinzipien

Schmerz, Physiologie und Pathophysiologie

Bernhard Heinke

Lernziele:

- Physiologische Grundlagen der peripheren Detektion, der Weiterleitung und der zentralen Verarbeitung von Schmerzreizen
- Physiologische Rolle des Schmerzes bei der Vermeidung bzw. Reparatur von Gewebeschäden
- Unterschied Nozizeption und Schmerz
- Potenzielle Mechanismen der Schmerzchronifizierung (maladaptiver Schmerz)

Definitionen: **Schmerz** wird von der *International Association for the Study of Pain* (IASP, 2008) definiert als „... unangenehmes Sinnes- und Gefühlserlebnis, das mit aktueller oder potentieller Gewebeschädigung verknüpft ist oder mit Begriffen einer solchen Schädigung beschrieben wird." Wie jede gute Definition enthält auch diese alle wichtigen Aussagen über das zu beschreibende Phänomen. Die physiologische Aufgabe des Schmerzsinnes besteht in der Vermeidung oder Reparatur von Gewebeschädigungen (Noxen). Diese lebenswichtige Funktion wird auch dadurch unterstützt, dass der Schmerz als unangenehmes (also zu vermeidendes) Ereignis empfunden wird. Außerdem wird von der IASP klargestellt, dass Schmerz auch dann empfunden wird, wenn keine Gewebeschädigung (mehr) vorhanden ist.

Nozizeption bezeichnet die Aktivität von Nervenzellen, welche noxische Reize aufnehmen und verarbeiten. Das Resultat dieses Prozesses kann die bewusste Sinnesempfindung Schmerz sein (Schmerz findet ausschließlich im Gehirn statt: no brain – no pain).

Schmerzkomponenten

Die Definition des Schmerzes bedeutet auch, dass Schmerz ein multidimensionales Geschehen darstellt, das verschiedene Komponenten und Aspekte hat:

1. Die sensible Verarbeitung liefert Informationen über räumliche, zeitliche und quantitative Aspekte noxischer Reize **(sensorisch-diskriminative Schmerzkomponente).**
2. Die sensible Information wird emotional so negativ eingefärbt, dass sie nicht ignoriert werden kann **(affektive Schmerzkomponente).**
3. Durch starke Schmerzreize ausgelöste autonome Reaktionen wie Blutdruckabfall, Schweißausbruch oder Übelkeit signalisieren Bedrohung **(vegetative Schmerzkomponente).**
4. Gefährdete Körperteile werden durch Schutzreflexe aus der Gefahrenzone entfernt und die Reparatur von Gewebeschäden kann durch Schonhaltungen unterstützt werden **(motorische Schmerzkomponente).**
5. Der Schmerz wird anhand früherer Erfahrungen bewertet und Handlungsstrategien werden entwickelt **(kognitive Schmerzkomponente).** Auch die aktuelle Gemütsverfassung spielt eine wichtige Rolle.

Aus der Multidimensionalität des Schmerzgeschehens ergibt sich zwingend, dass es nicht das eine Schmerzzentrum im Gehirn geben kann. Die Schmerzverarbeitung im Gehirn ist multizentrisch. Man spricht auch von einer **Schmerzmatrix**, an der verschiedene Hirnareale beteiligt sind, welche das anatomische Korrelat der entsprechenden Schmerzkomponenten darstellen.

Wichtige Strukturen sind:

ad 1. Thalamus, Primärer somatosensorischer Kortex
ad 2. Limbische Strukturen (z. B. Amygdala, Anteriorer cingulärer Kortex)
ad 3. Hypothalamus, Hirnstamm, Rückenmark
ad 4. Rückenmark, Hirnstamm
ad 5. Präfrontaler Kortex

Nozizeptives System

Im Gegensatz zu früher, als man dachte, dass die Schmerzwahrnehmung aus der exzessiven Erregung von Rezeptoren anderer somatischer Sinnessysteme (z. B. Druck oder Temperatur) resultiert, weiß man heute: der Schmerzsinn ist eine eigene Sinnesmodalität. Das bedeutet, zur Gefahrenabwehr existieren für diesen Zweck spezifische Rezeptoren und Nervenbahnen.

Noxische Reize werden in der Peripherie (Haut, Muskulatur, Gelenke, Viszera usw.) durch spezialisierte Sensoren detektiert und die resultierende Erregung über afferente Fasern ins Hinterhorn des Rückenmarks geleitet. Die meisten nozizeptiven Fasern enden in den Rexed-Laminae I und II, einige auch in Lamina V. Die zentralnervöse Prozessierung der Schmerzinformation beginnt hier. Neben den Projektionsneuronen, die dann die nozizeptive Information in supraspinale Zentren weiterleiten, liegen hier auch Interneurone, die in (Schutz-)Reflexbögen eingebunden sein können, oder aber an der Modulation der Schmerzinformation vor der Weiterleitung beteiligt sind. Die Axone der Projektionsneurone kreuzen, im Gegensatz zu Projektionen anderer somatosensorischer Systeme, die Mittellinie nicht erst in der Medulla oblongata, sondern bereits im Rückenmark und steigen auf der kontralateralen Seite in zwei funktionell unterschiedlichen Trakten auf. Diskriminative Aspekte der Schmerzinformation erreichen den Thalamus (spinothalamischer Trakt) und werden von dort nach Umschaltung z. B. in den somatosensorischen Kortex weitergeleitet. Emotionale und vegetative Aspekte werden in verschiedene Regionen des Hirnstamms vermittelt (Medulla oblongata, Periaquäduktales Grau, Parabrachiales Areal), dort umgeschaltet und z. B. in den Hypothalamus oder in die Amygdala weitergeleitet.

Die Verarbeitung von Schmerzinformationen ist aber keine Einbahnstraße. Neben den eben beschriebenen aufsteigenden Trakten existieren absteigende Bahnen, die vor allem im Rückenmark enden und dort die Schmerzweiterleitung modulieren können (hemmend, aber auch fazilitierend). Ein wichtiges Zentrum der absteigenden Hemmung ist das Periaquäduktale Grau.

Nozizeptoren

Nozizeptoren sind freie Nervenendigungen, die durch potenziell gewebeschädigende Reize aktiviert werden und letztlich die Schmerzwahrnehmung initiieren. Wie andere Sinneszellen auch, transduzieren die Nozizeptoren physikalische Stimuli (mechanisch, thermisch, chemisch) in ein Rezeptor- oder Generatorpotenzial, welches wiederum Aktionspotenziale in den afferenten Nervenfasern triggern kann. Analog zu den Nervenendigungen anderer sensibler Nerven liegen die Zellkörper der Nozizeptoren in den Spinalganglien (bzw. in den sensiblen Ganglien der Hirnnerven), von wo sie ein Axon in die Peripherie und ein zweites ins ZNS (Rückenmark bzw. Hirnstamm) senden. Die Myelinisierung dieser Axone bestimmt ihre Leitungsgeschwindigkeit und dient der Kategorisierung der Nozizeptoren: generell gesprochen, reagieren schwach myelinisierte Aδ-Fasern (Leitungsgeschwindigkeit ~ 12–35 m/s) auf noxische, mechanische oder thermische Stimuli, während nicht-myelinisierte C-Fasern (~ 0,5–2 m/s) auf starke mechanische, thermische und chemische Reize ansprechen und deshalb als polymodal bezeichnet werden. Die Aktivierung von Aδ-Fasern ist für den ersten Schmerz (auch schneller oder epikritischer Schmerz genannt) verantwortlich. Der wichtigste zentrale Transmitter dieser Fasern ist Glutamat. Diese rasche Antwort vermittelt den diskriminativen Aspekt des Schmerzes, also die Fähigkeit, den Ort und die Intensität eines noxischen Reizes zu bestimmen. Aktivierung von langsamen C-Fasern, welche Glutamat – und viele auch Substanz P – als Transmitter ausschütten, ist für den zweiten, langsamen oder auch protopathischen Schmerz verantwortlich. Dieser Schmerz ist dumpf, intensiv, diffus und mit dem noxischen Reiz ist ein unangenehmes Gefühl verbunden.

Um rasch auf potenziell schädigende Reize reagieren zu können, müssen die Nozizeptoren mit schnell-reagierenden Detektionssystemen ausgestattet sein. Deshalb handelt es sich bei den Rezeptorproteinen in den peripheren Axonen, die auf noxische mechanische thermische oder chemische Reize reagieren, meist um hochschwellige Ionenkanäle. Viele von ihnen gehören zu einer großen Familie nicht-selektiver Kationenkanäle, den „transient potential receptor"-(TRP-)Kanälen. Die Öffnung dieser Kanäle führt zum Einstrom positiver Ionen (Na^{+}-und Ca^{2+}-Ionen) und damit zur Depolarisation der Zelle. Ein wichtiger Vertreter ist der auf vielen peripheren C-Faser-Endigungen exprimierte polymodale **TRPV1-Kanal** (das V steht für Vanilloid: der Rezeptor besitzt eine Bindungsstelle für Vertreter dieser Substanzgruppe und wird deshalb auch als VR1-Kanal bezeichnet). TRPV1-Kanäle werden durch intensive Hitze, Säuren und chemische Substanzen wie **Capsaicin** (der scharfe Wirkstoff der Chilischote und ein Beispiel für ein Vanilloid) aktiviert. Da derselbe Rezeptor auf Hitze und Capsaicin anspricht, ist es nicht verwunderlich, dass Chilipfeffer „hot" erscheint.

Schmerzstoffe

Noxische Reize aktivieren nicht nur direkt Nozizeptoren, sondern sie können auch indirekt Substanzen freisetzen, welche das nozizeptive System erregen. So werden einerseits als Folge einer Gewebeschädigung durch eine Noxe direkt Substanzen aus geschädigten Zellen frei, welche nozizeptive Nervenendigungen aktivieren können, zum anderen induziert die Schädigung eine Entzündungsreaktion und damit die Freisetzung von Mediatoren, welche neben anderen Effekten (z. B. Vasodilatation) auch Schmerzrezeptoren erregen:

- **K^{+}-Ionen** sind intrazellulär hoch konzentriert. Durch die Freisetzung aus geschädigten Zellen steigt ihre Konzentration auch im Extrazellulärraum an und führt über eine Verschiebung des K^{+}-Gleichgewicht-potenzials zur Depolarisation benachbarter Zellen, und damit auch von Nozizeptoren.
- **ATP** kommt in allen Körperzellen vor, wird bei deren Schädigung ins Gewebe freigesetzt, diffundiert zu Nozizeptoren und bindet dort an purinerge Rezeptormoleküle vom Subtyp P2X. Das sind nicht-selektive Kationenkanäle, deren Öffnung zum Einstrom von Na^{+}- und Ca^{2+}-Ionen führt und damit zur Depolarisation des nozizeptiven Neurons.
- Gewebeschädigungen und damit verbundene Entzündungsreaktionen sind oft mit einem pH-Abfall verbunden. Die erhöhte **H^{+}-Ionen**-Konzentration im Extrazellulärraum wird in der Membran von Nozizeptoren von TRPV1-Kanälen und anderen ASICs (acid sensing ion channels) detektiert.
- Der Wachstumsfaktor **NGF** (nerve growth factor) wird ebenfalls bei Gewebeschäden freigesetzt und aktiviert die Tyrosinrezeptorkinase A (TrkA) in Nozizeptoren.
- **Serotonin** (5-Hydroxytryptamin) wird nach Gefäßschädigung von aktivierten Thrombozyten freigesetzt und bindet an $5\text{-}HT_3$-Rezeptoren (nicht-selektive Kationenkanäle) in der Nozizeptormembran.
- **Bradykinin** wird bei der Aktivierung des Gerinnungssystems gebildet. Bindung an metabotrope Bradykinin-B_2-Rezeptoren depolarisiert Nozizeptoren.
- **Prostaglandin E_2** (PGE_2) ist ein Arachidonsäurederivat, das aus Zellmembranen freigesetzt wird. Ein entscheidendes Enzym bei der Biosynthese ist die Cyclooxygenase (COX), welche durch Analgetika wie Aspirin oder Ibuprofen gehemmt wird. Die Schmerz-induzierende Wirkung von PGE_2 wird durch EP-Rezeptoren vermittelt.

Periphere Sensibilisierung

Die Funktion der Entzündung nach einem Gewebeschaden ist es, den entstandenen Schaden zu reparieren. Unterstützt und beschleunigt wird die Wiederherstellung durch Schonung des entsprechenden Gewebes. Deshalb wird die Schmerzschwelle für den betroffenen Bereich abgesenkt: das Gewebe wird sensibilisiert. Verantwortlich für diesen reparativen Entzündungsschmerz sind praktisch alle oben beschriebenen Mediatoren, welche mit der **„Entzündungssuppe"** freigesetzt werden. Daneben werden auch weitere Substanzen wie proinflammatorische Zytokine (z. B. Interleukin-1ß, Tumornekrosefaktor) und proinflammatorische Chemokine (z. B. CCL2) freigesetzt. Viele dieser Substanzen aktivieren direkt in hohen Konzentrationen Nozizeptoren oder sensibilisieren sie in niedrigerer Konzentration, d. h. sie erhöhen die Erregbarkeit dieser Zellen, ohne die

Schwelle für Aktionspotenziale zu erreichen (z. B. K^+-Ionen und ATP), oder sie senken die Schwelle der Schmerzrezeptoren für mechanische und/oder thermische Reize durch Interaktion mit den Rezeptorproteinen ab. So kann die Antwort des TRPV1-Rezeptors auf Hitzereize durch direkte Interaktion mit extrazellulären Protonen potenziert werden. NGF und Bradykinin aktivieren G-Protein-gekoppelte Rezeptoren und verstärken so indirekt die Aktivität des TRPV1-Rezeptors durch Proteinkinase-C-vermittelte Phosphorylierung. Bei einem starken Sonnenbrand kann die Schwelle für Hitzereize der TRPV1-Rezeptoren bis unter die normale Gewebetemperatur abgesenkt sein und somit zu Spontanschmerzen führen. Prostaglandine können über einen anderen Mechanismus an der peripheren Sensibilisierung beteiligt sein. Auch sie binden an G-Protein-gekoppelte Rezeptoren, reduzieren aber über einen cAMP-vermittelten Mechanismus die Aktionspotenzialschwelle einer bestimmten Klasse spannungsabhängiger Na^+-Kanäle, welche in Nozizeptoren exprimiert sind.

Neurogene Entzündung

Auch die Aktivität der Nozizeptoren selbst kann die Entzündungsantwort verstärken. Aktionspotenziale in diesen Zellen führen auch in der Peripherie direkt (Substanz P, calcitonin gene-related peptide-CGRP) oder indirekt (Histamin-Freisetzung aus Mastzellen durch Substanz P) zur Freisetzung gefäßaktiver Substanzen. Dieser sogenannte Axonreflex führt über Vasodilatation und erhöhte Gefäßpermeabilität zu Ödembildung und Rötung („Flare-Reaktion“).

Zentrale Schmerzverstärkung

Nach massiver Erregung von Nozizeptoren (z. B. bei operativen Eingriffen, peripheren Traumata bzw. Entzündungen oder bei Nervenschädigung) kommt es nicht nur zur Sensibilisierung in der Peripherie (primäre Hyperalgesie), sondern oft auch zur erhöhten Erregbarkeit zentraler Neuronen, insbesondere im Hinterhorn des Rückenmarks. Dadurch wird eine weitere Schmerzverstärkung bei Reizen im geschädigten Gebiet bewirkt. Das Areal der Überempfindlichkeit kann auch auf benachbartes, gesundes Gewebe ausgedehnt sein (sekundäre Hyperalgesie). Diese zentral vermittelte Schmerzverstärkung kann den Schutz des geschädigten Gewebes weiter erhöhen und stellt somit einen physiologisch sinnvollen protektiven Mechanismus dar. Dauert er aber an, obwohl die Ursache beseitigt und der Schaden ausgeheilt ist, wird der Schmerz selbst zur Krankheit.

Ein zelluläres Modell für die zentrale Schmerzverstärkung ist die **Langzeitpotenzierung („long-term potentiation“, LTP)** der synaptischen Übertragungsstärke zwischen nozizeptiven C-Fasern und zentralen Neuronen im oberflächlichen Hinterhorn des Rückenmarks. Analog zur Situation im Hippocampus, wo die LTP als wichtigstes zelluläres Modell für Lernen und Gedächtnis gilt, wurde für das Rückenmark der Begriff **„Schmerzgedächtnis“** geprägt. Im Rückenmark wird von den C-Fasern Glutamat als exzitatorischer Transmitter freigesetzt und bindet postsynaptisch an ionotrope Glutamatrezeptoren vom AMPA-Typ. Dies führt zur Depolarisation (exzitatorische postsynaptische Ströme) des zentralen Neurons und bei Erreichen eines Schwellenwertes zur Weiterleitung des nozizeptiven Signals. Bei starker Erregung der C-Fasern wird nicht nur Glutamat, sondern auch das Peptid Substanz P freigesetzt, was zu einer starken Depolarisation der postsynaptischen Neuronen führt, welche den NK1-Rezeptor für diesen Neurotransmitter besitzen. Diese starke Depolarisation entfernt die Mg^{2+}-Blockade von einem weiteren ionotropen Glutamatrezeptor, dem NMDA-Rezeptor. Aktivierung dieser Rezeptorkanäle durch Glutamat führt dann zu einem massiven Anstieg der freien Ca^{2+}-Ionen-Konzentration in den Rückenmarksneuronen. Ca^{2+}-abhängige Proteinkinasen bewirken letztendlich durch Phosphorylierungsprozesse eine erhöhte Leitfähigkeit von AMPA-Rezeptorkanälen und einen verstärkten Einbau dieser Kanäle in die postsynaptische Membran. Es bedarf also der Koaktivierung von NMDA- und NK1-Rezeptoren, um neuroplastische Veränderungen im Rückenmark auszulösen. Das Ergebnis ist, dass ein nozizeptiver Reiz, der vor dem sensibilisierenden Ereignis unterschwellig war, nun ausreicht, Aktionspotenziale im Hinterhornneuron auszulösen. Die Folge ist eine verstärkte Schmerzempfindung (Hyperalgesie).

Hemmung im nozizeptiven System

Ein generelles Prinzip der Verarbeitung von Information im Zentralnervensystem ist eine funktionierende inhibitorische Kontrolle. Hemmende Schaltkreise im Rückenmark und im Gehirn sind auch für eine physiologische Nozizeption essentiell. Die folgende Tabelle beschreibt die fünf Aufgaben der Hemmung im nozizeptiven System, und wie die Schmerzwahrnehmung direkt betroffen sein kann, wenn das System insuffizient wird. Das macht auch deutlich, dass die physiologische Inhibition essentiell ist, um einen Übergang vom akuten zum chronischen Schmerz zu verhindern.

Tab. 1

Rolle der Hemmung	Wirkmechanismus	erwünschte Wirkung	Schmerztyp bei Versagen
Abschwächung	prä- und postsynaptische Hemmung nozizeptiver Hinterhornneurone	adäquate Erregung bei Schmerzreizen	Hyperalgesie
Stummschaltung	Hemmung nozizeptiver Neurone und erregender Interneurone	Verhinderung von Spontanentladungen	Spontanschmerzen
Trennung der Sinnesmodalitäten	Hemmung erregender Verbindungen vom tiefen ins oberflächliche Hinterhorn	Trennung der sensorischen Modalitäten	Allodynie
somatotopische Begrenzung	Hemmung von Interneuronen, die somatotopische Grenzen überbrücken	somatotopische Begrenzung der Erregungsausbreitung	Ausstrahlender- oder übertragener Schmerz
Prävention	Plastizität im Rückenmark erschweren	Bildung des Schmerzgedächtnisses verhindern	chronische Schmerzen

Maßgeblich beteiligt an der Prozessierung von Schmerzinformationen sind etwa inhibitorische Interneurone im oberflächlichen Hinterhorn des Rückenmarks, welche γ-Aminobuttersäure (GABA) und/oder Glyzin als Neurotransmitter verwenden. Periphere Entzündungen oder Verletzungen können diese tonisch aktive Hemmung reduzieren. Die daraus folgende Disinhibition kann ebenfalls eine zentrale Schmerzverstärkung bewirken.

Hyperalgesie und Allodynie

Schmerz manifestiert sich oft als Hyperalgesie und/oder Allodynie. Die IASP definiert:

- **Hyperalgesie** als eine verstärkte Schmerzantwort auf einen Stimulus, der auch normalerweise Schmerz hervorruft, und
- **Allodynie** als Schmerz, der durch einen normalerweise nicht schmerzhaften Reiz ausgelöst wird.

In der klinischen Praxis sind beide Symptome nicht immer eindeutig zuzuordnen. Gemäß IASP sind allodynische Schmerzen immer mit einem Wechsel der Sinnesmodalität verbunden (z. B. Berührung → Schmerz), während das bei der Hyperalgesie nicht der Fall ist. Neurophysiologisch betrachtet bedeutet das, dass bei der Hyperalgesie die Schmerzbahn (peripher oder zentral) sensibilisiert wird, aber bei der Allodynie ein normalerweise nicht-nozizeptiver Kanal (z. B. Berührung) Zugang zum Schmerzkanal bekommt (d. h. die Aktivierung niederschwelliger mechanosensitiver Aβ-Fasern führt jetzt zur Schmerzwahrnehmung). Das bedeutet auch, dass der Hyperalgesie und der Allodynie unterschiedliche Mechanismen zugrunde liegen müssen. Während die synaptische Langzeitpotenzierung der Übertragung an zentralen Synapsen (LTP) innerhalb der Schmerzbahn ein gutes zelluläres Modell für die Hyperalgesie darstellt, kann sie die Allodynie nicht erklären. Wenn Berührungsreize als schmerzhaft empfunden werden, bedeutet das, dass die physiologische Trennung der somatosensorischen Sinnessysteme für Berührung und Schmerz nicht aufrechterhalten werden kann. Ursache für diesen **Zusammenbruch von Modalitätsgrenzen** kann eine Insuffizienz der intrinsischen und/oder deszendierenden inhibitorischen Systeme im Rückenmark sein, welches für die Trennung der beiden Sinneskanäle mitverantwortlich ist (s. o.).

Im klinischen Kontext kommt es immer wieder zu Überlappungen bei der Beschreibung von Schmerzen als Hyperalgesie oder Allodynie. Das wird auch solange so bleiben, als praktikable klinische Tests nicht unterscheiden können, ob durch den Testreiz nozizeptive oder nicht-nozizeptive Afferenzen stimuliert wurden. Ausnahme ist die Reizung niederschwelliger mechanosensitiver Aβ-Fasern z. B. durch Streichen der Haut mit einem Wattebausch (dynamische Allodynie).

Neuropathischer Schmerz

Neuropathischer Schmerz wird durch eine Läsion oder Erkrankung des somatosensorischen Nervensystems hervorgerufen (Definition IASP).

Neuropathische Schmerzen können unterschiedlichste Ursachen haben:

- periphere Nervenverletzung (z. B. Amputation),
- zentrale Nervenverletzung (z. B. Rückenmarksläsion),
- toxische oder metabolische Neuropathien (z. B. Chemotherapie, Diabetes mellitus)
- Virusinfektionen (z. B. Herpes zoster oder HIV).

Neuropathische Schmerzen können sich manifestieren als Spontanschmerz, Hyperalgesie oder Allodynie.

Mögliche Mechanismen neuropathischer Schmerzen sind:

- **Ektopische Aktivität** verletzter afferenter Nervenfasern, d. h. es kommt ohne spezifischen Reiz zu Depolarisationen und Aktionspotenzialen in den geschädigten peripheren Axonen (z. B. durch den vermehrten Einbau spannungsabhängiger Na^+-Kanäle) und so entsteht **spontanes Schmerzempfinden.** Ein klassisches Beispiel ist der Amputationsschmerz, wobei der Schmerz in die nicht mehr vorhandene Extremität projiziert werden kann.
- Andauernde Aktivität der verletzten Nervenfasern triggert die lang-anhaltend gesteigerte Übertragungsstärke zentraler Synapsen **(LTP)** und führt so zur **Hyperalgesie.**
- Die pharmakologische Hemmung der inhibitorischen Kontrolle im Rückenmark führt im Tiermodell u. a. zur taktilen Allodynie, einem Leitsymptom neuropathischer Schmerzen. Das ist ein gutes Indiz dafür, dass die durch massive Nervenschädigungen ausgelöste Disinhibition im Rückenmark nicht nur die tonische Hemmung der Schmerzbahn reduzieren und damit die Schmerzschwellen senken kann (Hyperalgesie), sondern auch zum **Überschreiten der Modalitätsgrenzen** beitragen kann **(Allodynie).**
- Strukturelle Plastizität im Rückenmark und in supraspinalen Arealen kann ebenfalls zu neuropathischen Schmerzen beitragen.
- Aktivierung von Immun- und Gliazellen in der Peripherie und im ZNS **(Neuroinflammation).**

Neuroinflammation und Schmerz

Neuroplastische Veränderungen sind, wie oben beschrieben, ein wichtiger Mechanismus, der dem Übergang vom akuten zum chronischen Schmerz zugrunde liegt. Immer mehr Untersuchungen in den letzten Jahren zeigen, dass diese neuronalen Veränderungen durch eine Neuroinflammation nicht nur im peripheren, sondern auch im zentralen Nervensystem verursacht und aufrecht erhalten werden. Ein charakteristisches Merkmal der Neuroinflammation ist die Aktivierung von Zellen der angeborenen Immunabwehr im Nervengewebe, den Gliazellen, insbesondere **Mikroglia** und **Astrozyten.** Dies führt zur Freisetzung von proinflammatorischen Zytokinen und Chemokinen im Rückenmark und im Gehirn. Bei peripheren Nervenverletzungen werden Gliazellen nicht nur am Ort der Schädigung aktiviert (neuronale Entzündung), sondern auch weit entfernt davon im Rückenmark. Wird im Tiermodell die Gliaaktivierung durch die intrathekale Gabe von Mikroglia- und Astrozytenblockern verhindert, so entstehen neuropathische Symptome wie Hyperalgesie und Allodynie nicht, oder sie sind zumindest deutlich geringer ausgeprägt. Nervenverletzungen haben eine sehr starke Aktivierung primärer Afferenzen zur Folge. Das führt im Rückenmark nicht nur zur massiven Ausschüttung exzitatorischer Neurotransmitter (Glutamat und Substanz P), sondern auch, durch die Freisetzung von **ATP und Chemokinen** (z. B. CCL2, Fraktalkine) und deren Bindung an spezifische Rezeptoren in der Membran von Mikroglia und Astrozyten, zur Migration und Aktivierung dieser Zellpopulationen. Diese aktivierten Zellen setzen dann ihrerseits eine Reihe von Substanzen frei, die sowohl Nervenzellfunktionen regulieren (und damit die synaptische Übertragung) als auch weitere Gliazellen rekrutieren und aktivieren: **proinflammatorische Zytokine** (z. B. Interleukin-1β Tumornekrosefaktor-α), **neurotrophe Faktoren** (z. B. BDNF, NGF), **Prostaglandine,** aber auch **Neurotransmitter** (z. B. ATP, Glutamat). Wie man inzwischen weiß, sind auch Zytokine und Chemokine potente Neuromodulatoren, die nach Applikation in das ZNS im Tiermodell Symptome chronischer neuropathischer Schmerzen wie Spontanschmerz, Hyperalgesie und Allodynie induzieren können. Es gibt sogar Befunde, dass Gliazellen nicht nur Neuroplastizität unterstützen, sondern dass ihre selektive Aktivierung alleine, ohne vorherige Stimulation von nozizeptiven Neuronen, ausreicht, synaptische Langzeitveränderungen zu induzieren.

Neuroinflammation und Neuroplastizität im nozizeptiven System sind also bei der Entstehung, der Ausbreitung und der Chronifizierung von Schmerzen essentiell beteiligt. Da diese Phänomene auch bei häufigen Komorbiditäten von chronischen Schmerzen eine wichtige Rolle spielen, könnten sie auch eine mechanistische Verbindung zwischen Schmerz und Depression oder zwischen Schmerz und Angst- oder Schlafstörungen darstellen.

Körpereigene Schmerzkontrolle

Die Schmerzwahrnehmung wird zentral moduliert. Sie kann verstärkt oder abgeschwächt werden. Eine Schlüsselstelle bei der Modulation der Schmerzverarbeitung ist dabei das Hinterhorn des Rückenmarks. Sowohl die intraspinalen Kontrollsysteme (intrinsische Interneurone), als auch die supraspinalen Zentren – via deszendierender Bahnen – beeinflussen die Prozessierung nozizeptiver Informationen im Rückenmark, wobei beide Systeme unter physiologischen Bedingungen eine **tonische Hemmung** bewirken.

Ein wichtiges Zentrum der absteigenden Bahnen ist das **Periaquäduktale Grau (PAG),** das wiederum Zustrom u. a. aus kortikalen Arealen bekommt. Nozizeptive PAG-Neurone projizieren in zwei Kerngebiete im Hirnstamm:

- serotonerge Neurone im **Nucleus raphe magnus** und
- noradrenerge Neurone im **Locus coeruleus.**

Diese Neurone wiederum senden Axone ist das Hinterhorn des Rückenmarks und schütten dort ihre Transmitter **Serotonin** und **Noradrenalin** aus. Ob ein pro- oder ein antinozizeptiver Effekt resultiert, hängt von der Art der aktivierten Rezeptoren und deren Lokalisation ab, wobei die Stimulation des PAG normalerweise eine Analgesie erzeugt. Noradrenalin hemmt z. B. die Transmitterfreisetzung aus primär afferenten nozizeptiven Fasern im Rückenmark durch Aktivierung präsynaptischer α_2-Adrenozeptoren und wirkt somit antinozizeptiv. Serotonin aktiviert z. B. ionotrope 5-HT_3-Rezeptoren, die in der Membran enkephalinerger Interneurone exprimiert sind. Durch Depolarisation dieser inhibitorischen Zellen verstärkt Serotonin die Hemmung im Rückenmark (Beachte: in der Peripherie wirkt Serotonin pronozizeptiv, da die Rezeptoren dort auf Schmerzfasern exprimiert sind!).

Enkephaline sind körpereigene **Opioide,** die an μ- und δ-Rezeptoren wirken. Weitere endogene Opioide (und ihre Rezeptoren) sind Endorphine (μ), Endomorphine (μ) und Dynorphine (κ). Sie spielen eine wichtige Rolle bei der körpereigenen Schmerzkontrolle. Das wird auch dadurch unterstrichen, dass Opioide (z. B. Morphin) in der Schmerztherapie noch immer den Goldstandard darstellen. Opioid-Rezeptoren sind praktisch entlang der gesamten Schmerzbahn exprimiert: in der Peripherie, im Rückenmark, im Hirnstamm und in supraspinalen Zentren. Auch hier spielen das Hinterhorn des Rückenmarks und das PAG wieder eine besonders wichtige Rolle.

- Die Mikroinjektion von Opioiden in das **PAG** erzeugt eine starke Analgesie. Umgekehrt verhindert die Applikation des Opioid-Rezeptorantagonisten Naloxon in das PAG eine Stress- oder Angst-induzierte Schmerzdämpfung. Auch eine Placebo-induzierte Analgesie kann durch Naloxongabe aufgehoben werden. Dies unterstützt die Hypothese, dass der **Placeboeffekt** einer Schmerztherapie (z. B. Tablette ohne Wirkstoff) über das körpereigene Schmerzkontrollsystem vermittelt wird.
- **μ-Opioidrezeptoren** sind im **Rückenmark** fast ausschließlich in den für die Schmerzverarbeitung essenziellen Laminae I und II zu finden. Interessanterweise wird die analgetische Wirkung einer systemischen Opioidgabe durch die intrathekale Applikation eines μ-Rezeptorantagonisten nahezu vollständig aufgehoben. Dieser Befund unterstreicht die zentrale Rolle des Rückenmarks bei der Prozessierung nozizeptiver Informationen. Die μ-Rezeptoren finden sich sowohl auf den Axonterminalen primärer nozizeptiver Afferenzen als auch auf den Dendriten zentraler Hinterhornneurone, d. h. die Übertragung an nozizeptiven Synapsen wird sowohl **präsynaptisch** als auch **postsynaptisch** durch Opioide kontrolliert. Aktivierung postsynaptischer μ-Rezeptoren hyperpolarisiert das Hinterhornneuron durch Erhöhung der K^+-Leitfähigkeit und reduziert dadurch seine Erregbarkeit. Aktivierung präsynaptischer μ-Rezeptoren vermindert die Leitfähigkeit von Ca^{2+}-Kanälen (ähnlich wie die Aktivierung von α_2-Adrenozeptoren) und reduziert somit die Freisetzung der exzitatorischen Transmit-ter Glutamat und Substanz P.

Literatur

Standl, Schulte am Esch, Treede, Schäfer, Bardenheuer: Schmerztherapie, Georg Thieme Verlag Stuttgart, 2. Auflage 2010.
Bear, Connors, Paradiso, Engel: Neurowissenschaften, Springer Spektrum Verlag, 4. Auflage 2018.

Phantomschmerz = starke, einschießende Schmerzen in einem amputierten oder denervierten Körperteil

Amputationen gehen zu 50-60% mit Phantomschmerz einher

Schmerz-Pharmakologie

Christian Pifl, Petra Scholze

Lernziele:

Die richtige medikamentöse Behandlung von Schmerz und Entzündungen auswählen. Dabei sollten Mechanismus, Indikation, Nebenwirkung, gegebenenfalls Kontraindikation, Überdosierungserscheinungen und besondere Kinetik der Arzneimittel berücksichtigt werden.

Nicht-Opioidanalgetika

Definition: Nicht-Opioidanalgetika sind Analgetika, die ihre Wirkung nicht über Opioidrezeptoren ausüben. Neben der Analgesie zeigen diese Substanzen zusätzlich antipyretische sowie (vor allem in höherer Dosierung) auch antiphlogistische Effekte.

Einteilung: Nicht-Opioidanalgetika können in drei Gruppen eingeteilt werden:

- saure antipyretisch-antiphlogistische Analgetika
- nicht-saure antipyretische Analgetika
- Analgetika ohne antipyretisch-antiphlogistische Wirkung

Die meisten Nicht-Opioidanalgetika (saure wie auch nicht-saure antipyretische Analgetika) weisen einen gemeinsamen Wirkmechanismus auf: die Hemmung der Enzyme Cyclooxygenase 1 und/ oder 2 (COX-1 und COX-2; s. Abb. 1).

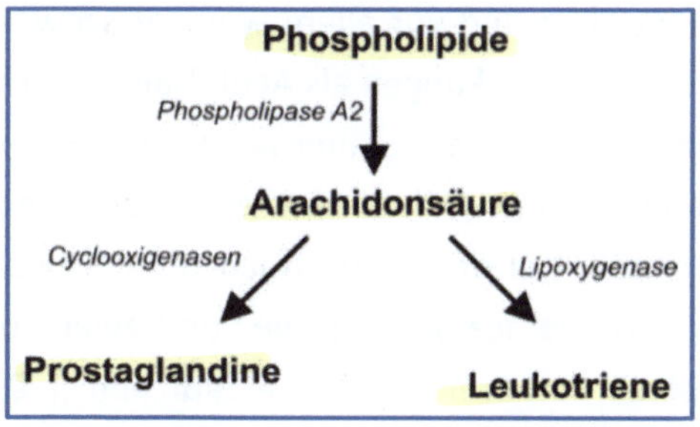

Abb. 1. Angriffspunkt der Nicht-Opioidanalgetika

Phospholipide werden mit Hilfe des Enzyms Phospholipase A2 hydrolytisch gespalten, es entsteht Arachidonsäure, aus der wiederum Prostaglandine und Leukotriene gebildet werden. Arachidonsäure selbst, und die aus dieser gebildeten Prostaglandine, Prostacyclin, Thromboxane und Leukotriene bezeichnet man als Eicosanoide (*eikos* = altgriechisch für „20", da die Fettsäure 20 Kohlenstoffatome enthält).

Glukokortikoide hemmen das Enzym Phospholipase A2, es werden weniger Arachidonsäure und demzufolge auch weniger Eicosanoide gebildet. Da insbesondere die Prostaglandine PGI2 und PGE2 bei der Entstehung von Entzündungen beteiligt sind, kann die antiinflammatorische Wirkung der Glukokortikoide teilweise durch diese verminderte Prostaglandin-Bildung erklärt werden.

Der wesentliche, geschwindigkeitsbestimmende Schritt am Anfang der Biosynthese der Prostaglandine aus Arachidonsäure wird durch die Enzyme COX-1 (konstitutiv exprimiert) und COX-2 (bei Entzündungen induziert) katalysiert. Hemmt man die Wirkung der Cyclooxygenasen, so werden zwar weniger Prostaglandine gebildet, allerdings steht dann vermehrt Arachidonsäure für die Biosynthese der Leukotriene zur Verfügung. Leukotriene wirken stark proinflammatorisch und konstriktorisch an der glatten Muskulatur, z. B. an der Bronchialmuskulatur und an den Hautgefäßen. Dies erklärt, warum COX-Inhibitoren Asthmaanfälle auslösen können.

Biologische Wirkung einiger aus Arachidonsäure gebildeten Eicosanoide

Thromboxane fördern die Thrombozytenaggregation. Thrombozyten exprimieren ausschließlich COX-1. Die irreversible COX-1-Hemmung in den Thrombozyten durch Acetylsalicylsäure erklärt deren thrombozyten-aggregationshemmende Wirkung. Da Thrombozyten keinen Zellkern enthalten, können für die gesamte Lebensdauer dieser Zelle (ca. 8–12 Tage) kein COX-1-Enzym und somit auch keine Thromboxane nachgebildet werden. Die thrombozytenaggregationshemmende Wirkung lässt erst nach, wenn neue Thrombozyten nachsynthetisiert wurden.

Prostacyclin (= Prostaglandin I2 = PGI2) und **Prostaglandin E2** (PGE2):

PGI2 und PGE2 sind maßgeblich bei der Entstehung von Entzündungen beteiligt. Unter dem Einfluss dieser Substanzen werden Blutgefäße dilatiert, wodurch es zu Gewebeschwellung und Rötung kommt, der Schmerz wird verstärkt.

Zusätzlich ist PGE2 auch bei der Entstehung von Fieber involviert: PGE2 aktiviert Rezeptoren im Wärmeregulationszentrum des vorderen Hypothalamus, wodurch vermehrt cAMP gebildet wird. Der Sollwert für die Körperkerntemperatur wird erhöht, wodurch die Wärmeabgabe vermindert, die Wärmeproduktion hingegen vermehrt wird.

PGF2α wirkt Uterus kontrahierend und wird zur Geburtseinleitung (lokale Applikation mittels Portio-Kappe) bzw. bei Abtreibungen (Nebenwirkungen vor allem im Bereich des Magen-Darm-Traktes) genutzt. Da PGF2α den Augeninnendruck reguliert, kann es auch zur Behandlung von Glaukoma simplex verwendet werden.

Salicylate

Das Enzym Cyclooxygenase wird durch Acetylsalicylsäure irreversibel gehemmt. Acetylsalicylsäure wirkt in einer Dosierung von 50–100 mg thrombozytenaggregationshemmend, in einer Dosierung von 500 mg analgetisch und antipyretisch, in höheren Dosen (z. B. 5 g/Tag) antiphlogistisch-antirheumatisch.

Kinetik: Elimination 0. Ordnung

Nebenwirkungen: Obwohl rezeptfrei erhältlich, ist Acetylsalicylsäure ein hoch wirksames Medikament, das unter Umständen – auch bei korrekter Dosierung – zahlreiche und schwerwiegende Nebenwirkungen aufweisen kann:

- Im Gastrointestinaltrakt kann es zu Beschwerden wie Übelkeit, Erbrechen und Sodbrennen kommen. Magen- und Darmulzera können entstehen oder reaktiviert werden, wobei durch die Verlängerung der Blutungszeit bedrohliche Magen- bzw. Darmblutungen vorkommen können.
- Vor allem bei Atopikern kann Acetylsalicylsäure Asthmaanfälle und Hautauschläge auslösen.
- Manche Kinder mit fiebrigen Virusinfektionen erkranken nach Gabe von Acetylsalicylsäure an einem Reye-Syndrom (Enzephalopathie, kombiniert mit Leberverfettung, die zu 25 % letal endet). Daher ist die Gabe von Acetylsalicylsäure an Kinder vor der Pubertät kontraindiziert.
- Auch im dritten Trimenon einer Schwangerschaft ist Vorsicht geboten: die Geburt kann verzögert, der Blutverlust während der Geburt erhöht werden und der Ductus arteriosus Botalli des Kindes (der normalerweise durch Prostaglandine offen gehalten wird) vorzeitig verschließen.
- Bei antirheumatischer Dosierung beobachtet man bei manchen Patienten zusätzlich Hörstörungen, Ohrensausen, Schwindel oder Sehstörungen.

Toxikologie: Eine akute Vergiftung führt zu einer Entgleisung des Säuren-Basen-Haushaltes. Erst kommt es zu einer respiratorischen Alkalose, später zu einer metabolischen Azidose.

Paracetamol

Paracetamol (Mexalen®) hat bei vergleichbaren analgetischen und antipyretischen Eigenschaften deutlich weniger und vor allem weniger schwerwiegende Nebenwirkungen als Acetylsalicylsäure. Vor allem in der Pädiatrie, aber auch für Schwangere, Stillende und Asthmatiker ist Paracetamol das Schmerzmittel der Wahl. Auch bei fiebrigen Kindern wird Paracetamol gerne, und zwar vor allem rektal, verabreicht („Fieberzäpfchen"). Da es nicht sauer ist, ist es nur schwach antiphlogistisch.

Indikation: bei Kontraindikation gegen Acetylsalicylsäure (Ulcus, Blutungsgefahr, Schwangere, Stillende, Asthmatiker, Kinder, ...)

Nebenwirkungen: selten kann es zu allgemeinen Überempfindlichkeitsreaktionen vor allem der Haut kommen.

Toxikologie: Paracetamol wird fast ausschließlich in der Leber metabolisiert. Der Großteil der Substanz wird in Metabolite umgewandelt, die renal ausgeschieden werden können. Ein Teil jedoch wird durch CytochromP450-Oxygenasen in N-Acetyl-p-benzochinonimin umgewandelt, das mit Glutathion weiterreagiert. Bei Paracetamol-Überdosierung werden die Glutathionreserven der Leber aber rasch erschöpft, N-Acetyl-p-benzochinonimin sammelt sich an und schädigt die Leberzellen bis zur Nekrose. Bereits 6 g Paracetamol oral verabreicht, können für einen Erwachsenen tödlich sein. Als Antidot wird N-Acetylcystein verabreicht (Größenordnung: > 10 g), das ähnlich wie Glutathion das überschüssige N-Acetyl-p-benzochinonimin binden kann.

Metamizol

Metamizol (Novalgin®) aus der Klasse der Pyrazolinone wird aufgrund seiner hohen analgetischen Wirkung in der postoperativen Schmerzbehandlung und aufgrund seiner spasmolytischen Wirkung in der Therapie von Koliken eingesetzt. Wegen der schwerwiegenden Nebenwirkungen sollte die Anwendung aber wohl überlegt sein. Das nicht-saure Metamizol ist auch nur schwach antiphlogistisch.

Indikation: analgetisch, antipyretisch, nur schwach antiphlogistisch

Nebenwirkungen

- **Agranulocytose:** vermutlich aufgrund einer allergischen Reaktion gegen pyrazolonbindende Granulozyten kommt es zu einer starken Verminderung bis zum völligen Fehlen von Granulozyten im Blut. Diese Erkrankung tritt bei ca. einem Patienten pro 1 Million Behandlungen nach einer einwöchigen Behandlung auf.
- **Schockreaktion:** Unter Umständen können auch schwere anaphylaktische Reaktionen auftreten, zum Teil mit starkem Blutdruckabfall und Bronchokonstriktion. Bei oraler Applikation ist die Gefahr eines allergischen Schocks geringer als nach parenteraler Gabe.

Nicht-steroidale Antiphlogistika

Prostaglandine und Leukotriene, die in den meisten Leukozyten nach entsprechender Stimulation synthetisiert werden können, zählen zu den wichtigsten Lipidmediatoren einer entzündlichen Reaktion. Daher wirken viele Medikamente, die das Enzym Cyclooxygenase und somit die Prostaglandin-Biosynthese hemmen, sowohl als Analgetika wie auch als Antipyretika und Antiphlogistika.

Acetylsalicylsäure

Eine der ersten Substanzen, die in der antiphlogistischen/antirheumatischen Therapie eingesetzt wurde, war Acetylsalicylsäure. Allerdings sind hier sehr hohe Einzeldosen notwendig (5 g/Tag), um den gewünschten Therapieerfolg zu erzielen. Bei diesen hohen Dosen sind die unerwünschten Wirkungen jedoch sehr stark ausgeprägt, sodass Acetylsalicylsäure in dieser Indikation nur mehr sehr selten verwendet wird.

Ibuprofen (Brufen®), Naproxen, Diclofenac (Voltaren®), Indometacin, Mefenaminsäure, Piroxicam, Phenylbutazon

Diese Substanzen hemmen beide Isoformen der Cyclooxygenase, allerdings, im Gegensatz zur Acetylsalicylsäure, mit höherer Affinität die COX-2 als die COX-1.

Indikation: Naproxen wird auf Grund der längeren Wirkdauer und der geringen Nebenwirkungsrate gerne bei chronischer Anwendung verschrieben. Indometacin kommt bei Gicht zur Anwendung, Phenylbutazon bei akutem Morbus Bechterew und akutem Gichtanfall.

Kinetik: Die Substanzen unterscheiden sich in der Wirkdauer (Ibuprofen kurz, Naproxen länger, Piroxicam besonders lang → Kumulationsgefahr).

Nebenwirkungen: Alle nicht-steroidalen Antiphlogistika, die nicht-selektiv alle COX-Isoformen hemmen, weisen eine große Zahl von unerwünschten Wirkungen auf. Insbesondere im Gastrointestinaltrakt kann es zu Blutungen und zur Bildung von Geschwüren kommen (Ulcus ventriculi, Ulcus duodeni o. Ä.). Bei Langzeittherapie können auch Schädigungen der Leber oder Niere sowie kardiovaskuläre Komplikationen auftreten.

Ibupofen, Diclofenac und Naproxen haben eine gute Verträglichkeit mit geringer Nebenwirkungshäufigkeit. Indometacin verursacht etwas häufiger Beschwerden, insbesondere Kopfschmerzen, auch Mefenaminsäure hat eine höhere Nebenwirkungsrate. Phenylbuazon kann Leukopenie, Agranulozytose und Ödeme verursachen.

Selektive COX-2-Hemmer

Aufgrund der zahlreichen Nebenwirkungen ist der Einsatz nicht-steroidaler Antiphlogistika nur eingeschränkt möglich. Insbesondere die Schädigungen des Gastrointestinaltraktes können zu lebensbedrohlichen Komplikationen wie z. B. Magenblutungen führen.

Im Magen wird allerdings fast ausschließlich COX-1 gebildet und zwar konstitutiv, während in der Entzündungssituation vorwiegend COX-2, durch Cytokine induziert, hochreguliert wird. Deshalb hoffte man, dass neuartige Substanzen, die selektiv nur COX-2 inhibieren, verträglicher als die bisher verschriebenen Medikamente sein könnten.

Meloxicam, Rofecoxib, Celecoxib, Etoricoxib, Parecoxib, Valdecoxib

Leider konnte die Hoffnung, dass selektive COX-2-Inhibitoren bei vergleichbarer Wirkung weniger Nebenwirkungen als unselektive nicht-steroidale Antiphlogistika aufweisen könnten, nicht ganz erfüllt werden. Gastrointestinale Komplikationen treten zwar tatsächlich weniger ausgeprägt auf, die Herzinfarktrate scheint aber in langzeitbehandelten Patienten höher zu sein als in vergleichbaren Kontrollpatienten. So wurden die COX-2-Inhibitoren Rofecoxib und Valdecoxib aufgrund ihrer kardiovaskulären Toxizität wieder vom Markt genommen und alle selektiven COX-2-Inhibitoren sollten nicht über längere Zeit verabreicht werden. Auch bei Patienten mit bereits bestehendem Ulkus sowie bei Schwangeren sind diese Medikamente kontraindiziert.

Opioidanalgetika

Bei der Behandlung sehr starker Schmerzen werden häufig Opioide verschrieben, die als Liganden an einen der Opioidrezeptor-Subtypen binden. Im Gegensatz zu den Nicht-Opioidanalgetika wird die analgetische Wirkung vorrangig im Zentralnervensystem verursacht.

Opioidrezeptoren

Wir kennen 3 Rezeptoren für Opioide: μ, δ und κ. Diese unterscheiden sich sowohl in der Ligandenselektivität als auch in der vermittelten Wirkung.

Alle drei Rezeptorsubtypen gehören zur Familie der G-Protein-gekoppelten Rezeptoren. Nach Bindung eines Agonisten an den Rezeptor wird ein inhibitorisches G-Protein (G_i) aktiviert, das in seine Untereinheiten α und $\beta\gamma$ zerfällt. Die α_i hemmt das Enzym Adenylylcylase, zusätzlich werden ligandengesteuerte K^+-Ströme aktiviert und spannungsabhängige Ca^{2+}-Ströme unterdrückt.

Liganden des Opioidrezeptors können in unterschiedlicher Weise wirken:

- als **Agonisten**
  Agonisten aktivieren die dem Rezeptor zugeordnete Funktion. Während reine Agonisten diese Wirkung maximal auslösen, verursachen partielle Agonisten nur einen verminderten Effekt. Ein im Überschuss verabreichter partieller Agonist verdrängt einen reinen Agonisten von der Bindungsstelle. Dadurch wird die vom reinen Agonisten verursachte Wirkung auf das Wirkungsniveau des nun stattdessen gebundenen partiellen Agonisten reduziert.
- als **Antagonisten**
  Antagonisten binden an den Rezeptor, ohne diesen zu aktivieren. Allerdings verhindert ein gebundener Antagonist, dass ein Agonist (rein oder partiell) seine Wirkung induzieren kann. Auch ein bereits gebundener Agonist kann durch einen Antagonisten verdrängt werden, sodass die Rezeptorwirkung beendet wird. **Kompetitive Antagonisten** blockieren die Bindungsstelle des Agonisten reversibel und verhindern dadurch, dass dieser an den Rezeptor binden kann.
- als **gemischte Agonisten/Antagonisten**
  Manche Substanzen können an mehr als nur einen Rezeptorsubtyp binden: Nalbuphin z. B. wirkt am κ-Opioidrezeptor als Agonist und am μ-Rezeptor als Antagonist, und wird deshalb als „gemischter Agonist/Antagonist" bezeichnet.

Name	μ	δ	κ
Morphin	+++		+
Codein	+		
Pethidin	+++		
Methadon	+++		
Fentanyl	+++		
Buprenorphin	p		-
Nalbuphin	-		++
Tramadol	p	+	+
Loperamid	++		
Naloxon	-	-	-
Naltrexon	-	-	-
β-Endorphin	++	++	

Abb. 2. Rezeptorinteraktionen der Opiate
(+): Agonist; (-): Antagonist; (p): partieller Agonist

Endorphine

Endorphine sind endogene Neuropeptide, die als Liganden an Opioidrezeptoren binden und unter anderem analgetisch wirken. Das Endorphinsystem ist im Allgemeinen kaum aktiv, weshalb Opioidantagonisten meist wenig Wirkung hervorrufen. In manchen Situationen produziert der Körper allerdings größere Mengen an Endorphinen, so z. B. bei Verletzungen, starken Schmerzen, körperlich extremen Anstrengungen etc.

Wichtige Vertreter dieser Substanzklasse sind z. B. β-Endorphin, Met-Enkephalin, Leu-Enkephalin, Dynorphin A und Dynorphin B.

Morphin

Opium wird schon seit vielen Jahrhunderten aus dem getrockneten Milchsaft unreifer Fruchtkapseln des Schlafmohns gewonnen und sowohl als Schmerzmittel als auch als Rauschmittel eingesetzt. Opium enthält eine Vielzahl von Wirkstoffen, die alle zur Familie der Alkaloide zählen, darunter auch der Hauptwirkstoff „Morphin".

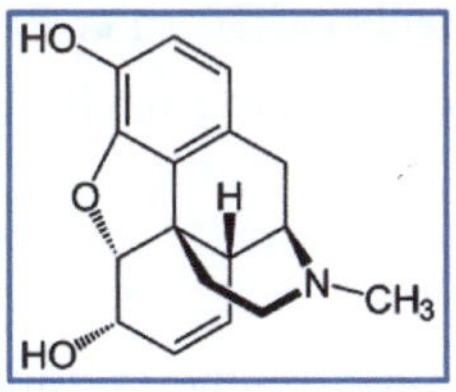

Abb. 3. chemische Struktur des Morphins

Mechanismus: Morphin bindet als Agonist vorwiegend an μ-, zusätzlich schwach auch an κ-Opioidrezeptoren.

Zentrale Wirkung: Morphin übt eine Vielzahl von Wirkungen auf den menschlichen Körper aus, die sich zumeist über die Aktivierung der μ-Opioidrezeptoren erklären lassen.

Therapeutisch genutzte Wirkungen

Analgesie: Morphin wirkt über zentrale Angriffspunkte sehr stark analgetisch und kann auch bei sehr starken Schmerzen (z. B. Tumorschmerzen) als Analgetikum eingesetzt werden.

Antitussive Wirkung: Durch eine Hemmung des zentralen Hustenzentrums in der Medulla oblongata.

Euphorie und Anxiolyse: Morphin kann bei akuten Schmerzpatienten Angst und Bedrücktheit reduzieren. Dieser Effekt ist bei chronischen Schmerzpatienten meist nicht zu beobachten.

Diagnostisch genutzte Wirkungen

Miosis: Durch eine Aktivierung des Edinger-Westphal-Kerns kommt es zu einer extremen Engstellung der Pupillen („stecknadelkopfgroße Pupillen"). Diese Miosis, gepaart mit Bewusstlosigkeit und Atemdepression, weist auf eine mögliche akute Opioidvergiftung hin (s. u.).

Unerwünschte Wirkungen

Atemdepression: Die Empfindlichkeit des medullären Atemzentrums gegenüber dem p_{CO2} im Blut wird herabgesetzt. Dies kann in geringem Maße auch bei gesunden Personen beobachtet werden. Da Schmerz allerdings die Atmung stimuliert, spielt die Atemdepression bei Schmerzpatienten eine untergeordnete Rolle.

Übelkeit und Erbrechen: Unmittelbar nach Applikation eines Opioids kommt es durch Stimulation der Chemorezeptor-Triggerzone in der Medulla oblongata zu Übelkeit und Erbrechen. Dies kann durch gleichzeitige Gabe eines Antiemetikums (z. B. Metoclopramid [Paspertin®]) verhindert werden. Bei wiederholter oder längerer Gabe des Opioids, wird allerdings die reflektorische Erregbarkeit des medullären Brechzentrums gedämpft, und es kommt im Gegenteil zu einer antiemetischen Wirkung.

Temperaturabfall: Bei Intoxikationen besteht ein erhöhtes Pneumonierisiko, der Temperaturabfall kann aber auch therapeutisch genutzt werden, um während Operationen eine artifizielle Hibernation zu verursachen.

Blutdrucksenkung: Durch die Hemmung des Barorezeptorreflexes kommt es bei stehenden, nicht aber bei liegenden Patienten zu einem Blutdruckabfall (Orthostase).

Bradykardie: Durch die Aktivierung des Nervus vagus kann eine Bradykardie ausgelöst werden, die aber durch Gabe von Atropin behandelt werden kann.

Periphere Wirkung

Verringerung der Motilität des Magen-Darm-Traktes: Morphin steigert den Tonus der Muskulatur des gesamten Magen-Darm-Traktes. Der Magen wird verzögert entleert, der Pylorus kontrahiert sich, die Peristaltik ist in allen Darmabschnitten verringert. Durch die Kontraktion der Gallenblasenmuskulatur und des Sphincter Oddi kann es zur Störung des Gallenflusses kommen.

Harnverhaltung: Durch eine Kontraktion des Harnblasenschließmuskels kann es zu Harnverhaltung kommen.

Histaminfreisetzung: Morphin setzt aus Mastzellen durch direkte Degranulierung Histamin frei, wodurch es zu Bronchokonstriktion, Urticaria und Blutdruckabfall kommen kann.

Toleranz: Nach einer längeren Behandlung mit Morphin entwickelt sich eine „pharmakodynamische Toleranz". Dies bedeutet, dass immer höhere Dosen verabreicht werden müssen, um die gleiche Wirkung zu erzielen. Im Extremfall muss die Dosis um einen Faktor 10–20 erhöht werden. Bis auf Obstipation und Miosis sind alle Opioideffekte von der Toleranzentwicklung betroffen.

Der genaue Mechanismus der Toleranzentwicklung ist nicht bekannt, möglicherweise nimmt die Hemmwirkung des Opioidrezeptors gegenüber dem Enzym Adenylylcyclase ab.

Abhängigkeit: Das Thema *Sucht* wird im Block 20 detailliert behandelt, daher wird hier auf eine ausführliche Diskussion verzichtet.

Zu Beginn einer Entzugstherapie wird Anfangs oft eine Ersatzdroge als Substitution angeboten (z. B. Methadon oder Buprenorphin). Methadon wird oral verabreicht, Buprenorphin als Sublingualkapsel, sodass die gesundheitlichen Risiken einer wiederholten, nicht immer hygienischen parenteralen Drogenapplikation vermieden werden. Auch sind illegale Drogen oftmals von wechselnder Reinheit und Qualität, sodass es manchmal unbeabsichtigt zu Überdosierungen kommen kann. Die Dosis wird so eingestellt, dass ein Entzug gerade verhindert werden kann, und anschließend wöchentlich verringert, bis die Substitutionstherapie eines Tages ganz abgesetzt werden kann.

Durch die Gabe von Clonidin, einem Agonisten der α_2-Adrenorezeptoren, können die Entzugssymptome gelindert werden.

Kinetik: Morphin wird nach oraler Applikation rasch resorbiert und zu ca. 30 % an Plasmaalbumin gebunden. In der Leber wird Morphin sofort zu 30–50 % metabolisiert, bevor es in den restlichen Kreislauf gelangen kann („First-pass-Effekt"), wobei zum Teil aktive Metabolite gebildet werden, die ebenfalls an µ-Opioidrezeptoren binden. Diese Metabolite werden zum überwiegenden Teil über die Nieren ausgeschieden, ein kleiner Teil auch mit der Galle.

Aufgrund der raschen Metabolisierung muss Morphin bei oraler Gabe dreimal höher dosiert werden als bei parenteraler Gabe (z. B. 30 versus 10 mg). Das Wirkungsmaximum tritt bei subkutaner oder intramuskulärer Gabe nach ca. 20 min auf, bei oraler Applikation nach ca. 30 min. Retardpräparate entwickeln ihre Wirkung nach ca. 3–4 Stunden.

Akute Morphinvergiftung

Patienten mit einer akuten Morphinvergiftung zeigen eine typische Trias an Symptomen:

- Koma
- Atemdepression (bis hin zum Atemstillstand)
- Miosis (stecknadelkopfgroße Pupillen)

Die lebensbedrohende Atemdepression kann entweder durch Intubation mit nachfolgender künstlicher Beatmung behandelt werden, oder aber es kann ein Morphinantagonist (z. B. Naloxon [Narcanti®]) injiziert werden. Die Halbwertszeit von Naloxon ist aber deutlich kürzer als die der meisten Opioidagonisten, sodass der Patient engmasching monitiert werden muss, um das Antidot rechtzeitig nachdosieren zu können. Zusätzlich muss beachtet werden, dass abhängige Personen durch eine hohe Dosis des Antagonisten in ein akutes Entzugssyndrom fallen können. Naloxon wird daher meist langsam in kleinen Mengen titriert verabreicht, bis der gewünschte Therapieerfolg gerade erreicht wird.

Interaktion/Kontraindikation: Für alle Opioide gilt, dass die gleichzeitige Einnahme von sedativ wirksamen Antipsychotika, Benzodiazepinen oder trizyklischen Antidepressiva die Nebenwirkungen erhöht, allen voran die atemdepressive Wirkung und damit die Toxizität.

Codein

Codein ist ein reiner µ-Opioidagonist, der gut aus dem Magen-Darm-Trakt resorbiert wird und daher meist oral verabreicht wird. Die analgetische Wirkung des Codeins ist deutlich schwächer als die des Morphins, da Codein praktisch ohne Affinität zum µ-Opioiodrezeptor ist und erst nach Demethylierung seiner OH-Gruppe in Position 3 zum Morphin wirkt. Allerdings ist auch die Suchtgefahr geringer. Am häufigsten wird Codein in Hustensäften als Antitussivum eingesetzt (z. B. Codipront®).

Nebenwirkungen: Die häufigste Nebenwirkung ist Obstipation.

Codein ist im Anhang III zur Suchtmittelverordnung aufgelistet. Dies bedeutet, dass codeinhältige Arzneimittel, obwohl sie eigentlich Suchtgifte sind, mit normalen Rezepten verordnet werden können. Eine wiederholte Abgabe des Medikaments ist allerdings nicht erlaubt (Austria-Codex Schnellhilfe, Rezeptzeichen „S1").

Pethidin

Die analgetische Wirkung des Opioidagonisten Pethidin ist 5- bis 10-mal schwächer als die des Morphins, daher müssen höhere Dosen verschrieben werden.

Zusätzlich zur Wirkung am µ-Opioidrezeptor bindet Pethidin am muscarinischen Acetylcholin-Rezeptor und wirkt dort als Antagonist.

Indikation: Pethidin zählt zu den wenigen Opioiden, die zur Linderung von Kolikschmerzen im Gastrointestinaltrakt verwendet werden können. Die meisten Opioide sind wegen ihrer spasmogenen Wirkung in dieser Indikation kontraindiziert.

Kinetik: Da nach oraler Gabe bis zu 50 % der Substanz Pethidin im First-pass-Effekt in der Leber metabolisiert werden, muss oral entsprechend mehr verabreicht werden als i. v. Pethidin wird zu konvulsivem Norpethidin demethyliert.

Nebenwirkungen: Bei einer Dosis, die eine dem Morphin vergleichbare Analgesie bewirkt, sind die Nebenwirkungen (vor allem Euphorie, Miosis und Obstipation) deutlich geringer. Die Atmung wird hingegen gleichermaßen gedämpft.

Intoxikation: Im Gegensatz zu Morphin kommt es bei Intoxikation zu Erregungszuständen und auch Krämpfen.

Methadon

Methadon wird vor allem in der Behandlung des Opioidentzugs und als Substitutionstherapie verwendet (siehe Kapitel *Abhängigkeit*). Durch die orale Gabe von Methadon werden die Symptome des Entzugs minimiert. Durch eine wöchentliche Reduktion der Dosis versucht man im Endziel Drogenfreiheit zu erreichen.

Indikation: orale Substitutionsbehandlung

Kinetik: Methadon ist zu 100 % bioverfügbar.

Piritramid

Piritramid (Dipidolor®) wird vor allem in der Behandlung akuter Schmerzen verwendet. Die analgetische Wirkung ist mit der des Morphins vergleichbar, die Nebenwirkungen (wie z. B. Nausea und Erbrechen) sind allerdings weniger stark ausgeprägt.

- **Fentanyl, Sufentanil, Remifentanil**

Fentanyl ist ein besonders potentes Opioidanalgetikum, das vor allem in der präklinischen Notfallmedizin und in der Anästhesie gerne zur Analgesie verwendet wird. Die Wirkung tritt rasch ein und hält wenige Stunden an. Die durch Fentanyl verursachte starke Atemdepression spielt bei intubierten und künstlich beatmeten Patienten kaum eine Rolle, muss aber bei nicht-intubierten Personen stets berücksichtigt werden.

Bei chronischen Schmerzpatienten (z. B. Tumorpatienten) kann Fentanyl auch transdermal als Pflaster (Durogesic®) verschrieben werden, wodurch eine gleich bleibende Analgesie über mehrere Tage erreicht werden kann.

Sufentanil (Sufenta®) und Remifentanil (Ultiva®) sind dem Fentanyl nahe verwandt und werden ebenfalls bei Operationen verwendet.

Kinetik: Die Wirkddauer von Sufentanil und Remifentanil ist kürzer als die des Fentanyls (15 bzw. 10 min statt 30 min, Remifentanil wird besonders schnell durch Blut- und Gewebsesterasen inaktiviert), daher sind sie etwas besser steuerbar.

Nebenwirkungen: Diese hochpotenten Opioide sind stark atemdepressiv, wobei eine Muskelsteifigkeit des Thorax („wooden chest") auch eine Maskenbeatmung behindern kann..

- **Buprenorphin**

Buprenorphin ist ein partieller Agonist am µ-, aber gleichzeitig ein Antagonist mit hoher Affinität am κ-Opioidrezeptor und wird daher als gemischter Agonist/Antagonist bezeichnet. Die analgetische Potenz am µ-Rezeptor ist ca. 30-mal stärker und auch länger anhaltend (6–8 Stunden) als die Wirkung des Morphins. Auch ist das Suchtpotential geringer.

Kinetik: Buprenorphin hat eine hohe präsystemische Eliminationsrate und wird oral sublingual verabreicht.

Nebenwirkungen: Die durch Buprenorphin verursachte Atemdepression ist schwierig zu behandeln, da es nicht leicht durch einen Antagonisten (wie z. B. Naloxon) vom Rezeptor verdrängt werden kann. Stattdessen empfiehlt sich die Gabe von Doxapram, das die Atmung direkt stimuliert.

- **Nalbuphin**

Nalbuphin wirkt als partieller Agonist am κ- und gleichzeitig als Antagonist am µ-Opioidrezeptor, und wird daher ebenfalls als gemischter Agonist/Antagonist bezeichnet. Nalbuphin kann die Fentanyl-bedingte Atemdepression unter Beibehaltung einer analgetischen Wirkung aufheben. Bei seiner Verwendung in der Geburtshilfe kann die postpartale Atemdepression des Neugeborenen, wie sie andere Opioide verursachen, vermieden werden.

- **Tramadol**

Tramadol (Tramal®) wirkt mehrfach analgetisch: einerseits bindet es als partieller Agonist am µ-Opioidrezeptor, hemmt aber zusätzlich die Wiederaufnahme von Noradrenalin und Serotonin aus dem synaptischen Spalt. Die Opioidwirkung ist nur etwa 1/10 der Morphinwirkung, wobei auch die Nebenwirkungen (Atemdepression, Harnverhalten, Obstipation, Suchtpotenzial, …) deutlich weniger ausgeprägt sind.

Tramadol ist im Anhang III zur Suchtmittelverordnung aufgelistet. Dies bedeutet, dass tramadolhältige Arzneimittel, obwohl sie eigentlich Suchtgifte sind, mit normalen Rezepten verordnet werden können. Eine wiederholte Abgabe des Medikaments ist allerdings nicht erlaubt (Austria-Codex Schnellhilfe, Rezeptzeichen „S1").

Nebenwirkungen: Die wichtigste Nebenwirkung ist Übelkeit und Sedation, Obstipation kommt hingegen seltener vor.

- **Loperamid**

Loperamid (Imodium®) ist ein µ-Opioidrezeptoragonist, der allerdings im Zentralnervensystem nicht wirksam ist, da er durch das P-Glykoprotein rasch aus dem ZNS abtransportiert wird. Es können sich daher nur die peripheren Wirkungen entfalten: Loperamid hemmt effektiv die Darmmotilität und wird zur Behandlung schwerer Diarrhoen eingesetzt. Bei Kindern mit weniger P-Glykoprotein können auch zentrale Effekte auftreten.

Generell sind Opioide nur zur kurzfristigen Behandlung von Diarrhoen geeignet (z. B. auf Reisen), da insbesondere bei bakteriellen Darminfektionen die Keimelimination und Toxinausscheidung gehemmt wird.

Heroin (Diacetylmorphin)

Heroin ist ein stark analgetisch wirksames Opioid mit sehr hohem Suchtpotenzial. Im Körper wird Heroin rasch unter anderem zu Morphin metabolisiert. Bei i. v. Verabreichung wird durch den schnellen Konzentrationsanstieg im Gehirn eine starke Euphorie ausgelöst („Kick"), die die hohe Suchtgefährdung erklärt. Bei subkutan appliziertem Heroin ist der Anstieg der Wirkstoffkonzentration im Blut verzögert, die Euphorie ist deutlich weniger ausgeprägt, und somit auch die Suchtgefahr geringer.

Opioidantagonisten

Opioidantagonisten werden vor allem in der Behandlung akuter Intoxikationen durch Opioidagonisten verwendet, insbesondere wenn eine lebensbedrohende Atemdepression besteht. Meist wird Naloxon (Narcanti®) i. v. verabreicht, das als Antagonist auf allen drei Opioidrezeptoren (μ, δ und κ), bevorzugt aber auf μ-Rezeptoren, sehr rasch wirkt. Allerdings ist zu beachten, dass gemeinsam mit der Atemdepression auch die analgetische Wirkung aufgehoben wird und bei Opioidsüchtigen rasch ein akutes Entzugssyndrom ausgelöst werden kann. Naloxon hat eine Plasmahalbwertszeit von 30–80 min, dies ist wesentlich kürzer als die Wirkdauer typischer Opioidagonisten. Daher muss in den meisten Fällen regelmäßig nachdosiert werden.

Um eine dauerhafte Drogenabstinenz zu ermöglichen, muss der Belohnungseffekt bei Rückfall reduziert werden. Hier wird Naltrexon (Nemexin®) verwendet, ein oral verabreichter Opioiodantagonist ähnlich Naloxon, allerdings mit einer deutlich längeren Wirkdauer (24–48 Stunden). Dabei ist ein abgeschlossener Entzug, also Abwesenheit eines Agonisten, Voraussetzung, damit es nicht zu akuten Entzugserscheinungen nach Einnahme des Naltrexon kommt. Naltrexon schwächt auch das Verlangen nach Alkohol („Craving") nach Alkoholentzug ab.

Adjuvantien und Co-Analgetika

Zusätzlich zu den oben genannten Substanzen können auch Medikamente zur Schmerzbehandlung eingesetzt werden, die üblicherweise in anderen Indikationen verschrieben werden.

Antikonvulsiva

Antikonvulsiva als Adjuvantien der Schmerztherapie

Antikonvulsiva werden meist zur Behandlung neuropathischer Schmerzen einschießenden Charakters verschrieben. Andere neuropathische Schmerzen werden im Allgemeinen mit Antidepressiva behandelt, Antikonvulsiva verwendet man hier erst, wenn der gewünschte Erfolg ausbleibt.

Verschrieben werden in erster Linie: *Carbamazepin, Phenytoin* und *Gabapentin* bzw. *Pregabalin* (bei postherpetischer Neuralgie, diabetischer Neuropathie, Amputationsschmerz, Plexusverletzungen, ...).

Carbamazepin

Carbamazepin blockiert die spannungsabhängigen Natriumkanäle.

Indikation: Trigeminusneuralgie und Schmerzen bei diabetischer Neuropathie.

Kinetik: Als starker Enzyminduktor erhöht es den Metabolismus zahlreicher Pharmaka.

Nebenwirkungen: Nebenwirkungen sind eher selten. Am häufigsten ist mit Leukopenie zu rechnen, eventuell Sedierung, Ataxie und Wasserretention.

Phenytoin

Phenytoin blockiert die spannungsabhängigen Natriumkanäle in einem sog. „Use-dependent block".

Absencen: Valproat, Ethosuximid, Lamotrigin
PHENYTOIN + Na^+ Kanäle

MdW bei fokalen Anfällen = Carbamazepin, Lamotrigin
primär generalisiert: Valproat + Lamotrigin

Indikation: Wird in der Epilepsiebehandlung bei vielen Formen der Epilepsie verwendet, nicht aber bei Absencen. In der Schmerztherapie wird es zur Behandlung neurogener Schmerzzustände eingesetzt.

Kinetik: Da das therapeutische Fenster (zwischen Wirkung und Vergiftung) schmal ist und die Dosis-Konzentrationsbeziehung nicht linear ist, sind regelmäßige Blutbildkontrollen notwendig, insbesondere wenn in Kombination noch andere Medikamente zusätzlich verschrieben werden.

Nebenwirkungen: Konfuses Verhalten, Ataxie, Exantheme, Schwindel, Ataxie, Gingivahyperplasie (übermäßiges Zahnfleischwachstum), Blutbildungsstörungen, Leukopenie

Gabapentin, Pregabalin

Hemmen spezielle Ca^{2+}-Kanäle an deren $\alpha_2\delta$-Untereinheit. + Glutamat Decarboxylase ↑ GABA Gehalt erhöht

Indikation: In der Epilepsietherapie nur als Zusatzmedikamente zu verwenden. In der Schmerztherapie zur Behandlung neuropathischer Schmerzen, postherpetischer Neuralgie und diabetischer Neuropathie. (für fokale Anfälle!)

Nebenwirkungen: Ataxie, initiale Müdigkeit; gehören zu den Antiepileptika mit den geringsten Nebenwirkungen.

Antidepressiva (s. Block 20)

Trizyklische Antidepressiva wie z. B. *Imipramin, Desipramin, Clomipramin, Amitriptylin, Nortriptylin* und *Doxepin* werden auch zur Behandlung chronischer Schmerzen eingesetzt.

Indikation: Typische Anwendungsgebiete sind:

- Deafferentierungsschmerz
- diabetische Neuropathie
- postherpetische Neuralgie
- Kreuzschmerzen
- Migräne und Spannungskopfschmerz
- Tumorschmerzen

Da viele Patienten durch chronische Schmerzen in eine negative Stimmungslage versetzt werden, die letztlich in manchen Fällen zu einer Depression führen kann, liegt die Behandlung mit Antidepressiva nahe. Es hat sich jedoch gezeigt, dass trizyklische Antidepressiva zusätzliche analgetische Eigenschaften aufweisen, die von der antidepressiven Wirkung unabhängig sind. So ist der Wirkungseintritt schneller, und vor allem bei der Behandlung neuropathischer Schmerzen kann man mit niedrigeren Dosen auskommen, als zur Behandlung einer Depression nötig wären.

Als Wirkmechanismus nimmt man die Hemmung der Neurotransmittertransporter für Serotonin (SERT) und Noradrenalin (NET) an, wodurch an absteigenden inhibitorischen Bahnen die präsynaptische Wiederaufnahme dieser Neurotransmitter verzögert und deren Wirkdauer verlängert wird. So kommt es an den Hinterhornneuronen des Rückenmarks zu einer Hemmung der Aktivierbarkeit und zu einer Verminderung der Erregungsweiterleitung über den Tractus spinothalamicus zu Hirnstamm bzw. Thalamus.

Nebenwirkungen: Viele Nebenwirkungen lassen sich durch die anticholinerge Wirkung der Antidepressiva erklären, wie z. B. Mundtrockenheit, Akkomodationsstörungen, Mydriasis, Harverhalten, Obstipation u. ä. Zusätzlich kann es durch die Blockade von H1-Histaminrezeptoren aber auch zu Sedierung kommen. Ebenso beobachtet man sexuelle Dysfunktion, orthostatische Hypotension und Störungen der Reizleitung im Herzen („long QT-Syndrom“).

Kontraindikationen: Glaukom, Prostatahypertrophie, akuter Myokardinfarkt, AV-Block

Toxikologie: Bei Überdosierung kommt es zu atropinartigen Symptomen und Kardiotoxizität. Dies kann besonders bei suizidalen Patientinnen und Paienten gefährlich werden.

Auch der selektive Serotonin-Noradrenalin-Reuptake-Hemmer Duloxetin wird bei diabetischer Neuropathie eingesetzt und ist mit seinen Nebenwirkungen trockener Mund und Obstipation sowie Nausea, Somnolenz und Schwindel besser verträglich als trizyklische Antidepressiva.

Lokalanästhetika

Lokalanästhetika blockieren reversibel die Entstehung und Fortleitung des Aktionspotenzials über Nervenfasern und verhindern dadurch die Schmerzempfindung ohne Ausschaltung des Bewusstseins. Generell können alle Nervenfasern ausgeschaltet werden. Bei entsprechender Dosierung werden jedoch erst die dünnen, schmerzleitenden C-Fasern (Durchmesser 0,4–1,2 µm) blockiert, während die dickeren, motorischen Aα-Fasern (Durchmesser 12–20 µm) funktionsfähig bleiben, dadurch kann eine Lokalanästhesie ohne Lähmung des entsprechenden Körperteils erzielt werden.

Lokalanästhetika blockieren spannungsabhängige Natriumkanäle (NaV-Kanäle) im aktivierten und inaktivierten Zustand, wodurch ein Aktionspotenzial die Nervenmembran nicht mehr depolarisiert und eine Fortleitung des Signals nicht mehr möglich ist. Die Bindungsstelle der Lokalanästhetika liegt an einem intrazellulär gelegenen Teil des Kanals, das bedeutet, dass das Medikament zuerst in die Zelle eindringen muss, um wirken zu können. Die Zellmembran kann aber nur lipophile Substanzen leicht durchdringen, diese sind aber wiederum als Medikamente meist schlecht geeignet.

Die gebräuchlichsten Lokalanästhetika sind entweder vom Ester- oder vom Amidtyp und somit tertiäre Amine. Das bedeutet, dass sie im sauren pH als Salz vorliegen (...NH^+) und somit wasserlöslich sind, während sie im Gewebe bei neutralem pH lipidlöslich werden (...N).

Im entzündlichen Gewebe ist der pH erniedrigt, Lokalanästhetika können sich daher nicht in die lipidlösliche Form umwandeln. Da sie die Zellmembran dann nicht passieren können, ist die Wirkung der Lokalanästhetika im entzündeten Gebiet sehr eingeschränkt.

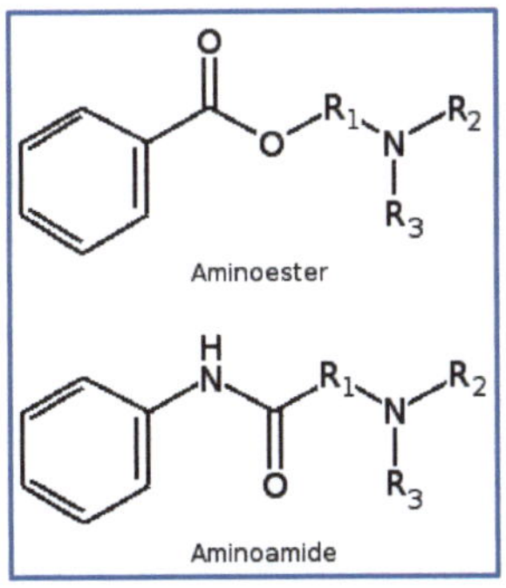

Abb. 4. chemische Struktur der Lokalanästhetika

Zu den am häufigsten verwendeten Lokalanästhetika zählen:

Procain

Procain ist ein kurzwirksamer Ester mit geringer Penetrationsfähigkeit. Daher wird es primär als Leitungsanästhetikum verwendet, nicht aber zur Oberflächenanästhesie.

Tetracain

Tetracain ist ein langwirksamer Ester mit mittlerer Penetrationsfähigkeit und wird als Oberflächen- und Spinalanästhetikum eingesetzt.

Lidocain

Lidocain ist ein mittellang wirksames Amid mit guter Penetrationsfähigkeit und findet sehr weitreichende Verwendung (Oberflächen-, Infiltrations-, Leitungs-, Spinal- und Epiduralanästhesie).

Mepivacain

Mepivacain, ein mittellang wirksames Amid, wird zur Infiltrations- und Leitungsanästhesie verwendet.

Bupivacain

Bupivacain ist ein lang wirksames Amid mit mittlerer Penetrationsfähigkeit und wird vorwiegend für Infiltrations-, Leitungs-, Spinal- und Epiduralanästhesie verwendet. Bupivacain ist eine optisch aktive Substanz, d. h. es existieren 2 Enantiomere (= spiegelbildliche Verbindungen), die als 1:1-Mischung (Razemat) verabreicht werden. Die R-Form des Bupivacain bindet jedoch an Natriumkanäle im Herz, wodurch sich die hohe Kardiotoxizität dieses Medikamentes erklären lässt.

Ropivacain

Ropivacain ist strukturell dem Bupivacain sehr ähnlich, allerdings wird hier das reine L-Isomer verabreicht. Daher hat Ropivacain bei beinahe identer Wirkung deutlich weniger kardiotoxische Nebenwirkungen als Bupivacain.

Vasokonstriktorische Zusätze

Die meisten synthetischen Lokalanästhetika werden rasch vom gewünschten Wirkort abtransportiert. Kombiniert man allerdings mit vasokonstriktorischen Zusätzen (z. B. den Katecholaminen Adrenalin, Noradrenalin, oder dem Vasopressin-Derivat Ornipressin), kann die Wirkdauer verlängert werden.

Vorsicht ist geboten, wenn Körperbereiche behandelt werden sollen, die von Endarterien versorgt werden (Finger, Zehen, ...), da eine länger dauernde Durchblutungsminderung hier Nekrosen verursachen kann. (Akren!)

Bei intramuskulären Infiltrationen sollten keine Katecholamine als Zusatzstoffe verwendet werden: Auf Grund der Aktivierung arterieller β-adrenerger Rezeptoren käme es zu Vasodilatation und zu einer verstärkten Durchblutung der betroffenen Muskulatur, wodurch das Lokalanästhetikum vermehrt resorbiert würde. Stattdessen sollte Ornipressin zur Vasokonstriktion herangezogen werden.

Nebenwirkungen aller Lokalanästhetika

Auch bei korrekter lokaler Applikation können Nebenwirkungen auftreten, bei Überdosierung oder irrtümlicher i. v. Applikation sind diese allerdings deutlich stärker ausgeprägt und können unter Umständen zum Tod führen.

Nebenwirkungen am Zentralnervensystem: Nausea, Übelkeit, Erbrechen, Verwirrtheit, Agitation, Euphorie, Orientierungsverlust, Tremor, Koma, Atemlähmung

Nebenwirkungen im Herz-Kreislauf-System: Durch Blockade der kardialen Natriumkanäle kann es zur Verlangsamung der Reizleitung, im Extremfall bis hin zum AV-Block III. Grades kommen (negativ chrono-, dromo-, bathmo- und inotrop).

Generelle Nebenwirkungen: Die derzeit verwendeten Lokalanästhetika sind wenig allergen. Trotzdem kann es zu leichten Hautreaktionen kommen, eher selten zu Asthma bronchiale und anaphylaktischem Schock.

Systemische Applikation

Üblicherweise wird die systemische Applikation der Lokalanästhetika und ihrer vasokonstriktorischen Zusatzstoffe vermieden, da es zu lebensbedrohlichen Nebenwirkungen (s. o.) kommen kann.

In manchen Fällen wird diese Art der Anwendung aber absichtlich gewählt: Vor allem bei der Behandlung neuropathischer Schmerzen, insbesondere peripherer Nervenverletzung, ist dies eine wirksame Therapiealternative. Lidocain in einer Dosis von 5 mg/kg Körpergewicht über 60 min infundiert lindert die Schmerzen oft schon während der Infusion deutlich. Allerdings kann nicht bei allen Patienten eine ausreichende Analgesie erreicht werden, ohne dass die Nebenwirkungen überhand nehmen.

NMDA-Antagonisten

Chronisch neuropathische Schmerzen entstehen durch die Schädigung von Nervenzellen im PNS, selten aber auch im ZNS. Typische Beispiele sind die postzosterische Neuralgie, Schmerzen bei Polyneuropathien, aber auch Schmerzen nach Verletzungen bzw. Erkrankungen des Zentralnervensystems (Rückenmarksläsionen, ischämische Insulte, Multiple Sklerose, ...).

Bei der Entstehung neuropathischer Schmerzen sind u. a. glutamaterge NMDA-Rezeptoren beteiligt, Blocker dieser Rezeptoren werden daher zur Behandlung dieser Schmerzen eingesetzt.

Ketamin (NMDA-Antagonist)

Ketamin, bzw. das Enantiomer Esketamin, wird sowohl in der Notfallmedizin als auch in der Anästhesie eingesetzt. In hoher Dosierung wirkt Esketamin als Narkotikum, in niederer Dosierung wird es als Analgetikum eingesetzt, wobei in beiden Fällen vitale Schutzreflexe (Atemreflex, Würgereflex, Hustenreflex, ...) erhalten bleiben.

Zur Behandlung postzosterischer Neuralgien und anderer neuropathischer Schmerzen kann Ketamin aber auch als Dauertherapie gegeben werden. Alternativ können aber auch Amantadin oder Memantin verschrieben werden.

Nebenwirkungen: Halluzinationen, Übelkeit, psychologische Auffälligkeiten, Gedächtnisprobleme, als Injektionsnarkotikum „bad trips" in der Aufwachphase

α_2-Agonisten

Auch α_2-Adrenorezeptoren hemmen die Schmerzweiterleitung auf spinaler und supraspinaler Ebene, daher können Agonisten dieser Rezeptoren zur Schmerzbehandlung eingesetzt werden. Ein Beispiel für ein Analgetikum aus dieser Gruppe ist Clonidin, ein Antihypertensivum mit starker antinozizeptiver Wirkung, weitere Beispiele wären Guanabenz und Dexmedetomidin.

Indikation: Besonders gut sprechen postoperative, neuropathische und Wehenschmerzen auf diese Behandlung an.

Nebenwirkungen: Senkung von Blutdruck und Herzfrequenz, Sedierung (bei Dexmedetomidin therapeutisch genützt), Mundtrockenheit, Impotenz

Bisphosphonate

Bisphosphonate (z. B. Etidronat, Alendronat) ähneln dem endogenen Pyrophosphat und senken die Kalzium-konzentrationen im Serum, vermindern die Freisetzung von Kalzium aus dem Knochen und hemmen die Knochenresorption. Der Wirkmechanismus scheint dreifach zu sein:

- Hemmung der Kalziumphosphatauflösung
- Hemmung der Osteoklastenaktivität
- Hemmung der osteoblastenvermittelten Osteoklastenaktivierung und Verminderung der Rekrutierung von Osteoklasten.

Indikation: Bisphosphonate sind zwar selber nicht analgetisch wirksam, werden aber in der kausalen Therapie gewisser Knochenerkrankungen (z. B. Morbus Paget, Metastasen, Osteoporose) eingesetzt.

Nebenwirkungen: Nebenwirkungen sind selten. Toxische Reaktionen (Hypokalzämie, akutes Nierenversagen) beruhen überwiegend auf fehlerhafter Anwendung wie zu rasche Infusion, zu hohe Dosen o. ä. Sonstige Nebenwirkungen bei oraler Gabe sind gastrointestinale Beschwerden wie Übelkeit, Erbrechen, Durchfall, eventuell Ösophagitis.

Calcitonin

Das Peptidhormon Calcitonin ist ein Antagonist des Parathormons in der Regulation der Calciumhomöostase und senkt erhöhte Ca^{2+}-Plamakonzentrationen. Calcitonin hemmt die Aktivität, Motilität und Proliferationsrate von Osteoklasten und stimuliert Osteoblasten. Zusätzlich wirkt Calcitonin als Analgetikum, dessen Hauptindikation die Schmerzbehandlungen bei osteoporotischen und tumorbedingten Frakturen sowie bei Phantomschmerzen ist.

Nebenwirkungen: Die Nebenwirkungen sind gering. Hypokalziämien treten kaum auf, da der kalziumsenkende Effekt bei normalen oder erniedrigten Serumkalziumspiegeln nicht stark ausgeprägt ist. Ansonsten können Übelkeit, Erbrechen, Kopfschmerzen oder Sedierung auftreten. Allergische Reaktionen sind selten.

Pharmakotherapie entzündlicher Erkrankungen

Hauptanwendungsgebiet dieser Arzneimittel ist die rheumatoide Arthritis.

Nicht-steroidale Antiphlogistika

Gegen die akute Symptomatik bei leichter Aktivität und geringer Progression der rheumatoiden Arthritis. Diclofenac (auch in retardierter Form) und Naproxen (längere Wirkdauer als Ibuprofen) werden am häufigsten verordnet. Siehe Kapitel *Nicht-steroidale Antiphlogistika*

Glukokortikoide (siehe auch Block 10)

Wirken am stärksten entzündungshemmend. Sie binden an den cytosolischen Glukokortikoidrezeptor, dieser dissoziert dadurch vom Hitzeschockprotein HSP90. Es sind dann vier Arten genomischer Effekte möglich: (1) Translokation als Rezeptor-Glukokortikoid-Komplex in den Zellkern und Bindung an positive Glukokortikoid-responsive Elemente der DNA mit Induktion antiinflammatorischer Proteine; (2) Protein-Protein-Wechselwirkung des Rezeptor-Glukokortikoid-Komplex mit der p65-Untereinheit des Transkriptionsfaktors Nuclear Factor κ B sowie (3) Kompetition um nukleäre Co-Aktivatoren mit Transkriptionsfaktoren wie AP-1, wodurch die Synthese proinflammatorischer Proteine (Interleukin-1 und Tumor-Nekrose-Faktor α, Cyclooxygenase-2, induzierbarer NO-Synthetase und Zelladhäsionsmolekülen) unterdrückt wird; (4) Bindung an negative Glukokortikoid-responsive Elemente der DNA und Unterdrückung inflammatorischer Gene. Zur Wirkung bei chronisch-entzündlichen Erkrankungen trägt die Hemmung der Synthese von Interleukin-2 bei, wodurch die Aktivierung von T-Lymphozyten blockiert wird.

Indikation: zur Schmerzlinderung bei folgenden Krankheiten geeignet:

- Tendovaginitis
- Lumbalgie
- Nerven- und Hinterwurzelkompression
- Tumore
- erhöhtem intrakraniellem Druck

In der Tumortherapie wird meist Dexamethason (4–8 mg/Tag) verschrieben, bei Kopfschmerzen infolge erhöhten intrakraniellen Druckes 4 x 4 mg bis 4 x 8 mg/Tag. Bei rheumatoider Arthritis, wenn ausreichend, Low-dose-Therapie mit 5 mg/Tag Prednisolonäquivalenten oder zirkadiane Therapie mit einmal pro Tag Prednisolon frühmorgens (6–8 Uhr), das längere wirksame Dexamethason oder Betamethason ist dazu nicht geeignet.

Nebenwirkungen: vor allem bei hohen Dosen: Schlaflosigkeit, Angst- und Spannungszustände, Depressionen, Psychosen.

Vor allem in der Langzeittherapie: Exazerbation eines Ulcus ventriculi, Cushing-Syndrom, Osteoporose, Diabetes mellitus, Thrombosen, verminderte Infektabwehr und durch Störung des hormonellen Regelkreises relative Nebenniereninsuffizienz (Stressintoleranz bei Traumen, schweren Infektionen und Operationen).

Basistherapeutika oder disease modifying antirheumatic drugs (DMARDs)

Können den Krankheitsprozess aufhalten und zu Remissionen führen. Jene, die erst nach längerer Therapiedauer (4–8 Wochen) wirken, werden auch als langfristig wirksame Antirheumatika (LWAR) bezeichnet.

Methotrexat (s. auch Block 9)

Methotrexat gelangt über spezifische Transporter in die Zellen und wird dort durch Polyglutamatreste modifiziert, sodass es intrazellulär kumuliert. Methotrexat bzw. Methotrexatpolyglutamat hemmt die Dihydrofolsäure-Reduktase, welche die bei der Methylierung von Desoxyuridinmonophosphat zu Desoxythymidinmonophosphat entstandene Dihydrofolsäure zur Tetrahydrofolsäure umwandelt, damit diese wieder für die C1-Übertragung zur Verfügung steht. Weiters Hemmung der Cytokinsynthese, wobei die molekulare Grundlage unklar ist; möglicherweise ist eine nach Methotrexat nachgewiesene Freisetzung des antiinflammatorischen Adenosins beteiligt.

Indikation: Goldstandard der Basistherapeutika, wobei es wesentlich niedriger dosiert wird (s. c. oder oral 7,5–20 mg/Woche) als zur Behandlung von Malignomen (i. v. 20–60 mg/m^2/Tag).

Kinetik: Wird in erster Linie renal eliminiert, daher Hochdosistherapie bei eingeschränkter Niereninsuffizienz kontraindiziert.

Nebenwirkungen (als DMARD): Störungen des Gastrointestinaltraktes und Leberschädigung,

Leukopenien, Thrombozytopenien, Nierenschädigung, Impotenz, teratogen

Sulfasalazin (s. auch Block 9)

Eine Verbindung aus dem Sulfonamid Sulfapyridin und dem Salizylat Mesalazin (5-Amino-Salizylsäure). Der Mechanismus ist unklar, es hemmt die Stimulation von T-Zellen, die Aktivierung des Transkriptionsfaktors Nuclear Factor κ B in reifenden dendritischen Zellen und die Freisetzung von Zytokinen, wobei unklar ist, ob Sulfasalazin selbst oder die Spaltprodukte wesentlich sind. Sulfasalazin wird als DMARD einschleichend bis 2–3 g/Tag dosiert (bei entzündlichen Darmerkrankungen im akuten Schub dagegen gleich diese Dosis).

Indikation: Rheumatoide Arthritis, auch in der Schwangerschaft.

Kinetik: 10–30 % der Substanz werden im Dünndarm resorbiert. Im Dickdarm kommt es zu einer Spaltung: Sulfapyridin wird zu 90 %, Mesalazin zu 20–30 % resorbiert.

Nebenwirkungen: Übelkeit, Erbrechen, Hautallergien mit Urtikaria, Oligospermie, aber nicht teratogen

Leflunomid

Immunsuppressiv wirkendes DMARD. Der aktive Metabolit von Leflunomid hemmt die Dihydroorotat-Dehydrogenase; dieses Enzym wird vor allem von aktivierten Lymphozyten für die Synthese von Pyrimidin benötigt, sodass die Proliferation aktivierter T-Lymphozyten gehemmt wird. Die Tagesdosis beträgt 10–20 mg p. o.

Indikation: rheumatoide Arthritis

Kinetik: Es existiert ein aktiver Metabolit mit hoher Plasmaproteinbindung und sehr langsamer Ausscheidung (Halbwertszeit 14 d).

Nebenwirkungen: Diarrhöe, Juckreiz, Haarausfall, Leberschädigung vor allem in Kombination mit anderen lebertoxischen Stoffen (z. B. Methotrexat), Infektionen der Atemwege (durch geschwächte Immunabwehr), teratogen

Zytokininhibitoren

Diese biotechnologisch hergestellten Proteine werden auch als Biologicals bezeichnet. Sie alle müssen parenteral zugeführt werden. Im Unterschied zu den oben genannten DMARDs setzt die Wirkung schnell ein, nach Absetzen kann es aber auch schnell zu einem Wiederaufflammen der Symptome kommen.

Infliximab: Chimärer monoklonaler Antikörper gegen TNFα, alle 8 Wochen i. v.

Adalimumab: Humanisierter monoklonaler Antikörper gegen TNFα, alle 2 Wochen s. c.

Etanercept: Löslicher TNF-Rezeptor (fängt TNFα ab), 2 x wöchentlich s. c.

Anakinra: Humaner Interleukin-1-Antagonist, gemeinsam mit Methotrexat 1 x tgl. s. c.

Nebenwirkungen: Schwere Infektionen inklusive Tuberkulose durch die geschwächte Immunabwehr, Verschlechterung einer dekompensierten Herzinsuffizienz.

Literatur

Aktories, Förstermann, Hofmann, Starke; Allg. und spez. Pharmakologie und Toxikologie, 12. Auflage, 2017.

Freissmuth, Offermanns, Böhm; Pharmakologie & Toxikologie, Springer, 2. Auflage, 2016.

Zenz, Jurna: Lehrbuch der Schmerztherapie, 2. Auflage, 2001.

Akuter Schmerz

Anna Spacek

Lernziel:
Möglichkeiten der Therapie von akuten Schmerzen am Beispiel von postoperativen Schmerzen erklären können.

Definition: Schmerz ist ein fester Bestandteil unseres Lebens und wird laut IASP (International Association For the Study of Pain) als „unangenehmes Sinnes- und Gefühlserlebnis, das mit aktuellen oder potenziellen Gewebeschädigungen verknüpft ist oder mit Begriffen solcher Schädigungen beschrieben wird", definiert.

Die Linderung bzw. Befreiung von Schmerzen stellt daher einen ganz wesentlichen Aspekt ärztlichen Handelns dar.

Akuter Schmerz ist charakterisiert durch einen plötzlichen Beginn und lässt sich fast immer auf ein auslösendes Ereignis beziehen. Sein Ende ist absehbar und korreliert meist mit der Heilung. Grundsätzlich wird der sogenannte akute Schmerz, der eine biologische Warnfunktion erfüllt, um den Körper vor einem Schaden zu schützen, vom chronischen Schmerz, bei dem sich das Schmerzgeschehen verselbstständigt und somit seine biologische Warnfunktion verloren hat, unterschieden.

Zum Beispiel kann die Ruhigstellung eines überlasteten und damit schmerzbefallenen Gelenkes zur Heilung führen. Bei Nichtbeachtung der akuten Schmerzen kann es zur Chronifizierung kommen. Eine adäquate Therapie von akuten Schmerzen lässt nicht nur den Patienten die akute Erkrankung oder Verletzung wesentlich leichter ertragen, sie kann auch die mögliche Chronifizierung verhindern.

Akute Schmerzen zählen zu den häufigsten Gründen, warum Ärzte konsultiert werden. Posttraumatischer und postoperativer Schmerz gelten als typische Beispiele für akute Schmerzen.

Der akute Schmerz lässt sich in der Regel mit den zur Verfügung stehenden Analgetika therapeutisch gut beeinflussen, vorausgesetzt, sie werden pharmakologisch sinnvoll eingesetzt.

Obwohl man feststellen kann, dass seit der Einführung der Anästhesie vor ca. 160 Jahren der intraoperative Schmerz problemlos beherrscht wird, wird dem postoperativen Schmerz noch immer zu wenig Beachtung geschenkt.

Intraoperative Analgesie

Intraoperative Analgesie wird prinzipiell mit starken, kurzwirksamen, parenteral verabreichten Opioiden wie Fentanyl (Bolusgaben 3–10 mcg/kg, Supplementierung mit 1–3 mcg/kg) oder Remifentanyl (Einleitung mit 0,5–1 mcg/kg/min mit anschließender kontinuierlicher Verabreichung via Perfusor in der Dosierung von 0,1–0,6 mcg/kg/min) erreicht.

Die Dosis richtet sich nach dem Gewicht und vitalen Anzeichen einer Schmerzreaktion (Schwitzen, Tachykardie, Hypertonie).

Postoperative Schmerzen

Der postoperative und auch posttraumatische Schmerz ist ein starker Schmerz, auch wenn er meist nur wenige Tage anhält. Trotz adäquater Behandlungsmöglichkeiten leiden nach wie vor viele Patienten an postoperativen Schmerzen. Die insuffiziente postoperative Schmerztherapie macht auch keinen Halt vor hochentwickelten Ländern wie England und den USA. Umfragen ergeben übereinstimmend, dass bei bis zu 75 % der allgemeinchirurgischen Patienten postoperativ mittelstarke bis starke Schmerzen auftreten. Eine 2002 von Dolin und Mitarbeitern veröffentlichte Analyse von 165 einschlägigen internationalen Studien ergab folgende Häufigkeit der postoperativen Schmerzen bei stationären Patienten:

- moderate bis starke Schmerzen (in Ruhe) bei 29,7 % Patienten
- moderate bis starke Schmerzen (bei Bewegung) bei 32,2 % Patienten
- starke Schmerzen bei 10,9 % Patienten

Eine von Apfelbaum und Kollegen 2003 publizierte Analyse der Daten von 250 ambulant operierten Patienten in den USA ergab noch folgende wesentlich schlechtere Ergebnisse:

- akute Schmerzen trotz Behandlung bei ca. 80,0 % der Patienten
- moderate, starke oder extreme Schmerzen bei 86,0 %* der Patienten

(* von den Patienten mit akuten Schmerzen)

Es kann davon ausgegangen werden, dass es sich im deutschsprachigen Raum nicht anders verhält.

Wie Umfragen gezeigt haben, klagen fast alle Patienten trotz durchgeführter intraoperativer Analgesie postoperativ über Wundschmerzen, vor allem bei Bewegung.

Häufigkeiten der postoperativen Beschwerden (Beispiele):

Schmerzzunahme bei Bewegung	99 %
Ruhe-Wundschmerz	91 %
Unruhe/Angst	91 %
Kopfschmerzen	19 %
Übelkeit/Erbrechen	7 %
Blähungen	3 %

Schmerzmessung und Dokumentation

Aus den oben angeführten Gründen ist es wichtig, postoperativ regelmäßig auch die Schmerzstärke des Patienten zu ermitteln und entsprechende Therapien durchführen zu lassen. Alle diese Vorgänge sollen lückenlos dokumentiert werden, genauso wie etwaige Nebenwirkungen wie Übelkeit, Erbrechen, Sedierung oder Atemdepression.

Bewertung des Schmerzes

Studien haben ergeben, dass die Beurteilung der Schmerzstärke durch die Patienten einerseits und Ärzte und/oder Pflegepersonal andererseits sehr stark differieren können. Deswegen muss sich die Schmerztherapie an den Schmerzangaben der Patienten orientieren. Allerdings stellt die Objektivierung von Schmerzen ein wesentliches medizinisches Problem dar. Im klinischen Alltag wird der Schmerz mittels subjektiver Schmerzskalen wie z. B. VAS (visuelle Analogskala) oder NS (numerische Skala von 0–10, wobei 0 keine Schmerzen und 10 die stärksten für den Patienten vorstellbaren Schmerzen bedeutet) ermittelt.

Ursachen einer insuffizienten postoperativen Schmerztherapie: Angst vor Schmerzmitteln, Suchtproblematik

Eine der wichtigsten Ursachen für die Unterversorgung von operierten Patienten ist sicher die häufige Unterschätzung der Schmerzstärke durch Ärzte und Pflegepersonal. Schlechte Kommunikation mit den Patienten, Analgetikagabe nur auf intensive Anforderung und ungenügende Erfolgskontrolle tragen ihren Teil dazu bei. Auch organisatorische Faktoren (z. B. kein etablierter Schmerzdienst, der 24 h erreichbar ist), Zeitmangel und Überforderung des Personals spielen eine wichtige Rolle. Schließlich haben auch mangelndes Wissen über den richtigen Analgetikaeinsatz und die allgegenwärtige Angst vor Nebenwirkungen und der Induktion einer Abhängigkeit einen großen Anteil an diesen Missständen.

Folgen einer insuffizienten Schmerztherapie

Postoperative Schmerzen verursachen eine Reihe von ungünstigen physiologischen Reaktionen:

- Aktivierung des Sympathikus
- respiratorische Effekte
- neurohumorale Stressantwort
- Immobilisation

Die Aktivierung des Sympathikus führt zu:

- Erhöhung von HF (Herzfrequenz), RR (Blutdruck), Gefäßwiderstand
- Dysbalance zwischen kardialem O_2-Bedarf und -Angebot
- Erhöhung des Risikos einer myokardialen Ischämie
- Verschlechterung regionaler Organdurchblutung (v. a. ZNS und Niere)

Respiratorische Effekte

- Abnahme der VK (Vitalkapazität) und der FRC (funktionelle Residualkapazität)
- Ventilations-Perfusions-Dysbalance

- insuffizientes Abhusten mit Sputumretention
- vermehrte Atelektasenbildung
- Auftreten von Hypoxie und Hyperkapnie
- Zunahme der Pneumonierate

Neurohumorale Stressantwort

- Ausschüttung von ADH (Antidiuretisches Hormon), Aldosteron, ACTH (Adrenocorticotropes Hormon), Cortisol, Glukagon, Katecholaminen
- Hyperglykämie bei Insulinresistenz
- Aktivierung der Lipolyse and Glukoneogenese
- Proteinkatabolismus
- Natrium- und H_2O-Retention

Immobilisation

- vermehrtes venöses Pooling
- vermehrte Thrombozytenaggregation
- vermehrtes Risiko für tiefe Venenthrombosen und Thromboembolien

Akute Schmerzen können auch kurzfristig psychische Veränderungen hervorrufen, die durch Angstreaktionen bedingt sind. Das Ausmaß der psychischen Veränderungen wird wesentlich von der Einstellung und von dem Lernverhalten des Patienten beeinflusst. Bei adäquater Vorbereitung, z. B. im Rahmen einer präoperativen Visite (die eine entsprechende Aufklärung des Patienten über die Narkose sowie peri- und postoperative Schmerztherapie beinhalten sollte), kann die Angst vor dem Schmerz erheblich vermindert werden. Auch die Ursache und die Dauer des Schmerzes beeinflussen Art und Ausmaß der psychischen Veränderungen wesentlich. Im Allgemeinen werden akute Schmerzen durch eine fassbare Ursache hervorgerufen. Je einsichtiger die Schmerzursache und deren Mechanismus sind, umso besser verarbeitet der Patient den Schmerz und seine Folgen.

Die aufgezählten ungünstigen physiologischen Reaktionen auf insuffiziente Therapie der postoperativen Schmerzen können zu zahlreichen Komplikationen führen. Dadurch steigt die Morbidität und im schlimmsten Fall auch die Mortalität an. Diese Problematik führt zu verlängertem Aufenthalt des Patienten im Krankenhaus und zu gesteigerten Behandlungskosten.

Es wurde hinreichend bewiesen, dass inadäquate Behandlung von akuten Schmerzen zu einer Sensibilisierung und in der Folge zur Chronifizierung des Schmerzes führen kann.

Postoperative Schmerztherapie ist Aufgabe aller Ärzte, die für operierte Patienten verantwortlich sind. Ein „Recht auf fachgerechte und möglichst schmerzarme Behandlung und Pflege" wurde im Wr.-KAG als §17a Abs. 1 und 2 aus 1997 verankert.

Die Analgesie (Schmerzlinderung) darf aber nicht mit einer Vigilanzminderung, einer Immobilisation oder sogar einer Atemdepression einhergehen.

Prinzipielle Verfahren zur Akutschmerzbehandlung – Therapiekonzept

1. systemische, medikamentöse Therapie mit Nichtopioiden, Opioiden und Adjuvantien. Möglichkeiten der Applikation: Boulsgaben, PCA (patientenkontrollierte Analgesie), Infusionstherapie
2. lokale Therapie: Infiltrationen
3. regionale Analgesieverfahren: „Single-shot"-Blockaden, Katheterverfahren
4. rückenmarksnahe Verfahren: epidurale/intrathekale Medikamentenapplikation
5. komplementäre Ansätze: TENS, Akupunktur, physikalische Therapie
6. präemptive Analgesie

Ad 1. Systemische, medikamentöse Therapie

Für die meisten Patienten mit akuten Schmerzen lässt sich durch systemische (orale oder parenterale) Applikation analgetisch wirksamer Substanzen eine suffiziente Schmerztherapie erzielen. Entsprechend der Schmerzstärke werden Analgetika bzw. Kombinationen von Analgetika in der Anlehnung an das WHO-Stufenschema (das primär für die Therapie der chronischen malignen Schmerzen entworfen wurde) appliziert.

Bei schwachen Schmerzen wird eine entsprechend ausgewählte Substanz aus der Gruppe der Nichtopioide in entsprechender Dosierung verwendet. Es ist wichtig, eine Substanz auszuwählen, deren

Wirkungsprofil den Anforderungen entspricht (z. B. bei entzündlicher Schmerzkomponente ein NSAR [nichtsteroidales Antirheumatikum], bei kolikartigen Schmerzen Metamizol). Dabei muss man auch auf anamnestische Angaben des Patienten Rücksicht nehmen, z. B. bei einer Ulcus- bzw. Gastritis-Anamnese entweder Metamizol oder Paracetamol oder aber ein nichtsteroidales Antirheumatikum mit günstigem Nebenwirkungsprofil kurzfristig gleichzeitig mit einem Magenschutz anwenden. Medikamente aus der Gruppe der selektiven COX-2-Hemmer, die zu weniger Nebenwirkungen auf dem Gastrointestinaltrakt geführt haben als die NSAR, wurden wegen ihrer kardiovaskulären Nebenwirkungen weitgehend vom Markt genommen.

In einigen Fällen ist es gerechtfertigt, ein gewähltes NSAR entweder mit Metamizol oder Paracetamol (da diese Substanzen einen anderen Wirkmechanismus haben) zu kombinieren.

Bei starken Schmerzen wird ein Opioid – dem Bedarf entsprechend ein schwaches (z. B. Tramadol) oder ein starkes Opioid (z. B. Morphin oder Piritramid) – wenn notwendig, in Kombination mit einem Nichtopioid angewandt. Bei starken Schmerzen wie bei Herzinfarkt, ausgedehnten Operationen oder schweren Verletzungen, sind starke Opioide unverzichtbar.

Möglichkeiten der Medikamentenapplikation

Vor allem bei den Patienten, die sich wegen akuter Schmerzen in stationärer Behandlung befinden, wird meistens eine parenterale Applikation der Analgetika erfolgen. Dies geschieht einerseits, um eine schnelle Schmerzlinderung zu erzielen, andererseits befinden sich diese Patienten sehr oft in Nahrungskarenz.

Für die intravenöse Applikation stehen prinzipiell Bolusgaben, die kontinuierliche Infusion oder die PCA (patientenkontrollierte Analgesie) zur Verfügung. Bolusgaben sind im Allgemeinen schlecht praktikabel, weil sie nur nach Bedarf bzw. auf Verlangen verabreicht werden und somit fast immer mit lückenhafter, insuffizienter Schmerzreduktion einhergehen (*Cave*: i. m. Gabe ist per se schmerzhaft und schlecht kalkulierbar, daher obsolet). Die kontinuierliche Infusionsgabe hat diesen Mangel zwar nicht, weil sie konstante Analgetikaspiegel gewährleistet, doch haftet ihr bei falscher Dosierung oder Manipulation die Gefahr der Überdosierung an, die v. a. bei starken Opioiden lebensbedrohlich sein kann.

PCA (Patientenkontrollierte Analgesie)

Die PCA-Methode ist frei von diesen Problemen und erlaubt eine individuell angepasste Schmerzbehandlung. Die PCA-Pumpe wird in der postoperativen Schmerztherapie meistens mit einem starken Opioid (Morphin oder Piritramid) befüllt und auf einen Bolus-Modus vorprogrammiert. Der Patient wird aufgefordert, bei Schmerzen einen Opioidbolus (durch Knopfdruck) abzurufen. Durch mehrere Bolusgaben kann der Patient sich zu einem gewünschten Analgesieeffekt hochtitrieren. Da die Boli nur in einem eingestellten Zeitintervall abrufbar sind und eine Dosisgrenze pro Zeitspanne einprogrammiert wird, ist die Gefahr einer Überdosierung weitgehend ausgeschaltet. Der Patient ist durch die PCA-Methode unabhängig von der Verfügbarkeit und Erreichbarkeit von Ärzten und Pflegekräften. Obwohl die Therapie mittels PCA als sicher und effizient angesehen werden kann, können natürlich die typischen Nebenwirkungen der Opioide wie Übelkeit, Erbrechen oder Sedierung auftreten, und auch die Möglichkeit einer Atemdepression ist nicht völlig auszuschließen. Diese Nebenwirkungen sind im Vergleich zur Regionalanästhesie deutlich stärker ausgeprägt.

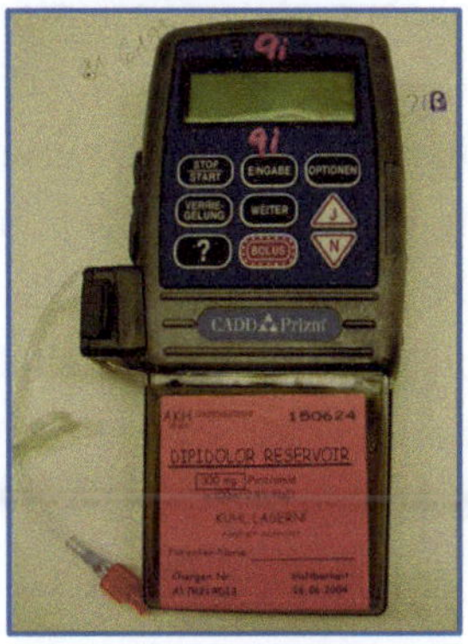

Abb. 1. PCA-Pumpe

Zwischenfälle können aufgrund eines Narkoseüberhanges mit latenter Hypoxie, einer postoperativen Verschlechterung des Allgemeinzustandes des Patienten, einer Medikamenteninteraktion, einer Fremdbedienung der PCA durch Angehörige, durch Manipulation an der PCA-Pumpe durch den Patienten sowie insgesamt sehr seltene technische oder menschliche Fehler (falsche Programmierung und/oder falsche Befüllung der Pumpe, nicht funktionierender i. v. Zugang) auftreten. Obwohl die Inzidenz der respiratorischen Störungen bei der PCA sehr niedrig ist, ist eine entsprechende Überwachung der Patienten mit wenigen Ausnahmen unerlässlich. Aufgrund berichteter Zwischenfälle ist eine alleinige klinische Überwachung durch das Pflegepersonal meist nicht ausreichend, sodass sich in der direkten postoperativen Phase die Notwendigkeit einer kontinuierlichen apparativen Überwachung mittels Pulsoximetrie ergibt. Die generelle Anwendung der PCA in der postoperativen Phase stößt jedoch wegen der Anschaffungskosten von PCA-Pumpen und Pulsoximetriegeräten sowie der notwendigen Schulung des Personals und der Patienten in der Regel schnell an die Grenzen. Zudem verstehen einige Patienten das Prinzip der PCA nicht und müssen mit anderen intravenösen Verfahren behandelt werden. Auch Patienten mit eingeschränkter Vigilanz können von der PCA-Methode nicht profitieren.

Infusionstherapie

In Gegensatz zu PCA ist die kontinuierliche Applikation von Analgetika als Infusion einfach zu handhaben und bedarf keiner speziellen Einschulung. Sie ist auch bei unkooperativen Patienten anwendbar. Der apparative und finanzielle Aufwand einer Infusionsanalgesie ist ebenfalls geringer als bei der PCA. Als wesentlicher Nachteil muss jedoch die mögliche Überdosierung gesehen werden. Daher verbietet sich im Normalfall die kontinuierliche Infusion starker Opioide zur postoperativen Schmerzbehandlung.

Als in vielen Fällen suffiziente Alternative wird daher die Infusion einer Kombination eines schwachen Opioids mit einem Nichtopioid angesehen. Entscheidender Vorteil dieses Verfahrens ist die gefahrlose Anwendung auf peripheren Stationen ohne zusätzlichen Überwachungsaufwand. Aus letzterem folgt aber auch, dass die Kombinations-Infusionsanalgesie nur dann Sinn macht, wenn sie auf Substanzen der Stufe II (schwache Opioide und Nichtopioide) des WHO-Schemas beschränkt bleibt. Starke Opioide haben in diesem Konzept keinen Platz.

Am häufigsten angewandt wird die Kombination des sog. Würzburger Tropfes, bestehend aus dem schwachen Opioid Tramadol (Tramal®) mit Metamizol (Novalgin®), und dem Antiemetikum DHB (Dehydrobenzperidol®).

Tramadol

Tramadol ist derzeit das einzige verfügbare parenteral applizierbare schwache Opioid. Tramadol besitzt morphinähnliche Struktur, die analgetische Potenz entspricht jedoch nur einem Zehntel von der von Morphin. Tramadol wirkt außer über Opiatrezeptoren zusätzlich über die Hemmung der Wiederaufnahme der Neurotransmitter Noradrenalin und Serotonin auf die absteigenden antinozizeptiven Bahnen im Rückenmark. In klinischen Dosen kommt es weder zu einer Atemdepression noch zur Abhängigkeitsentwicklung. Es besteht bei intravenöser Infusion keine nennenswerte Beeinflussung der Hämodynamik und Atmung bei postoperativen Einzeldosen von bis zu 1,5 mg/kg.

Die alleinige postoperative Gabe von Tramadol ist meistens nicht für eine suffiziente Schmerztherapie ausreichend, vor allem wenn die Entzündung im Vordergrund steht.

Daher gewinnen in letzter Zeit Kombinationen eines Opioids mit einem antipyretisch-antiphlogistisch wirksamen Analgetikum an Bedeutung.

Nichtsteroidale Antirheumatika (NSAR)

Obwohl noch nicht alle Fragen der möglichen postoperativen Nebenwirkungen von NSAR bei polymorbiden Patienten geklärt sind, wird die Anwendung solcher nichtsteroidaler Antirheumatika auch in kritischen Stellungnahmen befürwortet. Es konnte gezeigt werden, dass in 11 von 13 Studien an Patienten nach abdominellen Eingriffen NSAR im Vergleich zu Placebo die Schmerzintensität und/oder den Opioidverbrauch signifikant reduzierten. Der festgestellte Opioidsparefekt betrug dabei zwischen 20–35 %, und dies obwohl in den betreffenden Studien jeweils verschiedene NSAR und unterschiedliche Applikationsarten verwendet wurden. Andere Studien zeigen ebenso klar, dass NSAR postoperativ nach mittelschweren und schweren Eingriffen alleine keine suffiziente Analgesie gewährleisten können. Daher erscheint eine Kombinationsanalgesie mit Substanzen unterschiedlicher Wirkmechanismen nach dem Konzept der Stufe II der WHO-Empfehlung sinnvoll, da additive analgetische Effekte erwartet werden können. Während die Opioide vorwiegend an Opioidrezeptoren angreifen, wirken NSAR eher auf die periphere Nozizeption, z. B. über die Prostaglandinsynthesehemmung. Außerdem erlaubt die Kombination von Opioid und Nichtopioid die niedrigere Dosierung beider Substanzen mit resultierender Verminderung unerwünschter dosisabhängiger Nebenwirkungen. In bisherigen Studien an chirurgischen Patienten scheint die Kurzzeittherapie mit NSAR zu keinen gravierenden gastrointestinalen Komplikationen zu führen. Ebenso wenig wurde eine Zunahme des postoperativen Blutverlustes festgestellt. Somit sind keine klinisch relevanten Komplikationen durch eine kurze postoperative Anwendung von NSAR zu erwarten. NSAR sind wertvolle Co-Analgetika bei der postoperativen Schmerztherapie, da sie zur qualitativen Verbesserung der Analgesie und einer Reduktion des zusätzlichen Opioidverbrauches führen. Mit der Reduktion der Opioiddosierung ist die Reduktion des Risikos einer Atemdepression sowie die Verminderung der Sedierung verbunden. Damit sind eine bessere Kooperation und die Mobilisation des Patienten möglich. Die Studien konnten eine Verminderung gastrointestinaler Begleiterscheinungen der starken Opioide (Übelkeit, Erbrechen, Darmatonie) und die damit verbundene frühere Entlassung aus der Klinik in die häusliche Pflege demonstrieren.

Analgetika-Kombination (Kombinations-Infusionsanalgesie)

Schon in den frühen 1980er-Jahren entstand aufgrund vorangegangener Überlegungen das Konzept einer postoperativen Kombinations-Infusionsanalgesie aus den Komponenten Tramadol und Metamizol. Diese Kombinations-Infusionsanalgesie setzt sich aus 3–5 g Metamizol, 400–600 mg Tramadol und 2,5 mg DHB in 50 ml oder 500 ml Trägerlösung zusammen und wird über 24 h kontinuierlich verabreicht.

Breite klinische Erfahrungen und auch klinische Studien sprechen für eine sehr gute Anwendbarkeit und Effektivität dieser Kombinations-Infusionsanalgesie bei schwachen und mittelstarken postoperativen Schmerzen, vorausgesetzt, die entzündliche Komponente steht nicht ganz im Vordergrund.

Therapieprinzipien

Nachdem der akute Schmerz sich auch akut verändern kann (deutliche Verminderung der postoperativen Schmerzen am 3.–4. Tag), soll die Schmerztherapie nur über eine begrenzte Zeitspanne erfolgen. Außerdem sollen die Medikamente bis zur Wirksamkeit bei Bedarf titriert werden. Dabei verwendet man kurzwirksame Substanzen, die gut steuerbar sind. Der Schmerz und seine möglichen Ursachen müssen immer wieder kontrolliert und untersucht werden und die Therapie den Bedürfnissen des Patienten angepasst werden.

Ad 2. und 3. Lokale und regionale Analgesieverfahren

Die Einsatzmöglichkeiten von Lokal- und Regionalanästhesieverfahren zur postoperativen Schmerzbehandlung reichen von der einfachen Wundinfiltration vor der Hautnaht über gezielte Nervenblockaden bis zur kontinuierlichen Applikation der Lokalanästhetika über einen Katheter. Diese Therapie zielt auf die Unterbrechung der Weiterleitung nozizeptiver Reize und wird meistens perioperativ eingeleitet. Bei begrenzten, peripheren Schmerzen wie z. B. nach einer Extremitätenoperation, Amputation bzw. beim akuten Herpes zoster können gezielte Nervenblockaden bzw. Verfahren der Regionalanästhesie die Schmerzen lindern. Durch regionale Nervenblockaden soll der akute Schmerz für einen begrenzten Zeitraum unterbrochen werden, um z. B. eine unerträgliche Schmerzspitze zu beseitigen oder eine ansonsten schmerzhafte Bewegungstherapie zu ermöglichen (z. B. nach Kreuzbandplastik).

Am häufigsten angewendete Blockaden der oberen und unteren Extremität sind z. B. die Blockade des Plexus brachialis, Intraskalenusblock, Blockade des Nervus femoralis, des Nervus ischiadicus bzw. die intravenöse Regionalblockade. Im Bereich des Stammes werden Interkostalblockaden oder intrapleurale Injektionen von Lokalanästhetika durchgeführt.

Als Indikation für diese Verfahren dienen operative Eingriffe an Extremitäten sowie entsprechend begrenzte Schmerzen. Als Kontraindikation gilt Ablehnung der Methode durch den Patienten, Gerinnungsprobleme, Allergie gegen die angewendeten Mittel, Infektion am Punktionsort.

Verwendet werden meistens langwirksame Lokalanästhetika wie Carbostesin oder Ropivacain. Bestimmte Operationen (z. B. an distalen Anteilen einer OE oder UE) können in diesen oben erwähnten Blockadeverfahren durchgeführt werden. In diesem Fall müssen natürlich höhere Konzentrationen von Lokalanästhetika angewendet werden. Bei kontinuierlicher Applikation zwecks der anschließenden postoperativen Analgesie werden niedrigere Konzentrationen des Lokalanästhetikums verwendet, damit keine motorische Beeinträchtigung des Patienten entsteht.

Durch die Anwendung der Regionalanästhesieverfahren perioperativ kann man bei geplanten Amputationen eine Prophylaxe des Phantomschmerzes betreiben.

Ad 4. Rückenmarksnahe Verfahren: epidurale/intrathekale Medikamentenapplikation

Postoperative Schmerzen können auch über die rückenmarksnahe Applikation (epidural oder intrathekal) von Lokalanästhetikum als Bolus bzw. kontinuierlich (mittels Perfusor oder PCA-Pumpe) über einen Katheter erfolgen. Als Zusatz können Opioide oder Alpha$_2$-Adrenozeptoragonisten wie Clonidin gegeben werden. Dies bewirkt eine Verlängerung und Verstärkung der Wirkung der so applizierten Lokalanästhetika und Opioide – dadurch kann man die Dosierung dieser Mittel reduzieren und so die Beeinträchtigung des Patienten vermindern. Es gelten dabei ähnliche Indikationen und Kontraindikationen wie bei Regionalverfahren.

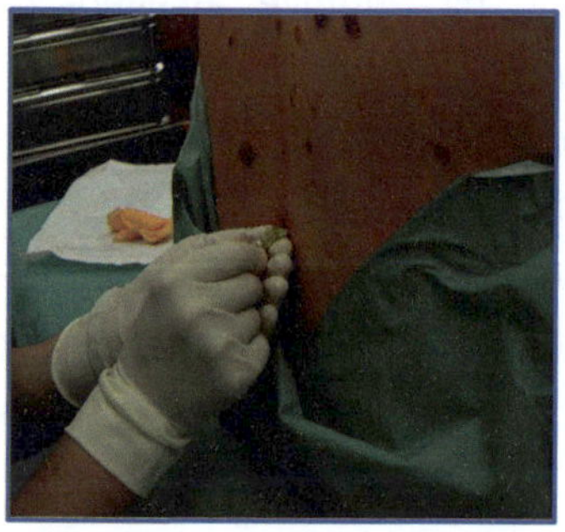

Abb. 2. epidurale Medikamentenapplikation

Ad 5. Komplementäre Ansätze: TENS, Akupunktur, physikalische Therapie

Postoperativ kann man in bestimmten Fällen zur Linderung der Schmerzen auch komplementäre Behandlungsmethoden wie Akupunktur oder TENS (transkutane elektrische Nervenstimulation) anwenden. Viele Studien konnten bereits einen guten Effekt dieser für den Patienten sicheren, kaum belastbaren und nebenwirkungsarmen Methoden demonstrieren.

Akupunktur ist, vereinfacht ausgedrückt, eine Regulationstherapie, die eine ganzheitliche Behandlung des Patienten ermöglicht und nicht nur den Befund, sondern auch das Befinden miteinbezieht. Akupunktur hat neben der ausgeprägten analgetischen auch muskelentspannende, immunmodulierende und psychisch harmonisierende Wirkungen, die in der postoperativen Phase genutzt werden können.

Akupunkturanalgesie

In den 60er-Jahren wurde erkannt, dass neben neuronalen Mechanismen auch humorale Faktoren bei der Analgesie eine Rolle spielen. 1976 wurde die Beteiligung von Endorphinen an der Akupunkturanalgesie nachgewiesen. Inzwischen ist der analgetische Wirkmechanismus der Akupunktur weitgehend neurophysiologisch erklärt.

Der kanadische Neurophysiologe Pomeranz stellt die analgetische Wirkung der Akupunktur als Vorgang auf 3 Wirkebenen dar. Der Schmerzreiz wird vom Ort der Entstehung über Nervenfasern zunächst zu den Hinterhornneuronen geleitet. Hier erfolgt die Umschaltung auf ein zweites Neuron, das den Schmerzreiz weiter zum Thalamus und schließlich zur Hirnrinde, dem Ort der Schmerzwahrnehmung, leitet.

Die nicht schmerzhaften Reize, die durch das Setzen einer Akupunkturnadel aus den Muskelspindeln von Typ II und III kommen, ziehen zunächst zu den Hinterhörnern des Rückenmarks, dann zum Mittelhirn und zu Nervenzentren im Hypothalamusgebiet. Akupunktur bewirkt eine mehrfache Umschaltung der Nervenreize in den Hinterhörnern des Rückenmarks, was in der Folge zu einer segmentalen Hemmung führt, die über die Neurotransmitter Enkephalin und Dynorphin vermittelt wird. Akupunkturanalgesie kann mit Naloxon – einem Opiatantagonisten – rückgängig gemacht werden. Es wurde nachgewiesen, dass die intrathekale Applikation von Antidynorphin und Antienkephalin das Auftreten von Akupunkturanalgesie verhindert. Im Mittelhirn erfolgt die Schmerzhemmung über die absteigenden Nervenbahnen nach mehrmaliger Umschaltung zunächst in periaqäduktalem Grau, dann in den Raphe-Kernen, die durch Monoamine (Serotonin und Noradrenalin) vermittelt wird. Verletzungen des Nucleus raphae magnus verhindern die Akupunkturanalgesie. In gleicher Weise führt die Hemmung der Wirkung der Monoamine zur Beeinflussung der Akupunkturanalgesie. Schlussendlich kommt es im Hypothalamus, der die 3. Ebene der Schmerzhemmung durch Akupunktur darstellt, zur ß-Endorphinausschüttung. Bei Verletzungen des Nucleus arcuatus im Hypothalamus kommt es zur Aufhebung der Akupunkturanalgesie.

TENS (transkutane elektrische Nervenstimulation)

TENS als ein Therapieverfahren der Schmerzmodulation durch elektrische Reizung von Strukturen des peripheren oder zentralen Nervensystems befindet sich seit mehr als 20 Jahren in der praktischen Anwendung. Es ist eine praktikable Form der nicht-invasiven Elektrotherapie bei Verwendung besonderer Reizstrom-, Elektroden- und Anwendungskriterien. Hauptziele der Therapie sind Schmerzunterdrückung, Durchblutungssteigerung und Muskelentspannung. Bei TENS kommt es zur elektrischen Reizung der A-alpha- und A-beta-Fasern peripherer Nerven durch die Haut. Dadurch kommt es zur Modulation der Schmerzfasern A-delta und C auf der Ebene des Hinterhorns des Rückenmarks. Auch die Involvierung der Neurotransmitter kann nicht ausgeschlossen werden.

TENS wird über kleine batteriegespeiste Stimulatoren durchgeführt. In der Schmerztherapie wird am häufigsten die konventionale Reizung mit niedriger Intensität (5–20 mA) und gleichbleibender Frequenz von 100 Hz bei relativ kurzen Einzelreizen (150–300 mcs) angewendet. Hierbei treten kribbelnde Parästhesien unter den Elektroden oder im Innervationsareal der gereizten Nerven auf, ohne dass es zu Muskelkontraktionen und Schmerzsensationen kommt. Die Lage der Elektroden sollte sich primär nach der Schmerzlokalisation, der segmentalen Schmerzausstrahlung, dem Verlauf betroffener Nerven, der Lage von Trigger- oder Akupunkturpunkten richten.

TENS ist bei richtiger Anwendung ungefährlich und nebenwirkungsfrei. Als Kontraindikationen sollen Schrittmacher, Hautirritationen, Abneigung gegen Elektrizität, psychische Erkrankungen,

Kontraindikationen

Epilepsie und starke Herzrhythmusstörungen beachtet werden.

Ad 6. Präemptive Analgesie

Das Konzept der präemptiven Analgesie zur Reduktion der Stärke und Dauer des postoperativen Schmerzes wurde 1983 durch Woolf entwickelt. Experimentelle Untersuchungen haben gezeigt, dass verschiedene antinozizeptive Behandlungen, die **vor** der Verletzung appliziert wurden, effektiver in der Reduktion des Phänomens der zentralen Sensibilisierung waren, als wenn sie **nach** der Verletzung verabreicht wurden.

Bisher wurden zahlreiche klinische Studien durchgeführt, die teilweise einen Benefit solcher Therapien demonstrieren konnten. Ein rezentes Review aus dem Jahr 2002 zeigt allerdings, dass keine der präemptiv angewendeten Methoden eine signifikante Verbesserung der postoperativen Schmerzen bringen konnte (vor allem was die Kurzzeiteffekte anbelangt).

Analgosedierung auf der Intensivstation

Das **Spektrum der Schmerzursachen** der Patienten, die auf der Intensivstation behandelt werden, ist besonders breit:

- endogene Schmerzen, die sich aus der Verletzungs- bzw. Operationssituation sowie den folgenden Sekundärschädigungen wie Wunden, Frakturen, Nervenverletzungen, Muskelspasmen etc. ergeben
- situative Schmerzen, die aus der physischen und psychischen Situation des Intensivpatienten folgen, z. B. Druckschäden, intestinale Koliken, peritoneale Irritationen
- iatrogene Schmerzen, die durch zahlreiche Behandlungs- oder Diagnostikmaßnahmen im Zuge der Intensivtherapie entstehen: Biopsien, Intubation, invasives Monitoring, Drainagen, Physiotherapie usw.

Abgesehen von den Schmerzen ist es vor allem der lebensbedrohliche Charakter des Krankheits- oder Verletzungszustandes, der die allgemeine Lage des Intensivpatienten prägt. Erschwerend kommt die schwierige, oft unmögliche Kommunikation zwischen Patient, Arzt und Pflegepersonal hinzu.

Die Schmerztherapie muss ein Bestandteil der gesamten intensivmedizinischen Behandlung sein. Es sei nochmals hingewiesen auf die Tatsache, dass eine adäquate Schmerztherapie – neben vielen unmittelbar notwendigen lebenserhaltenden Maßnahmen – die Situation der Patienten weiter verbessern kann. Der Therapieerfolg kann durch die Schmerztherapie unmittelbar verbessert werden. So lassen sich z. B. durch eine Regionalanästhesie kürzere Zeiten der künstlichen Beatmung erzielen, wodurch wiederum eine raschere Erholung möglich wird.

Die Therapie wird meistens mit entsprechend hochdosierten starken Analgetika durchgeführt. Dies ist durch das aufwändige Monitoring und das hohe Betreuungsausmaß ohne Gefahr möglich.

Unterschiede zur postoperativen Schmerztherapie ergeben sich aus der Polymorbidität bzw. dem Schweregrad einer Verletzung oder Erkrankung. Während in der postoperativen Versorgung die primären Ziele das schonende Aufwachen und die Stabilisierung der Vitalfunktionen sind, bemüht sich die Intensivmedizin, die Vitalfunktionen durch technische und medikamentöse Unterstützung bis zu einer ausreichenden Heilung weitgehend zu ersetzen bzw. zu kontrollieren. Dadurch kann sich die Intensivbehandlung über einen wesentlich längeren Zeitraum erstrecken und wird von einem eigens geschulten Betreuungsteam durchgeführt.

In der Schmerzbehandlung des Intensivpatienten spielt eine Reihe von Besonderheiten eine wichtige Rolle.

Zur Beurteilung der Effektivität der Behandlung ist eine genaue Beurteilung der Schmerzen (Schmerzmonitoring) auch in der Intensivmedizin wünschenswert. Allerdings kommt es meistens aufgrund mangelnder Kommunikationsmöglichkeiten zu Schwierigkeiten bei einer exakten Einschätzung der Schmerzstärke.

Dafür können die Reaktionen des autonomen Nervensystems wie z. B. Blutdruck, Puls, Atemfrequenz, Hirndruck und psychogalvanischer Hautwiderstand meistens wertvolle Hinweise auf das Vorhandensein von Stress oder Schmerz geben. Auch aktive Abwehr- und Vermeidungsreaktionen (z. B. das Zurückziehen oder Ausweichen von Extremitäten) sind Indikatoren für Schmerz, können aber durch starke Sedierung oder gar eine Relaxierung maskiert sein.

Die pharmakologische Bestimmung der körpereigenen Opioide (Endomorphine, Enkephaline) und der analgetischen Konzentration lässt keine klare Entscheidung über das Schmerzgeschehen zu. Die Konzentrationen von Endomorphinen und Opioiden stehen in keinem direkten Verhältnis zur Schmerzintensität oder Schmerzlinderung.

Die erschwerte Kommunikation und Kooperation mit dem Intensivpatienten hindert den Therapeuten oft daran, psychometrische Messverfahren wie z. B. Verbalskalen oder Größenschätzungen (Numerische Ratingskala, Visuelle Analogskala usw.) in ausreichender Genauigkeit durchzuführen.

Die Interaktionen verschiedener Substanzen sind bis auf wenige Ausnahmen erwünschter, synergistischer (potenzierender oder additiver) Effekte eine unangenehme Begleiterscheinung der großen Anzahl verschiedener Substanzen, die in der Intensivmedizin gleichzeitig zum Einsatz kommen.

In der Schmerztherapie unter Intensivstationsbedingungen ist eine zusätzliche Sedierung besonders wünschenswert, um den Patienten psychomotorisch ruhigzustellen und extreme vegetative Reaktionen zu vermeiden. Diese Ruhigstellung ermöglicht die Durchführung der notwendigen intensivmedizinischen Behandlung, ein ungestörtes Abheilen von Wunden und verhindert so die Entstehung von Schmerzen. Durch die Kombination von Analgetika und Sedativa (sogenannte Sedoanalgesie) kann insgesamt eine deutliche Medikamenteneinsparung gegenüber der alleinigen Verwendung von Analgetika oder Sedativa erreicht werden. Die Probleme bei der Analgosedierung inkludieren: Obstipation, Motilitätsstörung, Dysphorie, kardiovaskuläre Depression, Atemdepression, Übelkeit, Erbrechen, Toleranz, Abhängigkeit. Auf der positiven Seite stehen Analgesie, Anxiolyse, Sedierung und Euphorisierung.

Eine der häufigsten Anwendungsformen von Schmerzmitteln auf der Intensivstation ist die kontinuierliche intravenöse Gabe mittels Perfusor, die eine gleichförmige Analgesie ermöglicht. Damit kann eine präventive analgetische Behandlung über einen längeren Zeitraum durchgeführt werden. Diese basale Infusionsrate kann zusätzlich durch Bolusgaben ergänzt werden, wie es für die Bronchialtoilette oder schmerzhafte Umlagerungen bei Patienten mit Schädel-Hirn-Trauma von essenzieller Bedeutung ist.

Sobald der Patient adäquat vigilant ist, soll von der On-Demand-Analgesie (nach Verlangen: PCA-Methode) Gebrauch gemacht werden. Neben einer besseren Zufriedenheit des Patienten durch eine erhöhte Selbstkontrolle können deutliche Analgetikaeinsparungen erzielt werden und unerwünschte Nebenwirkungen reduziert werden. Die orale Schmerztherapie spielt auf der Intensivstation eine untergeordnete Rolle.

Schmerztherapie kann bei einigen Patienten mittels kontinuierlicher rückenmarknaher Applikationsform (z. B. Epiduralanalgesie) der Lokalanästhetika evtl. in Kombination mit Opioiden durchgeführt werden.

Auswirkung spezifischer intensivmedizinischer Probleme auf die Schmerztherapie

Hier geht es primär um die Beatmung der Patienten unter Analgosedierung auf der Intensivstation. Dadurch kann die Relaxierung entfallen. Allerdings wird langzeitige Sedierung wegen der Senkung der Immunreaktion gefürchtet. Sobald es möglich ist, wird die Analgosedierung langsam reduziert, um Spontanatmung und das Aufwachen zu ermöglichen. Die Schmerztherapie mit hochdosierten starken Opioiden kann atemdepressiv wirken.

Daher werden auch andere Methoden der Schmerzbekämpfung herangezogen. Im Vordergrund steht vor allem bei lokalisierten Schmerzen (z. B. Thoraxverletzung, Extremitätenverletzungen usw.) die Anwendung von verschiedenen Regionalanästhesietechniken (gezielte Nervenblockaden, Epiduralanalgesie, Infiltrationstechniken, Interkostalblockaden).

Bei gestörter Nierenfunktion müssen aufgrund der verminderten Elimination von in der Leber glukuronidierten Opioiden noch deren Metabolite eliminiert werden. Gleichzeitig besteht bei niereninsuffizienten Patienten eine gestörte Plasmaproteinbindung. Auf der anderen Seite muss bei Intensivpatienten unter der kontinuierlichen Hämofiltration mit einem erhöhten Morphinbedarf gerechnet werden. Deswegen muss die Dosis angepasst werden.

Die Biotransformation von Opioiden in der Leber (Glukuronidierung) ist durchblutungsabhängig. Bei massiv geschädigter Leberfunktion verlängert sich die Eliminationszeit deutlich. Somit muss das Dosierungskonzept die ungebundenen, frei verfügbaren, nicht metabolisierten Opioide berücksichtigen und auf den reduzierten Bedarf angepasst werden.

Auch wenn in der Intensivmedizin die Sedierung der Patienten erwünscht und unterstützt wird, können wir den Anteil der Sedierung nicht von jenem der Analgesie trennen. Dadurch kommt es zu einer Verschleierung der Schmerzsymptomatik. Deshalb muss im besonderen Maße auf eine Schmerzlinderung durch Analgetika geachtet werden.

Schmerztherapie bei geriatrischen Patienten sowie bei Nieren- und Leberinsuffizienz

Geriatrische Patienten sind charakterisiert durch Multimorbidität und Beeinträchtigungen in physischen, psychischen, kognitiven und sozialen Bereichen. Die Schmerzsituation ist bei der Hälfte stationärer, geriatrischer Patienten dem behandelnden Arzt nur ungenügend bekannt oder schwierig zu erkennen, da die Kommunikation darüber oft erschwert oder unmöglich ist. Dies geschieht teils aufgrund der weit verbreiteten Vorurteilen, dass z. B. alte Menschen reduzierte Schmerzempfindlichkeit haben oder Schmerzen per se eben zum Alter gehören, teils da die Patienten nicht darüber sprechen (Wehleidigkeit ist verboten, Schmerzen muss man erdulden, Schmerzen werden „vergessen“). Die erschwerte Kommunikation besteht aufgrund von Schwerhörigkeit, Demenz, Verwirrtheit, nach Insult oder aufgrund der fehlender Mimik und Körpersprache. Schmerzen können aber zum einen den Rehabilitationsprozess negativ beeinflussen, zum anderen ist gerade bei geriatrischen Patienten eine Analgetikatherapie mit erheblichen Risiken verbunden.

Im Alter kommt es zu veränderten Stoffwechselbedingungen, die eine Veränderung der Pharmakokinetik und Pharmakodynamik mit sich bringen: die Resorption im Gastrointestinaltrakt ist herabgesetzt, die Plasmaeiweißbildung vermindert. Hydrophile Medikamente (z. B. Morphin) haben bei alten Menschen ein vermindertes, lipophile ein erhöhtes Verteilungsvolumen. Ein vermindertes Verteilungsvolumen bedingt höhere Spitzenkonzentrationen, ein Umstand, der für Morphintherapie bedeutsam sein kann. Gleichzeitig wird die Elimination durch Abnahme der glomerulären Filtrationsrate und des Lebermetabolismus verzögert. Auf diesen Veränderungen beruhen die verlängerte Wirkungsdauer von Opioiden sowie das vermehrte und verstärkte Auftreten von Nebenwirkungen. All das ist für Dosisfindung und Festlegung des Intervalls zwischen den Medikamentengaben zu beachten.

Auch die Multimorbidität alter Menschen konfrontiert den Arzt mit einer Reihe von Problemen: Medikamentennebenwirkungen erhalten im vorgeschädigten Organismus ein höheres Gewicht. Die Nutzen/Risiko-Relation muss von Fall zu Fall genau erwogen werden. Mit der Zahl der Erkrankungen steigt meist die Zahl der erforderlichen

Medikamente, mit ihnen nimmt die Zahl der Neben- und Wechselwirkungen zu.

Eine geeignete Schmerztherapie für alte Menschen unterscheidet sich von den Methoden her nicht wesentlich von der Schmerztherapie bei jüngeren Patienten. Allerdings besteht ein erheblicher Anpassungsbedarf an die beschriebenen Besonderheiten betagter Patienten. So müssen vor allem bei der medikamentösen Behandlung die Veränderungen der Reaktionen des Organismus auf das Medikament bzw. die Änderungen in den (Aus-)Wirkungen des Medikamentes auf den Organismus im Alter berücksichtigt werden.

Zu diesen Veränderungen gehören:

- rasches Anfluten wasserlöslicher Substanzen im Gewebe
- erhöhte Konzentration fettlöslicher Substanzen
- langsamere Verstoffwechslung von Medikamenten in der Leber
- langsamere Ausscheidung der Wirkbestandteile über die Nieren
- gesteigerte Empfindlichkeit des alternden Organismus für anticholinerge Substanzen
- gesteigerte Empfindlichkeit für im zentralen Nervensystem wirksame Substanzen
- verminderte Aufnahme von Medikamenten durch den Organismus und deutlich höhere Empfindlichkeit des Verdauungstraktes.

Bei gestörter Nierenfunktion und/oder Leberfunktion müssen Medikamente entsprechend in der Dosis angepasst werden (s. Schmerztherapie in der Intensivmedizin).

Literaturempfehlungen

Zenz, Jurna: Lehrbuch der Schmerztherapie, WWG, 2001, Stuttgart.
Postoperative Schmerztherapie: 797–805.
Postoperative Schmerztherapie und Outcome: 893–904.
Schmerztherapie in der Intensivmedizin: 863–872.
Besonderheiten der Schmerztherapie alter Menschen: 849–859.
Opioide bei Leber- oder Nierenfunktionsstörung: 329–341.

Chronischer Schmerz 17. 11. SEMINAR

Andrea Michalek-Sauberer

Lernziele:

- Die Unterschiede zwischen akuten Schmerzen und chronisch nicht-malignen Schmerzen verstehen.
- Grundzüge des bio-psycho-sozialen Krankheitsmodells der chronischen Schmerzen verstehen.
- Verschiedene chronische Schmerzerkrankungen kennen lernen (nicht spezifische Rückenschmerzen, Fibromyalgie, Komplexes Regionales Schmerzsyndrom [CRPS]).

Definitionen

chronische Schmerzen: Schmerzen ohne biologische „Warnfunktion", die über die normale Heilungsdauer hinaus anhalten (üblicherweise länger als 3 bis 6 Monate, trotz Therapie)

neuropathische Schmerzen: Schmerzen als direkte Folge einer Schädigung oder Erkrankung somatosensorischer Nervenstrukturen im peripheren oder zentralen Nervensystem

nicht-spezifische Rückenschmerzen: Rückenschmerzen (vom Vertebra prominens bis zur Glutealfalte, mit oder ohne Ausstrahlung), für die keine eindeutige pathoanatomische Ursache festzumachen ist

Fibromyalgie-Syndrom (FMS): Kernsymptome des Fibromyalgiesyndroms sind chronische Schmerzen in mehreren Körperregionen, Schlafstörungen bzw. nicht-erholsamer Schlaf und Müdigkeit bzw. Erschöpfungsneigung (körperlich und/oder geistig)

CRPS: Komplexes regionales Schmerzsyndrom (früher M. Sudeck oder Kausalgie); chronische Schmerzerkrankung mit komplexen Symptomen (sensibel, motorisch, autonom)

Spezielle Grundlagen: **Chronische Schmerzen** sind ein **häufiges** gesundheitliches Problem. In der Gesundheitsbefragung der Statistik Austria 2013 werden chronische Rücken- bzw. chronische Nackenschmerzen neben Bluthochdruck und Al-lergien als häufigste Gesundheitsbeeinträchtigun-gen genannt. Europaweit beträgt die **Inzidenz chronischer Schmerzen etwa 20 %.** Frauen sind dabei öfter betroffen als Männer, mit zunehmen-dem Alter nimmt die Häufigkeit und Intensität chronischer Schmerzen zu. Chronische Schmerzen stellen auch eine **sozio-ökonomische Herausforderung** dar – etwa ⅓ der Frühpensionsanträge wird aufgrund von chronischen Schmerzen gestellt.

Chronische Schmerzen sind ein klassisches Beispiel für das **bio-psycho-soziale Krankheitsmodell.** Dieses beschreibt das komplexe Zusammenwirken von verschiedenen Faktoren, die für die Entstehung bzw. Aufrechterhaltung von chronischen Schmerzen von Bedeutung sind. So wird auch klar, dass chronische Schmerzen die Betroffenen auf mehreren, unterschiedlichen Ebenen beeinträchtigen:

- **physiologisch-organische Ebene** (Mobilitätsverlust, Funktionsbehinderung)
- **kognitiv-emotionale Ebene** (Störung von Befindlichkeit und Stimmung)
- **Verhaltensebene** (schmerzbezogenes Verhalten: z. B. körperliche Schonung, Vermeidungsverhalten, ...)
- **soziale Ebene** (Störung der sozialen Interaktion und Behinderung der Arbeit bzw. der Arbeitsfähigkeit).

Ätiologie und Pathogenese: Akuter Schmerz ist eine wichtige physiologische Antwort auf schädigende chemische, thermische oder mechanische Stimuli – ausgelöst durch Verletzungen oder akute Krankheiten. Dem gegenüber hat der chronische Schmerz seine Warnfunktion verloren und besteht lediglich als quälende Empfindung mit sensorischen, emotionalen, kognitiven und sozialen Auswirkungen weiter. Selten lässt sich für chronische Schmerzen eine einzelne, spezifische Ursache finden. Bei der Chronifizierung von Schmerzen kommt es zu einem zunehmenden Auseinanderklaffen der vom Patienten empfundenen Behinderung und des Schmerzverhaltens zum tatsächlichen pathophysiologischen Problem (abgesehen von chronisch-progredienten Leiden wie z. B. Primär Chronische Polyarthritis oder Tumorerkrankungen).

Der Begriff **„Chronifizierung“** beschreibt den Prozess der Wandlung transienter, akuter Schmerzen in chronische Schmerzen. Eine detailliertere Beschreibung der komplexen Vorgänge würde den Umfang dieses Buchkapitels sprengen. Im Wesentlichen kommt es zu Veränderungen der **Wahrnehmung** von **Schmerzen.** Das Gleichgewicht zwischen körpereigenen schmerzhemmenden („descending inhibitory pathways“) und die Schmerzwahrnehmung fördernden Mechanismen verlagert sich in Richtung gesteigerte Schmerzempfindlichkeit. Mechanismen der **peripheren** und **zentralen Sensibilisierung** sind hierbei beteiligt. Im Gegensatz zum Akutschmerz sind **chronische Schmerzen nicht** mehr **proportional** zur **Intensität** und der Dauer eines noxischen **Stimulus.** Im Gegenteil, die durch die zentrale Sensibilisierung hervorgerufene **Hypersensitivität** führt dazu, dass auch an sich harmlose Reize als schmerzhaft empfunden werden können (Hyperalgesie/Allodynie).

Verschiedenste Faktoren beeinflussen den Prozess der Schmerzchronifizierung (Tab. 1).

Tab. 1. Risikofaktoren für die Chronifizierung von Schmerzen (modifiziert nach van Hecke et al., Br J Pain 2013)

nicht zu beeinflussen	beeinflussbar
Geschlecht	vorbestehende Schmerzen
Alter	psychische Gesundheit
Kultureller Hintergrund	Rauchen/Alkohol
Trauma in Lebensgeschichte	Übergewicht/Ernährung
Genetik	Begleiterkrankungen
	Schlaf
	physische Aktivität, Bewegung
	Arbeitssituation
	sozioökonomischer Status

Einer der wichtigsten **Risikofaktoren** für die Schmerzchronifizierung sind **Schmerzen** an sich – entweder akute, nicht adäquat kontrollierte Schmerzen oder chronische Schmerzen an einer anderen Stelle des Körpers. Je stärker die Schmerzen sind und je mehr Körperregionen betroffen sind, desto wahrscheinlicher ist eine Schmerzchronifizierung.

Daneben sind es vor allem Faktoren, welche sich in der **psychosozialen** Anamnese der Patienten/Patientinnen finden, die eine Chronifizierung begünstigen (auch als **„yellow flags“** bezeichnet):

Insbesondere für **Angst, Depression** und **Katastrophisieren** konnten eine Assoziation mit chronischen Schmerzerkrankungen und eine schlechtere Prognose bei verschiedenen Schmerzzuständen nachgewiesen werden.

Besondere Auslöser (wie Verlust, chronische Konflikte, Traumatisierung) und belastende Situationen am Arbeitsplatz oder in der Familie (auch Rentenbegehren, Unzufriedenheit, subjektives Belastungserleben), falsche Überzeugungen (z. B. dass „passiv besser als aktiv ist“, oder dass Schmerz immer eine „gefährliche“ Ursache haben muss) oder ängstliches Vermeidungsverhalten (mit reduzierter Alltagsaktivität) können ebenfalls zur Chronifizierung beitragen.

Darüber hinaus scheint auch eine genetische Komponente zu bestehen – chronische Schmerzen betreffen häufig Familienmitglieder mehrerer Generationen.

Klinik und Diagnostik: Die wichtigsten Instrumente in der Erfassung und Diagnostik der chronischen Schmerzen sind **Anamnese** und **körperliche Untersuchung.** Dabei muss insbesondere auf den Ausschluss von **„red flags“** (= Hinweise auf **schwerwiegende somatische Ursachen der Schmerzen** wie z. B. Tumoren, Nervenkompressionen, Infektion) geachtet werden. Bei Verdacht auf eine **neuropathische** Schmerzkomponente sollte ergänzend eine Untersuchung der Sensorik (Warm-/Kalt-Diskrimination, Vibrationsempfindens, Allodynietestung [mit Wattebausch, Pinsel oder Q-Tip]) durchgeführt werden.

Weiterführende Tests (z. B. Bildgebung, Nervenleitgeschwindigkeit, Quantitativ Sensorische Testung [QST], ...) können die Diagnostik ergänzen. Bildgebende Verfahren sind bei chronischen Schmerzsyndromen zumeist von untergeordneter Relevanz; bei chronischen Rückenschmerzen beispielsweise können radiologische Befunde ohne klinische Relevanz die Chronifizierungsproblematik verstärken (s. u.).

Beispielhaft für die Vielzahl von chronischen Schmerzproblemen sollen hier drei Krankheitsbilder vorgestellt werden.

- **chronisch nicht-spezifische Rückenschmerzen**
- **Fibromyalgiesyndrom**
- **komplexes regionales Schmerzsyndrom (CRPS)**

Chronisch nicht-spezifische Rückenschmerzen

Chronisch nicht-spezifische Rückenschmerzen sind definiert als Schmerzen, die nicht einem klar definierten pathophysiologischen Korellat (Tumor, Osteoporose, Fraktur, rheumatische Erkrankung, Infektion, radikuläre Syndrome, ...) zugeordnet werden können. Sie zählen weltweit zu den häufigsten gesundheitlichen Problemen. Die Lebenszeitprävalenz für Rückenschmerzen (irgendwann im Leben an Rückenschmerzen zu leiden) beträgt über 80 %, während die Prävalenz für chronische Rückenschmerzen mit knapp 25 % angegeben und bis zu 11 % der Bevölkerung durch Rückenschmerzen erwerbsunfähig werden. Während bei akuten Schmerzen nozizeptive Faktoren eine wesentliche Rolle spielen (und verschiedenste Strukturen um die Wirbelsäule als „Schmerzgeneratoren" in Frage kommen können), werden bei der Schmerzchronifizierung psychosoziale Zusammenhänge immer wichtiger.

Die Abgrenzung zwischen nicht-spezifischen und spezifischen Kreuzschmerzen ist in der Praxis nicht einfach. Außerdem muss auch an die Möglichkeit „extravertebragener" Kreuzschmerzen gedacht werden (Schmerzen im Bereich der Lendenwirbelsäule, die durch Organe ausgelöst werden, die nicht unmittelbar zu den knöchernen, muskulären oder diskoligamentären Strukturen der Wirbelsäule gehören; z. B. abdominell-viszeral, gynäkologisch, urologisch, vaskulär, ...).

Die klinische Beurteilung (mit Hauptaugenmerk auf **Anamnese** und **körperlicher Untersuchung)** zielt vor allem darauf ab, schwerwiegende somatische Ursachen für die Schmerzen auszuschließen. Zu derartigen **„red flags"** zählen neben neurologischen Auffälligkeiten wie radikulärer Symptomatik oder Cauda-equina-Syndrom bzw. Miktionsstörungen allgemeine Hinweise wie Gewichtsverlust, Alter > 50 Jahre, Trauma, i. v. Drogenabusus, chronischer Gebrauch von Corticosteroiden oder Krebserkrankungen in der Vorgeschichte. Außerdem ist es wichtig, **psychosoziale** („yellow flags") und **arbeitsplatzbezogene** („blue flags") **Risikofaktoren** von Beginn der Kreuzschmerzen an und im Behandlungsverlauf zu berücksichtigen.

Bildgebende Verfahren sollten nach möglichst klar definierten Zugeweisungsdiagnosen bei Verdacht auf spezifische Schmerzursachen indiziert werden. Bei Vorliegen von Risikofaktoren für eine Chronifizierung und ausbleibendem Behandlungserfolg trotz leitliniengerechter Therapie sollte möglichst frühzeitig an ein interdisziplinäres Assessment gedacht werden.

Die **Therapie** ist grundsätzlich **multimodal** und zielt neben einer Schmerzreduktion vor allem darauf ab, die Lebensqualität und das Beeinträchtigungserlebnis zu verbessern.

Fibromyalgiesyndrom

Als Fibromyalgie wird eine chronische Schmerzerkrankung bezeichnet, bei der die Betroffenen (hauptsächlich Frauen) neben **chronischen Schmerzen in mehreren Körperregionen** („chronic widespread pain", CWP) auch über **systemische Symptome** wie gestörten Schlaf, **Erschöpfung** oder Konzentrationsstörungen („fibro-fog") klagen. Die **Diagnose** erfolgt **klinisch** nach den **Kriterien** des American College of Rheumatology (ACR) 2010. Häufig sind sogenannte „Tenderpoints", bei Palpation druckschmerzhafte Punkte im Bereich von Muskeln oder Sehnenansätzen zu finden. Diese sind aber im Gegensatz zur älteren Empfehlung (11/18 definierten Druckpunkten schmerzhaft) nicht mehr diagnostisch wegweisend. Laborchemische (CRP, Blutsenkungsgeschwindigkeit, TSH, Vitamin D, Calcium und CK) und radiologische Untersuchungen dienen vor allem dem Ausschluss von Differentialdiagnosen.

Die Ätiologie des Fibromyalgiesyndroms ist unbekannt. Neben einer Störung der zentralen Schmerzverarbeitung werden Veränderungen der zentralen Neurotransmitter, eine Dysfunktion des sympathischen Nervensystems oder eine „Kleinfaserpathologie" (reduzierte distale intraerpidermale Nervenfaserdichte) diskutiert. Wie bei anderen chronischen Schmerzerkrankungen spielen auch psychosoziale und genetische Faktoren ebenso wie Rauchen, Übergewicht und mangelnde körperliche Aktivität eine Rolle. Auch viele rheumatologische Patientinnen erfüllen neben ihrer Grundkrankheit (rheumatoide Arthritis, Lupus erythematodes, ...) die diagnostischen Kriterien eines Fibromyalgiesyndroms.

In der Betreuung von Patientinnen mit Fibromyalgiesyndrom kommt der **Kommunikation** und **Patientenedukation** ein wesentlicher Stellenwert zu. Für viele Betroffene ist es eine Erleichterung eine „Diagnose zu haben", das heißt, dass die Beschwerden „legitimiert" werden. Dabei ist es wichtig zu betonen, dass es sich bei der Fibromyalgie zwar um eine chronische Erkrankung handelt, diese aber nicht „gefährlich" ist (das heißt, nicht zu einer verminderten Lebenserwartung oder einer Invalidität [„irgendwann im Rollstuhl sitzen zu müssen"] führt). Es ist sinnvoll, mit den Betroffenen die bio-psychosozialen Zusammenhänge zu erläutern.

Ebenso wichtig ist es, gemeinsam realistische **Therapieziele** zu erarbeiten (es gibt keine kausale Behandlung, die zu einer „Heilung" der Fibromyalgiebeschwerden führt). Das therapeutische Vorgehen ist multimodal, wobei insbesondere nicht-medikamentöse Optionen (Bewegung) und Verfahren des Selbstmanagements bevorzugt werden.

Komplexes regionales Schmerzsyndrom (CRPS)

Bei dem komplexen regionalen Schmerzsyndrom handelt es sich um eine **Schmerzerkrankung,** welche sich typischerweise nach einem (Bagatell-) Trauma der Extremitäten entwickelt (CRPS I; früher M. Sudeck). Kennzeichnend sind distal betonte **chronische Schmerzen** sowie **sensorische, motorische** und **autonome** Störungen, welche nicht auf das Versorgungsgebiet einer neuralen Struktur (peripherer Nerv, Dermatom, ...) beschränkt sind.

Entsteht ein CRPS nach einer peripheren Nervenläsion (mit neurologischem Defizit im Versorgungsgebiet des betroffenen Nervs), dann bezeichnet man es als CRPS II (früher: Kausalgie).

Die **Diagnose** erfolgt **klinisch** anhand von international anerkannten Kriterien („Budapest Kriterien"), welche das Vorliegen (zum Zeitpunkt der Untersuchung bzw. anamnestisch) von Symptomen wie

- anhaltende Schmerzen, die durch das initiale Trauma nicht mehr erklärbar sind
- Hyperalgesie (Überempfindlichkeit für Schmerzreize); „Hyperästhesie" (Überempfindlichkeit für Berührung, Allodynie)
- Asymmetrie der Hauttemperatur; Veränderung der Hautfarbe („warmes" bzw. „kaltes" CRPS)
- Asymmetrie des lokalen Schwitzens; Ödem
- Reduzierte Beweglichkeit, Dystonie, Tremor, „Paresen" (im Sinne von Schwäche); Veränderungen von Haar oder Nagelwachstum

erfordern, welche durch eine andere Erkrankung nicht hinreichend geklärt werden können.
Weiterführende Untersuchungen (3-Phasen Szintigrafie, MRT, Blutbefunde, Thermografie, ...) können die Diagnostik unterstützen, dienen aber vor allem dem Ausschluss von Differenzialdiagnosen (verzögerte Wundheilung, Pseudarthrose, Wundinfektion, Thrombose, ...).

Behandlungsziele bei CRPS sind die **Schmerzreduktion,** Verminderung des Ödems und die Wiederherstellung der **Funktionalität** der Extremität. Dies gelingt nur durch eine interdisziplinäre Zusammenarbeit von Schmerztherapeuten, Physiotherapeuten und Psychotherapeuten. Die Therapie soll frühzeitig einsetzen.

Prinzipien der Prävention und Therapie: Chronische Schmerzen erfordern immer einen **multimodalen Therapieansatz** unter Einbeziehung verschiedener medizinischer Fachrichtungen (Schmerzmedizin, Physikalische Medizin, Orthopädie, Neurologie, Psychiatrie, ...) sowie eine Zusammenarbeit mit psychologisch/psychotherapeutischer Betreuung bzw. entsprechenden sozialen Einrichtungen (Sozialarbeiter).
In den meisten Fällen ist eine kausale Therapie (z. B. chirurgischer Eingriff) nicht möglich.
Das **Ziel** der Therapie ist neben einer Reduktion der Schmerzen vor allem eine **Verbesserung** der **Funktion** im weitesten Sinn (bessere Mobilität, Beweglichkeit, Verbesserung der Stimmung, der Sozialkontakte, Eingliederung ins Berufsleben) und damit eine **Steigerung der Lebensqualität.**

Im Gegensatz zu akuten Schmerzen oder Tumorschmerzen orientiert sich die **medikamentöse Schmerztherapie** bei chronischen Schmerzerkrankungen nur bedingt am sogenannten „Stufenschema" der WHO. NSAIDs (nicht steroidale entzündungshemmende Medikamente) sollen nur kurzfristig zum Einsatz kommen. Die Evidenz zur Langzeit-Anwendung von Opioiden in der Behandlung von chronisch-nicht malignen Schmerzen ist gering. Allgemein gilt: eine medikamentöse Therapie soll nur dann weitergeführt werden, wenn dadurch Therapieziele wie Schmerzreduktion (mindestens 30 %) oder Funktionsverbesserung (z. B. Verlängerung der Gehstrecke) erreicht werden können. Neben klassischen Analgetika kommen, insbesondere bei neuropathischer Schmerzkomponente oder Ko-Morbidität (Angststörung, Depression), auch Medikamente aus der Gruppe der Antidepressiva (Amitryptilin, Duloxetin) bzw. Antikonvulsiva (Gabapentinoide) zum Einsatz.

Bei den **nicht-medikamentösen** Optionen sind vor allem **aktive** (Heilgymnastik, Mobilisierung, Ergotherapie, ...) und **psychologische** Therapieverfahren (Entspannung, Biofeedback, Schmerzbewältigung, Verhaltenstherapie, ...) wichtig. Begleitend können im Rahmen des multimodalen Therapiekonzepts auch **invasive** schmerztherapeutische Verfahren wie Blockadetechniken oder Neuromodulation eingesetzt werden. Vielfach werden auch alternative Therapieformen wie z. B. die Akupunktur in das Gesamtkonzept miteinbezogen.

Bei der Betreuung von PatientInnen mit chronischen Schmerzen ist zu beachten, dass auch das ärztliche Vorgehen selbst zur **Chronifizierung** beitragen kann **(iatrogene Faktoren):** Häufig werden psychosoziale chronifizierende Rahmenbedingungen übersehen. Allzu extensive Diagnostik („wo Schmerz, da Gewebeschaden") bestärkt die Patienten/innen in ihrem somatischen Krankheitsbild und führt darüber hinaus auch oft zu unangemessenen invasiven Therapieverfahren. Empfehlungen zur übermäßigen Schonung (Bettruhe), langdauernde Krankschreibung und Einsatz von hauptsächlich passiven Therapieverfahren (inklusive „Infusionskuren") schränken die Selbstverantwortung der Patienten/innen im Umgang mit ihrer Erkrankung („Selbstmanagementstrategien") ein.

Literatur

Update der evidenz- und konsensbasierten Österreichischen Leitlinie für das Management akuter, subakuter, chronischer und rezidivierender unspezifischer Kreuzschmerzen 2018 – Kurzbezeichnung Leitlinie Kreuzschmerz 2018, Bundesministerium für Arbeit, Soziales, Gesundheit und Konsumentenschutz, Langfassung 1. Auflage, Version 1, 2018.
Deutsche Schmerzgesellschaft. Definition, Pathophysiologie, Diagnostik und Therapie des Fibromyalgiesyndroms. Available from: http://www.awmf.org/leitlinien/detail/ll/145-004.html [cited: 16.08.2018].
Dimova und Birklein, Das komplexe regionale Schmerzsyndrom (CRPS) – Ein update. Schmerz 2018; 32: 217–230.
Langzeitanwendung von Opioiden bei nicht tumorbedingten Schmerzen – "LONTS" aktueller Stand: 09/2014, Überarbeitung 01/2015; https://www.awmf.org/uploads/tx_szleitlinien/145-003l_S3_LONTS_2015-01.pdf

Invasive Schmerztherapie

Sabine Sator-Katzenschlager

Inasive Schmerztherapie stellt in einem multimodalen Setting eine Indikation bei zahlreichen Diagnosen dar. Vorerst unterscheiden wir zwischen akuten und chronischen Schmerzen sowie benignen und Tumorschmerzen. Nozizeptive (somatisch und viszeral) sowie neuropathische Schmerzkomponenten treten häufig in Kombination auf. Meist sind es Schmerzen im Bewegungsapparat, insbesondere im Rückenbereich. Diese Schmerzen können in jedem Alter auftreten. Schmerzen in den großen Gelenken z. B. Hüfte oder Knie treten erst mit zunehmendem Alter auf. Gerade chronische Rückenschmerzen, v. a. low back pain, lassen die Anzahl der Arztbesuche und damit auch die Gesundheitskosten explodieren, wie auch eine rezente Studie in den USA zeigte, dass die Kosten für invasive Schmerztherapie bei low back pain in die Billionenbereiche gehen (1).

Sind die vorliegenden Schmerzen durch eine orale Analgetikatherapie in einem multimodalen Setting (Physikalische Therapie, Psychologische Therapie-Schmerzbewältigung, Einzeltherapie-Verhaltenstherapie) nicht mehr ausreichend beherrschbar, oder ist eine orale Therapie auf Grund von starken Nebenwirkungen bzw. durch Begleitsymptome wie Übelkeit, Erbrechen und Obstipation nicht mehr möglich, besteht die Alternative für PatientInnen in einer invasiven Schmerztherapie mittels Blockadeverfahren bzw. Neuromodulationstechniken. Zu einem multimodalen Setting gehören neben einer medikamentösen Therapieeinstellung immer auch eine physikalische Therapie und eine Schmerzbewältigung mit Hilfe von Einzeltherapie im verhaltenstherapeutischem Ansatz oder einer Gruppentherapie. Auch nach invasiven Verfahren müssen die multimodalen Therapien unterstützend weiter laufen (2–8).

Wir unterscheiden Blockaden für Tumorpatienten, für akute und chronische Schmerzen (speziell Rückenschmerzen):

Blockaden für chronischen Rückenschmerz

1. Facettennervenblockade
2. Sacroiliacalblockade
3. Epidurale Steriodgabe

Blockaden an sympathischen Ganglien

1. **Tumorschmerzen**
- Plexus coeliacusblockade
- Plexus hypogastricusblockade superior/ Ganglion impar

2. **Sympathisch mediierter Schmerz**
- Ganglion Stellatumblockade
- Lumbaler sympathischer Grenzstrang

Viele dieser Verfahren, die in den vergangenen Jahren für die Behandlung von akuten/chronischen Schmerzsyndromen entstanden sind, können und sollten aber nur von spezialisierten SchmerztherapeutInnen mit entsprechender Expertise korrekt ausgeführt und technisch gut dokumentiert werden (9).

Blockadeverfahren

Zur Diagnoseabsicherung und Vorbereitung für invasives Treatment gehört eine exakte Anamnese und psychosoziale Anamnese. Ein grobneurologischer Status sollte bei der körperlichen Untersuchung unbedingt durchgeführt werden. Bei Auffälligkeiten muss auf die Neurologie für einen genauen Neurostatus mit Nervenleitgeschwindigkeit (NLG) und Elektromyografie (EMG) überwiesen werden. Oft ist zur Diagnosesicherung bzw. Abklärung auch bildgebende Diagnostik notwendig, z. B. bei Osteoporose ein Röntgen zum Ausschluss einer Fraktur bzw. WK-Einbruch. Bei neurologischen Ausfällen sind auch CT/MRI Untersuchungen notwendig. Wird zur Therapie an ein Neuromodulationsverfahren gedacht, sind psychologische Testungen unausweichlich. Die Psychometrie erfolgt mittels mehreren standardisierten Fragebögen zur Erkennung psychiatrischer Komorbidität (Psychosen, Neurosen, Persönlichkeitsstörungen, organische Psychosyndrome, Sucht). Bei Auffälligkeiten ist ein psychologisches/psychiatrisches Interview erforderlich.

Bereits frühzeitig sollte bei verschiedenen benignen bzw. Tumorerkrankungen, noch bevor die orale Schmerztherapie nach dem WHO-Stufenschema ausgeschöpft ist, an den Einsatz invasiver schmerzthearpeutischer Verfahren gedacht werden. Eine ausführliche mündliche und schriftliche Aufklärung über Ablauf, Risiken und Alternativen sowie eine schriftliche Einwilligung der PatientInnen ist unabdingbar vor allen invasiven Eingriffen.

Eine Mehrzahl von invasiven Verfahren bedingt eine stationäre Aufnahme von etwa 3 Tagen. Wie bei einem chirurgischen Eingriff sind auch hier Blutbild (Thrombozyten), Gerinnung (ÖGARI-Richtlinien) und Nierenwerte (Cave Röntgenkontrastmittel), die nicht älter als 2 Wochen sind, erforderlich. Bei PatientInnen, die unter Thrombo-Ass stehen, muss dieses mindestens 2 Tage davor pausiert werden. Die Patienten, welche gerinnungshemmende Medikamente wie z. B. Marcoumar oder Plavix u. a. benötigen, ist eine ambulante Umstellung auf niedermolekulares Heparin 10–14 Tage vor dem geplanten Eingriff notwendig. Nüchternheitsgrenzen gemäß den für Allgemeinnarkosen üblichen Richtlinien sind einzuhalten (10, 11).

Infiltrationen

Bei Infiltrationen wird ein Lokalanästhethikum (LA) in sogenannte Triggerpunkte (Schmerzpunkte) subkutan appliziert. Indikationen stellen meist Zervikal Syndrome, Spannungskopfschmerzen da.

Es gibt dann auch eine Infiltrationstherapie für tiefer liegende Strukturen (z. B. Nervenwurzeln, Gelenk). Bestimmte Wirkungen: z. B. eine Schmerzblockade und/oder Entzündungshemmung. Meist werden Lokalanästhetika (z. B. Xylocain) bzw. länger wirksame Glukokortikoide oder Kombinationen aus beiden gespritzt. Sehr häufig kommt diese Art von Behandlung als epidurale oder intraartikuläre Infiltration zum Einsatz.

Eine solche Infiltrationstherapie kann zur Überbrückung dienen, bis ein chirurgischer Eingriff zur Beseitigung der Ursache (z. B. Bandscheibenoperation, Knieoperationen) von Schmerzzuständen erfolgt. Diese Infiltrationen sollen eine Schmerzlinderung bewirken, damit andere konservative Behandlungsmaßnahmen wie z. B. eine physikalische Therapie überhaupt erst möglich sind. Infiltrationen sollen immer von einem sogenannten multimodalen Schmerztherapiesetting begleitet werden, wie Schmerzmittel, physikalische Maßnahmen, psychosoziale Interventionen, Akupunktur usw., indem sie sinnvoll kombiniert werden, was z. B. oft auch eine Dosisreduktion der Schmerzmittel erlaubt.

Intraartikuläre Infiltrationstherapie

Die Infiltration von Gelenken mit einem Cortison-Präparat dient im Besonderen der Behandlung einer Synovialitis rheumatischen oder degenerativen Ursprungs. Das Steroidhormon wirkt entzündungshemmend und immunsuppressiv, sodass die mit einer Arthritis verbundene Schwellung und ein eventuell vorhandener Gelenkerguss schwinden. Die Entzündung bewirkt oft Schmerzen und Bewegungseinschränkungen.

Die kristallinen Cortison-Präparate müssen streng ins Gelenk und nicht ins Unterhautfettgewebe appliziert werden. Die Dosis muss dem jeweiligen Gelenk angepasst werden – sie unterscheiden sich in ihrer Wirkungsstärke und -dauer (zwei bis sechs Wochen). Idealerweise sollten sie lange im Gelenk verbleiben und nur in geringem Ausmaß aus ihm resorbiert werden, sodass es kaum zu systemischen Effekten kommt. Oft können die Injektionen notwendig gewordene chirurgische Eingriffe hinauszögern bzw. sogar überflüssig machen. Vor Anwendung einer intraartikulären Infiltrationstherapie muss aber sichergestellt werden, dass keine bakterielle Infektion des zu behandelnden Gelenks bzw. seiner Umgebung vorliegt, da dieses sonst durch das Cortison zusätzlich eine Entzündung verstärken kann. Bei degenerativen Gelenkerkrankungen ohne Entzündung und mehrfach wiederkehrenden Gelenkergüssen sollte Abstand von Infiltrationen genommen werden.

CAVE: Infiltrationen müssen immer unter sterilen Bedingungen, mit der richtigen Technik und korrekten Dosis des jeweils verwendeten Präparates durchgeführt werden. Zusätzlich ist der zeitliche Mindestabstand zwischen den Injektionen einzuhalten sowie bereits beim geringsten Verdacht auf eine Infektion sofort therapeutisch einzugreifen.

Nebenwirkungen und Komplikationen

Lokalanästhetika und Cortison-Präparate – vor allem bei Überdosierung oder versehentlicher intravasaler (in ein Gefäß). Nach der Anwendung von Glukokortikoiden kann es z. B. dosisabhängig zu einer Gesichtsrötung (Flush) mit Hitzegefühl, oft auch Tachykardie kommen, die nach Stunden bis wenigen Tagen wieder abklingt. Anstieg des Blutzuckerspiegels bei Diabetikern (vermehrte Blutzuckermessungen, Anpassung der Therapie).

Infektionen, Entzündungen, Hämatome oder auch Blutungen (cave: Einnahme von Blutverdünnungsmitteln), Spritzenphobiker, schwere Allgemeininfekte oder Unverträglichkeiten/Allergien auf die applizierten Substanzen

Bei Nichteinhaltung der notwendigen hygienischen Richtlinien, unkorrekt angewandter Technik oder bestimmten bestehenden Erkrankungen:

Komplikationen: Gelenkempyem – meist in großen Gelenken durch Infektion mit Staphylococcus aureus, Staphylococcus epidermidis, Streptokokken u. a. Bakterien sowie Abszessbildungen; Kristallsynovitis; durch die Injektion hervorgerufene, bleibende Knorpelschäden oder Knochennekrosen; nekrotisierende Fasziitis, die sich v. a. bei Diabetes mellitus, Durchblutungsstörungen oder geschwächter Immunabwehr einstellt.

Lumbale Facettengelenke (12, 13) = Blockade des med. Astes des Ramus dorsalis n. spinalis

Akute und auch chronische Rückenschmerzen müssen nicht immer durch Bandscheibenvorfälle erzeugt werden. Die Hauptursache für das Facettensyndrom sind degenerative Schäden der Wirbelgelenke. Aber auch Schäden an den Bandscheiben können zur Wirbelgelenkarthrose führen. Denn Bandscheibe und Facettengelenke stehen durch ihre ähnliche Funktion in einer engen Wechselbeziehung. Schäden an einer der beiden Strukturen führen meist zu Schäden an der anderen. Neben der Arthrose kann auch eine Arthritis ein Facettensyndrom auslösen. In vielen Fällen sind sie auf Fehlstellung und Abnutzung (Arthrose) der kleinen Wirbelgelenke zurückzuführen. Die Beschwerden sind oft ringförmig bis in das Gesäß, Schultern, Arme und Beine ausstrahlend. Das Facettengelenk ist oft an rund 80 Prozent der Wirbelschmerzen zumindest beteiligt. Meistens ist der Lendenwirbelbereich betroffen (lumbales Facettensyndrom).

Hauptsymptom des Facettensyndroms ist Schmerz bei Rotationen, bei langem Sitzen oder Stehen. Dieser Schmerz ist zumeist dumpf, nicht genau lokalisierbar und ein- oder beidseitig. Er kann aber auch stechend oder bohrend sein. Im Laufe des Tages nehmen die Schmerzen oftmals zu, da die Wirbelsäule durch den aufrechten Gang tagsüber belastet wird, während sie nachts weitgehend entlastet ist. Gleichzeitig kann die Wirbelsäule sich jedoch morgens oder nach längerer Ruhe steif anfühlen.

Diagnosesicherung

Muss man vor Schmerz aufstehen, ist längeres Laufen oder Sitzen unmöglich und kommen die Beschwerden bei längeren Belastungen wie z. B. Autofahren, tägliche Besorgungen, Putzen u. a.

Zu beachten: sogenannten Refered Pain ausschließen. Da bestimmte Nerven mehrere Gebiete und innere Organe versorgen, kann es sein, dass Signale eines anderen Ortes, der über den gleichen Weg wie die Schmerzfasern des Facettengelenks laufen, falsch zugeordnet werden und so zu einem scheinbaren Facettensyndrom führen. So können beispielsweise Erkrankungen der Bauchspeicheldrüse oder des Dickdarms scheinbare Rückenschmerzen auslösen.

Vorgehen

Das Verfahren der diagnostischen Infiltration wird ambulant durchgeführt. Nach kurzer Überwachungszeit (ca. 1 Stunde) können die Patienten in Begleitung eines Erwachsenen nach Hause entlassen werden.

Es gibt mehrere Arten der Durchführung der Facettennervenblockade: CT-gezielt, Röntgenkontrolliert und mit Hilfe des Ultraschalles. Zu empfehlen: Ultraschall hat den Vorteil, dass keine Strahlenbelastung für den Patienten stattfindet. Nerven sind im US nicht wirklich darstellbar, was meist durch hohe Frequenz und zu geringe Eindringtiefe (r 2–6 MHz Schallkopf ausreichend) verursacht ist. Daher ist als Leitstruktur die Darstellung von Knochenlandmarks sinnvoll.

Unter Röntgen-Bildwandlerkontrolle/Ultraschall wird eine spezielle Injektionsnadel zielgenau an den zuführenden Nerven der kleinen Wirbelgelenke (Rami mediales der Facettengelenke) platziert. Die genaue Lokalisation wird mit Kontrastmittel bei Röntgenverfahren kontrolliert. Anschließend wird ein lokales Betäubungsmittel injiziert. Beim Ultraschall ist kein Kontrastmittel notwendig.

Diagnostische Blockaden werden mit möglichst kleinen Lokalanästhethika-Volumina (LA) durchgeführt und müssen mind. 2 x eine signifikante Schmerzreduktion erzeugen; dies kann auch Placebo-kontrolliert oder mit 2 verschieden lang wirksamen LA durchführt werden.

Diese Probeblockaden werden 2–3 x wiederholt. Wenn es dabei immer zu einer Schmerzfreiheit kommt, können diese kleinen Nerven der Wirbelgelenke mittels Strom „verödet" werden (sog. Radiofrequenzablation oder Neuromodulation). Diese Blockadetechnik hat auch im Hinblick auf eine „stabilisierende" Wirbelsäulenoperation (Spondylodese) eine wichtige diagnostische Stellung. Denn nur wenn sich die Schmerzen durch diese Blockade beheben lassen, ist eine Spondylodese sinnvoll.

Med. Ast des Ramus dorsalis innerviert Facettengelenke (überlappend über 3 Segmente) – d. h. für eine Etage sind immer mind. 2 Nn zu blockieren (der betreffende Wirbel und einer darüber).

Referenzpunkt: Oberrand der Basis des Querfortsatzes (andere gelenksversorgende Nn z. B. N. sinuvertebralis Luschkae oder Ramus ventralis des Spinalnerven können nicht gezielt ausgeschaltet werden).

Klassische Prädiktoren für eine erfolgreiche FAB sind Folgende: es müssen 6 von 7 Kriterien positiv sein:

- Besserung im Liegen
- kein Schmerz beim Husten
- kein Schmerz bei Extension
- kein Schmerz bei Rotation in Extension
- kein Schmerz beim Aufrichten aus gebeugter Haltung
- Alter > 65 a

Diagnostische Blockaden: kein Gold-Standard;

höherer positive predictive value (63 % vs. 31 %) und verringerte falsch positive (27 % vs. 38 %), wenn Schmerzerleichterung von mind. 80 % als Kriterium angesehen wird.

Nach Lakemeier et al. Anesth Analg, 2013 gibt es keinen Unterschied zwischen FAC-Gelenks-Infiltration mit Steroiden oder Denervation (14).

Eine Radiofrequenz Denervierung für chronische Nackenschmerzen zygapophyseal und für chronische Cervicobrachiale Schmerzen bietet nur eine kurzfristige Linderung (15, 16).

Komplikationen: Intravaskuläres Eindringen sind: 11,4 % (20 % im Halsbereich, 4 % im Lendenbereich und 6 % im Brustbereich); Blutungen lumbal seltener als zervikal > thorakal) (14–16).

Sacroiliacalgelenks (SIG)-Blockade

Ursachen von SIG-Beschwerden können z. B. Beckenschiefstand und einseitige Belastung sein.

Auch bei dieser Blockade unterscheiden wir diagnostisch und therapeutisch. Bei ca. 15 % CLBP ist das Sacroiliacalgelenk betroffen. Für die SIG-Blockade gibt es mäßige Evidenz. Die Innervation ist unklar (Plexus sacralis, Spinalnerven).

Auch die Success-rate von Corticoidinfiltrationen mit nur ca. 12,5 % ist gering, selbst wenn auch Bänder u. a. extraartikuläre Strukturen miterfasst werden, steigt die Erfolgsrate auf nur schwache 31,25 %.

In anderen Untersuchungen wird die periartikuläre Erfolgsrate von 96 % vs. 62 % intraartikulär angeführt.

SIG RF Denervation weist eine limitierte Evidenz auf (17).

Lumbale epidurale Steroidgabe (Single-Shot-Periduralanästhesie)

Die lumbale epidurale Steroidgabe stellt eine häufige Schmerzblockade bei radikulären Schmerzen dar. Ursache können akute Bandscheibenvorfälle und Spinalkanalstenosen sein.

Zugangswege (18, 19):

- interlaminär
- transforaminal
- caudal
- blind, Rö-, CT-gezielt

Evidenz

Es hat sich gezeigt, dass es keine eindeutigen Beweise bei akutem Bandscheibenvorfall im zervikalen und thorakalen Übergang mit epiduralen Injektionen mit oder ohne Steroiden gibt. Aber es zeigte sich eine Überlegenheit mit Steroiden in der lumbosakralen Region bei akutem Bandscheibenvorfall und Radikulitis (18–21). Es gibt mäßige bis starke Hinweise, dass nach interlaminaren und transforaminalen epiduralen Steroid-Injektionen zumindest kurzfristig Linderung von radikulären Schmerzen auftritt (19).

Dagegen hat Cohen et al., BMJ 2015 (20) keinen Unterschied bei Verabreichung von Gabapentin vs. epiduralen Steroid-Injektionen (auch gemischt mit interlaminal) bei Spinalkanalstenose beobachtet (bei 27 % der Patienten waren 26 % der Patienten unresponsive nach ersten 2 ESI).

Im Cochrane-review stellten die Autoren fest, dass es keinen starken Beweis für oder gegen die Nutzung jeglicher Art von Injektionstherapie für Patienten mit subakuten und chronischen Rückenschmerzen gibt (18, 21).

Blockade des Plexus hypogastricus superior

PatientInnen mit viszeralen Schmerzen im Beckenbereich (N. recti, N. prostatae, N. uteri, N. vesicae und beninge Erkrankungen bei Chronic Pelvic Pain Syndromen) können durch eine Blockade des Plexus hypogastricus superior profitieren. Diese werden anamnestisch als schlecht lokalisierbar, kolikartig oder dumpf beschrieben. Da der Plexus ausschließlich die Beckenorgane, -gefäße und den Genitalbereich innerviert, ist eine Blockade bei somatischer Schmerzkomponente nicht indiziert. Eine Probeblockade mit Lokalanästhetikum kann hier zur Differenzierung beitragen.

Das Verfahren ist relativ komplikationsarm, sieht man von der engen räumlichen Beziehung zu den Iliakalgefäßen ab. Nebenwirkungen bestehen auch bei diesem Verfahren in Entzündungen an der Nadeleinstichstelle und Hämatomen. Zusätzlich könnte es zu verminderten Empfindungen im Sexualleben kommen. Die Blockade erfolgt ebenfalls in Bauchlage und wird durchleuchtungsgezielt mit Kontrastmittelkontrolle bzw. ultraschallgezielt durchgeführt. Es wird in Höhe LWK 4/5 beidseits paravertebral eingegangen. Zuerst findet auch bei diesem Verfahren eine Probeblockade mit Lokalanästhetika statt. Bei Erfolg, entsprechend einer VAS-Reduktion über 50 %, erfolgt eine Neurolyse mit 96 % Äthanol oder mittels Radiofrequenz (Abb. 1) (22).

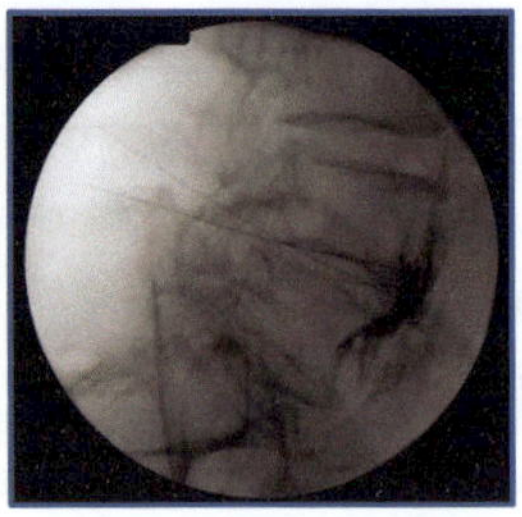

Abb. 1. Seitlicher Strahlengang mit KM-Darstellung des Plexus hypogastricus superior (AKH Wien)

Ganglion stellatum-Blockade

Das Ganglion stellatum innerviert sympathisch den Kopf/Nackenbereich (C_8, Th_1/Th_2), und oberen Thorakalbereich (Th_{2-4}). Auch hier wird die Blockade ultraschallgestützt durchgeführt.

Indikationen für diese Blockade stellen sympathisch mediierte Schmerzen der Oberextremitäten dar:

- CRPS, Postzosterschmerzen, ...
- Durchblutungsstörungen (z. B. M. Raynaud)
- Angina pectoris
- „hot-flashes"

Spezifische Kontraindikationen

- kontralateraler Pneumothorax
- Phrenicusparese, Recurrensparese
- Glaukom (Blockade-Serien)
- AV-Block 2–3, frischer MCI
- Pulmonale Insuffizienz

Komplikationen

- Pneumothorax
- retropharyngeales Hämatom
- Intraarterielle Injektion/Krampfanfall
- Blockade Plexus brachialis, N. laryngeus recurrens (je ca. 10 %)
- Linksseitig: Ösophagusperforation → Mediastinits
- Peridurale/spinale Injektion

Nach einer erfolgreichen Blockade sollte eine sogenannte **„HORNER"-Trias** auftreten:

Ptosis – Miosis – Enophthalmus

Lumbale Sympathikusblockade

Die Blockade des lumbalen Sympathikus stellt aufgrund der möglichen Komplikationen ein oft schwieriges, aber wirksames Verfahren dar. Chronische Schmerzen können unterteilt werden in Schmerzen, bei denen der Sympathikus nicht involviert ist und solche mit offensichtlicher Sympathikus-Beteiligung, dem sogenannten sympathisch unterhaltenen Schmerz. Das sind chronische Schmerzzustände, die von einer Überaktivität des sympathischen Nervensystems begleitet sind. Der sympathisch unterhaltene Schmerz tritt etwa beim komplexen regionalen Schmerzsyndrom (CPRS) in Armen und Beinen – früher auch als Morbus Sudeck bezeichnet –, bei Herpes zoster, Phantomschmerzen, bestimmten Gesichtsschmerzen im Innervationsareal des Trigeminus oder der Ischämie-Schmerz bei peripherer arterieller Verschlusskrankheit (PaVk) auf (23–26).

Die Methode der Sympathikus-Blockade ist minimal-invasiv und kann zur Diagnose eingesetzt werden: Reagiert jemand bei Blockade der Sympathikus-Ganglien mit einer lang anhaltenden Schmerzerleichterung, liegt ein sympathisch unterhaltener Schmerz zugrunde. Viel wichtiger ist aber ihre Therapiewirkung, die oft effektiver ist als die übliche, relativ stark dosierte pharmakologische Analgetika-Gabe. Die Blockade erfolgt durch Injektion von Lokalanästhetika, Opioiden oder neurolytischen Substanzen unter Röntgen- oder CT-Kontrolle oder durch Hitzeläsion-Radiofrequenz. Lokalanästhetika wirken nur wenige Stunden und werden für die Probeblockade eingesetzt. War die Blockade vorübergehend erfolgreich, kann eine dauerhafte Blockade entweder durch neurolytische Substanzen, welche die Nerven denaturieren, oder durch ein Thermoläsionsverfahren durchgeführt werden.

Auch bei diesem Blockadeverfahren ist eine stationäre Aufnahme von 3 Tagen notwendig. Es gelten dafür präoperative Aufklärung und Labor wie bei den vorhergehenden Blockadeverfahren. Im Eingriffsraum unter sterilen Bedingungen werden die Nadeln in Höhe L2/L3/L4 ungefähr 6 cm lateral von der Mittellinie positioniert (Abb. 2 und 3) (23, 24).

Nebenwirkungen und Komplikationen

Hypotension, Hämatome (cave: große Gefäße), Lokale Infektion, Nervenschäden, beidseitige Impotenz;

Kontraindikationen

Allgemeine KI für Regionalanästhesie (Gerinnung, Infektionen u. a.)

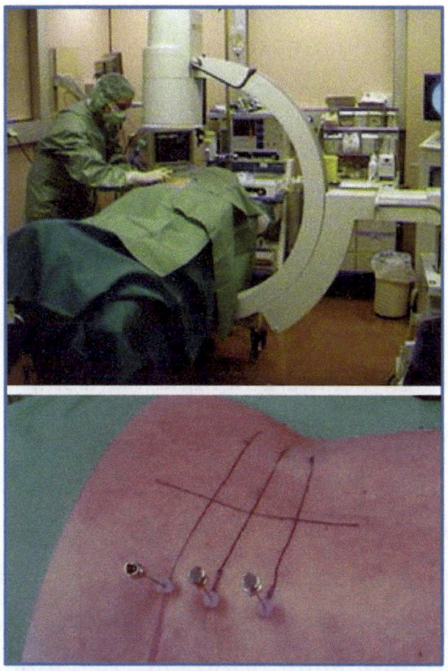

Abb. 2. Darstellung der Nadelposition bei Plexus lumbalis Blockade (AKH Wien)

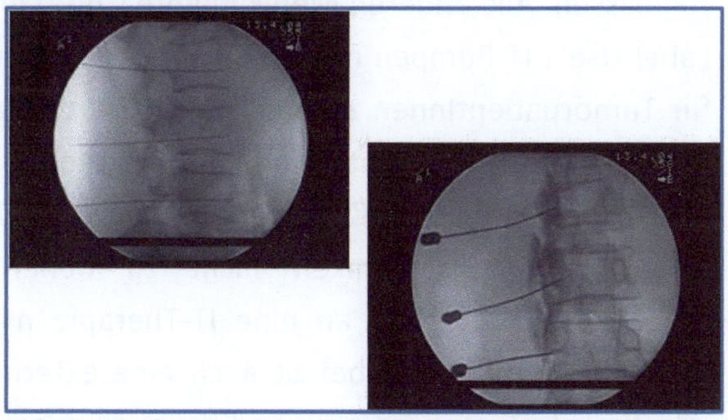

Abb. 3. Seitlicher Strahlengang und ap Aufnahme mit KM-Darstellung des Plexus lumbalis (AKH Wien)

Neuromudaltionsverfahren

Bei der Neuromodulation handelt es sich im Gegensatz zu destruktiven Verfahren um eine reversible Beeinflussung der neuronalen Transmission afferenter und efferenter Fasern des zentralen und peripheren Nervensystems.

Es gibt zwei Verfahren:

1. Neurostimulation
2. intrathekale Pharmakotherapie

Ad 1. Neurostimulation

Die Neurostimulation verhindert durch elektrische Reizung GABAerger Interneurone eine überproportionale Steigerung der sensorischen Information. Sie ist auf verschiedenen Ebenen des Nervensystems möglich, beispielsweise im Bereich peripherer Nerven, des Rückenmarks, des Thalamus, des Ganglion trigeminale und des Motorkortex. Unter den verschiedenen Verfahren der Neurostimulation ist die epidurale Rückenmarksstimulation (Spinal Cord Stimulation, SCS) die am häufigsten angewandte Methode. Daneben gibt es auch noch DRS (Dorsal Root Ganglion Stimulation) und SNS (Subcutane Nervenstimulation). Es kommen Ein- und Mehrelektrodensysteme zur Anwendung. Bei bilateralen Schmerzen und komplexen Schmerzmustern können Mehrelektrodensysteme erforderlich sein.

Aufgrund der ortsnahen Stimulation/Applikation werden im Gegensatz zur systemischen Applikation hohe lokale Substratkonzentrationen erreicht, die die neuronale Aktivität und postsynaptische Erregbarkeit senken. Die Neuromodulation ist ein minimal invasives, operatives Verfahren, das in zwei Schritten angewendet wird. Vorerst wird eine Probephase stattfinden, bei der epidurale bzw. Dorsal Root bzw. subkutane Elektroden extern ausgeleitet werden. Die PatientInnen müssen in einer 1–3-wöchigen Testphase entscheiden, ob ein solches Verfahren ihren chronischen Schmerz um > 50 % reduziert. Erst dann wird in einer zweiten Sitzung in Lokalanästhesie das Aggregat (nicht wieder aufladbar oder aufladbar) implantiert. Welches Aggregat eingesetzt wird, ergibt sich aus dem Stromverbrauch in der Testphase und nach der Indikation.

Im Vorfeld ist, neben LWS/BWS/HWS-MRI, ein neurologischer Status und eine psychologische Testung wie oben beschrieben notwendig. Der/die PatientIn darf sich in keinem laufenden Pensionsverfahren befinden und muss sich verpflichten, weiter in einem multimodalen Setting teilzunehmen. Zusätzlich erfolgt auch in dieser Phase oft eine berufliche Umschulung oder eine Resozialisierung (27–30).

Methoden zur Neuromodulation

- Spinal Cord Stimulation (SCS)
- Target Stimulation (TS)
- Dorsal root ganglia stimulation (DRS)
- High Frequency Spinal Cord Stimulation (HFSCS)

Eisatzgebiete für SCS

- Postlaminektomiesyndrom
- Periphere Neuropathien
- Phantomschmerz
- Radikulopathien
- Sympathische Reflexdystrophie
- Postzosterneuralgie
- PAVK
- Angina Pectoris
- Chronic pelvic pain

Komplikationen: werden in der Literatur in den nachstehend genannten Häufigkeiten angegeben:

- Elektrodenbruch 0,5–4 %
- lokale Wundinfektionen 1–3 %
- Elektrodenmigration 10–15 %

Epidurale, intrakranielle und andere Infektionen, Serome, epidurale Hämatome, Nervenverletzungen sowie Liquorleckagen werden extrem selten beschrieben.

Dislokation und Störungen des gesamten Systems (Impulsgenerator und Elektrode) sind bei kernspintomografischen Untersuchungen mit höheren Feldleistungen (1,8 Tesla) möglich (31–34).

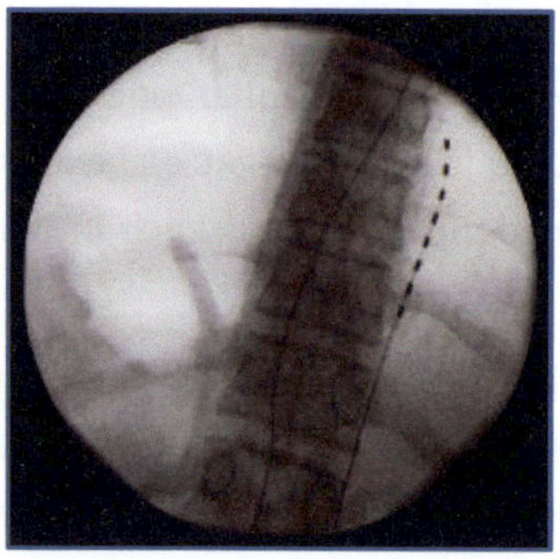

Abb. 4. Subkutane Elektrode(AKH Wien)

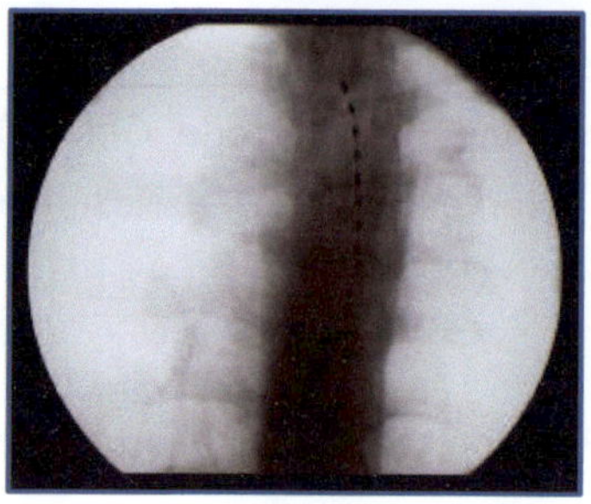

Abb. 5. Epidurale Elektrode (AKH Wien)

Ad 2. intrathekale Pharmakotherapie – externe und implantierbare Pumpen

Bei allen PatientInnen, deren therapierefraktäre neuropathische Schmerzen bzw. Tumorschmerzen konventionell nur unzureichend oder unter Inkaufnahme erheblicher Nebenwirkungen behandelt werden können, sollte die Möglichkeit einer intrathekalen Schmerztherapie frühzeitig in Betracht gezogen werden.

Als mögliche Medikamente für eine rückenmarksnahe Applikation stehen Opioide (Morphin, Hydromorphon, Fentanyl, Oxycontin) in Kombination mit Clonidin oder Lokalanästhetika sowie Zikonotide zur Verfügung. Morphin, Zikonotide und Baclofen für spastische PatientInnen sind zugelassen. Alle anderen Medikamente sind „Off-Label Use". IT-Pumpen mit Opioiden stehen v. a. für TumorpatientInnen zur Verfügung. Bei therapierefraktären neuropathischen Schmerzen, die durch konservative Maßnahmen und auch durch Neuromodulationstechniken nicht zu beherrschen sind, kann man an eine IT-Therapie mit Zikonotid denken. Hierbei ist auch eine externe intrathekale Testphase notwendig, um zu sehen, ob die Substanz vertragen wird und eine Schmerzreduktion von > 50 % bewirkt.

Bei eingeschränkter Lebenserwartung (≤ 3 Monate) kann die intrathekale Schmerztherapie mittels externer (PCA-)Pumpe und implantiertem intrathekalem Porst-System erfolgen. Für eine längerfristige Anwendung stehen implantierbare gasbetrieben oder elektronisch programmierbare Pumpen zur Verfügung. Beide Therapiestrategien sind für eine ambulante Therapie geeignet. Bei implantierbaren Pumpensystemen wird der dünne, im Spinalkanal mit einer meist im Bauchraum im Subkutangewebe platzierten Pumpe verbunden. Wiederbefüllungsintervalle je nach verwendeter Pumpengröße und Medikamentenbedarf liegen zwischen 4–6 Wochen.

Evidenz i. t. Pharmakotherapie

- bei richtiger Indikationsstellung
- bessere Schmerzreduktion
- weniger Nebenwirkungen
- als konventionelle medikamentöse Therapie
- bestes Medikament?
- ab > 3 Monaten kosteneffektiv

Komplikationen können sowohl technische als auch pharmakologische Ursachen haben. Neben typischen perioperativen Problemen wie Infektion oder Hämatombildung, sind vor allem Katheterprobleme zu nennen (Dislokation, Knick, Pumpendrehung). Das Nebenwirkungsprofil intrathekal eingesetzter Opioide entspricht den systemischen Nebenwirkungen. Insbesondere bei hoher Morphin-Konzentration können sich bei Langzeitanwendung an der Katheterspitze Granulome bilden, die zu neurologischen Symptomen führen (35, 36).

Mögliche Komplikationen

- chirurgisch 5,1 %
- medikamentenassoziiert (pharmokologisch) 77,3 %
- technisch- und geräteassoziiert
- Katheterprobleme 16,5 %–25 % (35–37)
- Pumpenprobleme 2 %
- menschliche Fehler 2 %

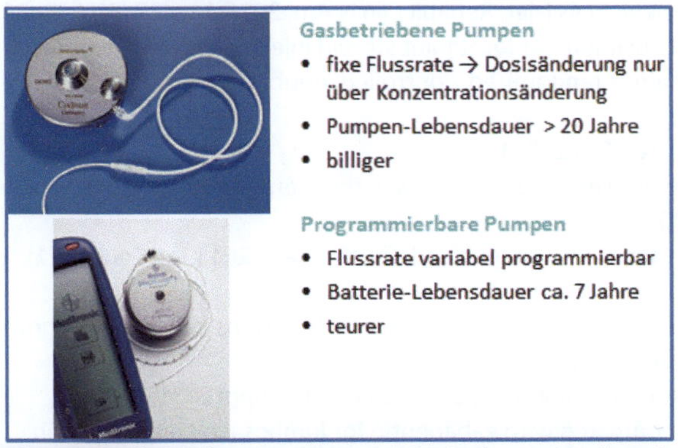

Abb. 6. Gasbetriebene Pumpe von FA Codman, Medtronic Handlese-/Programmiergerät mit elektronischer Pumpe

Tab. 1. Intrathekale Pharmakotherapie

Überlebensdauer	System	Optionen
Wochen	getunnelter Katheter	externe Pumpe
2–4 Monate	i. t. Port	externe Pumpe
> 3–6 Monate	implantierte Pumpe	gasbetrieben programmierbar

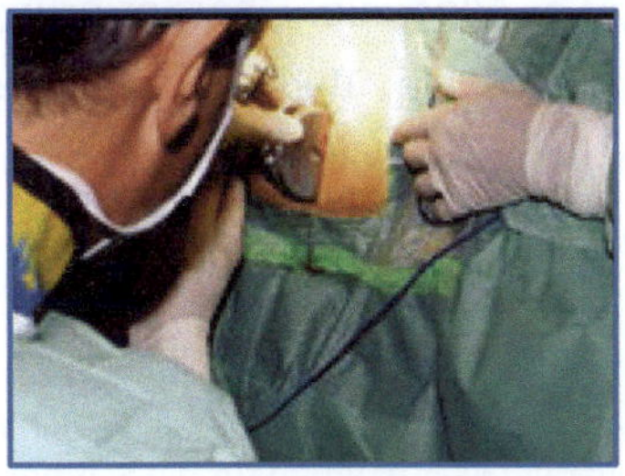

Abb. 7. Implantation von IT-Pumpen im AKH Wien

Tab. 2. Nebenwirkungen i. t. Opioide
Vergleichbar zu systemischer Gabe

short term	long term
Pruritus	Toleranz, Hyperalgesie
Nausea/Erbrechen	hormonelle Veränderungen
Harnverhalt/Obstipation	Gewichtszunahme
Schwitzen	periphere Ödeme
Konzentrations-/ Gedächtnisschwäche	Sexualstörungen (Libidoverlust, Menstruationsstörungen)
Atemdepression	Granulome
Alpträume	

Tab. 3. Substanzen – intrathekal
Dosis → Effekt und Nebenwirkungen
Konzentration → Neurotoxizität

Substanz	max. Dosis (mg/d)	max. Konzentration (mg/ml)
Morphin	15	20
Hydromorphon	4	10
Bupivacain	30	20
Clonidin	1	2
Fentanyl	?	2
Ziconotid	19,2 µg/d	100 µg/mL

Umrechnung von Opioiden

- Morphine Dose Equivalency
- **oral** **1**
- **i. v., i. m., s. c.** **1/3**
- **epidural** **1/15**
- **intrathecal** **1/100**

Bei einer kontinuierlichen i. v. MO-Gabe kann es zu einer unzureichenden Schmerzlinderung oder Nebenwirkungen bei 10–15 % der Patienten kommen. Weniger Nebenwirkungen werden bei Verabreichung von Hydromorphonen beobachtet. Folgende Nebenwirkungen können bei hoher Dosis von IT-Opioiden auftreten: Myoklonien, Hyperalgesie, Paranoia, Meniere-Krankheit, Nystagmus, Poyarthralgia, Sedierung, Atemdepression, Hyperalgesie, Allodynie. Überdosierung oder gemischt intrathekale und systemische Wechselwirkungen können eine erhöhte Sterblichkeit von 3,89 % auf 1 Jahr verursachen.

Ad-Toleranz und Hyperalgesie: Hyperalgesie und Allodynie induziert durch hohe Dosen von i. t. MO ist kein seltenes Ereignis (35–39).

Management der Toleranz und Hyperalgesie

- Dosis-Reduktion
- Opioid-Rotation
- i. v. Ketamin
  (0,5 mg Bolus, 0,025/kg/h Infusion)
- Zugabe von Alpha-2-Agonisten Clonidin epidural/Spinal

Zusammenfassung

Schmerzfreiheit und Linderung können in den meisten Fällen mittels adäquater oraler bzw. parenteraler Medikamentengabe oder in Kombination invasiver Maßnahmen für die SchmerzpatientIn erreicht werden. Die Furcht vor Überdosierung einzelner Medikamente bei Einhaltung der entsprechenden Dosierungsvorschriften sowie die Angst vor Suchtentwicklung bei chronisch leidenden und terminalen Patienten ist nicht gerechtfertigt. Invasive Verfahren sind bei bestimmten chronischen Schmerzerkrankungen/Tumorerkrankungen sinnvoll – aber immer im Rahmen eines multimodalen Therapiekonzeptes und nie als alleinige Therapie. Psychologische Schmerzbewältigung in Einzel- und/oder Gruppentherapie, physikalische Therapie sind begleitend unumgänglich.

Literatur

1. H. Smith et al., The Role of Invasive Pain Management Modalities in the Treatment of Chronic Pain Med Clin North Am. 2016 Jan; 100 (1): 103–15).
2. Dillmann U, Nilges P, Saile H, Gerbershagen HU. Assessing disability in chronic pain patients Schmerz. 1994 Jun; 8 (2): 100–10
3. .Zenz M. Jurna: Lehrbuch der Schmerztherapie, WVG, 2001, Stuttgart.
4. Kress HG. Aktuelle Schmerztherapie: Standards und Entwicklungen. Ecomed MEDIZIN, Landsberg, 2004.
5. Handwerker H.O. Einführung in die Pathophysiologie des Schmerzes. Springer-Verl. Berlin Heidelberg (1999).
6. Arnold B, Brinkschmidt T, Casser H-R, et al. Multimodale Schmerztherapie für die Behandlung chronischer Schmerzsyndrome. Ein Konsensuspapier. Schmerz 2014; 5: 459–472.
7. WHO Expert Commitee Report. Cancer pain relief and palliative care. Technical report service no.804.World Health Organization, Geneva (1990) 804:1–75. Review.
8. Slattery BW, Haugh S, Francis K, et al.Protocol for a systematic review with network meta-analysis of the modalities used to deliver eHealth interventions for chronic pain Syst Rev. 2017 Mar 3; 6 (1): 45.
9. American Society of Interventional Pain Physicians. Interventional techniques: evidence-based practice guidelines in the management of chronic spinal pain. Pain Physician. 2007; 10 (1): 7–111.
10. http://ecp.akhwien.at/.- bei neuromodularen Eingriffen gesonderte Aufklärungsbögen der Abteilung.
11. https://www.oegari.at/: Präoperative Gerinnungsanalytik bzw. Regionalanästhesie unter Antikoagulation.
12. Solberg J1, Copenhaver D, Fishman SM. Medial branch nerve block and ablation as a novel approach to pain related to vertebral compression fracture.Curr Opin Anaesthesiol. 2016 Oct; 29 (5): 596–9.
13. Hurdle MF. Ultrasound-Guided Spinal Procedures for Pain: A Review. Phys Med Rehabil Clin N Am. 2016 Aug; 27 (3): 673–86.
14. Lakemeier S1, Lind M, Schultz W, et. al. A comparison of intraarticular lumbar facet joint steroid injections and lumbar facet joint radiofrequency denervation in the treatment of low back pain: a randomized, controlled, double-blind trial. Anesth Analg. 2013 Jul; 117 (1): 228–35.
15. Chou R. Low back pain (chronic). BMJ Clin Evid. 2010 Oct 8; 2010 10: 1116: 1–41.
16. Diwan S, Manchikanti L, Benyamin RM, et. al. Effectiveness of cervical epidural injections in the management of chronic neck and upper extremity pain. Pain Physician. 2012 Jul-Aug;15(4):E405–34.
17. Vanelderen P, Van Zundert J. Radiofrequency treatment of the sacroiliac joint: quo vadis? Pain Pract. 2011 Jan-Feb; 11 (1): 1–2.
18. Benyamin RM, Manchikanti L, Parr AT, et. al. The effectiveness of lumbar interlaminar epidural injections in managing chronic low back and lower extremity pain. Pain Physician. 2012 Jul-Aug; 15 (4): E363–404.
19. Veizi E, Hayek S.Interventional therapies for chronic low back pain. Neuromodulation. 2014 Oct;17 Suppl 2: 31–45.
20. Cohen SP, Hanling S, Bicket MC, et al.Epidural steroid injections compared with gabapentin for lumbosacral radicular pain: multicenter randomized double blind comparative efficacy study. BMJ. 2015 Apr 16;350–1748
21. Makkar JK, Singh PM, Jain D, Goudra B.Particulate vs Non-Particulate Steroids for Transforaminal Epidural Steroid Injections: Systematic Review and Meta-analysis of the Current Literature. Pain Physician. 2016 Jul; 19 (6): 327–40.

22. Hanekop GG, Bautz MT, Beck D, et. al. Pain therapy in tumor patients and in palliative medicine. 2: Invasive measures]. Zentralbl Chir. 1998; 123 (6): 664–77.
23. Nagpal A, Eckmann M, Small S, Stevens S. Onset of spontaneous lower extremity pain after lumbar sympathetic block. Pain Physician. 2015 Jan-Feb; 18 (1): E89–91.
24. Choi E, Cho CW, Kim HY, et al. Lumbar Sympathetic Block with Botulinum Toxin Type B for Complex Regional Pain Syndrome: A Case Study.Pain Physician. 2015 Sep-Oct; 18 (5): E911–6.
25. Foye PM, Patel SI. Paracoccygeal corkscrew approach to ganglion impar injections for tailbone pain. Pain Pract. 2009; 9 (4): 317–21.
26. Gupta D, et al. Ultrasonography reinvents the originally described technique for ganglion impar neurolysis in perianal cancer pain. Anesth Analg. 2008;107(4):1390–2.
27. Chang Chien GC, Mekhail N.Alternate Intraspinal Targets for Spinal Cord Stimulation: A Systematic Review. Neuromodulation. 2017 Feb 3. 1–13
28. Peppucci E, Di Bonaventura R, Esposito V, et. al. Update on Mechanism and Therapeutic Implications of Spinal Cord Stimulation and Cerebral Hemodynamics: A Narrative Review. Acta Neurochir Suppl. 2017; 124: 27–36.
29. Lee KH, Lee SE, Jung JW, Jeon SY Spinal cord stimulation for intractable visceral pain due to sphincter of oddi dysfunction. Korean J Pain. 2015 Jan; 28 (1): 57–60.
30. Simpson EL, Duenas A, Holmes MW, Papaioannou D, Chilcott J. Spinal cord stimulation for chronic pain of neuropathic or ischaemic origin: systematic review and economic evaluation. Health Technol Assess. 2009 Mar; 1 3(17): 1–154.
31. Kumar K, Wilson JR, Taylor RS, Gupta S Complications of spinal cord stimulation, suggestions to improve outcome, and financial impact. J Neurosurg Spine. 2006 Sep; 5 (3): 191–203.
32. Kumar K, Taylor RS, Jacques L, Eldabe Set. Al. The effects of spinal cord stimulation in neuropathic pain are sustained: a 24-month follow-up of the prospective randomized controlled multicenter trial of the effectiveness of spinal cord stimulation.Neurosurgery. 2008 Oct; 63 (4): 762–70;
33. Kloimstein H, Likar R, Kern M, Neuhold J, Cada M, Loinig N, Ilias W, Freundl B, Binder H, Wolf A, Dorn C, Mozes-Balla EM, Stein R, Lappe I, Sator-Katzenschlager S. Peripheral Nerve Field Stimulation (PNFS) in Chronic Low Back Pain: A Prospective Multicenter Study. Neuromodulation 2013.
34. Sabine Sator-Katzenschlager, Katharina Fiala, Hans-Georg Kress, Alexandra Kofler, Josef Neuhold, Herwig Kloimstein, Wilfried Ilias, Eva-Maria Mozes-Balla, Michaela Pinter, Nadja Loining, Georg Heinze, Rudolf Likar. Subcutaneous Target Stimulation (STS) in chronic non-cancer pain: A nation-wide retrospective study. Pain Practice 2010;
35. Zheng S, He L, Yang X, Li X, Yang Z. Evaluation of intrathecal drug delivery system for intractable pain in advanced malignancies: A prospective cohort study Medicine (Baltimore). 2017 Mar; 96 (11): 1–5.
36. Kress HG et al.Intrathecal therapy: what has changed with the introduction of ziconotide. Pain Pract. 2009; 9 (5): 338–47.
37. Deer T, Krames ES, Hassenbusch SJ, et al. Polyanalgesic consensus conference 2007: recommendations for the management of pain by intrathecal (intraspinal) drug delivery: report of an interdisciplinary expert panel. Neuromodulation. 2007 Oct; 10 (4): 300–28.
38. Prager J1, Deer T, Levy R, et. Al. Best practices for intrathecal drug delivery for pain Neuromodulation. 2014 Jun; 17 (4): 354–72.
39. Patel VB, Manchikanti L, Singh V, et al. Systematic review of intrathecal infusion systems for long-term management of chronic non-cancer pain. Pain Physician. 2009 Mar–Apr; 12 (2): 345–60. Review.

Schmerz und Schmerztherapie in der Pädiatrie

Klaudia Graf-Rohrmeister

Lernziele:

- Erkennen und Objektivierung kindlicher Schmerzzustände vom Früh- und Neugeborenen bis hin zum Jugendlichen.
- Wissen um die Möglichkeiten zur Vermeidung entwicklungsneurologischer Konsequenzen und pathologischer Schmerzsyndrome durch adäquates, altersentsprechendes Schmerzmanagement.

Allgemeine Einleitung

Definition: Schmerz ist eine komplexe Sinneswahrnehmung, die vom Bewusstsein erfasst und sensorisch und emotional als „unangenehm" erfahren wird, ausgelöst durch eine Gewebsschädigung, welche entweder auf eine direkte Noxe oder auf eine krankhafte Veränderung (z. B. Entzündung) zurückzuführen ist (H. Merskey 1979).

Schmerz stellt grundsätzlich eine sinnvolle Warneinrichtung dar und ist Teil eines Schutzmechanismus, durch welchen der Körper weitere Schäden verhindern oder minimieren kann. Ein gewisses Maß an Schmerzerfahrung ist Teil einer gesunden menschlichen Entwicklung. Jedoch geht die Sinnhaftigkeit bei lang anhaltenden, chronischen Schmerzen verloren.

Das multidimensionale Phänomen Schmerz ist abhängig von Schmerzkategorie, Rezeptorart, Rezeptorverteilung und -dichte, welche sich insbesondere in der Neonatalperiode ganz wesentlich im Vergleich zu späteren Lebensabschnitten unterscheiden.

Besonderheiten in der Neonatologie

Der noch vor etwa 25 Jahren gültige Mythos, Neugeborene und besonders Frühgeborene könnten aufgrund ihrer zerebralen Unreife keine „Schmerzen empfinden", führte dazu, dass bis in die 1980er-Jahre sogar Operationen bei ¾ aller Früh- und Neugeborenen ohne ausreichende Analgesie durchgeführt wurden.

Mittlerweile ist anerkannt, dass Feten bzw. Frühgeborene bereits ab der 22.–24. SSW Schmerzen wahrnehmen können und auch eine Schmerzreaktion zeigen, da sowohl die neuroendokrinen und neurofunktionellen Gegebenheiten als auch die neuroanatomischen Strukturen – von peripher bis ins ZNS reichend – reif genug sind.

Frühgeborene und reife Neugeborene sind im Vergleich zu älteren Kindern sogar *noch sensitiver* für Schmerzen und haben eine stärkere hormonelle, metabolische, immunologische und kardiovaskuläre Reaktion auf Schmerz.

Dieses verstärkte Schmerzempfinden resultiert zum einen aus einer deutlich höheren peripheren Nozizeptor-Dichte, zum anderen aus nicht vorhandenen empfindungsmodulierenden, deszendierenden Bahnen (aus Nucleus raphe magnus), begleitet von einer verzögerten Neurotransmitterexpression auf spinaler Ebene. Daraus resultiert das sogenannte Wind-up-Phänomen: d. h. auch niederschwellige, primär „nicht noxische nozizeptive" Stimulation wird als schmerzhafter, schädigender Reiz weitergeleitet und empfunden.

Konsequenzen

Trifft wiederholter, unbehandelter Schmerz auf sich entwickelnde neuronale Strukturen eines Neu- und Frühgeborenen, prädisponiert diese extreme Vulnerabilität für **Langzeitkonsequenzen.** Dies äußert sich in pathologischem Schmerzempfinden (herabgesetzte Schmerzschwelle und gesteigertes Angstempfinden) sowie pathologischer Schmerzreaktion mit gesteigerter affektiver Schmerzantwort bis in das Pubertätsalter reichend. Diese Langzeitveränderungen sind umso evidenter, je früher repetitiver Schmerz auftritt.

Darüber hinaus wird insbesondere bei Frühgeborenen mit wiederholter Schmerzexposition auch die entwicklungsneurologische Beeinträchtigung im Sinne einer herabgesetzten kognitiven Leistung im späteren Leben diskutiert, welche ihr morphologisches Korrelat in einer Hirnvolumsminderung – sowohl die graue als auch weiße Hirnsubstanz betreffend – findet.

Aber auch bei älteren Kindern kann anhaltende Sensibilisierung zu inadäquaten Schmerzen führen, wodurch die sinnvolle Schutzfunktion verloren gegangen ist. Schmerz ist dann nicht mehr Symptom, sondern bekommt einen eigenen Krankheitswert.

Ursachen kindlicher Schmerzen

Schmerz ist neben Fieber das häufigste Symptom in der Pädiatrie!

- Akute Schmerzen finden sich vor allem als Begleitsymptom akuter Erkrankungen (Otits media, Tonsillitis, Appendizitis etc.), durch Traumata sowie im Rahmen schmerzhafter Eingriffe (Venenpunktion, Lumbalpunktion, Knochenmarkspunktion, Wundversorgung etc.).
- Manifeste Schmerzen sind peri- und postoperativ zu erwarten.
- Chronisch werden Schmerzen im Rahmen zugrundeliegender chronischer und langdauernder Erkrankungen wie Rheuma, Migräne einschließlich abdomineller Migräne sowie Tumorerkrankungen.

Schmerzdiagnostik

Voraussetzung für eine adäquate Schmerztherapie ist eine ausreichende, genaue Schmerzevaluierung mit exakter Schmerzanamnese und Verlaufsbeschreibung, denn Schmerztherapie soll – unter Berücksichtigung des kindlichen Alters, des aktuellen Krankheitszustands und Körpergewichts – bedarfsgerecht titriert werden.

In der Pädiatrie ist Schmerzanamnese und die Interpretation von Schmerzen schwierig und häufig unzureichend, da schmerzbezogenes Ausdrucksverhalten altersabhängig ist (je jünger das Kind, umso diffiziler das Verhalten), die Schmerzqualität nicht gut beschrieben wird und bei Kindern eine undifferenzierte Schmerzprojektion vorliegt. Am häufigsten sind drei Schmerzsyndrome: Kopfschmerz, Bauchschmerz und Muskel-/Gelenksschmerz.

Der Goldstandard der Schmerzdiagnostik zur Schmerzgraduierung ist die **„Patientenselbstdokumentation“**, welche bei Kindern erst ab dem 8. Lebensjahr zuverlässig möglich ist (Tab. 1).

Tab. 1. Verständnis von Schmerz unter Berücksichtigung des Alters

Alter	Beobachtung
0–3 Monate	Kein Schmerzverständnis; Reaktionen reflexhaft und wahrnehmungsbezogen
3–6 Monate	Schmerzreaktionen werden durch Traurigkeit und Ärgerreaktionen ergänzt
6–18 Monate	Entwicklung von Furcht vor schmerzhaften Empfindungen. Fähigkeit zur Schmerzlokalisation entwickelt sich
18–24 Monate	Gebrauch des Wortes „Schmerzen“ (im Sinne von „weh tun“) zur Schmerzbeschreibung. Beginn des Gebrauchs nicht kognitiver Schmerzbewältigungsstrategien
3–5 Jahre	Beginnende grobe Angabe der Schmerzintensität, beginnende emotionale Beschreibung des Schmerzes (z. B. „schlimm“, „wahnsinnig“, „super“)
5–7 Jahre	Besseres Differenzierungsvermögen der Schmerzintensität, Beginn des Gebrauchs kognitiver Schmerzbewältigungsstrategien
7–10 Jahre	Verbale Erklärung, warum etwas „weh tut“, erste Konzeptbildung
Ab 11 Jahren	Schmerzintensität kann differenziert bewertet werden

Algesimetrie: klinische Schmerzmessung und Objektivierung

Schmerzeinstufung und Einschätzung des Ausprägungsgrades durch beobachtbare Veränderungen (Fremdbeobachtung) oder durch Selbsteinschätzung (Tab. 2).

Scores sind unumgänglicher Bestandteil eines Analgesiekonzepts, um rasch und effizient auf Stress- und Schmerzsituationen des Kindes reagieren zu können und um einem Wirkverlust von Medikamenten (durch entsprechende Dosis- bzw. Therapieänderung) entgegenzuwirken.

Tab. 2. Verfahren der Algesimetrie in der Pädiatrie

PIPP: Premature infant pain profil – Erfassung akuter Schmerzen unter Berücksichtigung des Gestationsalters
CRIES: Weinen, Sauerstoffbedarf, erhöhte Vitalparameter, Mimik, Schlaflosigkeit postoperatives Schmerzrating für Früh- und Neugeborene
NIPS: Neonatal infant pain score – akute Schmerzen für reife Neugeborene
BSN: Berner Schmerzscore für Neugeborene – für akute und manifeste Schmerzen bei Früh- und Neugeborenen
COMFORT Scale: postoperatives Schmerzrating
CHEOPS: Children's Hospital of Estern Ontario Pain Scale
CFCS: Child facial coding system
MOPS: Modified objective pain scale

Alter	Kurzform	Art der Messung	Anwendung
Fremdbeobachtung			
Frühgeborene			
Ab 24. SSW	PIPP	Fremdbeobachtung, 7 Items	allgemein
Ab 32. SSW	CRIES	Fremdbeobachtung, 5 Items	postoperativ
Neugeborene	NIPS	Fremdbeobachtung, 6 Items	allgemein
	BSN	Fremdbeobachtung, 7 Items	allgemein
Säuglinge/Kleinkinder			
0–3 Jahre	COMFORT	Fremdbeobachtung, 9 Items	postoperativ
	KUSS	Fremdbeobachtung, 5 Items	postoperativ
Kleinkinder			
0–5 Jahre	CHEOPS	Fremdbeobachtung, 6 Items	postoperativ
2–5 Jahre	CFCS	Fremdbeobachtung	postoperativ
2–11 Jahre	MOPS	Fremdbeobachtung, 5 Items	postoperativ
Selbsteinschätzung			
Kleinkindalter			
2,5–6 Jahre	Smiley-Analogskala	Kind zeigt auf Gesicht, das dem Schmerzempfinden entspricht	allgemein
3–12 Jahre	Farbskala	Kind wählt die Farbe aus, die der aktuellen Schmerzstärke entspricht	akute Schmerzen
Schulalter			
ab 6 Jahren	visuelle Analogskala	Kind soll mit einer Linie Schmerzstärke markieren	allgemein
	numerische Ratingskala	Kind soll Zahl angeben, die der Schmerzstärke entspricht	allgemein
	verbale Ratingskala	Kind sucht verbale Beschreibung aus, die dem Schmerz entspricht	allgemein
4–12 Jahre	taktile Skala	10 Holzkugeln unterschiedlicher Größe repräsentieren Schmerzstärke	nach Augenoperationen
Schmerztagebuch			
8–18 Jahre	Schmerztagebuch	Protokoll, tägliche Messungen, Belohnung für das Führen	Kopfschmerz, Migräne
Schmerzfragebögen			
8–18 Jahre	Dattelner Fragebogen	Strukturiertes Interview zum Schmerzgeschehen Eltern-, Kindexemplar	alle Schmerzzustände

Fremdbeobachtung

Schmerzrating erfolgt durch Eltern bzw. geschultes, medizinisches Personal von Frühgeborenen, reifen Neugeborenen, Säuglingen und Kleinkindern bis zum 3. Lebensjahr durch:

- Evaluation klinisch-physiologischer Veränderungen wie Steigerung von Herzfrequenz, Blutdruck und Atemfrequenz, Dyspnoe, autonome Störungen (palmares Schwitzen etc.), Sauerstoffsättigungsschwankungen, Verminderung der Hirnperfusion (NIRS) etc.
- Evaluation von Verhaltensänderungen wie Mimik (mit charakteristischem Grimassieren), Schreien, motorische Wegziehreflexe der Extremitäten, veränderte Schlaf-Wach-Zyklen.

Schmerzspezifische Reaktionen sind besonders bei Frühgeboren und kranken Neugeborenen nicht immer eindeutig wahrnehmbar und müssen von anderen Konditionen ähnlicher Symptomatik unterschieden werden.

In der Neonatologie berücksichtigen Schmerz-Scores die unterschiedlichen Schmerzzustände **akut** (prozeduraler Schmerz), **manifest** (postoperativ) und **chronisch** und lassen sich in eindimensionale und multidimensionale Instrumente unterteilen. Letztere berücksichtigen sowohl physiologische als auch Verhaltensänderungen (Tab. 2).

Eine Alternative zu multidimensionalen Schmerzscores stellen „Hautleitfähigkeits-Messungen“ dar, welche in der Neonatologie insbesondere bei beatmeten Neugeborenen mit Sedierung zuverlässig Schmerz- und Stresssituationen erfassen. Allerdings sollte ein Monitoring kein Ersatz, sondern nur eine Ergänzung zu Scoring-Methoden mit persönlicher Zuwendung sein.

Selbsteinschätzung

Mit zuverlässiger Selbsteinschätzung ist (frühestens) erst bei Kindern ab dem 3. Lebensjahr zu rechnen.

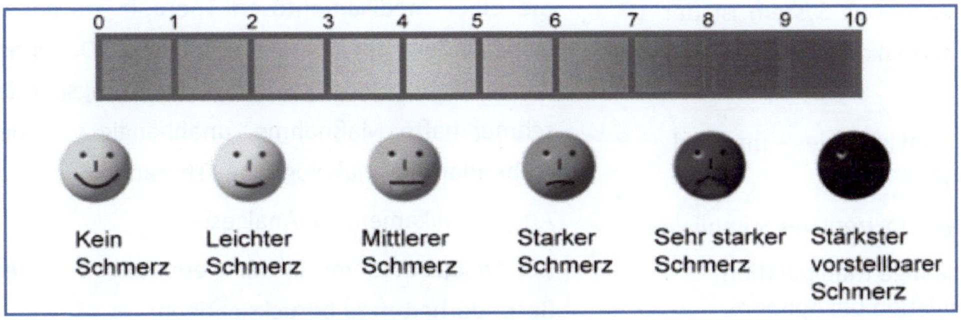

Abb. 1. Visuell-analoge Schmerzskala (VAS = SMILY-SCORE)

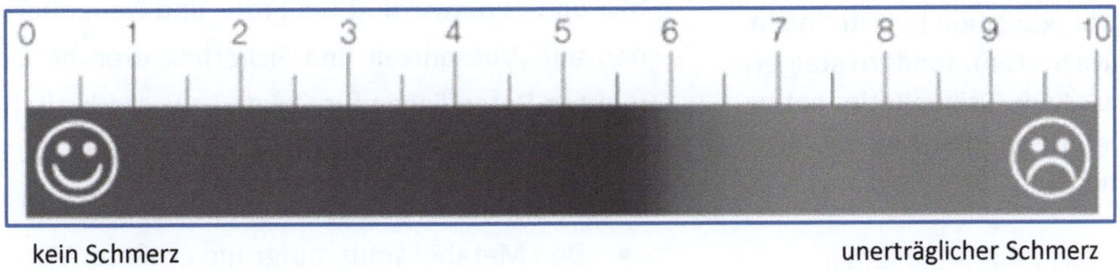

Abb. 2. Numerische Rating Skala von 1–10 (kein Schmerz – maximaler Schmerz)

Ab einer Score Zahl von > 3 sollte die Gabe oder Anpassung einer bestehenden Schmerzmedikation erfolgen.

Bei Kindern > 8 Jahren ist die Schmerzerhebung wie bei Erwachsenen möglich.

Aber auch bei Kleinkindern und Kindern haben neben der Selbsteinschätzung die Schmerzanamnese (mit Bezugspersonen) und die Verhaltensbeobachtung (Weinen, Stöhnen, Körperbewegung, Schonhaltung, Abwehr von Berührung, Mimik, Unmut, Nahrungsverweigerung etc.) großen Stellenwert.

Schmerzmanagement

Grundsätze des adäquaten Schmerzmanagements in der Pädiatrie sind es, Stress- und Schmerzsituationen rechtzeitig zu erkennen, wann immer nur möglich zu vermeiden und, wenn nicht zu umgehen, zeitgerecht adäquat zu behandeln.

Schmerzmanagement in der Neonatologie

Das Schmerzmanagement in der Neonatologie umfasst 3 Säulen:

1. Vermeiden von Schmerz und Noxen auf das nozizeptive System
2. nicht-pharmakologische Maßnahmen
3. medikamentöse Analgesie

Ad 1. Vermeiden von Schmerz und Noxen

Das Vermeiden von Schmerz und schädigenden Einflüssen auf das nozizeptive System ist der 1. Schritt des nicht-pharmakologischen Managements und umfasst:

→ ein möglichst „minimal invasives – maximal notwendiges Handling“

→ Fernhalten unnötiger nozizeptiver Stimuli wie:

- „grobe“ und zu häufige Manipulation (z. B. taktile Stimulation bei Apnoen),
- Temperaturschwankungen (vor allem Überwärmung).
- Licht: Extreme Lichtexposition belastet nicht nur das nozizeptive System, sondern steigert darüber hinaus das ROP-Risiko (Retinopathy of Prematurity). Konsequenter Augenschutz und Imitation eines Tag-Nacht-Rhythmus sind obligat!
- akustische Reize: Lärmbelastung durch Dauergeräusche einer Intensivstation, die zur Sicherheit der Patienten dienen, ist unvermeidbar – jede additive Belastung durch lautes Sprechen, Telefonieren, Radio, Tragen von Holzschuhen etc. muss bewusst vermieden werden!

→ Hinterfragen und Evaluation der Notwendigkeit von diagnostischen und therapeutischen Maßnahmen; die geringstbelastende wählen (z. B. venöse statt kapilläre Blutabnahme, non-invasives Monitoring etc.).

Ad 2. Nicht-pharmakologische Maßnahmen

Nicht-pharmakologische Analgesie umfasst vor allem die orogustatorische Simulation durch perorale Verabreichung süßer Substanzen: Die orale Gabe von Saccharose oder Glukose ist die am besten untersuchte nicht-pharmakologische Intervention in der Neonatologie, deren analgestischer Effekt unumstritten ist.

Der Wirkmechanismus wird in endogener Freisetzung von Enkephalinen/Endorphinen vermutet, die Wirkung ist proportional zum „Süßegrad“ und tritt nach 10 Sekunden bis 2 Minuten ein.

Dosierung: z. B. 25 % Saccharose 0,25 ml/kg KG/ED

Die non-pharmakologische Therapie ist nicht als Alternative, sondern als Komplementärmaßnahme einer medikamentösen Therapie zu sehen, insbesondere zur Schmerzprophylaxe. Daher ist die Indikation jede geplante, erwartungsgemäß schmerzhafte Maßnahme, unabhängig von bestehender pharmakologischer Therapie.

Ad 3. Medikamentöse Analgesie

Bei Analgosedierung in der Neonatologie gelten Besonderheiten zu berücksichtigen:

Nur wenige der zahlreichen verfügbaren Analgetika und Sedativa sind bei Früh- und Neugeborenen auf Wirksamkeit und Sicherheit erprobt. Die meisten Daten liegen für Opiate bzw. synthetische Opioide, Lokalanästhetika und Paracetamol vor.

Besonderheiten betreffen:

- Den Metabolismus, aufgrund größerer Verteilungsvolumina, abweichender Plasmaproteinbindung, unreifer Blut-Hirn-Schranke, Unreife in Leber- und Nierenfunktion mit herabgesetzter Eliminationsleistung und veränderter Clearance-Rate, sowie
- Unterschiede in Dichte und Verteilung der Opioidrezeptoren: nur 40 % der Opioidrezep-

toren sind zur Zeit der Geburt vorhanden, entsprechend weniger bei Frühgeborenen.

Diese Faktoren müssen sich in Dosierung und Dosierungsintervall widerspiegeln.

Opiate

Bei Morphin, vor allem aber bei synthetischen Opioiden (Piperidine, Fentanyl) gilt zu berücksichtigen, dass neben den bekannten zentralnervös deprimierenden und peripheren Nebenwirkungen (Atemdepression, Hypotension, Harnverhalt, gastrointestinale Motilitätshemmung) mit inadäquater Histaminfreisetzung, Vasodilatation und abnormer Rigidität der quergestreiften Muskulatur, besonders im Thorax- und Larynxbereich (bei 30–75 % der Frühgeborenen!) zu rechnen ist. Eine Atemdepression kann auch erst nach Stunden auftreten.

Dosierung:

Morphin: i. v.: 5–30 μg/kg/h (nach loading dose: 50–100 μg/kg)

Fentanyl: i. v.: 0,5–5 μg/kg/h

Nicht-opioide Analgetika

In Kombination mit Opioiden reduzieren periphere Analgetika den Bedarf Ersterer. Von den peripher wirksamen Schmerzmedikamenten sind Paracetamol (Mexalen®, Ben-u-ron®) bzw. Propacetamol (Perfalgan®) am besten untersucht. Aufgrund der höheren Bioverfügbarkeit ist die intravenöse und perorale Applikation gegenüber der rektalen zu bevorzugen.

Dosierung:

Paracetamol: i. v., p. o.: 10–15 mg/kg/ED – 6 stündlich

NSAR: Ibuprofen: i. v.: 5–10 mg/kg/ED

Ketolorac: i. v., p. o.: 1 mg/kg/ED – 6 stündlich

Schmerzmanagement in der Pädiatrie

Auch hier gelten die Grundsätze:

1. Schmerzprävention
2. Nicht-medikamentöse Schmerztherapie
3. Pharmakologische Analgesie

Ad 1. Schmerzprävention

→ Schmerzpräventive Pflegekonzepte:

„Minimal handling“: belastungsarme Pflege soll lange Ruhephasen ermöglichen und den Entwicklungs- und Genesungsprozess unterstützen:

- die Patientenmanipulation wird auf ein koordiniertes Minimum beschränkt
- die Umgebung an kindliche Bedürfnisse angepasst: gedämpfter Geräuschpegel, geringe Lichtstärke, grenzvermittelnde Lagerung
- durch sanfte taktile Stimulation und Zuwendung wird einer Reizverarmung entgegengewirkt

→ Psychologische Verfahren:

Die Konzentration auf Schmerzen hat Einfluss auf die Intensität der Schmerzwahrnehmung. Umgekehrt können leichtere Schmerzen auch ohne bzw. mit nur geringer medikamentöser Therapie durch effektive **Ablenkungs- und Bewältigungsverfahren** (Trösten, Berühren, Halten, Ruhe vermitteln, ...) gemildert werden. Eine vertraute Kontaktperson sollte, sofern möglich, immer anwesend sein.

Durch Vorbereitung und altersentsprechende, wahrheitsgetreue Vorinformation des Kindes (und der Eltern) werden Angst und Ungewissheit reduziert. Prinzipiell sind Weinen und Schreien erlaubt, denn sie ermöglichen die „Weitergabe“ von Gefühlen (= Ausleben negativer Emotionen). Regelmäßiges Lob und Belohnen der Tapferkeit helfen die Schmerzerfahrung zu bewältigen.

Ad 2. Nicht-medikamentöse Schmerztherapie

→ Physikalische Techniken:

Gegenirritationsverfahren durch kutane Stimulation:

- Kryotherapie (Kühlung), Thermotherapie (Wärmepackungen, Kompressen)
- Massagen und Einreibungen, Waschungen (Hydrotherapie)
- Vibrationstherapie, Ultraschall, elektrische Stimulation
- Akupunktur, Akupressur

→ Spezielle Lagerungsmaßnahmen, Ruhigstellung, Atemtherapie

Ad 3. Pharmakologische Analgesie

Die 3 Säulen der pädiatrischen Analgesie umfassen:

1. Lokalanästhetika
2. NSAR (Nicht-steroidale Antirheumatika) + Paracetamol
3. Opioide

Eine detaillierte Beschreibung sämtlicher auch in der Pädiatrie angewandter Substanzen sowie deren Wirkmechanismus, Wirkprofil und Nebenwirkungsspektrum sind dem Kapitel *Pharmakologie* (Christian Pifl, Petra Scholze) zu entnehmen.

Hier seien kurz die gängigsten pharmakologischen Präparate erwähnt:

Lokalanästhetika

Die Lokalanästhesie stellt eine besondere Form der medikamentösen Schmerztherapie dar, welche im Gegensatz zu systemisch wirksamer Analgesie nur ein geringes systemisches Nebenwirkungsspektrum aufweist. Vor bekanntermaßen schmerzhaften Eingriffen (z. B. Nadelstichtrauma bei: Blutabnahmen, Venflon, zentralen Venenzugängen, arteriellen Zugängen; Drainagen (abdominell, thorakal, ...), Lumbalpunktion, Wundversorgung etc.) eignen sich lokal wirksame Analgetika, um zu erwartenden Schmerzen präventiv entgegenzuwirken.

- *EMLA Creme®* (eutectic mixure of lokal anesthetics) enthält 2,5 % Lidocain und 2,5 % Prilocain:
  Dosis: 0,5–1 g = etwa 2 cm²/2 mm dick mind. 60 min unter Folienokklusion bei Kindern (30–45 min bei Neugeborenen, 20 min bei Frühgeborenen).
  Nebenwirkung, lokale Reizung: Vasokonstriktion, Rötung, Blasenbildung bei zu langer Einwirkzeit, Methämoglobinämie
- *Rapidan® 70mg/70mg* enthält 70 mg Lidocain/ 70 mg Tetracain:
  Dosis: maximal 2 x täglich für Kinder ab 3 Jahren. Lokale Hauterwärmung bewirkt signifikant bessere Anästhesie und die wärmebedingte Vasodilatation resultiert in besserem Punktionserfolg
  Nebenwirkung: lokale Reizung, Rötung, Ödem, Blasenbildung – passager
- *lokale Infiltration* der Haut und des Bindegewebes:
  Lidocain 0,5–2 % (Xylocain®)
  Dosis: 1–5 mg/kg (maximal) mit einer sehr dünnen Nadel langsam in Haut und Subkutis injizieren, da sonst verstärkt ein lokales „Brennen" zu verspüren ist. Die prä- und intraoperative Infiltration eines Operationsgebietes hat präventive Wirkung auf den postoperativen Schmerz.
- *Lokalanästhesie* – Nervenblockade (z. B. Peniswurzelblock) mittels Lidocain (Xylocain®), Bupivacain (Carbostesin®) (s. u.).

Systemische Analgetika

Das WHO-Stufenschema ist ein anerkanntes, wenngleich in der Pädiatrie nicht ganz unumstrittenes Schema zur Auswahl von Analgetika, wobei je nach Schweregrad der Schmerzen auf Stufe I, II oder III begonnen werden kann; der Schwerpunkt liegt auf Stufe I und III.

WHO-Stufenschema

Welches Schmerzmittel?

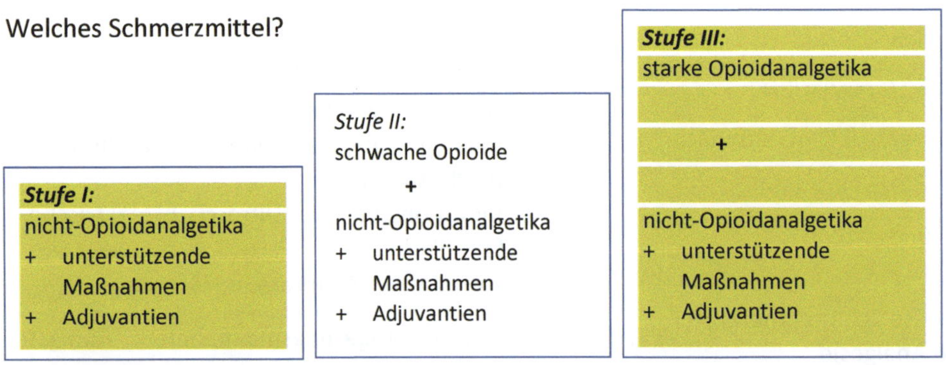

Abb. 3. WHO-Stufenschema

Stufe I: Nicht-opioide Analgetika (periphere Analgetika) zeigen neben analgetischer Wirkung auch eine antipyretische und teilweise auch antiphlogistische Wirkung.

Synonym: NSAR = nicht-steroidale Antirheumatika, NSAID = nonsteroidal antiinflammatory drugs

Der analgetische Effekt beruht auf der Hemmung der Prostaglandinsynthese (zum Teil über Cyclooxygenasehemmung) und somit auf der Hemmung der Nozizeptor-Aktivierung.

Das Nebenwirkungsspektrum umfasst vorwiegend gastrointestinale Störungen bis hin zu Blutungen, Nierenfunktionsstörungen, Störung der Blutbildung und Thrombozytenaggregation, Hautreaktionen, Exantheme, Gefahr von Asthmaanfällen bei positiver Asthma-Anamnese.

In der Pädiatrie gebräuchliche Präparate:

- Paracetamol (Mexalen®, Ben-u-ron®) peroral, rektal
- Propacetamol (Perfalgan®) intravenös
  Dosis: 10–20 mg/kg/ED – 6–8-stündlich, maximale Tagesdosis: 100 mg/kg KG
- Mefenaminsäure (Parkemed®) – peroral, rektal
  Dosis: 10–20 mg/kg/ED – 6-8-12-stündlich (je jünger, umso länge das Applikationsintervall)
- Ibuprofen (Nureflex®) – peroral, rektal
  Dosis: 20–30 mg/kg/Tag – 8-stündlich
- Naproxen (Proxen®, Naproxen®) – peroral
- Dosis: 10 mg/kg/Tag – 12 stündlich, maximale Tagesdosis: 15mg/kg KG/Tag

Die Gabe von ASS (= Acetylsalicylsäure – Aspirin®) bei Kindern, insbesondere < 3 Jahren, ist aufgrund des Risikos eines Reye-Syndroms nur in Ausnahmefällen und mit größter Vorsicht indiziert!

Stufe II: Schwach wirksame Opioide

In der Pädiatrie gebräuchliche Präparate:

- Tramadol (Tramal®, Tradolan®)– peroral, rektal, intravenös, subkutan, intramuskulär
  Wirkt als Opiat (μ)-Rezeptor-Agonist über 4–12 h analgetisch
  Nebenwirkung: Nausea, geringe Obstipation, Müdigkeit, Verwirrtheit
  Dosis: 0,5–1,5 mg/kg/ED – 6-8 stündlich, bzw. 0,25 mg/kg/h
- Codein (Codein®) – peroral
- Neben analgetischer Potenz über Opiat (μ)-Rezeptor-Agonisierung auch antitussive Wirkung (oft erwünscht).
  Nebenwirkung: geringe Obstipation, Übelkeit, Müdigkeit
  Dosis: 0,3–0,6 mg/kg/ED – 4-stündlich

Stufe III: Stark wirksame Opioide

Opioide sind synthetisch hergestellte Substanzen, die sich vom Morphium ableiten und in Abhängigkeit von Struktur und chemischer Verbindung ein unterschiedlich ausgeprägtes Wirkprofil besitzen:

Tab. 4

zentrale Effekte	periphere Effekte
analgetisch	Pyloruskonstriktion
sedierend/euphorisierend	Obstipation
atemdepressiv	Histaminfreisetzung
emetisch	
antidiuretisch	
Toleranzentwicklung	

Das Nebenwirkungsspektrum ist dosisabhängig: Atemdepression, Blutdruckabfall, spastische Obstipation, Nausea, Müdigkeit, Harnverhalt, Juckreiz, psychische und physische Abhängigkeit mit entsprechender Entzugssymptomatik bei abruptem Absetzen.

In der Pädiatrie gebräuchliche Präparate:

- Morphin (Mundidol®, Vendal®) – peroral, rektal, intravenös, (subkutan, intramuskulär)
- Fentanyl (Fentanyl®, Durogesic® Pflaster) – intravenös, subkutan, transdermal
  Wirkt aufgrund der deutlich höheren Opiat Rezeptoraffinität 100- bis 150-mal stärker als Morphin mit einer Wirkdauer von 4–12 h
- Piritramid (Dipidolor®) intravenös, subkutan

Besondere Formen der medikamentösen Therapie

Siehe auch Kapitel *Akuter Schmerz* (Anna Spacek)

Regionalanästhesie

Peridurale und epidurale Katheter bieten die Möglichkeit, Analgetika direkt in den Periduralraum zu applizieren, und gewährleisten so eine optimale Schmerzfreiheit während und nach thorakoabdominellen, abdominellen, urogenitalen, anorektalen und orthopädischen Operationen (zentrale Anästhesie).

Kaudalanästhesie

Zugang zum Sakralkanal (kaudales Ende des Periduralraumes) über Hiatus sacralis, hier wird ein Katheter in den Kaudalraum eingelegt. Die postoperative Analgesie erfolgt sowohl mit *Lokalanästhetika* (Bupivacain 0,25 % ausreichend) als auch *Opioiden* (Morphin 0,05 mg/kg KG/Dosis wirkt 6–8 Stunden), eine Wirkverlängerung kann durch zusätzliche Verabreichung von Clonidin erzielt werden.

Epiduralanalgesie

In der Pädiatrie hat die Epiduralanästhesie den Nachteil, dass sie im Gegensatz zur adulten Medizin in Vollnarkose erfolgen soll.

- Bupivacain 0,25 %:
  Initialdosis: 0,75 ml/kg (wenn < 25 kg KG) bzw. 1,0 ml/
  10 cm Körpergröße (Kinder > 100 cm)
  Intermittierende Dosen (50 % der Initialdosis) zur Fortführung bzw. kontinuierliche Gabe: Infusion 4 mg/kg/Tag
- Additiv: Morphin 50 µg/kg/ED

  Nebenwirkungen: Juckreiz, Harnverhaltung, Übelkeit und verspätete Atemdepression bei Kindern!

PCA = Patientenkontrollierte Analgesie (patient controlled analgesia) und *NCA* = Nurse controlled analgesia

Sog. *„Schmerzpumpe“* mit der Möglichkeit zur individuellen Schmerztherapie. Bei bestehender kontinuierlicher Abgabe von zentral wirksamen Schmerzmedikamenten (Opioiden) über eine Pumpe kann der Patient/die Betreuungsperson gleichzeitig zusätzliche „Bolusgaben“ steuern, wobei eine automatische Begrenzung nach oben vorliegt, um eine Überschreitung der maximal zulässigen Gesamtdosis zu verhindern.

Voraussetzung für PCA: Alter von 8 Jahren, Ansprechbarkeit des Patienten, Selbstständigkeit, venöser Zugang, Möglichkeit zur ambulanten Versorgung mit entsprechend geschultem Umfeld

Patientenüberwachung

Pädiatrische Patienten, die einer Analgesie mit stark wirksamen Opioiden bedürfen, müssen in ihren Vitalfunktionen (Pulsrate/Herzfrequenz, Blutdruck, Atemfrequenz) zumindest 2-stündlich überprüft werden:

- am Beginn jeder Opioidtherapie
- bei Dosissteigerung von Opioiden
- immer wenn Co-Analgetika (Sedativa/ Hypnotika, Neuroleptika) zum Einsatz kommen

Bei moribunden Kindern ist ohnedies eine kontinuierliche Überwachung auf einer Intensivstation erforderlich.

Weiters werden 6-stündlich sowohl die Nebenwirkungen einer Opioidtherapie als auch deren Effektivität mittels Schmerz-Scores dokumentiert, um zeitgerecht eine entsprechende Therapieänderung bzw. Dosis-anpassung einzuleiten.

Die IASP (International Association for the Study of Pain) forderte bereits 2005, Schmerzen als 5. Vitalzeichen zu erfassen und zu dokumentieren wie andere Vitalparameter auch.

Schmerz in der Pädiatrie ist von Belang – nicht nur für das Kind, sondern auch für die Familie, das soziale Umfeld und die Gesellschaft!

Weiterführende Literatur

B. Zernikow: Schmerztherapie bei Kindern. Berlin, Heidelberg: Springer-Verlag 2009.

B. Stevens, R. Grunau: Pain in Vulnerable Infants, Clinics in Perinatology; 29, xv–xvii, 2002.

17.11. Seminar

Migräne

Christian Wöber

Lernziele:

- Migräne klinisch spezifizieren und darauf aufbauend zielgerichtet diagnostizieren können.
- Grundlagen der Akuttherapie von Migräneattacken beschreiben können.
- Die Indikation zur Migräneprophylaxe erklären können.
- Nicht-medikamentöse und etablierte medikamentöse Maßnahmen beschreiben können.
- Grundlagen des Einsatzes von monoklonalen Antikörpern gegen CGRP erklären können.
- Gesundheits- und sozialmedizinische Aspekte aus der Epidemiologie, Diagnostik und Therapie der Migräne ableiten können.

Definition: Migräne ist eine häufige, belastende, unterdiagnostizierte, untertherapierte, chronisch rezidivierende Krankheit, die die Lebensqualität der Betroffenen erheblich beeinträchtigen kann.

Epidemiologie: Im jüngsten Bericht der WHO zur globalen Belastung durch Krankheiten (Global Burden of Disease Study) liegt Migräne unter mehr als 300 Krankheiten an zweiter Stelle und bei den Unter-50-Jährigen sogar an erster Stelle. Neben der individuellen Belastung hat Migräne erhebliche volkswirtschaftliche Auswirkungen, die für Europa mit jährlich 50 Milliarden Euro berechnet wurden. Eine gezielte Erstellung der Diagnose und wirksame therapeutische Maßnahmen entsprechend den individuellen Bedürfnissen der Patientinnen und Patienten sind daher unabdingbar.

Prävalenz: Migräne betrifft 10–15 % der Erwachsenen und 3–10 % der Kinder, kommt bei Frauen 2,5 bis dreimal häufiger vor als bei Männern und zeigt ihren Erkrankungsgipfel zwischen dem 25. und 55. Lebensjahr.

Pathogenese: Prinzipiell kann sich bei jedem Menschen eine Migräneattacke manifestieren. Das rezidivierende Auftreten von Attacken wird mit genetischer Disposition, modulierenden Faktoren und Triggerfaktoren in Zusammenhang gebracht. Modulierende Faktoren können endogen und exogen wirken. Unter den endogenen Faktoren kommt den weiblichen Geschlechtshormonen die größte Bedeutung zu. In den zwei Tagen vor der Menstruation sowie während der Menstruation ist das Migränerisiko beträchtlich erhöht.

v.a. genetisch!

Unter den exogenen Faktoren werden besonders häufig meteorologische Einflüsse genannt, wobei zu berücksichtigen ist, dass die Auswirkungen des Wetters auf Migräne große individuelle Unterschiede zeigen und nicht nur ungünstig, sondern auch günstig sein können. Die Liste potentieller, in der Literatur erwähnter **Migränetrigger** ist unüberschaubar groß. Lebensstilfragen, wie ausreichende Flüssigkeitszufuhr, regelmäßige Mahlzeiten, Schlaf und Stress, kommt auch aufgrund ihrer Beeinflussbarkeit maßgebliche Bedeutung zu. Kein Triggerfaktor löst bei allen Migränepatienten obligatorisch eine Attacke aus. Auch beim individuellen Patienten kann der Einfluss eines bestimmten Triggerfaktors erheblich variieren.

Symptome: Die Frequenz der Migräne-Attacken ist sehr variabel. Bei manchen PatientInnen ereignen sich nur wenige Anfälle pro Jahr, bei anderen mehrere Anfälle pro Monat. Treten Kopfschmerzen über mindestens drei Monate hinweg an mehr als 14 Tagen pro Monat auf, und sind die Kopfschmerzen an mindestens acht Tagen migräneartig, liegt definitionsgemäß eine chronische Migräne vor, die häufig mit einem übermäßigen Gebrauch von Analgetika oder Triptanen assoziiert ist.

Bei bis zu 60 % der PatientInnen treten in den Stunden oder Tagen vor einer Migräne-Attacke Vorboten auf, die den bald einsetzenden Migräne-Anfall ankündigen. Meistens handelt es sich dabei um innere Unruhe, Getriebenheit, erhöhte Reizbarkeit, Müdigkeit, Gähnen, Antriebslosigkeit, Konzentrationsstörungen, depressive Verstimmung, Verspannung der Nackenmuskulatur oder Heißhunger.

Migräne ohne Aura

Die Migräne ohne Aura (Tab. 1) ist die bei weitem häufigste Manifestationsform einer Migräne. Meistens (aber keineswegs immer) werden einseitige oder einseitig betonte Schmerzen wahrgenommen. Das Schmerzmaximum liegt oft frontotemporal und orbital, es können aber auch okzipito-nuchale Schmerzen vorkommen. Die Schmerzintensität ist mittelstark bis stark.

Besonders hervorzuheben sind der pochende, klopfende bzw. pulsierende Charakter sowie die Zunahme der Schmerzen im Zusammenhang mit körperlichen Routineaktivitäten.

Tab. 1. Migräne ohne Aura

Kriterien	
A	≥ 5 Attacken, die die Kriterien B–D erfüllen
B	Kopfschmerzdauer: 4–72 h (bei Kindern 2–72 h)
C	≥ 2 der folgenden Kriterien: Schmerzlokalisation einseitig Schmerzqualität pochend/pulsierend Schmerzintensität mäßig bis stark leichte oder mäßige körperliche Aktivität verstärkt die Schmerzen oder wird vermieden
D	≥ 1 der folgenden Kriterien: Übelkeit und/oder Erbrechen Photo- und Phonophobie
E	durch keine andere ICHD-3 Diagnose besser erklärbar

Begleitet werden die Kopfschmerzen stets von weiteren Symptomen wie Übelkeit, Erbrechen, Überempfindlichkeit gegenüber Licht, Lärm und Gerüchen sowie fakultativ auch zahlreichen anderen Beschwerden, wie Ruhebedürfnis, Schläfrigkeit, Konzentrationsstörungen, Schwitzen, Frösteln, Flüssigkeits-Retention, Polyurie, Obstipation, Augenrötung, Augentränen oder eine verstopfte Nase, die in unterschiedlicher Ausprägung vorkommen können.

Die Dauer der Kopfschmerzen variiert zwischen einigen Stunden und drei Tagen. Bei einem Teil der PatientInnen ist die Migräne-Attacke mit dem Abklingen der Kopfschmerzen allerdings noch nicht beendet, da in einer meistens stundenlang anhaltenden Abklingphase noch Erschöpfung, Abgeschlagenheit, Müdigkeit oder der Wunsch nach Rückzug bestehen.

Migräne mit Aura

Etwa 15–20 % aller PatientInnen mit Migräne leiden an einer Migräne mit Aura, die dadurch gekennzeichnet ist, dass es – in zeitlichem Zusammenhang mit Kopfschmerzen – zu passageren fokalen zerebralen Funktionsstörungen kommt.

Meistens entwickelt sich die neurologische Herdsymptomatik allmählich über einen Zeitraum von 5–20 Minuten. Innerhalb von höchstens 60 Minuten kommt es zu einer spontanen Remission. Falls es zur Manifestation mehrerer Herdsymptome kommt, treten diese üblicherweise nicht gleichzeitig, sondern zeitlich versetzt auf.

Am häufigsten sind homonyme visuelle Aurasymptome. Zweithäufigstes Aura-Symptom sind einseitige Sensibilitätsstörungen, die oft den Arm und/oder Anteile des Gesichts betreffen. Falls die dominante Hemisphäre betroffen ist, kann es zu einer (expressiven) Sprachstörung kommen.

Die Kopfschmerzen setzen während oder innerhalb von 60 Minuten nach Remission der Aurasymptome ein und können migräneartig oder nicht migräneartig sein. Zudem kann eine Migräneaura isoliert, ohne nachfolgende Kopfschmerzen auftreten.

Prophylaxe: Das Erkennen und der richtige Umgang mit Triggerfaktoren stehen an erster Stelle der vorbeugenden Maßnahmen. Die Strategien, die im Umgang mit Triggerfaktoren zur Verfügung stehen, umfassen Lebensstilmodifikation, Entspannunsgtechniken, gezielte Vermeidung von Triggern, gegebenenfalls aber auch bewusste Exposition. Weiters können pharmakologische Maßnahmen ergriffen werden, z. B. bei menstrueller Migräne oder Schlafstörungen. Die Vermeidung bestimmter Nahrungs- und Genussmittel (z. B. Alkohol oder Käse) ist nur sinnvoll, wenn ein unmittelbarer Zusammenhang mit Migräne-Attacken nachweisbar ist.

Eine medikamentöse Prophylaxe ist indiziert, wenn die Durchschnittsfrequenz belastender Migräne-Attacken drei pro Monat überschreitet. Ziel ist es, die Attackenfrequenz um mindestens 50 % zu reduzieren.

Die etablierte medikamentöse Prophylaxe sollte in ausreichender Dosierung über mindestens sechs Monate fortgeführt werden, sofern keine limitierenden Nebenwirkungen auftreten. Gemeinsam ist allen etablierten Substanzen, dass der Wirkungseintritt erst nach drei bis sechs Wochen zu erwarten ist und somit der allfällige Effekt erst nach dieser Zeit abschätzbar wird. Eine genaue Information der PatientInnen über den zu erwartenden Erfolg wie auch mögliche Nebenwirkungen ist unabdingbar.

Mittel der ersten Wahl zur medikamentösen Prophylaxe sind die Betablocker Propranolol und Metoprolol, der Calciumkanalblocker Flunarizin sowie die Antiepileptika Topiramat und (mit Einschränkung) Valproinsäure. Unter den Prophylaktika der zweiten Wahl ist Amitriptylin hervorzuheben, das sich insbesondere bei Komorbidität von Migräne und Kopfschmerz vom Spannungstyp bzw. Schlafstörung und Depression bewährt. In der Behandlung der chronischen Migräne erwiesen sich Topiramat und Onabotulinumtoxin A in randomisierten kontrollierten Studien als wirksam.

Für PatientInnen, die eine tägliche Einnahme eines Medikaments im engeren Sinn nicht wünschen, stehen Mutterkraut, Riboflavin (400 mg pro Tag), Coenzym Q 10 (300 mg pro Tag) und Magnesium (600 mg pro Tag) zur Verfügung.

Unter den nicht-medikamentösen prophylaktischen Maßnahmen haben Ausdauersport, Akupunktur, Biofeedback und Verhaltenstherapie die größte Bedeutung.

Monoklonale Antikörper gegen CGRP

Monoklonale Antikörper gegen calcitonin gene-related peptide (CGRP) stellen die erste, gezielt und spezifisch für Migräne entwickelte Prophylaxe dar. In Österreich sind für Migräne Erenumab, Fremanezumab und Galcanezumab verfügbar. Die subkutane Verabreichung erfolgt einmal pro Monat. CGRP ist ein Neuropeptid mit 37 Aminosäuren sowie ein starker Vasodilatator und hat eine Reihe weiterer Funktionen im Herzkreislaufsystem. CGRP spielt eine Rolle in der Schwangerschaft, in der Übertragung von Schmerz- und Sinnesreizen, in der Wundheilung und im Knochenstoffwechsel. Zudem hat CGRP Funktionen im Nerven- und Immunsystem sowie im Gastrointestinaltrakt. Das Rationale für den Einsatz von monoklonalen Antikörpern gegen CGRP (anti-CGRP-mAK) bei Migräne liegt u. a. darin, dass CGRP-Spiegel in der Vena jugularis externa während einer Migräne-Attacke erhöht sind und nach der Gabe von Triptanen parallel zur Linderung der Attacke sinken.

Therapie: In der Migränebehandlung unterscheidet man grundsätzlich zwischen der Therapie der akuten Attacke und der Prophylaxe, wobei jeweils medikamentöse und nicht-medikamentöse Maßnahmen zur Verfügung stehen. Unabdingbar ist es, die PatientInnen über ihre Erkrankung und deren Therapie aufzuklären und ausführlich zu beraten. Dazu gehören auch das frühzeitige Erkennen einer drohenden Attacke und das Herausfinden von Vorboten und Auslösern. Die Therapie muss individuell erfolgen und den spezifischen Bedürfnissen des Patienten gerecht werden. Nicht zuletzt sind Komorbiditäten zu erfassen, um Synergieeffekte zu nützen und Kontraindikationen entsprechend zu beachten. Regelmäßige Kontrollen und das Führen eines Kopfschmerz-Tagebuches werden empfohlen.

Akuttherapie: Unterstützende nicht-medikamentöse Maßnahmen sind Reizabschirmung (z. B. Rückzug in ein ruhiges, dunkles Zimmer), Schlaf (sofern möglich), die Applikation eines Kryogelkissens oder das Aufbringen von kalten Umschlägen auf Stirn und/oder Nacken.

Behandlungsziel der medikamentösen Therapie ist eine Rückkehr zur üblichen Aktivität innerhalb von zwei Stunden. Die Therapie sollte zum optimalen Zeitpunkt erfolgen, üblicherweise, sobald der Patient erkennt, dass sich eine Migräne-Attacke entwickelt. Die Dosis muss ausreichend hoch sein, die Verabreichungsform den individuellen Bedürfnissen entsprechen. Orale Medikation wird bevorzugt bei Attacken, die sich langsam entwickeln. Bei Attacken, im Rahmen derer sich rasch heftige Kopfschmerzen entwickeln oder die Betroffenen aus dem Nachtschlaf geweckt werden, kann z. B. die Verwendung eines Nasensprays zweckmäßiger sein.

Leicht- bis mittelgradige Kopfschmerz-Attacken werden primär mit Nichtopioid-Analgetika behandelt. Medikamente der ersten Wahl sind Acetylsalicylsäure, Ibuprofen und Diclofenac. Als Mittel der zweiten Wahl gelten u. a. Metamizol, Paracetamol und Naproxen. Prinzipiell besteht bei allen Mitteln zur Akuttherapie der Migräne das Risiko eines Kopfschmerzes durch übermäßigen Medikamentengebrauch. Deshalb ist zu beachten, dass die Medikation zur Kupierung der Attacken an weniger als 10 Tagen pro Monat eingenommen wird.

Falls mit den oben angeführten Maßnahmen keine ausreichende Attackenkontrolle erreicht wird, kommen Triptane zum Einsatz. In Österreich sind folgende Triptane erhältlich: Eletriptan, Frovatriptan, Sumatriptan, Zolmitriptan. Zudem sind Naratriptan und Rizatriptan zugelassen. Auch Triptane sollten so früh wie möglich im Verlauf der Migräne-Attacke eingesetzt werden. Die Kontraindikationen (koronare Herzkrankheit, unklarer Thoraxschmerz, Schlaganfall, arterielle Verschlusskrankheit, M. Raynaud, unkontrollierte arterielle Hypertonie und gehäufte vaskuläre Risikofaktoren) sind strikt zu beachten.

Sprechen Übelkeit und Erbrechen auf Triptane nicht ausreichend an, können zusätzlich Antiemetika verordnet werden.

Bei prolongierten Attacken bzw. einem Status migraenosus ist üblicherweise eine parenterale Medikamentengabe erforderlich, wobei 6 mg Sumatriptan subcutan bzw. Acetylsalicylsäure, Metamizol oder Diclofenac per infusionem verabreicht werden können, gegebenenfalls kombiniert mit einem Antiemetikum.

Arts and Science: In Michail Bulgakows „Der Meister und Margarita“ erleidet Pontius Pilatus eine Migräne-Attacke und auch Harry Potter quälen heftige Kopfschmerzen. Richard Wagner hatte Migräne und komponierte in seiner Oper Siegfried ein „Migränekopfschmerzleitmotiv“. In der bildenden Kunst werden Werke von William Turner, Vincent van Gogh und Marina Abramovic mit Migräneauren in Zusammenhang gebracht.

Anhang

Self-Assessment

Franz Kainberger, Klaus Bobacz, Alexander Bumberger, Richard Crevenna, Manfred Greitbauer, Georg Grohs, Monika Himmelbauer, Thomas Karonitsch, Desirée Koller, Philipp Pavelka, Andrea Praschinger, Michael Pretterklieber, Reinhard Windhager

Praktische Übungen zur Simulation der ärztlichen Tätigkeit mit der facultasApp.

Hier geht es zum Kurs
Bewegung und Leistung. Stress und Schmerz
13. Auflage in der App:
(Download der App siehe S. 345)

Index

Q

R

S

T

U

Verzeichnis der Autorinnen und Autoren

Prof. Dr. **Martin Aringer**
Medizinische Klinik und Poliklinik III,
Bereich Rheumatologie
Carl-Gustav-Carus-Universitätsklinikum Dresden

Dipl.-Ing. Dr. **Emir Benca**
Univ.-Klinik für Orthopädie und Unfallchirurgie
Medizinische Universität Wien

Assoc. Prof. Priv.-Doz. Dr. **Stephan Blüml**
Univ.-Klinik für Innere Medizin III
Medizinische Universität Wien

Assoc. Prof. Priv.-Doz. Dr. **Klaus Bobacz**
Univ.-Klinik für Innere Medizin III
Medizinische Universität Wien

Univ.-Doz. Dr. **Gerd Bodner**
1. Wiener Nervenschmerzzentrum Wien

Ao.Univ.-Prof. Dr. **Catharina Chiari,** MSc
Univ.-Klinik für Orthopädie und Unfallchirurgie,
Abteilung für Orthopädie
Medizinische Universität Wien

Ao.Univ.-Prof. Dr. **Richard Crevenna,** MBA, MSc
Univ.-Klinik für Physikalische Medizin,
Rehabilitation und Arbeitsmedizin
Medizinische Universität Wien

Mag. Dr. **Herwig Czech**
Ethik, Sammlungen und Geschichte der Medizin
Medizinische Universität Wien

Assoc. Prof. Priv.-Doz. Dr. **Christian Dorfer**
Univ.-Klinik für Neurochirurgie
Medizinische Universität Wien

Univ.-Prof. Dr. **Alfred Engel**
Externer Lehrender

Dr. **Klaudia Graf-Rohrmeister**
Externe Lehrende

Ass.-Prof. Dr. **Manfred Greitbauer**
Univ.-Klinik für Orthopädie und Unfallchirurgie
Medizinische Universität Wien

Ao.Univ.-Prof. Dr. **Josef Georg Grohs**
Univ.-Klinik für Orthopädie und Unfallchirurgie
Medizinische Universität Wien

Ao.Univ.-Prof. Dr. **Andreas Gruber**
Univ.-Klinik für Neurochirurgie
Medizinische Universität Wien

Ao.Univ.-Prof. Dr. **Paul Haber**
Univ.-Klinik für Innere Medizin II
Medizinische Universität Wien

Mag. **Timothy Hasenöhrl,** Bakk.rer.nat.
Univ.-Klinik für Physikalische Medizin,
Rehabilitation und Arbeitsmedizin
Medizinische Universität Wien

Priv.-Doz. Dr. **Bernhard Heinke**
Abteilung für Neurophysiologie
Medizinische Universität Wien

Oberrätin MMag. Dr. **Monika Himmelbauer,** MME
Assessment & Skills
Medizinische Universität Wien

Priv.-Doz. Dr. **Gerhard Hobusch**
Univ.-Klinik für Orthopädie und Unfallchirurgie
Medizinische Universität Wien

Assoc. Prof. Priv.-Doz. Dr. **Kathryn Hoffmann,** MPH
Abteilung für Allgemein- und Familienmedizin
Medizinische Universität Wien

Ao.Univ.-Prof. Dr. **Gerold Holzer**
Univ.-Klinik für Orthopädie und Unfallchirurgie
Medizinische Universität Wien

Ao.Univ.-Prof. Dr. **Franz Kainberger**
Univ.-Klinik für Radiologie und Nuklearmedizin
Medizinische Universität Wien

Assoc. Prof. Dr.med.univ. **Thomas Karonitsch**
Univ.-Klinik für Innere Medizin III
Medizinische Universität Wien

Dr.med.univ. **Kastriot Kastrati**
Univ.-Klinik für Innere Medizin III
Medizinische Universität Wien

Ao.Univ.-Prof. Dr. **Katharina Kerschan-Schindl**
Univ.-Klinik für Physikalische Medizin,
Rehabilitation und Arbeitsmedizin
Medizinische Universität Wien

Priv.-Doz. Dr. **Hans Kiener**
Univ.-Klinik für Innere Medizin III
Medizinische Universität Wien

Ass.-Prof. Dr. **Nikolaus Klupp**
Zentrum für Gerichtsmedizin
Medizinische Universität Wien

Univ.-Prof. Dr. **Engelbert Knosp**
Univ.-Klinik für Neurochirurgie
Medizinische Universität Wien

Dr. **Alexander Kolb**
Univ.-Klinik für Orthopädie und Unfallchirurgie
Medizinische Universität Wien

Mag.phil. **Desirée Koller,** MA
Assessment & Skills
Medizinische Universität Wien

Dr. **Astrid Krauskopf**
Rechtsmedizin und Verkehrsmedizin
Universitätsklinikum Heidelberg

Dr.med.univ. **Werner Lagler**
Abteilung für Allgemein- und Familienmedizin
Medizinische Universität Wien

Dr. **Irena Krusche-Mandl**
Univ.-Klinik für Orthopädie und Unfallchirurgie
Medizinische Universität Wien

Dr.med.univ. **Harald Leiss**
Univ.-Klinik für Innere Medizin III
Medizinische Universität Wien

Assoc. Prof. Priv.-Doz. Dr. **Johannes Leitgeb**
Univ.-Klinik für Orthopädie und Unfallchirurgie
Medizinische Universität Wien

Univ.-Prof. Dr. **Manfred Maier**
Externer Lehrender

Priv.-Doz. Dr. **Peter Mandl,** PhD
Univ.-Klinik für Innere Medizin III
Medizinische Universität Wien

Ao.Univ.-Prof. Dr. **Andrea Michalek-Sauberer**
Univ.-Klinik für Anästhesie, Allgemeine
Intensivmedizin und Schmerztherapie
Medizinische Universität Wien

Priv.-Doz. Dr. **Iris Nöbauer-Huhmann**
Univ.-Klinik für Radiologie und Nuklearmedizin
Medizinische Universität Wien

Dr.med.univ. **Stefano Palma**
Univ.-Klinik für Physikalische Medizin,
Rehabilitation und Arbeitsmedizin
Medizinische Universität Wien

Ass.-Prof. Priv.-Doz. Dr. **Joannis Panotopoulos**
Univ.-Klinik für Orthopädie und Unfallchirurgie
Medizinische Universität Wien

Philipp Pavelka, Bakk.techn.
Assessment & Skills
Medizinische Universität Wien

Univ.-Prof. Dr. **Peter Pietschmann**
Institut für Pathophysiologie und
Allergieforschung
Medizinische Universität Wien

Ao.Univ.-Prof. Dr. **Christian Pifl**
Abteilung für Molekulare Neurowissenschaften
Medizinische Universität Wien

Dr.med.univ. **Hannes Platzgummer**
Univ.-Klinik für Radiologie und Nuklearmedizin
Medizinische Universität Wien

Mag. Dr. **Andrea Praschinger**
Curriculum-Management
Medizinische Universität Wien

Dr. **Bettina Pretterklieber,** Bakk.rer.nat.
Zentrum für Anatomie und Zellbiologie
Abteilung für Anatomie
Medizinische Universität Wien

Ao.Univ.-Prof. Dr. **Michael Pretterklieber**
Zentrum für Anatomie und Zellbiologie
Abteilung für Anatomie
Medizinische Universität Wien

Mag. Dr. **Ingeborg Pucher-Matzner**
Zentrum für Public Health, Abteilung für
Medizinische Psychologie
Medizinische Universität Wien

Priv.-Doz. Dr. **Helga Radner**
Univ.-Klinik für Innere Medizin III
Medizinische Universität Wien

Ao.Univ.-Prof. Dr. **Kurt Redlich**
Univ.-Klinik für Innere Medizin III
Medizinische Universität Wien

Dipl.-Ing. Dr. **Anna Rienmüller**
Univ.-Klinik für Orthopädie und Unfallchirurgie
Medizinische Universität Wien

Ao.Univ.-Prof. Dr. **Sabine Sator-Katzenschlager**
Univ.-Klinik für Anästhesie, Allgemeine
Intensivmedizin und Schmerztherapie
Medizinische Universität Wien

Assoc. Prof. Priv.-Doz. Mag. Dr. **Petra Scholze**
Zentrum für Hirnforschung, Abteilung für
Pathobiologie des Nervensystems
Medizinische Universität Wien

Dr. **Florian Sevelda,** MSc
Univ.-Klinik für Orthopädie und Unfallchirurgie
Medizinische Universität Wien

Dr.med.univ. **Elisabeth Simader**
Univ.-Klinik für Innere Medizin III
Medizinische Universität Wien

Dr. **Gerhard Smekal**
Institut für Sportwissenschaften
Universität Wien

Ao.Univ.-Prof. Dr. **Anna Spacek**
Univ.-Klinik für Anästhesie, Allgemeine
Intensivmedizin und Schmerztherapie
Medizinische Universität Wien

Dr. **Wolfgang Spiegel**
Zentrum für Public Health
Medizinische Universität Wien

Dr. **Julia Starlinger,** PhD
Univ.-Klinik für Orthopädie und Unfallchirurgie
Medizinische Universität Wien

Doz. Dr. **Georg Stummvoll**
Klinikum Malcherhof Baden

Dr. **Gerhild Thalhammer**
Univ.-Klinik für Orthopädie und Unfallchirurgie
Medizinische Universität Wien

Assoc. Prof. Priv.-Doz. Mag. Dr. Dr. **Stefan Tögel**
Univ.-Klinik für Orthopädie und Unfallchirurgie
Medizinische Universität Wien

Dr. **Karin Vonbank**
Univ.-Klinik für Innere Medizin II
Medizinische Universität Wien

Dr. **Madeleine Willegger**
Univ.-Klinik für Orthopädie und Unfallchirurgie
Medizinische Universität Wien

O.Univ.-Prof. Dr.med.univ. **Reinhard Windhager**
Univ.-Klinik für Orthopädie und Unfallchirurgie
Medizinische Universität Wien

Ao.Univ.-Prof. Dr. **Christian Wöber**
Univ.-Klinik für Neurologie
Medizinische Universität Wien

Verzeichnis der Studierenden

Bernhard Hintner
Freier Mitarbeiter
Univ.-Klinik für Radiologie und Nuklearmedizin
Medizinische Universität Wien

Alexander Bumberger
Studierender
Klinisch-praktisches Jahr 2017/18
Medizinische Universität Wien

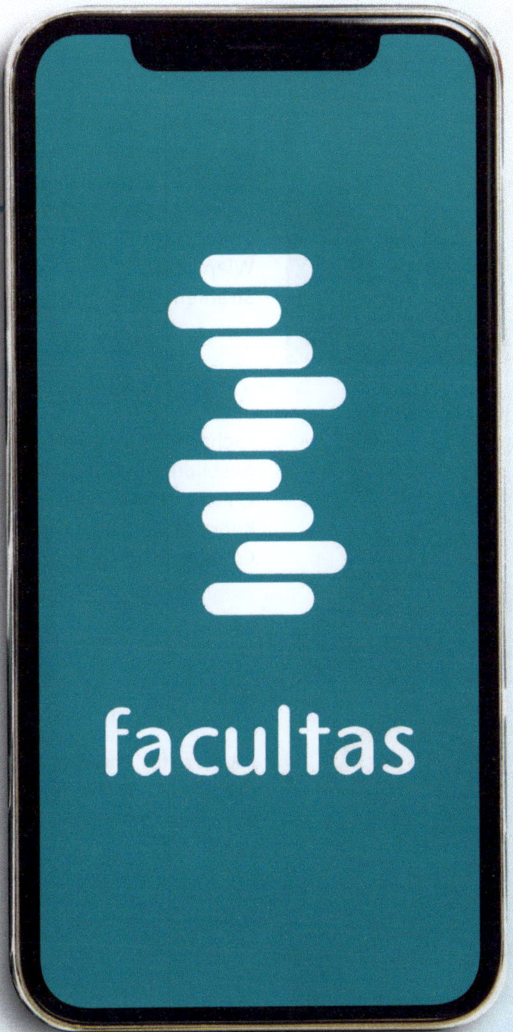

So kommen Sie zur App zu diesem Buch:

- FacultasApp gratis herunterladen
- erhältlich für Android und iOS
- **Bewegung und Leistung. Stress und Schmerz, 13. Auflage** öffnen
- Lernen und Üben wann und sooft Sie wollen
- Neu: Übungsfragen nach Kapitel sortiert

Google Play Store

App Store

KNOWLEDGE**FOX**
makes knowing **easy**

Die Herausgeber

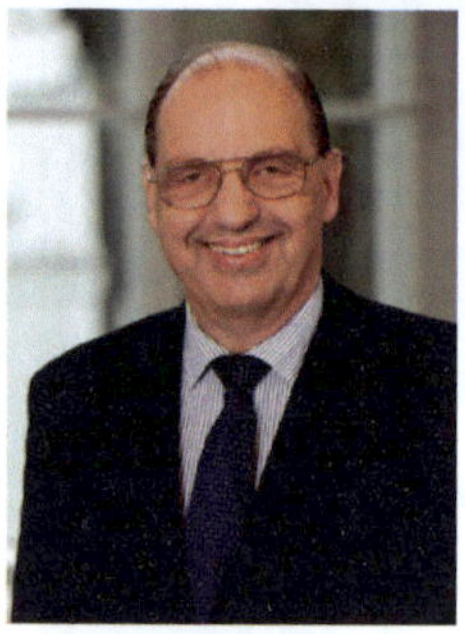

Ao.Univ.-Prof. Dr. Franz Kainberger

Geboren in Salzburg, Studium an der Universität Innsbruck, Facharztausbildung in Radiologie am AKH Wien. Seit 1994 an der Abteilung für Osteologie und später der Abteilung für Neuro- und Muskuloskeletale Radiologie der Univ.-Klinik für Radiologie und Nuklearmedizin, Medizinische Universität Wien. 1999 Forschungsaufenthalt an den Kurt-Rosmann-Laboratories, University of Chicago. 2004–2007 und seit 2011 Mitglied der Curriculumdirektion Humanmedizin der MedUni Wien. Arbeits- und Forschungsschwerpunkte sind muskuloskeletale Radiologie, medizinischer Strahlenschutz und computerassistierte Diagnostik.

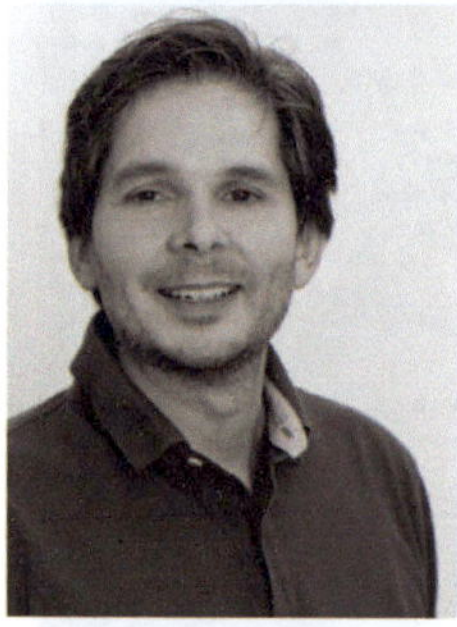

Assoc. Prof. Priv.-Doz. Dr. Klaus Bobacz

Facharzt für Innere Medizin und Rheumatologie.
Ausbildung am AKH Wien, zweijähriger Forschungsaufenthalt in Boston/USA, Oberarzt an der Univ.-Klinik für Innere Medizin III, AKH Wien. Leiter der Forschungsgruppe „Osteoarthrose und Knorpelbiologie".
Curriculumkoordinator des Themenblocks "Muskuloskelettale Medizin/Bewegung und Leistung".

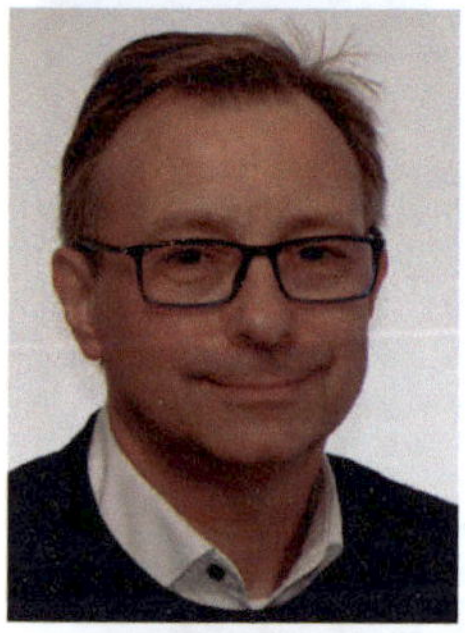

Ao.Univ.-Prof. Dr.med.univ. Richard Crevenna, MBA MSc MSc

Facharzt für Physikalische Medizin und allgemeine Rehabilitation mit Zusatzfach Geriatrie, interdisziplinärer Schmerzmediziner sowie Arbeitsmediziner, Organisationsmediziner und Vorstand der Universitätsklinik für Physikalische Medizin, Rehabilitation und Arbeitsmedizin der MedUni Wien.

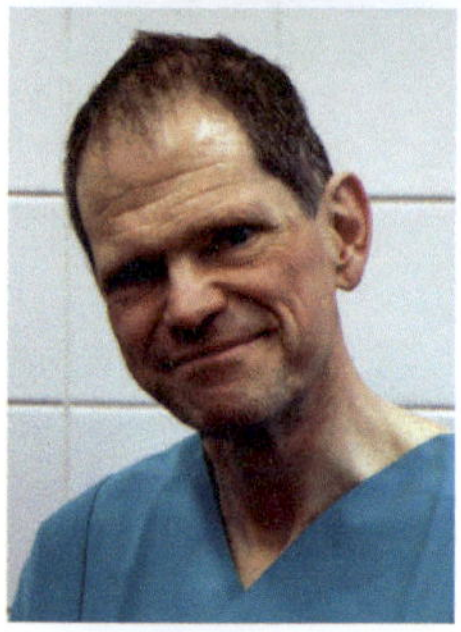

Ao.Univ.-Prof. Dr. Michael Pretterklieber

Geboren in Wien, Studium an der medizinischen Fakultät der Universität Wien. Von 1981–1985 als Demonstrator und Studienassistent am Institut für Anatomie dieser Universität Wien tätig, dort auch Absolvierung der Ausbildung zum Facharzt für Anatomie. Dazu gehörige Gegenfachausbildung an der Universitätsklinik für Radiodiagnostik in Wien. 2000 und 2001 Studienaufenthalte an der University of California, San Diego bei Professor Donald Resnick. Habilitation mit dem Thema „Radiologische Anatomie des muskuloskeletalen Systems", Aufbau des Anatomy Training Centre Vienna. Seit 2016 stellvertretender Leiter der Abteilung für Anatomie am Zentrum für Anatomie und Zellbiologie der Medizinischen Universität Wien. Zuständig für wesentliche Teile der Aus- und Weiterbildung sowie der Forschung im makroskopisch-anatomischen Bereich.

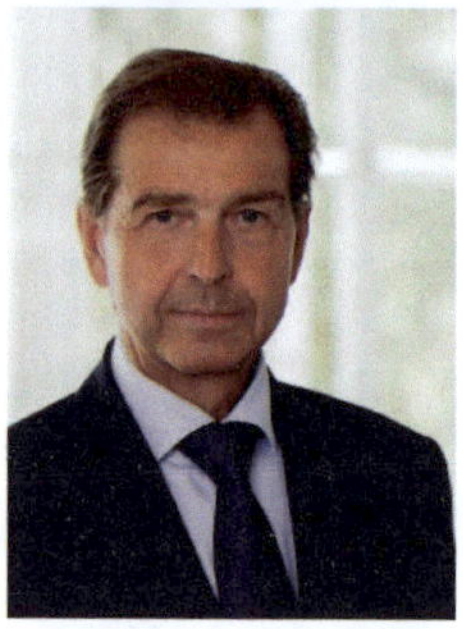

O.Univ.-Prof. Dr. Reinhard Windhager

Geboren in Linz, Studium an der Universität Innsbruck, seit 1984 Facharztausbildung an der Universitätsklinik für Orthopädie in Wien, von 1991–1997 Leitung des Tumordepartments dieser Klinik. 1997–2010 Leitung der Klinischen Abteilung für Orthopädie an der Universitätsklinik in Graz. 2010 Errichtung der Universitätsklinik für Orthopädie und Orthopädische Chirurgie. 2010 Leiter der Universitätsklinik für Orthopädie an der MedUni Wien. Seit 2018 Leiter der Universitätsklinik für Orthopädie und Unfallchirurgie an der MedUni Wien. Seit 2013 Ordentliches Mitglied der Europäischen Akademie der Wissenschaften und Künste. 2014–2015 Präsident der ISOLS (International Society of Limb Salvage). 2013–2017 Präsident der AMSOS (Austrian Musculoskeletal Oncology Society) und 2017 Präsident der Österreichischen Gesellschaft für Chirurgie. Arbeits- und Forschungsschwerpunkte sind: Endoprothetik, Tumororthopädie, Knochenregeneration und Arthrose.